U0310670

妊娠期高血压疾病

第2版

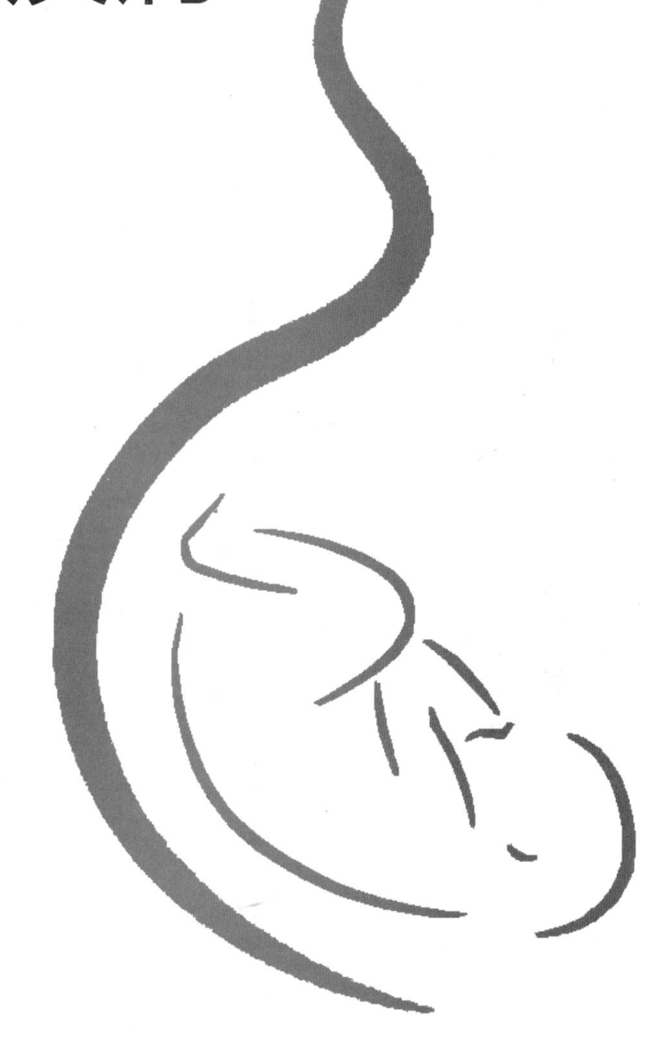

主　审　余艳红　杨慧霞

主　编　苟文丽　张为远

副主编　李笑天　李春芳　蔺　莉
　　　　赵扬玉　王晨虹　李　力

人民卫生出版社
·北　京·

图书在版编目（CIP）数据

妊娠期高血压疾病/苟文丽，张为远主编. —2版
. —北京：人民卫生出版社，2022.8（2023.10重印）
ISBN 978-7-117-33411-2

Ⅰ. ①妊… Ⅱ. ①苟…②张… Ⅲ. ①妊娠合并症－高血压－诊疗 Ⅳ. ①R714.252

中国版本图书馆CIP数据核字（2022）第138902号

人卫智网	www.ipmph.com	医学教育、学术、考试、健康，购书智慧智能综合服务平台
人卫官网	www.pmph.com	人卫官方资讯发布平台

妊娠期高血压疾病
Renshenqi Gaoxueyajibing
第2版

主　　编：苟文丽　张为远
出版发行：人民卫生出版社（中继线 010-59780011）
地　　址：北京市朝阳区潘家园南里19号
邮　　编：100021
E - mail：pmph @ pmph.com
购书热线：010-59787592　010-59787584　010-65264830
印　　刷：三河市宏达印刷有限公司
经　　销：新华书店
开　　本：889×1194　1/16　印张：17　插页：2
字　　数：503千字
版　　次：2011年11月第1版　2022年8月第2版
印　　次：2023年10月第3次印刷
标准书号：ISBN 978-7-117-33411-2
定　　价：75.00元
打击盗版举报电话：010-59787491　E-mail：WQ @ pmph.com
质量问题联系电话：010-59787234　E-mail：zhiliang @ pmph.com
数字融合服务电话：4001118166　E-mail：zengzhi @ pmph.com

编　委（以姓氏汉语拼音为序）

陈　叙（天津市中心医院）
陈敦金（广州医科大学附属第三医院）
程蔚蔚（中国福利会国际和平妇幼保健院）
古　航（中国人民解放军海军军医大学附属长海医院）
韩　姹（天津医科大学总医院）
韩　蓁（西安交通大学第一附属医院）
黄　谱（西安交通大学第一附属医院）
李　力（中国人民解放军陆军军医大学大坪医院）
李春芳（西安交通大学第一附属医院）
李笑天（复旦大学附属妇产医院）
李雪兰（西安交通大学第一附属医院）
李智泉（南方医科大学附属深圳妇幼保健院）
林建华（上海交通大学附属仁济医院）
蔺　莉（北京大学国际医院）
刘彩霞（中国医科大学附属盛京医院）
刘国成（广东省妇女儿童医院）
刘俊涛（北京协和医院）
马玉燕（山东大学齐鲁医院）
其木格（内蒙古医科大学附属医院）
乔　宠（中国医科大学附属盛京医院）
宋　青（西安交通大学第一附属医院）
王　秀（西安市第四医院）
王晨虹（南方医科大学深圳医院）
王伽略（北京大学第三医院）
颜建英（福建省妇幼保健院）
赵丽娜（广东省妇女儿童医院）
赵扬玉（北京大学第三医院）
郑秀惠（中国人民解放军陆军军医大学大坪医院）
周　容（四川大学华西第二医院）
周　玮（重庆市妇幼保健院）
朱启英（新疆医科大学第一附属医院）
宗　璐（西安交通大学第一附属医院）

编　者（以姓氏汉语拼音为序）

安闻生（北京大学国际医院）
陈月芬（山东大学齐鲁医院）
董　欣（西安交通大学第一附属医院）
方　燕（山东大学齐鲁医院）
付　晶（西安交通大学第一附属医院）
高　娜（山东大学齐鲁医院）
顾询可（北京大学第三医院）
韩　建（中国人民解放军陆军军医大学大坪医院）
黄畅晓（中国人民解放军陆军军医大学大坪医院）
黄楚冰（汕头大学医学院第二附属医院）
雷　琼（广东省妇女儿童医院）
李桂阳（山东大学齐鲁医院）
刘　晨（北京大学国际医院）
刘　丹（西安交通大学第一附属医院）
刘婧一（中国医科大学附属盛京医院）
刘希婧（四川大学华西第二医院）
刘玉芳（山东大学齐鲁医院）
吕　鑫（上海交通大学附属仁济医院）
孟文彬（内蒙古医科大学附属医院）
任　茁（北京大学国际医院）
宋宁宁（山东大学齐鲁医院）
孙　颖（南方医科大学附属深圳妇幼保健院）
王　静（北京大学国际医院）
王鸿雁（山东大学齐鲁医院）
魏宏祎（北京大学国际医院）
肖钰鑫（山东大学齐鲁医院）
徐　亮（中国福利会国际和平妇幼保健院）
徐　霞（福建省妇幼保健院）
薛　艳（西安交通大学第一附属医院）
杨　婷（西安交通大学第一附属医院）
杨秋红（山东大学齐鲁医院）
于　红（东南大学附属中大医院）
袁　峰（陕西省人民医院）
张　丽（广东省妇女儿童医院）
张　迅（山东大学齐鲁医院）
张丽文（复旦大学附属第五医院）
张勤建（福建省妇幼保健院）
张燕萍（四川大学华西第二医院）
周琼洁（复旦大学附属妇产医院）
庄　旭（上海交通大学附属仁济医院）

编写秘书　杨　婷　付　晶　刘　丹　赵　娟

序

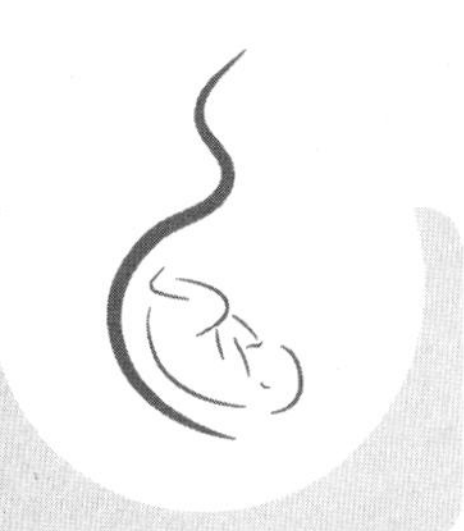

孕产妇及围产儿死亡率是衡量一个国家或地区经济、文化和医疗卫生状况的重要指标。我国孕产妇死亡率由新中国成立初的 1 500/10 万降至 2019 年的 16.9/10 万。妊娠期高血压疾病死亡率虽有大幅度下降，但依然波动在 7.0%～8.7% 之间，高居孕产妇死亡率之第二位，在我国西部某些地区甚至是孕产妇死亡的首位原因。

妊娠期高血压疾病是世界范围内严重威胁母儿生命的妊娠期特发性疾病，文献报道，全球妊娠期高血压疾病导致的围产儿死亡每年超过 50 万例，孕产妇死亡每年超过 7 万例。因此，重视妊娠期高血压疾病的病因学研究，从我国临床实际出发不断规范妊娠期高血压疾病的预防、监测、诊断与治疗，是降低围产期两个死亡率，功在当代、利在千秋的大事，对进一步提高我国人口素质有重大意义。

2011 年，苟文丽教授携手多名专家，撰写了《妊娠期高血压疾病》一书，专家们对妊娠期高血压疾病的流行病学特点、病因、发病机制、临床诊疗、疾病预测、预防等方面进行了详细阐述，对指导我国特别是西部地区各级、各层次医疗机构产科医生及围产保健工作者起到了重要作用。

光影如白驹过隙，弹指之间已逾十年。十年间围产医学随着全球医学科学、医疗水平的不断进步而快速发展。新的研究结果及新的循证医学证据层出不穷。《妊娠期高血压疾病》一书将顺应时代发展及需求修订再版。本次苟文丽教授与中华医学会妇产科学分会妊娠期高血压疾病学组组长张为远教授等全国诸多致力于妊娠期高血压疾病研究的专家，历经两年，查阅大量中外文献并结合长期临床工作经验，对书中内容进行了大幅更新，因此，第 2 版《妊娠期高血压疾病》不单纯是再版印刷，而是为广大的产科医生、医学生、临床研究生提供了妊娠期高血压疾病翔实且与时俱进的系列知识。

十年磨一剑，希望这本全（疾病介绍全面）、新（疾病诊疗理念新）、力（老中青三代力量）、作（实践指导作用），能够为各个层次的产科医生提供符合我国实际的理论与实践辩证统一的规范化妊娠期高血压疾病诊疗指导，从而降低其发病率，改善围产期不良结局！

最后，衷心希望《妊娠期高血压疾病》第 2 版能够为我国妊娠期高血压疾病的诊疗规范化、国际化发挥促进作用，造福广大患者。

中国工程院院士

2022 年 6 月

前　言

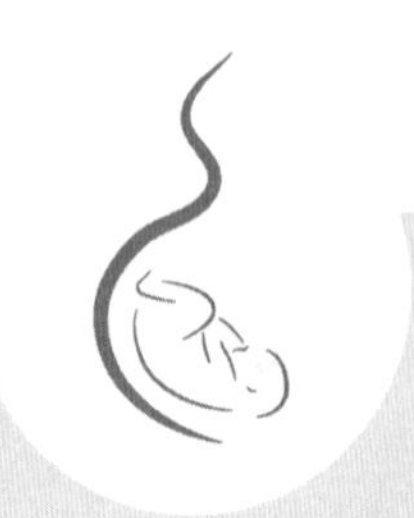

随着医学科学的发展，围产医学的诊断及治疗水平逐年提高，围产期发病率及死亡率大幅度降低，妊娠期高血压疾病较前发病率及死亡率虽有降低，但依然是围产期最常见的严重并发症，也依然是全球导致孕产妇及围产儿死亡的主要原因，在经济欠发达地区，甚至是导致孕产妇死亡的首位原因！

自2011年《妊娠期高血压疾病》出版以来，妊娠期高血压疾病的基础与临床研究得到快速发展，新的基础理论与循证医学证据层出不穷，各国诊治指南不断更新。为了提高并更新各级产科工作者对该病的认识，及时诊断和正确处理妊娠期高血压疾病，从而降低该病的发生率及死亡率，中华医学会妇产科学分会妊娠期高血压疾病学组早在2019年即开始酝酿再版修订，历经3年的筹备、组织及撰写，《妊娠期高血压疾病》第2版终于成稿。

本书邀请国内专注于妊娠期高血压疾病基础研究与长期临床实践的专家，同时采用“老带新”的模式，发挥后起之秀的优势，广泛查阅国内外高质量文献及最新指南、共识，写作内容力求“新”；各位资深专家倾注了多年的临床经验，精准审核把关，综合国内外最新前沿进展及临床实践，撰写既有最新基础研究，又特别注重临床实用的专著。全书分为基础与进展、合并症与并发症、典型病例分析3篇，共22章。典型病例分析篇精选了14个具有代表性的妊娠期高血压疾病病例。

本版与第一版及其他相关专著比较，具有以下特点：①先进性：各位编者广泛阅读大量国内外研究文献及最新的指南、专家共识，写作中体现了国内外对妊娠期高血压疾病基础与临床研究的最新研究进展；在临床相关章节，综合国际高血压研究会等及我国的最新诊治指南，以期帮助更多医师规范诊疗妊娠期高血压疾病。②系统性：本书全面系统阐述了妊娠期高血压疾病的研究历史、病因及发病机制、病理生理变化、诊断及治疗，以及典型病例的具体处理，切实为广大产科工作者及研究生提供了一本有价值的参考书。③科学性：本书突出基础理论与临床实践相结合，研究进展与诊疗规范相融合，既有循证医学证据，又体现个体化诊疗，提供目前关于妊娠期高血压疾病的规范化诊疗指导。④实用性：本书充分体现了理论与实践的辩证统一，尤其是临床治疗相关篇章及典型病例分析，为各层次产科医生提供实用性指导。

本书出版之际，特别感谢余艳红教授、杨慧霞教授对本书内容的审定和指导；感谢所有编委和编者的支持及参与；感谢中国杨凌本真基金会对本书编写和推广工作的大力支持。希望本书的出版，能为各层次的妇产科医生、广大医学工作者提供有价值的参考。虽然全体专家在编写时都不遗余力，但随着基础医学和临床医学的迅速发展，随着科学之间的交叉融合，书中的内容很难与科技发展完全同步，加之我们的专业水平和多学科视野有限，书中难免有疏漏和不足之处，欢迎发送邮件至邮箱renweifuer@pmph.com，或扫描封底二维码，关注“人卫妇产科学”，对我们的工作予以批评指正，以期再版修订时进一步完善，更好地为大家服务。

苟文丽　张为远

2022年6月

目 录

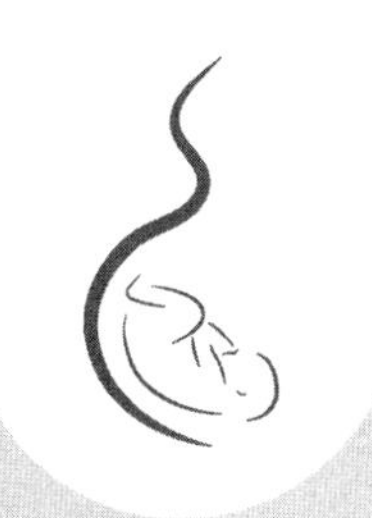

第一篇

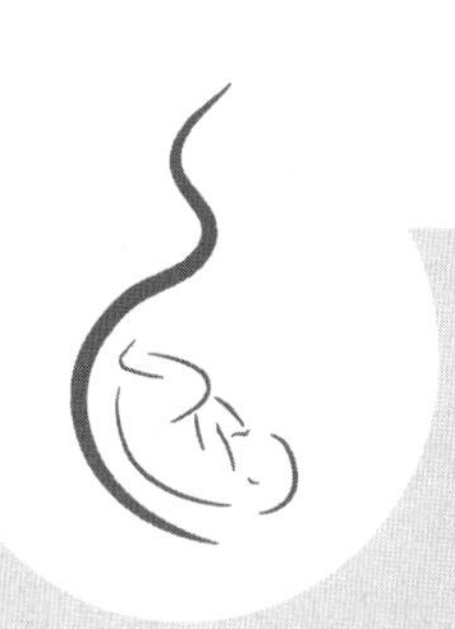

基础与进展

第一章 概 述

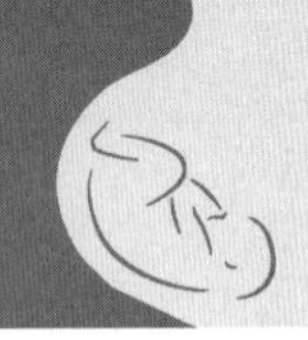

第一节 妊娠期高血压疾病的认知历史

妊娠期高血压疾病（hypertensive disorders in pregnancy，HDP）是严重威胁母儿健康和生命的产科常见并发症，其造成的孕产妇死亡约占妊娠相关死亡总数的10%～16%，尤其是重度子痫前期-子痫是导致孕产妇及围产儿发病率和死亡率升高的主要原因。因此，在漫长的历史长河中，人类针对该病的观察、研究和探索从未停止过。

妊娠期高血压疾病是伴随着人类的繁衍行为而出现的疾病，古人类学家曾在一座28 000年前的坟墓里发现了一具怀有8个月胎儿的年轻妇女的尸骨（“人类最古老的母亲”），考察认为其可能的死因就是子痫。对此病最早的研究源于对子痫临床症状的认识，古代很早就有了有关子痫症状的记载。人类最早的文字可以追溯到公元前3 000年，此时来自各个大洲的出土文字著作中就有了关于子痫的描述，如我国马王堆出土的古医书、埃及出土的莎草纸文献，以及印度苏胥如塔、古希腊希波克拉底、古罗马塞尔萨斯和盖伦的著作中都有相关描述。根据文献记载，当时人们认识到一些怀孕的妇女会发生抽搐，具体症状表现为肌肉收缩、视觉障碍、牙关紧闭、意识丧失、失忆等。这种抽搐多见于年轻女性第一次生育孩子的过程中，发病的孕妇最终会有1/3死亡。当时人们认为这些发病的孕妇是邪恶的或是被施了咒语。怀孕是人类繁衍必需的过程，每一次怀孕都有可能发生这种可怕的抽搐，这令我们的祖先十分恐惧。尽管人们观察到了有关子痫的表现，但是由于当时认知水平所限，也只能靠占卜、祈祷等方法试图驱除病魔。

约公元前500年，古希腊人开始认识到疾病源于自然原因，希波克拉底创立的“体液论”将人的疾病归因于体内血液、黏液、胆汁和水四种体液平衡失调。公元前400年的著作《希波克拉底文集》中即指出这种疾病为“孕妇在妊娠期间发生头痛、身体沉重和抽搐，源于体液失调，采用膳食、泻下或放血疗法恢复体液平衡”。

中世纪时期（约公元5世纪—15世纪中期），受教会的影响，医学科学发展停滞不前，直至文艺复兴时期（约公元14世纪末—18世纪），医学的发展才开始加速。1537年，人体解剖学被获准教授。

17世纪，男医生开始进入产科领域。法国产科医生Mauriceau的著作促进了产科学专业的建立，他第一个系统地描述了子痫，并指出初次怀孕的妇女发生惊厥的风险更高，并首次提出了子痫的产科护理原则。受当时的认知水平所限，Mauriceau将惊厥的原因归于输卵管阻塞或宫内胎儿死亡，他认为若输卵管阻塞，可能会引起炎症、头部疼痛、惊厥、窒息，甚至死亡；若胎儿发生死亡，胎儿尸体腐烂及在子宫内散发出的恶臭都会使妇女发生惊厥。中世纪时期西方医生对疾病的治疗在很大程度上受到基督教信仰的影响，使用护身符、祈祷、信仰治愈之力等作为治疗疾病的主要手段。但是，随着时间的流逝，基督教的影响逐渐减弱，与古代疾病治疗类似的治疗方法重新开始应用。对于子痫，Mauriceau的建议是在妊娠期间进行2～3次静脉切开术（放血疗法），以减少脑部充血从而预防子痫发生。

在古代子痫没有被正式归类为妊娠疾病，它被认为和癫痫是同一种病症即抽搐。文艺复兴后期，该病的分类取得了一定的进展。1596年Gabelchoverus把癫痫病分为四种类型，包括头、胃、妊娠子宫及四肢冰凉引起的癫痫，此时才将怀孕妇女发生的子痫单独归于癫痫中的一类。

直至1619年，“子痫”一词才首次出现在Varandaeus的妇科论文中。古希腊文“子痫”即“闪电”之意，表明了该病突然发作的特点。在引入“子痫”一词100余年后，1739年法国医生Sauvages首次将发生在孕期的病因不清楚的急性抽搐与癫痫相鉴别，命名为“子痫”。子痫在本质上是急性的，因为一旦终止妊娠，抽搐就不再发作了；而癫痫本质上是慢性的，因为随着时间的流逝抽搐会反复发作。此外，Sauvages认为子痫不仅限于妊娠，还可见于严重出血、各种原因所致的疼痛及寄生虫感染等。Sauvages还提出了对惊厥原因的看法，他认为惊厥是自然界试图将有机体中的病态元素释放出来所导致的结果。

妊娠期高血压疾病认知史上的巨大飞跃是发现了子痫患者存在蛋白尿和高血压，因此提出了“毒血症”和“子痫前期”的概念。子痫不可预测且难以避免，可造成严重妊娠不良结局，因此成为困扰当时的医生和助产士们的难题，研究人员试图找到能够早期识别子痫的方法。1797年，Demanet注意到水肿妇女与子痫之间存在联系。1840年，法国医生Rayer首先描述了子痫妇女的尿液中含有蛋白质，于是学者们认为子痫的发生与肾脏疾病有关，抽搐可能是由于肾炎尿毒症所致。但是子痫与尿毒症不同的是，子痫具有可逆性，可在分娩后逐渐恢复。1843年，英国人Lever的研究及1个月后苏格兰人Simpson的研究一致表明：蛋白尿就是子痫的特征，并非同时存在肾脏疾病所致。同年爱尔兰人Johns认识到了出现蛋白尿的孕妇在妊娠后期表现出的一些先兆症状与产后惊厥之间的联系。这些先兆症状包括头痛、暂时性视力丧失、胃部剧烈疼痛、水肿等。这种情况被称为“毒血症”“子痫前期”等。1878年，经尸体解剖证实了子痫患者的肾脏血管发生了严重的痉挛性收缩，但肾脏并无器质性改变，说明子痫与肾脏原发疾病并不相同。蛋白尿的发现拓宽了子痫的视野，研究表明约2/3的蛋白尿孕妇并未以惊厥告终，提示这些孕妇并非子痫患者。

自17世纪末18世纪初以来，人们明确子痫在分娩后可以自行恢复，即分娩对于子痫是有益的，有治疗作用。既然分娩可以治愈这种抽搐，那么当发现孕妇有蛋白尿的时候，如果胎儿足月，是否应该及时去引产呢？这成为当时医生们在诊治过程中面临的一个难题。1896年，31岁的意大利医生Rocci首先发明制造了充气臂带血压计。1897年，法国医生Vaquez发现了子痫前期妇女血压升高。此时，人们对子痫性高血压的认识才最终引出了子痫前期的概念。医生们意识到妊娠妇女出现水肿、蛋白尿和头痛时应警惕子痫的发生。直到此时，人们才意识到子痫只是这种疾病发展恶化的巅峰状态，医生们看到的子痫只是冰山一角：大约10%的妇女妊娠时发生高血压，其中3%演变为子痫前期（蛋白尿），若未进行医疗干预则约有1%发展为子痫。

1821年，Denman观察了许多抽搐导致分娩的情况后，认为抽搐最大的风险来自子宫，他的理论是怀孕后子宫不断增大，使得下行血管承受的压力越来越大，这种增加的压力导致头部血液反流，脑血管超负荷，于是发生惊厥。但也有与之相反的意见，1849年Smith对Denman的脑充血理论表示了质疑，Smith在其著作《分娩与妇产科原理与实践》中讲到，妊娠期时母体血液循环是充盈的，如果这种血管充盈会引起惊厥的话，那么第二产程中更强的子宫收缩力将会干扰血液循环，此时应该会观察到更多的惊厥病例，但实际情况并非如此。他认为引起产褥期抽搐的可能诱因包括：①任何过度施加于脊髓中枢的机械刺激或情绪刺激；②放血；③大气变化，如风、气温的变化等；④对子宫、肠道及胃等内脏的刺激；⑤“有毒”元素。Smith的“有毒”元素理论认为，妊娠期间的健康取决于孕妇和胎儿体内废物及碎屑等清除速度的快速增加，否则血液中就会积聚病态元素，导致“毒血症”，从而刺激神经中枢发生抽搐。

18世纪初，放血疗法依然是预防和治疗子痫前期-子痫的主要方法。放血的次数和频率取决于孕妇的耐受性及症状的严重程度。最初尝试从手臂放血，如果持续抽搐，则会重复放血，有时为了试图终止抽搐，甚至会打开颈静脉或颞动脉放血。Denman还建议在治疗中使用有镇静作用的阿片类制剂。如果放血疗法和使用阿片类制剂无效，则将冷水溅到患者脸上或将患者置于温水浴中。若上述各种治疗方法均无效，医生必须在加快分娩或继续等待自然分娩之间进行选择。Denman认为，只有在产妇宫口完全扩张、胎膜已破和胎先露下降之后才可采取措施加速分娩，过早干预会增加产妇的死亡率。18世纪后期，当子痫的病因转移到毒素理论时，治疗的方法随之转变为消除过多的毒素。当时认为子痫前期-子痫是由肉类的毒素引起的，因此限制患者进食肉类，采用以水果、蔬菜和奶制品为主的饮食。对子痫前期状态有所认识以后，妊娠期如果出现头痛和上肢水肿，这些孕妇会被送进医院进行卧床休息，并接受诸如放血、应用泻药等促进体内毒物排出的治疗，以预防惊厥的发生。

1901年，在德国召开了关于子痫病因的讨论会，专家们认为子痫患者血中存在着某种毒素，称之为“妊娠毒血症”。此后，经历了数十年关于子痫病因的研究，但是并未找到子痫患者体内的毒素。

19世纪60年代，几个研究小组描述了子痫前期孕妇胎盘与无子痫前期影响的胎盘生理上的显著差异。他们对胎盘床进行活检，发现子痫前期中胎盘滋养层细胞未能充分侵袭母体螺旋动脉，未能将动脉从小的肌性血管转变为大的抵抗力低的血管。由于缺乏螺旋动脉的这种转换，动脉管腔直径和扩张性受到限制，因此流向胎盘供应胎儿生长的血液受到了限制。1972年，Brosens指出与其他哺乳动物相比，人类胚胎滋养层的侵袭非常深，不仅侵袭了子宫蜕膜，还侵袭了子宫肌层的内1/3。这种侵入过程往往持续数周，直至妊娠14～16周结束，而其他哺乳动物（人类的表亲类人猿除外）滋养细胞侵入的时间仅发生在植入后两周内。Brosens认为这种深层滋养细胞的入侵与螺旋动脉的完全重塑有关。重铸后的母体血管内皮细胞被子宫内膜的滋养层细胞所替代，胎儿的滋养细胞因此能够直接与母体血流接触，才能从母体获得更多的营养。人类这种滋养细胞侵袭的特性很大可能是因为人类胎儿发育，尤其是胎儿大脑发育需要母亲供给更多的营养。1980年，Brosens和Pijnenborg指出子痫前期孕妇体内这种滋养细胞深度侵袭存在缺陷，并且在整个妊娠期间滋养层始终保持“浅植入”的状态。这种理论解释了为什么子痫前期基本上仅发生于人类（偶有可疑大猩猩发生子痫前期的个案报道）；此外，子痫前期孕妇血压升高可能正是机体对胎盘“浅着床”的一种代偿性机制，试图将足够的营养通过胎盘带给人类胎儿。

根据子痫前期与滋养细胞浅层浸润，以及胎盘灌注减少相关的研究，1989年Roberts等提出了子痫前期是一种血管内皮疾病，他们假设缺血性胎盘会向母体循环中释放一些有害因子，可引起以血管内皮细胞损伤为主的炎症，并会导致凝血级联反应的激活、血压异常和血管内液的丢失，此即“内皮细胞功能障碍”学说，该学说可以解释妊娠期高血压疾病孕妇发生的高血压、蛋白尿及其他全身脏器器官受损的表现。于是，之后的研究人员致力于寻找引起血管内皮细胞损害的“子痫前期毒素”，但迄今为止并未实现。

这些研究的发现为后来对子痫前期-子痫疾病的理解奠定了良好的基础。但当时也有一些研究结果并不被科学界普遍认可，例如有学者曾一度认为子痫前期-子痫的发生可能与蠕虫样生物的存在有关，并将此子痫前期发病的寄生虫理论发表在1983年的《美国妇产科学杂志》上，但是这种理论迅速被科学界所驳斥。

20世纪对于该病的发病机制也进行了大量的科学研究，虽然仍未能发现子痫前期的病因，但是在其相关的病理生理变化方面取得了很大进展，尤其是发现了人类特有的滋养细胞深植入及其在子痫前期中浅着床的现象，这是妊娠期高血压疾病认知史上的又一巨大飞跃。

20世纪90年代，研究人员认为子痫前期是一种异质综合征，可能是“两阶段疾病”，即子痫前期是由早期滋养细胞浅着床和晚期母体因素致病。早发型（妊娠34周前）子痫前期和晚发型（妊娠34周及以后）子痫前期的区别：早发型子痫前期更多是滋养细胞（和胎盘）植入不良所致的问题，即“胎盘性子痫前期”；晚发型子痫前期可能与妊娠最初几周的滋养细胞入侵无关，而是更倾向于母体因素（慢性高血压、肥胖、糖尿病、血栓形成、抗磷脂综合征、血脂异常、胰岛素抵抗等）所致，是“母体性子痫前期”。全球各个地区子痫前期均以晚发型子痫前期多见，在发达国家中占比高达90%；而在女性较早生育的地区（这些地区出生婴儿占世界出生婴儿的88%）中，致命性早发型子痫前期占比30%以上。

关于子痫的治疗在19世纪末20世纪初有两种截然不同的方式。德国和荷兰的医生主张积极治疗，例如尽快施行剖宫产手术等，但孕产妇死亡率极高。19世纪30年代后更倾向于采取保守的治疗方法。都柏林的Tweedy认为加快产程和促进分娩可以反射性刺激孕妇，会诱发或增加子痫的发作，他主张为了减少对患者的刺激，医生应避免进行阴道检查、腹部触诊、肾脏按摩、冷空气喷射和子宫颈扩张等，相反则应给予其镇静治疗，例如应用大剂量的吗啡；如果患者分娩在即，则可以使用产钳加速分娩过程。俄罗斯的Stroganoff提出子痫治疗的主要目标是消除抽搐，因为抽搐会损害心、肺、肾及肝等脏器的功能，他主张在积极治疗子痫的同时等待自然分娩。为了减少对孕妇的刺激，所有检查和治疗均应在轻度麻醉下进行，并应保持患者房间的黑暗和安静，给予吗啡和水合氯醛等药物口服镇静治疗，尽可能减少抽搐的次数，并给予氧气以保证呼吸功能。如果在子痫发作后发现孕妇脉搏快速而微弱，可使用洋地黄制剂加强心脏功能。在治疗中等待分娩自然进展，一旦产妇的子宫颈扩张达到 6cm，可以实施人工破膜。Tweedy 和 Stroganoff 在治疗措施方面的观点是一致的。

20 世纪关于子痫治疗方面新的突破是解痉药硫酸镁的应用。硫酸镁是目前治疗子痫前期 - 子痫解痉药的中流砥柱，其应用于妊娠期高血压疾病治疗已有百余年历史。1906 年由 Horn 首次使用。20 世纪 20 年代，Lazard 和 Dorsett 开始在临床上较多地进行肠胃外使用硫酸镁治疗子痫前期 - 子痫，并证实了静脉内硫酸镁治疗是一种既有效又安全的治疗方法。

20 世纪 60 年代至 20 世纪后期，子痫前期的治疗方法几乎没有大的变化。由于子痫前期的早期体征和症状不容易被识别，因此临床常规的产前检查（如血压测量、血液分析、尿液分析等）仍然是其主要监测方法，结合其临床症状一旦被诊断为妊娠期高血压疾病，多数患者将进行住院治疗，治疗原则为镇静、解痉、降压，必要时扩容利尿，无效时采取终止妊娠。

在产科教科书中可以看到 20 世纪有关子痫前期 - 子痫疾病分类和治疗的变化。1903 年，“子痫前期”状态才被纳入教科书。直到 1961 年，子痫前期 - 子痫才被应用在产科定义中。1966 年第 13 版《威廉姆斯产科学》中，子痫前期 - 子痫定义为妊娠毒血症（toxemias of pregnancy）的范畴。根据美国产妇福利委员会分类，妊娠毒血症包括急性妊娠毒血症（子痫前期和子痫）、妊娠合并慢性高血压疾病及未分类的毒血症。子痫前期的诊断标准包括在妊娠 24 周后孕妇出现高血压、水肿或蛋白尿。1976 年在第 15 版《威廉姆斯产科学》中，妊娠毒血症被妊娠期高血压疾病（hypertensive disorders in pregnancy）取代，美国妇产科医师学会推荐了新的分类方法，子痫前期的诊断标准为妊娠 20 周后高血压并发蛋白尿和 / 或水肿。1988 年 Hibbard 的《产科学原理》中，该病的分类又一次进行了修订，新的术语为妊娠高血压综合征（pregnancy induced hypertension），除子痫前期外，妊娠期发生的高血压（尽管不包括子痫前期的症状）也包括其内。此外，子痫前期被分为了轻度、中度、重度，轻度至中度子痫前期孕妇仅有高血压和水肿，而重度子痫前期包括妊娠 20～24 周后的高血压、蛋白尿（伴或不伴有水肿），以及脑或视觉障碍。

2000 年，美国国家高血压教育计划妊娠高血压工作小组发布了一份报告，对子痫前期 - 子痫分类诊断标准进行修订。考虑到许多正常孕妇也会出现水肿，因此从诊断依据中删除了水肿作为诊断标准。子痫前期的诊断依据：妊娠期血压高低和蛋白尿的有无，并通过实验室检查评估疾病的严重程度。

进入 21 世纪后，国内外产科学者仍在不断探索妊娠期高血压疾病发病的病因和发病机制，但并无确切结论，提出的病因理论多种多样，涉及胎盘浅着床、炎症免疫过度激活、血管内皮细胞受损、遗传因素及胰岛素抵抗等。但无论采用哪种学说，均无法用单一学说解释所有的妊娠期高血压疾病。科学家开发了子痫前期的两阶段模型，为寻找疾病原因提供了指导框架。该模型提出，胎盘灌注减少（第 1 阶段）是继发于异常植入和随后的血管重塑不足所致，它与母亲的体质因素（遗传、行为和环境等）相互作用，产生子痫前期孕妇的母体综合征（第 2 阶段）。孕妇全身性综合征的特征是血管痉挛引起的灌注减少、凝血级联反应的激活，以及闭塞性微血栓的形成，这导致多器官的灌注减少、高血压、蛋白尿以及血管内液的丢失。这两个阶段之间的联系可能涉及多个因素，其构成可能因人而异。例如，最近的观点认为胎盘来源的“毒素”（如细胞因子、抗血管生成因子和合体滋养层微粒等）可能并非致病性的，相反，胎儿 / 胎盘单位可以通过适当地增加这些胎盘因子的释放以增加对营养的摄入，但是某些子痫前期的妇女对此不能耐受，因而造成了母体严重的临床表现。

2018 年国际妊娠高血压研究学会（International Society for the Study of Hypertension in Pregnancy，ISSHP）发表的《妊娠期高血压疾病：ISSHP 分类、诊断和管理建议》、2021 年昆士兰临床指南《高血压与妊娠》及美国 ACOG 等全球多国发布的指南，根据全球循证医学依据，再次修订了妊娠期高血压疾病的诊断依据。由于许多重度子痫前期患者并无尿蛋白存在，因此全球统一诊断标准：尿蛋白不再作为必需诊断依据，而是作为主要诊断依据。目前，妊娠期高血压疾病临床诊断依据为妊娠期血压高低、临床症状及实验室检查结果。

半个多世纪以来，由于妊娠期高血压病因不明，其临床治疗工作一直针对病理生理变化及临床表现，治疗原则一直是镇静、解痉、降压，有指征时利尿或扩容，适时终止妊娠。近年来，随着临床研究的深入开展已按照《妊娠期高血压疾病：ISSHP 分类、诊断和管理建议》等全球多个指南，把降压提到重要位置，当血压 > 140/90mmHg 时为防止发展为子痫前期应降压，对严重高血压应紧急规范降压。

妊娠期高血压疾病一直是我国孕产妇死亡的主要原因，长期以来一直是产科临床工作者的主要研究方向之一，考虑到 HDP 是妊娠与高血压并存的一组疾病，在 2004 年出版的乐杰教授主编的《妇产科学》第 6 版教材中，编委苟文丽教授根据国内外相关临床研究将国内自 20 世纪 80 年代起沿用 30 年的“妊娠期高血压综合征”改为“妊娠期高血压疾病”。2008 年出版的《妇产科学》第 7 版的妊娠期高血压疾病章节，在参照国内外大量临床研究和循证医学证据的基础上，对于重度子痫前期分类没有照搬美国的六分类法，而是按照我国的循证医学依据提出了胎儿生长受限等十一种临床分类法，临床实践证明了它的正确性和良好的可操作性。

2007 年，林其德教授牵头组建了中华医学会妇产科学分会妊娠期高血压疾病学组，第一届学组组长由林其德教授担任，胡娅莉教授、苟文丽教授、张为远教授、尚涛教授及李力教授出任学组副组长。自此开创了妊娠期高血压疾病临床医疗教学科研工作的新局面，使我国妊娠期高血压疾病临床医疗教学科研工作走上快速发展的道路。2009 年由林其德教授牵头、古航教授主笔，学组副组长及多位该领域著名教授执笔的《妊娠期高血压疾病指南》历经反复多次讨论、修改，于 2012 年出版，此后该指南历经两次修订和完善。

多年以来，妊娠期高血压疾病的相关专著对我国妊娠期高血压疾病的临床预防诊治及科研工作起到了至关重要的指导作用，对降低妊娠期高血压疾病引起的围产期病率及死亡率起到了重要作用。相信随着科学的发展，人类终将揭开妊娠期高血压疾病的神秘面纱，战胜这一疾病。

（黄 谱 苟文丽）

参考文献

1. CHASWICK J, MANN WN. Hippocrates. The medical works of Hippocrates. England: Blackwell Scientific Publications, 1950.
2. CIANFRANI T. A short history of obstetrics and gynecology. Springfield, IL: Thomas Books, 1960.
3. CHESLEY LC. Hypertensive disorders in pregnancy. New York, NY: Appleton- Century-Crofts, 1978.
4. ONG S. Pre-eclampsia: A historical perspective. In: Baker PN, Kingdom JCP, editors. Pre-eclampsia: Current perspectives on management. NY: The Parthenon Publishing Group, 2004.
5. RAYER PE. Traité Des Maladies Des Reins Et Des Altérations De La sécrétion Urinaire. Baillières; Paris, 1840.
6. LEVER J. Cases of Puerperal Convulsions with Remarks 2. Guy's Hospital Report; London, 1843.
7. JOHNS R. Observations of puerperal convulsions. Dublin J Med Sci, 1843, 24(1): 101-115.
8. VAQUEZ N. De la pression artérielledans l'éclampsiepuerpérale. Bull Soc Med Hop Paris, 1897, 119: 14.
9. DENMAN T. Introduction to the practice of midwifery. NY: E. Bliss & E White, 1821.
10. SMITH WT. Parturition and the principles and practice of obstetrics. Philadelphia, PA: Lea & Blanchard, 1849.
11. GERRETSEN G, HUISJES HJ, ELEMA JD. Morphological changes of the spiral arteries in the placental bed in relation to pre-eclampsia and fetal growth retardation. British Journal of Obstetrics and Gynaecology, 1981, 88(9): 876-881.
12. KONG TY, DE WOLF F, ROBERTSON WB, et al. Inadequate maternal vascular response to placentation in pregnancies complicated by pre-eclampsia and by small-for-gestational age infants. British Journal of Obstetrics and Gynaecology, 1986, 93(10): 1049-1059.
13. ROBERTS JM, TAYLOR RN, MUSCI TJ, et al. Preeclampsia: An endothelial cell disorder. American Journal of Obstetrics & Gynecology, 1989, 161(5): 1200-1204.
14. ROBERTS JM, BELL MJ. If we know so much about preeclampsia, why haven't we cured the disease? J Reprod Immunol, 2013, 99(1-2): 1-9.
15. REDMAN CW, SARGENT IL. The pathogenesis of pre-eclampsia. Gynecol Obstet Fertil, 2001, 29(7-8): 518-522.
16. CHESLEY LC. History and epidemiology of preeclampsia-eclampsia. Clinical Obstetrics and Gynecology, 1984, 27(4): 801-808.
17. GABBE SG. A preliminary report on the intravenous use of magnesium sulphate in puerperal eclampsia. 1925. Am

J Obstet Gynecol，1996，174（4）：1.
18. PRITCHARD JA，MACDONALD PC. Williams obstetrics. 15. New York，NY：Appleton-Century-Crofts，1976.
19. ROBERTS JM，GAMMILL HS. Review Preeclampsia：recent insights. Hypertension，2005，46（6）：1243-1249.
20. ROBERTS JM，HUBEL CA. The two stage model of preeclampsia：variations on the theme. Placenta，2009，30（Suppl A）：32-37.

第二节　妊娠期高血压疾病的命名与分类

随着医学科学的发展与进步，人类对妊娠期高血压疾病的认识日趋深入，其命名不断更新，分类日渐细化。

妊娠期高血压疾病的命名经历了最初的癫痫（17 世纪初）—子痫（17 世纪中）—妊娠毒血症（18～19 世纪初）—妊娠期高血压综合征（20 世纪）—妊娠期高血压疾病（20～21 世纪初）。随着循证医学发展，其分类亦数度变迁，日渐细化。

长期以来，我国对该疾病的命名与分类，基本参考发达国家的研究结果。20 世纪 50 年代，我国以参考苏联文献为主。20 世纪 80 年代以后，随着改革开放，伴随着我国与世界各国的学术交流渐渐频繁，以参考欧美及世界围产医学较发达国家的研究结果为主。20 世纪后期至今，全球基本统一命名该病为妊娠期高血压疾病。

目前妊娠期高血压疾病的分类方法有两种：两大类（七小类）法和四分类法。

（一）两大类（七小类）法

该分类法可见于 2021 年昆士兰临床指南《高血压与妊娠》、2018 年国际妊娠高血压研究学会（International Society for the Study of Hypertension in Pregnancy，ISSHP）《妊娠期高血压疾病：ISSHP 分类、诊断和管理建议》等。该分类法将妊娠期高血压疾病分为妊娠 20 周前发生的高血压和 20 周后发生的高血压两大类，上述两大类又细分为七小类，本文以 2021 年昆士兰临床指南为代表阐述该分类：

1. 妊娠 20 周前发生的高血压

（1）慢性高血压（chronic hypertension occurring in pregnancy）（原发性或继发性）：指妊娠前或妊娠 20 周前即出现收缩压≥140mmHg 和 / 或舒张压≥90mmHg。经过降压治疗、血压控制良好的女性也属于此类。此类高血压包括：无继发原因的原发性高血压、继发性高血压。继发原因可能为：肾实质疾病（如肾小球肾炎、反流性肾病和成人多囊肾病），肾动脉狭窄，肾脏受累的系统性疾病（如糖尿病、系统性红斑狼疮等），内分泌性疾病（如嗜铬细胞瘤、库欣综合征、原发性醛固酮增多症、甲状腺功能亢进或甲状腺功能减退和肢端肥大症），主动脉缩窄，阻塞性睡眠呼吸暂停，药物或补充剂（如口服避孕药、非甾体抗炎药、皮质类固醇、可卡因、兴奋剂、抗精神病药物）。此类患者如在妊娠 20 周检出血压升高，如果产后 12 周血压仍未恢复正常，方可做出诊断。

（2）白大衣高血压（white coat hypertension，WCH）：该类高血压的特征是在诊室环境出现收缩压≥140mmHg 和 / 或舒张压≥90mmHg，其他时间血压正常。通常是在使用 24 小时动态血压监测或经过适当验证的设备进行家庭血压监测来诊断。虽然白大衣高血压患者血压并非持续性升高，但却不能将其视为完全良性。Johnson 等研究表明，白大衣高血压在妊娠女性中发生率约为 32%，其发展为子痫前期的风险增加（*RR*＝2.36，95%*CI* 1.16-4.78），与正常血压相比，白大衣高血压的围产期和孕期结局更差。

（3）隐匿性高血压（masked hypertension，MH）：此类患者以诊室血压正常，但在其他时间收缩压≥140mmHg 和 / 或舒张压≥90mmHg 为特征，因此常常需要通过 24 小时动态血压监测或使用适当验证设备的家庭血压监测来诊断。Salazar 等随访高危孕妇，发现隐匿性高血压发生率（92/312）高于白大衣高血压（14/61），隐匿性高血压是一种妊娠期常见的高危疾病，相较于正常血压或血压控制良好的患者，更容易引起不良妊娠结局（图 1-2-1）。

	办公室血压高	办公室血压正常
办公室外血压高	持续性高血压	隐匿性高血压
办公室外血压正常	白大衣高血压	血压正常

图 1-2-1　妊娠前或妊娠 20 周前发生的高血压的分类

2. 妊娠20周之后出现的高血压

（1）短暂性妊娠高血压（transient gestational hypertension，TGH）：此类患者多在妊娠中期和晚期出现短暂性血压升高，一般可能在诊室被检测到，但在反复读数后稳定下来。一项包括1 417妊娠期高血压疾病患者的回顾性分析显示：41%的患者出现短暂性妊娠期高血压；20%的此类患者此次妊娠过程中发展成为妊娠期高血压，19%发展为子痫前期。因此，短暂性妊娠高血压在妊娠中较为常见，亦有一定风险病情发生进展，需要密切监测。

（2）妊娠期高血压（gestational hypertension）：妊娠20周前血压正常、20周后首次出现高血压，收缩压≥140mmHg和/或舒张压≥90mmHg，血压升高至少数小时间隔后仍重复出现；无子痫前期的临床特征；血压于产后12周内恢复正常。

（3）子痫前期（pre-eclampsia）：子痫前期是一种以高血压和单脏器或多脏器系统受累的综合征，在产后12周血压恢复正常。此类患者妊娠20周后出现收缩压≥140mmHg和/或舒张压≥90mmHg，伴有下列任意一个或多个脏器系统受累：

1）肾脏：血肌酐≥90mmol/L，或尿蛋白/肌酐比值≥30mg/mmol，或少尿（≤80ml/4h或500ml/24h）。

2）血液系统：血小板低于100×10^9/L，或溶血（如血液中发现破裂血细胞或红细胞碎片），或胆红素、乳酸脱氢酶升高，结合珠蛋白降低，或出现弥散性血管内凝血。

3）肝脏损害：新出现的转氨酶升高（>40IU/L），伴或不伴上腹部或右上腹疼痛。

4）神经系统：头痛，或持续性视觉障碍（视光、暗点、皮质盲、视网膜血管痉挛），或反射亢进伴持续阵挛，或惊厥（子痫），或脑卒中。

5）肺：肺水肿。

6）子宫-胎盘：胎儿生长受限（fetal growth restriction，FGR），或可疑胎儿损伤，或异常脐动脉多普勒波形分析，或死胎死产。

溶血肝功能异常血小板减少综合征（hemolysis，elevated liver function and low platelet count syndrome，HELLP syndrome）是指在妊娠期高血压疾病的基础上，出现溶血、肝酶升高和血小板计数下降，其中，血小板减少与肝酶升高较为常见，而溶血较少见。2021年昆士兰临床指南指出，HELLP综合征实际上是子痫前期而并非妊娠期高血压疾病的一种严重类型。

（4）慢性高血压伴发子痫前期：是指慢性高血压孕妇妊娠20周前无蛋白尿，妊娠20周后出现血压进一步升高等子痫前期的任何1项表现。此类患者虽有慢性高血压，但病情进展发生在妊娠20周后，故划入妊娠20周后发生的高血压分类中。

（二）四分类法

以美国妇产科医师协会（The American College of Obstetricians and Gynecologists，ACOG）、加拿大妇产科医师协会（Society of Obstetricians and Gynaecologists of Canada，SOGC）、英国国家卫生与临床优化研究所（national institute of health and care excellence，NICE）等指南为代表，对妊娠期高血压疾病采用四分类法，我国在制订指南时，也参考了该分类法。本节以美国妇产科医师协会指南203号、222号为代表详述四分类法：

1. 妊娠期高血压　妊娠20周后首次出现高血压，收缩压≥140mmHg和/或舒张压≥90mmHg；尿蛋白检测阴性；血压于产后12周内恢复正常。美国妇产科医师协会指南强调血压升高应至少经过2次以上复测，间隔时间4小时以上。当收缩压≥160mmHg和/或舒张压≥110mmHg，间隔数分钟后测定仍高于此标准则为重度妊娠期高血压。妊娠20周后出现的高血压且无蛋白尿时，首先考虑妊娠期高血压，但也应该考虑到可能是子痫前期的首发症状。研究发现高达50%的妊娠高血压妇女会逐渐出现蛋白尿或其他终末器官功能障碍，最终发展为子痫前期，尤其是在妊娠32周前即发生高血压时，这种疾病进展更可能发生。在许多患者的临床表现中，妊娠期高血压与子痫前期并非一种疾病不同的发展阶段。David的研究也指出，妊娠期高血压与子痫前期在远期心血管疾病发生的风险也类似。因此发现血压升高后需要密切关注其他脏器功能状况，防止漏诊、误诊子痫前期。

当收缩压≥160mmHg和/或舒张压≥110mmHg，间隔数分钟后复测仍高于此标准则为重度妊娠期高血压，重度妊娠期高血压仅需要间隔数分钟重复测定血压即可作出诊断，无须等待4小时复诊。若这种高血压急性发作并持续>15分钟，则为持续性重度高血压，也称为高血压急症。重度妊娠期高血压或高血压急症一旦出现，可能导致母儿不良妊娠结局出现，应按照严重子痫前期原则处理，立即给予降压等治疗。

2. 子痫前期-子痫

（1）子痫前期：妊娠20周后孕妇出现收缩压

≥140mmHg 和 / 或舒张压≥90mmHg，血压测量 2 次以上，间隔时间 > 4 小时，伴有下列任意一项：尿蛋白定量≥0.3g/24h，或尿蛋白 / 肌酐比值≥0.3，或随机尿蛋白≥(++)(无条件进行蛋白定量时的检查方法)；无蛋白尿但伴有以下任何一种器官或系统受累：血小板计数 < 100×10^9/L；肾功能受损（血肌酐浓度 > 1.1mg/dl 或无肾脏基础病变时血肌酐浓度增高 2 倍以上）；肝功能受损（血清肝酶浓度增高 2 倍以上）；肺水肿；新发头痛对药物无反应，不能通过其他诊断或视觉症状来解释。

当子痫前期孕妇病情进一步进展，出现以下任一表现时为重度子痫前期（severe preeclampsia）或有严重特征的子痫前期（preeclampsia with severe features）：

1）血压持续升高不可控制：收缩压≥160mmHg 和 / 或舒张压≥110mmHg；

2）血小板计数 < 100×10^9/L；

3）血清肝酶浓度增高 2 倍以上或持续性、药物治疗无效的右上腹部、上腹部疼痛；

4）血肌酐浓度 > 1.1mg/dl 或无肾脏基础病变时血肌酐浓度增高 2 倍以上；

5）肺水肿；

6）新发头痛对药物无反应，不能通过其他诊断或视觉症状来解释；

7）视觉障碍。

与 2021 年昆士兰临床指南类似，在 2020 年 ACOG 实践指南 222 号中，HELLP 综合征亦被纳入子痫前期。HELLP 综合征对母儿危害极大，大部分 HELLP 综合征发生在晚期妊娠阶段，90% 患者发生右上腹疼痛及不适感，50% 有恶心、呕吐等消化道症状，当出现上述典型表现配合实验室诊断结果时，做出准确诊断一般并不困难。但数据显示，约 30% 的病例在产后首次出现症状、体征或病情发生进展，约 15% 患者缺乏典型表现，甚至可能没有高血压、蛋白尿等表现，此类不典型 HELLP 综合征容易漏诊、误诊，应引起临床医生的重视。

根据子痫前期发病时间不同，可将子痫前期分为早发与迟发子痫前期（early-onset/late-onset preeclampsia），时间节点以妊娠 34 周为界。早发子痫前期预示着高风险的母儿结局不良以及更严重的远期并发症可能。

（2）子痫（eclampsia）：子痫是妊娠期高血压疾病的抽搐表现，是该病较严重的表现之一。子痫是指在没有其他病因如癫痫、脑动脉缺血和梗死、颅内出血或药物使用的情况下，新发的强直阵挛、局灶性或多灶性癫痫发作。子痫可能发生在分娩前、分娩期间或分娩后。

78%～83% 的子痫病例出现严重和持续性枕或额叶头痛、视物模糊、畏光和精神状态改变等脑刺激的先兆，但子痫也可能在没有任何预兆或症状的情况下发作，20%～38% 的子痫患者在抽搐发作前并无子痫前期的表现，妊娠期高血压也可以直接发生子痫。因此，认为子痫前期 - 重度子痫前期 - 子痫是疾病发展的不同阶段的观念并不适应于所有临床病例，笔者认为子痫属于妊娠期高血压疾病中独立于子痫前期的一种类型似乎更为贴切。

3．慢性高血压　妊娠前或妊娠 20 周前即出现收缩压≥140mmHg 和 / 或舒张压≥90mmHg。

4．慢性高血压伴发子痫前期　慢性高血压孕妇妊娠 20 周前无蛋白尿，妊娠 20 周后出现子痫前期任意一项或一项以上表现。尿蛋白定量≥0.3g/24h 或随机尿蛋白≥(++)；或妊娠 20 周前有蛋白尿，妊娠 20 周后尿蛋白量明显增加；或出现血压进一步升高等上述重度子痫前期的任何一项表现。慢性高血压并发重度子痫前期出现后，可以引起与重度子痫前期相似的严重后果，临床上均应按重度子痫前期处理。

（三）两种分类方法的优缺点

上述两种方法均建立在一定的循证医学证据上，同时定期进行更新，是指导临床工作者的基石。遗憾的是，与原发性高血压相比，针对妊娠期高血压疾病仍缺乏高质量随机试验，同时由于地域、经济、医疗卫生条件等差异性，指南的变迁与更新在所难免。上述两种分类方法既有相似之处，又有不同观点，在临床应用中，结合当地医疗卫生条件有选择地使用似乎更为全面安全。

两种分类方法中均有慢性高血压、妊娠期高血压、子痫前期、慢性高血压并发子痫前期四种类型。慢性高血压具有相同的定义。对于妊娠期高血压的诊断，两者均强调要复测血压方可确定；然而对于复测血压的间隔时间，两大类法仅仅含糊界定为数小时，而四分类法明确给出 4 小时的概念，对于临床指导更为清晰。同时也均提出对重度妊娠期高血压，仅需数分钟即可迅速做出诊断，以防不良结局发生。

两种分类法均认为妊娠期高血压 - 子痫前期 - 子痫并非疾病发展的不同阶段，妊娠期高血压疾病的早期症状可以表现为多样性、不典型性、无规律性，妊娠期高血压可以直接发展成为子痫，子痫前期早期症状也可类似于妊娠期高血压，HELLP综合征患者也可不出现右上腹部疼痛不适等。这些均告诫临床医生应警惕多样化的临床表现，防止漏诊不典型患者。

两种分类法对子痫前期具有类似的诊断标准，即出现血压升高同时伴随一个或一个以上脏器系统功能损害，如肝功能损害、肾功能损害、神经系统损害、肺水肿等，既往曾经认为子痫与HELLP综合征均是妊娠期高血压疾病的单独类型，但在上述两种分类法中，均将其归于子痫前期，是子痫前期病情进展的严重类型，子痫是神经系统损害后的表现，HELLP综合征则是肝功能严重损害的表现。对于脏器、系统功能损害的界定，两者虽大体相同，却仍有细微不同：如两分类法中认为胎儿生长受限等胎盘功能减退征象、弥散性血管内凝血等也是子痫前期的一种表现，而四分类法中未将上述部分纳入诊断标准，然而，子痫前期的病理生理变化会导致母体更严重的血管病变及更广泛的胎盘损伤（如梗死），研究证实胎盘血管内广泛纤维蛋白沉积、绒毛发育缺陷、螺旋动脉粥样硬化和非感染性绒毛膜羊膜炎在出现胎儿生长受限的子痫前期患者胎盘组织中表现更明显，胎儿生长受限是子痫前期的最强独立危险因素。文献报道，凝血功能障碍在子痫前期中发生率为12.1%，因此，胎儿生长受限、弥散性血管内凝血等临床指征显然不容忽视，应该作为评估病情的重要依据。尿蛋白作为诊断与评估子痫前期的一项重要依据，四分类法指出对于没有条件进行定量实验的场合，也可进行定性检测，两分类法以定量检测为标准。虽然24小时尿蛋白定量实验是检测的金标准，但采样耗时，实验室结果分析延迟，尿蛋白与肌酐比值、血肌酐浓度等检查方法明显简洁快速；对于无法快速进行上述检查的医疗机构，选择尿蛋白定性实验虽具有可操作性，但该方法准确性欠佳，应尽快进行尿蛋白定量检测。血小板作为子痫前期血液系统损害的主要表现之一，两大类法将损害警戒线定为 $<150\times10^9/L$，四分类法则定为 $<100\times10^9/L$，两大分类法更有利于提高临床医生警惕性，指导临床医生更积极地干预治疗，有利于减少更严重并发症的发生。基于上述，查阅文献后，我国2013年出版的《妇产科学》第8版教材制定重度子痫前期判断标准时，考虑到我国国情，对重度子痫前期的诊断标准参考美国当年指南进行扩大，将妊娠20周以后的血压升高合并胎儿生长受限、大量尿蛋白、凝血机制异常等列入重度子痫前期诊断条件，笔者认为在经济欠发达国家，可实施性更强，对于病情评估与临床诊治意义更大。

白大衣高血压、隐匿性高血压和短暂高血压是两大类法提及，但四分类法未提及的特殊类型的高血压，鉴于上述三类高血压有更高地引发子痫前期及远期心血管并发症的风险，四分类法中对其的忽视可能导致临床医生无法给予正确的应对决策、监控及处理措施。对于上述三种特殊类型的高血压，强调血压动态监测，以便捕捉到异常血压，尽早做出诊断。将上述三种类型的患者纳入妊娠期高血压疾病范畴，有利于围产期母婴安全的保障。

综上所述，两种分类法各有侧重点，两者既有相同相通之处，又有相辅互补之处，临床应用中应全面借鉴。

（宗　璐　苟文丽）

参考文献

1. REDMAN CW, SARGENT IL. The pathogenesis of pre-eclampsia. Gynecol Obstet Fertil, 2001, 29(7-8): 518-522.
2. CHESLEY LC. History and epidemiology of preeclampsia-eclampsia. Clinical Obstetrics and Gynecology, 1984, 27(4): 801-808.
3. GABBE SG. A preliminary report on the intravenous use of magnesium sulphate in puerperal eclampsia. 1925. Am J Obstet Gynecol, 1996, 174(4): 1390-1391.
4. ROBERTS JM, GAMMILL HS. Review Preeclampsia: recent insights. Hypertension, 2005, 46(6): 1243-1249.
5. ROBERTS JM, HUBEL CA. The two stage model of preeclampsia: variations on the theme. Placenta, 2009, 30: 32-37.
6. International Society for the Study of Hypertension in Pregnancy (ISSHP): The hypertensive disorders of pregnancy: ISSHP classification, diagnosis & management recommendations for international practice. Pregnancy Hypertension, 2018, 13: 291-310.
7. UNGER T, BORGHI C, CHARCHAR F, et al. 2020 International Society of Hypertension Global Hypertension Practice Guidelines. Hypertension, 2020, 75(6): 1334-1357.
8. JOHNSON S, LIU B, KALAFAT E, et al. Maternal and Perinatal Outcomes of White Coat Hypertension During Pregnancy A Systematic Review and Meta-Analysis.

Hypertension，2020，76（1）：157-166.
9. SALAZAR MR，ESPECHE WG，BALBÍN E，et al. Office blood pressure values and the necessity of out-of-office measurements in high-risk pregnancies. J Of Hypertension，2019，37（9）：1838-1844.
10. LEE-ANN HAWKINS T，BROWN MA，MANGOS GJ，et al. Transient gestational hypertension：not always a benign event. Pregnancy Hypertension：An International Journal of Women's Cardiovascular Health，2012，2（1）：22-27.
11. ACOG Practice Bulletin No.203：Chronic hypertension in pregnancy. Obstet Gynecol，2019，133（1）：26-50.
12. ACOG Practice Bulletin No.222：Gestational hypertension and preeclampsia. Obstetrics & Gynecology，2020，135（6）：237-260.
13. The Canadian Hypertensive Disorders of Pregnancy（HDP）Working Group. The hypertensive disorders of pregnancy（29.3）. Best Practice & Research Clinical Obstetrics & Gynaecology，2015，29（5）：643-657.
14. National Institute for Health and Care Excellence. Hypertension in pregnancy：diagnosis and management（NICE guideline NG133），2019.
15. HARAM K，SVENDSEN E，ABILDGAARD U. The HELLP syndrome：Clinical issues and management. A Review. BMC Pregnancy & Childbirth，2009，9：8.
16. VEERBEEK JHW，HERMES W，BREIMER AY，et al. Cardiovascular disease risk factors after early-onset preeclampsia，late-onset preeclampsia，and pregnancy-induced hypertension. Hypertension，2015，65（3）：600-613.
17. 宗璐，苟文丽. 子痫前期的诊断与病情评估. 中华产科急救电子杂志，2013，2（03）：172-174.
18. 苟文丽，李春芳. 重度子痫前期的管理. 中国实用妇科与产科杂志，2011，27（12）：883-885.

第三节 妊娠期高血压疾病危险因素

妊娠期高血压疾病（hypertensive disorders in pregnancy，HDP）的危险因素是指在机体内、外环境存在与妊娠期高血压疾病（特别是与子痫前期）发生、发展及母儿不良结局相关的危险因素。在罹患妊娠期高血压疾病的孕妇中，应该明确的是，不是每例 HDP 孕妇都存在所有的风险因素，临床中也存在无明显危险因素的 HDP 孕妇。

随着循证医学地不断发展，人们对子痫前期危险因素的认知发生了巨大变化，近年国内外各专业学会的临床指南和专家共识已明确提出与子痫前期发病相关的多种危险因素。

一、孕妇年龄

高龄孕妇为分娩时孕妇年龄≥35 岁。此类孕妇罹患子痫前期的相对风险升高 1.2～3 倍，其风险随年龄增加逐渐升高，Khalil 等学者发现当分娩年龄大于 40 岁时增加更为明显。Poon 等研究者应用多元逻辑回归分析评估分娩年龄对子痫前期发病的相关风险，在校正混杂因素后发现，当分娩年龄＞32 岁时，年龄每增加 1 岁，晚发型子痫前期的风险上升 4%。但分娩年龄增加与早发型子痫前期无明显相关性。

二、孕前肥胖

肥胖是子痫前期发生的独立危险因素，孕前体重指数（body mass index，BMI）增加的妇女子痫前期的风险明显增加，大量研究提示，肥胖（BMI≥30kg/m^2）使子痫前期风险升高 2～4 倍，然而其具体机制尚不明确。现已认识到肥胖时机体处于一种称为“代谢炎症”（meta-inflammation）的慢性、低度炎症状态。低度炎症可经免疫调节机制引起内皮功能损伤甚至胎盘缺血，如此可使局部炎症因子产生增加，引起扩大的母体炎症反应并造成子痫前期。目前，国内外各专业学会对引起子痫前期风险增高的孕前体重指数标准尚不统一，2018 年欧洲心脏病学会妊娠期心血管疾病管理指南、2019 年英国国家卫生与临床优化研究所发布妊娠期高血压疾病诊断与管理指南以及国际高血压学会 2020 年国际高血压实践指南中认为体重指数≥35kg/m^2 是子痫前期发生的危险因素；2019 年国际妇产科联盟（FIGO）子痫前期的妊娠早期筛查与预防指南、2019 年美国妇产科医师学会（ACOG）妊娠期高血压疾病妇产科医师临床管理指南及 2021 年昆士兰高血压与妊娠临床指南中认为体重指数≥30kg/m^2 是子痫前期发生的危险因素。我国营养学家将生育年龄妇女体重指数（BMI）诊断标准定为：BMI＜18.5kg/m^2 为体重过低，BMI 在 18.5～23.9kg/m^2 之间属正常体重，BMI 在 24.0～27.9kg/m^2 属超重，BMI≥28.0kg/m^2 为肥胖。因此，中华医学会心血管病学分会妊娠期高血压疾病血压管理专家共识（2019）和中华医学会妇产科学分会妊娠期高血压疾病诊治指南（2020）认为体重指数≥28kg/m^2 是子痫前期发生的危险因素，这可能与各个国家地区人种、经济状况、营养水平等因素存在差异有关。

三、种族及人群

已有文献报道子痫前期与种族及人群间关联性的大量证据。大样本研究提示，非裔 - 加勒比女性子痫前期风险升高 20%～50%。南亚人种较非西班牙白人子痫前期风险升高（校正 *OR* = 1.3，95%*CI* 1.2-1.4）。该风险变化反映了非孕期女性代谢差异造成的心血管疾病易感性的差异。非裔 - 加勒比及南亚人种均较易出现慢性高血压、糖尿病及心脏病。一项在英国伦敦进行的大规模回顾性队列研究纳入超过 79 000 例单胎妊娠孕妇，结果发现非裔 - 加勒比和南亚人种的孕妇较白人孕妇发生子痫前期的风险升高，该差异在校正其他危险因素后仍极其显著。

四、孕次

初产妇子痫前期发病风险升高已广为报道，正常妊娠，即使流产，也会使再次妊娠时该病的发生风险降低。一项系统综述指出，初产妇发生子痫前期的风险升高 3 倍。另一项纳入 26 项研究的系统性综述认为，校正孕龄、种族、体重指数等其他危险因素后初产妇子痫前期发病风险仍升高，校正 *OR* 值为 2.71（95%*CI* 1.96-3.74）。无子痫前期史的经产妇发生子痫前期的风险下降，然而一旦受孕性伴改变，其保护效应就会消失。

五、妊娠间隔时长

妊娠间隔较长 / 较短均与较高的子痫前期风险相关。近期一项大型多中心回顾性研究纳入了 894 479 例孕产妇，其报道妊娠间隔 < 12 个月或 > 72 个月相较妊娠间隔为 12～23 个月时子痫前期发病风险升高，且间隔越长，发病风险越高。造成妊娠间隔短时子痫前期发病风险较高的原因尚不明确，但已提出一些假设，包括患者的社会经济状况、产后抑郁、营养不良、无法得到充分医疗保健服务等。同时，妊娠间隔时间长，可能与高龄、不孕、存在母体疾病等造成较高的子痫前期发生风险相关。当妊娠间隔时间为 10 年或以上时，先兆子痫的风险与未产妇大致相同。调整是否改变性伴侣、母亲年龄和分娩年份后，间隔期内每增加 1 年，先兆子痫的风险增加 1.12 倍（*OR* = 1.12，95%*CI* 1.11-1.13）。目前，国内外临床指南和专家共识比较一致的推荐妊娠间隔 > 10 年是子痫前期的危险因素。

六、辅助生殖

研究显示，使用辅助生殖技术（assisted reproductive technologies，ART）使子痫前期的风险增加了 1 倍。Martin 等纳入超过 100 万例孕妇的队列研究发现，无论 ART 类型，暴露于高雌激素卵巢刺激药物的妇女患子痫前期的风险相对自然妊娠增加（95%*CI* 1.32-1.83），相反，接受 ART 的妇女如不采用高雌激素卵巢刺激药物，其子痫前期患病风险不会明显增加。在胚胎植入时，高雌激素水平可能造成胚胎着床受限，且减少子宫胎盘循环血流及重铸的子宫螺旋动脉数量。采取宫内受精的妇女，尤其是接受捐赠精子者子痫前期发病风险较高。接受体外受精患者如为供卵受精较自卵受精者子痫前期风险升高。已有证据提示，供卵受精者的绒毛外滋养细胞及基蜕膜的免疫状态改变，可能造成螺旋动脉重铸不足。

七、双胎或多胎

与单胎妊娠相比，双胎或多胎妊娠妇女发生子痫前期的风险更高。随着一次妊娠中胎儿数目的增多，子痫前期的发生风险明显增高。不仅子痫前期发生风险增加，发生子痫前期的时间更早、病情更严重。双胎孕妇与单胎孕妇相比，子痫前期发生风险增加（*RR* = 2.93，95%*CI* 2.04-4.21），三胞胎与双胎相比，风险也明显增加（*RR* = 2.83，95%*CI* 1.25-6.40），其中单卵双胎子痫前期风险更高。

八、子痫前期家族史

尽管多数子痫前期案例为散发性，仍有报道认为子痫前期存在家族易感性。相较无相关家族史者、子痫前期患者的姐妹及女儿罹患子痫前期的风险升高 3～4 倍。其遗传模式十分复杂且包含数个变量，其每一个变量的单独效应都较小，但综合作用下个体的易感性升高。全基因组相关性分析（genome-wide association study，GWAS）采用同胞配对分析，已发现部分可能造成子痫前期易感性的基因。受累家系的 GWAS 分析提示，染色体 2p、2q、4p、7p、9p、10q、11q 及 22q 与子痫前期存在关联，然而目前尚无其他研究重复上述结论。

九、子痫前期史

Hernandez-Diaz 等随访了 1987—2004 年间初

次分娩的763 795例患者的研究提示，初产妇罹患子痫前期的总体风险为4.1%，经产妇为1.7%。但当初产时存在子痫前期，第二次分娩时发生子痫前期的风险为14.7%，如既往两次子痫前期史，第三次分娩时风险为31.9%。此数据提示，初产妇子痫前期风险较既往无子痫前期经产妇高。对于经产妇，后续妊娠发生子痫前期的风险取决于是否存在子痫前期史。存在子痫前期史时，后续妊娠发生子痫前期的风险升高7～10倍。Odegard等侧重于子痫前期严重程度的研究提示，有子痫前期病史者后续妊娠出现早于孕32周的早发型子痫前期的风险是出现晚发型子痫前期的2倍。小于34孕周的早发型子痫前期的复发率为5%～17%。Langenveld等所进行包括11项研究，总计2 377例孕产妇的系统性综述提示，早发型子痫前期患者下次妊娠因再发早发型子痫前期需要在34孕周前终止妊娠的概率为8%。

十、合并症

许多孕期合并症可增加罹患子痫前期的可能性，主要包括孕期高血糖（孕前的1型/2型糖尿病、孕期发现的糖尿病、需要胰岛素治疗的妊娠糖尿病）、孕前存在的慢性高血压、肾病及自身免疫性疾病，如系统性红斑狼疮（systemic lupus erythematosus，SLE）、抗磷脂抗体综合征（antiphospholipid syndrome，APS）。2016年一项系统综述及荟萃分析评估了来自27个国家25 356 655例16孕周前孕妇的临床危险因素，提示存在慢性高血压病史的患者出现子痫前期的风险较高（*RR*=5.4，95%*CI* 4.0-6.5），孕前糖尿病、APS、SLE、慢性肾病患者的相对风险也有增加（*RR*=3.7，95%*CI* 3.1-4.3；*RR*=2.8，95%*CI* 1.8-4.3；*RR*=2.5，95%*CI* 1.0-6.3；*RR*=1.8，95%*CI* 1.5-2.1）。孕前糖尿病与子痫前期共有多种危险因素，如高龄、初产、孕前肥胖、非白人族群、多胎等。究其原因，可能是孕前糖尿病与子痫前期两种疾病具有相同的多条致病机制，包括内皮功能损伤（如低灌注扩张）、血管生成因子失衡、氧化应激状态（总抗氧化水平低、自由基水平高）及脂代谢异常（高甘油三酯血症）。文献表明，子痫前期是未来出现2型糖尿病的一种危险因素，上述关联性在除外合并妊娠糖尿病的子痫前期患者后仍显著。孕前糖尿病与子痫前期两种疾病均与胰岛素抵抗相关，且子痫前期患者产后出现代谢综合征的风险是明显增加的。

十一、营养物质缺乏

现已发现多种营养素如白蛋白、钙、镁、锌、硒等的缺乏与妊娠期高血压疾病的发生有关。母体营养缺乏、低蛋白血症或严重贫血者，其妊娠期高血压疾病发生率增高。

1. 白蛋白　高蛋白食物可以改善机体动脉血管的弹性。蛋白质中的甲硫氨基酸、精氨酸、脯氨酸、牛磺胺酸能促进钙盐排泄，起到降压作用。

2. 钙　人体内钙离子是维持肾素-血管紧张素系统功能的主要离子。苟文丽教授妊娠高血压研究团队既往的研究证明：血清钙离子浓度降低时可导致肾素分泌增加，引起前列环素（PGI2）合成减少，同时血管对肾素和血管紧张素的反应性增强，血管收缩，血压升高。血钙水平降低，刺激甲状旁腺（PTH）分泌，促进钙离子跨膜内流，使血管平滑肌细胞兴奋性增强，导致血压升高。有研究对妊娠期高血压疾病孕妇和正常晚孕妇女以及非妊娠健康妇女血清钙浓度比较发现，HDP组血钙水平（1.85mmol/L±0.35mmol/L）明显低于正常晚孕组（2.26mmol/L±0.18mmol/L）和非妊娠健康妇女组（2.46mmol/L±0.25mmol/L）。并且血清钙水平随着HDP严重程度的增加而减低，妊娠期高血压血清钙浓度为2.11mmol/L±0.48mmol/L，轻度和重度子痫前期分别为1.92mmol/L±0.21mmol/L及1.70mmol/L±0.22mmol/L。妊娠期高血压疾病患者与正常晚孕妇女相比，血钙水平显著降低，血液黏度明显升高。妊娠期高血压疾病患者血钙水平与全血高、中、低黏度及血浆黏度均呈显著负相关关系，Spearman等级相关系数分别为−0.698、−0.723、−0.776和−0.824。

3. 镁　人体内约含镁24g（1mol），绝大部分分布在骨骼中（约71%），其余部分主要在细胞内参加以ATP为作用底物的每个反应。仅有不足1%的镁存在于血液中。镁参与调节神经肌肉兴奋性及血管张力等。低镁可使钠、钾、钙泵活动受损，导致细胞内钙的堆积和细胞外钙的减少，激活血管平滑肌内的肌凝蛋白与肌纤蛋白，产生收缩效应，造成血压升高。

近年国内外指南将孕妇所存在的高危因素进行了风险评级划分，对于妊娠期高血压疾病患者的管理具有重要意义。其中，存在的或潜在的基础内科疾病及病理状况，包括高血压病、肾脏疾病、糖尿病、自身免疫性疾病（如SLE、APS等）为高度风险因素，既往子痫前期史、多胎妊娠和肥胖也为高度风险因素；此次妊娠孕妇存在的风险因素被认为是中度风险；低度风险是指经历过成功妊娠且无并发症者。因此，高危人群的妊娠前检查和产前检查非常重要。风险分级评估具体见表1-3-1。

表1-3-1 孕妇发生子痫前期的风险分级评估

风险等级	风险因素
高度风险	既往有子痫前期史（特别是妊娠结局差的病例）；多胎妊娠；高血压病、肾脏疾病、糖尿病、自身免疫性疾病，如系统性红斑狼疮、抗磷脂抗体综合征等
中度风险	初次妊娠、肥胖（产前体重指数大于28kg/m^2）子痫前期家族史（母亲或姐妹）；母亲年龄35岁或以上；社会因素（非洲裔妇女，低社会经济状态）；个人史（曾生育低体重儿、胎儿生长受限、不良产史、妊娠间隔时间≥10年）
低度风险	无子痫前期史的足月分娩

（宋　青　苟文丽）

参考文献

1. CONDE-AGUDELO A, BELIZAN JM. Risk factors for pre-eclampsia in a large cohort of Latin American and Carib-bean women. BJOG, 2000, 107(1): 75-83.
2. SIBAI BM, HAUTH J, CARITIS S, et al. Hypertensive disorders in twin versus singleton gestations. National Institute of Child Health and Human Development Network of Maternal-Fetal Medicine Units. Am J Obstet Gynecol, 2000, 182(4): 938-942.
3. BARTSCH E, MEDCALF KE, PARK AL, et al. Clinical risk factors for pre-eclampsia determined in early pregnancy: systematic review and meta-analysis of large cohort studies. High Risk of Preeclampsia Identification Group. BMJ, 2016, 353: i1753.
4. OSTLUND I, HAGLUND B, HANSON U. Gestational diabetes and preeclampsia. Eur J Obstet Gynecol Reprod Biol, 2004, 113(1): 12-16.
5. ALFIREVIC Z, ROBERTS D, MARTLEW V. How strong is the association between maternal thrombophilia and adverse pregnancy outcome? A systematic review. Eur J Obstet Gynecol Reprod Biol, 2002, 101(1): 6-14.
6. SMYTH A, OLIVEIRA GH, LAHR BD, et al. A systematic review and meta-analysis of pregnancy outcomes in patients with systemic lupus erythematosus and lupus nephritis. Clin J Am Soc Nephrol, 2010, 5(11): 2060-2068.
7. ZHANG JJ, MA XX, HAO L, et al. A systematic review and meta-analysis of outcomes of pregnancy in CKD and CKD outcomes in pregnancy. Clin JAm Soc Nephrol, 2015, 10(11): 1964-1978.
8. BAWEJA S, KENT A, MASTERSON R, et al. Prediction of pre-eclampsia in early pregnancy by estimating the spot urinary albumin: creatinine ratio using high-performance liquid chromatography. BJOG, 2011, 118(9): 1126-1132.
9. NORTH RA, MCCOWAN LME, DEKKER GA, et al. Clinical risk prediction for pre-eclampsia in nulliparous women: development of model in international prospective cohort. BMJ, 2011, 342: 1875.
10. WILLIAMS PJ, BROUGHTON PF. The genetics of pre-eclampsia and other hypertensive disorders of pregnancy. Best Pract Res Clin Obstet Gynaecol, 2011, 25(4): 405-417.
11. TIMPKA S, STUART JJ, TANZ LJ, et al. Lifestyle in progression from hypertensive disorders of pregnancy to chronic hypertension in Nurses' Health Study Ⅱ: observational cohort study, BMJ, 2017, 358: 3024.
12. 中华医学会妇产科学分会妊娠期高血压疾病学组. 妊娠期高血压疾病诊治指南(2020). 中华妇产科杂志, 2020, 55(4): 227-238.
13. ACOG Practice Bulletin No. 202: gestational hypertension and preeclampsia. Obstet Gynecol, 2019, 133(1): e1-1e25.
14. DAYAN N, LANES A, WALKER MC, et al. Effect of chronic hypertension on assisted pregnancy outcomes: a population-based study in Ontario, Canada. Fertil Steril. 2016, 105(4): 1003-1009.
15. SCHOENAKER DA, SOEDAMAH-MUTHU SS, MISHRA GD. The association between dietary factors and gestational hypertension and preeclampsia: a systematic review and meta -analysis of observational studies. BMC Med, 2014, 12: 157.
16. YE C, RUAN Y, ZOU L, et al. The 2011 survey on hypertensive disorders of pregnancy(HDP) in China: prevalence, risk factors, complications, pregnancy and perinatal outcomes. PLOS One, 2014, 9(6): e100180.
17. 刘丹，苟文丽. 妊娠期高血压疾病与营养. 中国医师杂志，2017, 19(09): 1299-1301.
18. 苟文丽，李春芳. 重视子痫前期早期干预和预防. 中国实用妇科与产科杂志，2014, 30(10): 737-738.
19. 苟文丽，宗璐，付晶. 饮食及营养干预对妊娠期高血压疾病的防治作用. 中国实用妇科与产科杂志，2014, 30(08): 586-588.
20. 苟文丽，李春芳. 如何降低子痫前期发病率及危害程度. 中国实用妇科与产科杂志，2012, 28(04): 243-244.

第四节 妊娠期高血压疾病指南变迁与临床实践

妊娠期高血压疾病（hypertensive disorders of pregnancy，HDP）是全球范围内严重威胁母婴健康的疾病，每年因 HDP 导致围产儿死亡数超过 50 万例，孕产妇死亡数超过 7 万例。我国孕产妇死亡率由 1949 年的 1 500/10 万降至 2018 年 18.3/10 万，其中 HDP 死亡率已大幅下降，近年 HDP 死亡率波动在 7.0%～8.7%。HDP 孕产妇死亡比例的下降得益于来自实践的全世界各个国家 HDP 指南的更新与普及，这些指南对指导各级医生更早识别 HDP 高危人群、评估临床风险、规范诊断治疗和处理 HDP 急症与严重并发症都有深刻的意义。

目前，国际上关于 HDP 常用的诊治指南包括 2014 年澳大利亚和新西兰产科医学会（SOMANZ）、2018 年国际妊娠期高血压研究学会（ISSHP）、2018 年 WHO 建议、2018 年加拿大妇产科医师协会（SOGC）、2018 年欧洲心脏病学会（ESC）、2019 年英国国家卫生与临床优化研究所（NICE）、2017 & 2019 年美国妇产科医师学会（ACOG）动态更新的 HDP 相关诊治文件及 2021 年昆士兰临床指南（表 1-4-1）。

2012 年中华医学会妇产科学分会妊娠期高血压疾病学组专家首次制定了《中国妊娠期高血压疾病诊治指南》，通过近年的临床实践经验和数据积累，参考上述国家和地区学术组织最新指南并结合我国国情、临床研究及实践经验，遵照循证医学理念，先后于 2015 及 2020 年在上版指南的基础上进行了修订，相继颁布了三次《妊娠期高血压指南》。与旧版相比，2020 版中国指南强调了临床对妊娠期高血压疾病患者的早预警、早识别、早发现和早干预；但与国外近年指南比较，在 HDP 的分类、诊断、处理、预测及预防方面仍有差异，下面就对国内外指南的重要更新点做相关比对分析：

一、妊娠期高血压疾病分类的变化

2014 SOGC 指南将 HDP 分为孕前存在（慢性）高血压（存在共病、有子痫前期证据）、妊娠期高血压（存在共病、有子痫前期证据）、子痫前期、其他高血压效应（短暂高血压效应、白大衣式高血压），并提及其他高血压效应如短暂高血压效应、白大衣式高血压。2020 中国指南与 2019 ACOG 指南相同，继续沿用了 HDP 四分类法，分为妊娠期高血压（gestational hypertension）、子痫前期 - 子痫（preeclampsia-eclampsia）、妊娠合并慢性高血压、慢性高血压并发子痫前期（chronic hypertension with superimposed preeclampsia）。特别要指出的是，2018 更新的 ISSHP 指南中彻底颠覆了现行的 HDP 四分类法，它将 HDP 分为两大类，6 种亚型。第一大类为妊娠前诊断或妊娠 20 周前（<20 周）新发现的高血压，包括 3 个亚型：慢性高血压（原发性和继发性）、白大衣高血压和隐匿性高血压；第二大类为妊娠 20 周后（≥20 周）发生的高血压，包括 3 个亚型：一过性妊娠高血压、妊娠高血压和子痫前期（新发或慢性高血压基础上演进而来）；该

表 1-4-1 各国 HDP 指南更新列表

指南发布组织	发布或更新时间	题目
澳大利亚和新西兰产科医学会（SOMANZ）	2014 年	妊娠期高血压疾病管理指南
国家妊娠期高血压研究学会（ISSHP）	2018 年	妊娠期高血压疾病的分类、诊断和管理
WHO 建议	2018 年	妊娠足月重度先兆子痫的干预和预期管理政策
加拿大妇产科医师协会（SOGC）	2018 年	妊娠期高血压疾病的诊断、评估和管理的临床实践指南
欧洲心脏病学会（ESC）	2018 年	妊娠期心血管疾病管理指南
美国妇产科医师学会（ACOG）	2017 年	妊娠期和产后急性发作、严重高血压的紧急诊治（No.767）
美国妇产科医师学会（ACOG）	2019 年	妊娠高血压和先兆子痫（No.202）
英国国家卫生与临床优化研究所（NICE）	2019 年	妊娠期高血压疾病诊断与管理指南
中华医学会妇产科学分会妊娠期高血压疾病学组	2020 年	中国妊娠期高血压疾病诊治指南
昆士兰临床指南	2021 年	高血压和妊娠临床指南

分类法在临床工作中客观存在但又容易被产科医生忽略，推荐将白大衣高血压、隐匿性高血压和一过性高血压归为HDP特殊类型。该六分类法得到了昆士兰临床指南的认可，并在其2021版指南中对分类做了调整。

二、妊娠期高血压疾病诊断的变化

强调高血压联合临床症状是诊断妊娠期高血压疾病的主要依据。

（一）关于子痫前期的诊断

HDP不同分类的诊断标准基本没有发生变化，各国指南均强调高血压联合临床症状是诊断HDP的主要依据。2019 ACOG中将妊娠高血压与子痫前期区分开来。妊娠期高血压是指妊娠20周后（≥20周）血压升高，但没有蛋白尿、脏器器官功能损害和胎儿生长受限。关于子痫前期的诊断，2021昆士兰临床指南指出需要同时满足妊娠≥20周后出现高血压及出现与母亲和/或胎儿有关的一种或多种器官/系统特征两个条件；2019 ACOG的定义为高血压伴蛋白尿或其他终末器官损害，包括血小板减少 $<100\times10^9$/L；肾功能不全，血清Cr>1.1μmol/L或比基线高一倍；肝功能受损，转氨酶大于正常值两倍；肺水肿和对药物无反应的新发头痛或视觉症状。与2019 ACOG保持一致，2020中国与2018 ISSHP指南中均明确指出子痫前期不再区分轻度与重度，而改为无严重特征的子痫前期和有严重特征的子痫前期（指出现靶器官损害），强调了对临床症状的重视。2018 ISSHP还特别强调胎儿生长受限应作为子痫前期诊断依据，指出HELLP综合征是子痫前期的一种严重表现，不建议将HELLP综合征作为一种独立的疾病，以提醒临床医生重视子痫前期是多器官功能损伤疾病，应重视多器官功能损害的临床表现。这在2020中国及2021昆士兰临床指南中均进行了强调。2020中国指南提出妊娠期各类高血压疾病诊断之间可以相互转换和进展，其表现形式和首发症状可以呈现多样性和复杂性；2021昆士兰临床指南指出高血压可能不是子痫前期最初的表现，但既往高血压是先兆子痫发展的重要危险因素，需要严密的临床监测。

（二）对妊娠期高血压疾病中蛋白尿的认识

2018 ISSHP将妊娠期蛋白尿的诊断标准定义为≥300mg/24h。2019 ACOG指南考虑到尿蛋白的假阳性率高，将尿蛋白阳性诊断标准更正为随机尿蛋白定性大于（++）；2019 NICE建议在解读蛋白尿测量值的临床意义时需结合症状、体征和其他检查综合评估，同时不建议使用晨尿测定尿蛋白。与2018 ISSHP、2019 ACOG、2019 NICE和2021昆士兰临床指南保持一致，2020中国指南提出蛋白尿不再是诊断子痫前期的必要条件，对于血压升高，无蛋白尿但伴有孕妇器官功能、胎盘及胎儿受累也要考虑子痫前期的诊断。

三、妊娠期高血压疾病的处理

降压阈值的设定与急性高血压的处理受到关注。

（一）关于降压的阈值和目标管理

关于降压启动的阈值不同国家指南不尽相同。2018 SCOG建议对非严重高血压收缩压≥140mmHg和/或舒张压≥90mmHg进行降压治疗，舒张压控制目标为85mmHg；2018 ESC妊娠期心血管疾病诊疗指南提出血压>140/90mmHg的妊娠期高血压（有或无蛋白尿）应开始药物治疗；2020国际高血压实践指南（International Society of Hypertension，ISH）指出血压>150/95mmHg的所有女性、或血压>140/90mmHg的妊娠期高血压（或合并亚临床靶器官损害）均应降压，首选一线药物包括甲基多巴、拉贝洛尔及二氢吡啶类。相比较而言，美国与中国指南的降压设定阈值相对较高，2019 ACOG建议当血压≥160mmHg/110mmHg使用降压药物，目标控制血压低于此阈值；2020中国指南提出收缩压≥160mmHg和/或舒张压≥110mmHg的高血压孕妇应进行降压治疗；收缩压≥140mmHg和/或舒张压≥90mmHg的高血压孕妇也可考虑给予降压治疗，并强调降压应注重针对治疗地点，结合当地医疗水平和情况进行个体化处理的观念；管理的目标血压阈值为：当孕妇未并发器官功能损伤，血压控制在130～155/80～105mmHg；并发器官功能损伤，血压控制在130～139/80～89mmHg；血压不可低于130/80mmHg，以保证胎盘血流灌注。

笔者在这里要特别强调的是2018 ISSHP指南制定的降压阈值。该指南推荐所有的HDP降压阈值为诊室血压≥140/90mmHg或家庭血压≥135/85mmHg；血压管理的目标值为舒张压85mmHg，收缩压110～140mmHg。ISSHP开展的CHIPS研究观察了19个国家95个中心的1 030例妊娠期高血压孕妇，评估了有无严格控制血压与不良妊娠结局的关系。结果发现严格控制血压（即舒张压85mmHg）对胎儿无不良影响，这为舒张压降低至85mmHg

可以保证胎儿的安全性提供了证据支持，并基于此提出非严重高血压孕妇应实施严格血压管理以减少严重高血压发生风险的观点。笔者分析了中国西部地区新疆、内蒙古、陕西、甘肃、青海五省2016—2018年孕产妇的死亡原因。数据显示592例死亡孕产妇中，因HDP死亡数目共90例，比例高达15.2%；而因HDP死亡的所有病例中：36例为并发脑出血（40.0%），32例为子痫（35.6%）；这部分群体中75.6%的孕妇存在血压≥140/90mmHg不降压或BP≥160/110mmHg未紧急规范降压的状况，这些数据给我们的警示是在西部地区大部分孕妇是因降压不及时、不到位而导致死亡。因此结合西部地区的医疗条件，笔者认为2018 ISSHP的降压阈值更适合中国国情，主张早期对HDP孕妇进行降压处理以降低其不良妊娠结局。与ISSHP推荐的一致，我们建议将降压目标阈值定为诊室血压≥140/90mmHg，并应对BP≥160/110mmHg的严重高血压患者进行紧急规范的降压治疗。

（二）关于妊娠期及产后急性发作、严重高血压的紧急处理

严重高血压是指产前、产时及产后任何时期收缩压≥160mmHg和/或舒张压≥110mmHg，或双期血压≥160/110mmHg且持续15分钟以上者。收缩压程度可能是脑损伤或脑梗死最重要的预测指标。2018年ISSHP指南明确提出无论何种类型的HDP，血压>160/110mmHg（持续15分钟）即为严重高血压，需紧急降压处理并密切监护，可使用的药物包括口服硝苯地平、静脉注射拉贝洛尔或肼苯哒嗪。在30～60分钟内尽快给予一线降压药物治疗，以降低脑卒中的风险。2020 ISH指出如果收缩压≥170mmHg和/或舒张压≥110mmHg属于高血压急症，应立即住院，首选给予静脉注射拉贝洛尔，若出现肺水肿，静脉给予硝酸甘油。2020中国指南在高血压的管理中明确指出妊娠期、分娩期及产后任何时期出现重度高血压和急性重度高血压都需给予降压药物治疗，药物的选择根据临床医师对药物的使用经验、用药成本及药物的可获得性来确定。若未使用过降压药物首选口服给药，每10～20分钟监测血压，血压仍高者重复给药，2～3次后效果不显著改用静脉给药。2021昆士兰临床指南与此保持一致，明确指出收缩压≥160mmHg和/或舒张压≥110mmHg，以及或收缩压≥170mmHg，而舒张压≥110mmHg均属于医疗紧急情况，需要紧急给予降压治疗，控制的目标阈值为收缩压范围为130～150mmHg，舒张压范围为80～90mmHg，以确保胎儿的血流灌注不受损害。

ACOG自2015年发布了《妊娠期及产后突发性严重高血压的紧急处理》共识623号后，在2017发布692号、2018年发布767号文件进行了更新，各版均强调了对妊娠期及产后突发性严重高血压的紧急处理，明确了突发性严重高血压治疗期间及后续的监测要求。2018 ACOG 767号文件指出口服硝苯地平、静脉使用拉贝洛尔及肼苯哒嗪均为严重高血压治疗的一线药物；明确指出钙通道阻滞剂硝苯地平口服可作为一线治疗药物，尤其是一时无法进行静脉给药的情况下。研究显示，与接受拉贝洛尔或肼屈嗪静脉注射的患者相比，口服速效硝苯地平的患者血压降低更快，排尿量也明显增加。首次口服硝苯地平后监测20分钟无效可再次给予口服，若20分钟后血压仍未降到目标阈值应给予静脉降压药物并急会诊；若血压降到目标阈值，则第1小时每10分钟监测一次，第2小时每15分钟监测一次，第3小时每30分钟监测一次，此后每小时监测一次，共达4小时。极少数仍不能缓解的突发性严重高血压，需请麻醉科医师、新生儿科、母胎医学或重症监护专科医师紧急会诊讨论二线治疗方案，药物包括微量泵尼卡地平或艾司洛尔，且严重高血压患者经治疗平稳后需评估后续治疗方案并决定合理的分娩时机。2021昆士兰临床指南提出的紧急降压药物选择与2018 ACOG767号文件一致，但降压过程中的血压监测间隔相对简洁，规定为每15～30分钟监测一次直至血压稳定，后改为至少每4小时一次。显然ACOG关于严重高血压的紧急降压用药及其监测方法，特别是硝苯地平快速释放片（胶囊）的使用值得我国许多医院，特别是基层医院进行学习和推广。

四、妊娠期高血压疾病的风险预测与预防

强调风险预测与阿司匹林的使用。

（一）关于子痫前期风险因素的评估

针对妊娠期高血压疾病是多因素、多机制、多通路的综合性疾病，多个指南列出了HDP发生的高、中危因素。2019 ACOG及2018 WHO指出子痫前期史、多胎妊娠、慢性高血压、糖尿病、肾病及自身免疫性疾病是HDP高危因素；初产、肥胖（BMI>30kg/m^2）、患者母亲子痫前期、非裔美国人、社会经济地位低下、小于胎龄儿分娩史、先前不良

妊娠结局或＞10年妊娠间隔、年龄＞35岁为中危因素。2021昆士兰临床指南清晰列出了子痫前期各个风险因素及95%相对风险区间（表1-4-2），并按由高到低的顺序进行了排序，排在前几位的因素包括先兆子痫病史、青春期怀孕（10～19岁）、系统性红斑狼疮、慢性高血压、辅助生殖技术、既往糖尿病、先兆子痫家族史等；同时提出了不同孕周阶段的风险预测指标，列出了sFlt-1/PlGF在不同孕周截断值的比例及预测价值。2020中国指南强调早期通过筛选风险因素发现高危HDP群体，并分层定义了高度、中度和低度风险因素（表1-4-3），与2015中国指南相比，将危险因素中的年龄由≥40岁改为≥35岁，并加入高血压遗传、此次妊娠的产前查情况、饮食、环境等因素。

表1-4-2 子痫前期风险因素（昆士兰，2021）

风险因素	相对风险[95%*CI*]
先兆子痫的病史	8.40[7.10-9.90]
青春期怀孕	6.70[5.80-7.60]
系统性红斑狼疮	5.50[4.50-6.80]
慢性高血压	5.10[4.00-6.50]
辅助生殖技术	4.34[3.10-6.06]
既往糖尿病	3.70[3.10-4.30]
先兆子痫家族史	2.90[1.70-4.93]
双胎妊娠	2.93[2.04-4.21]
怀孕前BMI＞30kg/m²	2.80[2.60-3.60]
抗磷脂综合征	2.80[1.80-4.30]
未育	2.10[1.90-2.40]
先前存在肾脏疾病	1.80[1.50-2.10]
辅助生殖技术（供体精子）	1.63[1.36-1.95]
产妇先天性心脏缺陷	1.50[1.30-1.70]
产妇焦虑或抑郁	1.27[1.07-1.50]
怀孕间隔＞10年	1.10[1.02-1.19]
妊娠滋养细胞疾病	未获得
胎儿三倍体	未获得
胎儿非整倍性	未获得

表1-4-3 孕妇发生子痫前期风险因素（2020，中国）

类别	风险因素
病史及家族遗传史	既往子痫前期史，子痫前期家族史（母亲或姐妹），高血压遗传因素等
一般情况	年龄≥35岁，妊娠前BMI≥28kg/m²
有内科疾病史或隐匿存在（潜在）的基础病理因素或疾病	高血压病、肾脏疾病、糖尿病或自身免疫性疾病，如系统性红斑狼疮、抗磷脂综合征等，存在高血压危险因素，如阻塞性睡眠呼吸暂停
本次妊娠的情况	初次妊娠、妊娠间隔时间≥10年；收缩压≥130mmHg或舒张压≥80mmHg（首次产前检查时、妊娠早期或妊娠任何时期检查时）、妊娠早期尿蛋白定量≥0.3g/24h或持续存在随机尿蛋白≥（+）、多胎妊娠
本次妊娠的产前检查情况	不规律的产前检查或产前检查不适当（包括产前检查质量的问题），饮食、环境等因素

注：1mmHg＝0.133kPa；BMI表示体重指数

（二）关于阿司匹林的使用

国际上目前有十四个指南均建议将阿司匹林用于高危HDP女性，以降低子痫前期的发生风险，但关于使用的剂量和起始孕周却不尽相同。2018 ISSHP建议对子痫前期高风险人群（子痫前期病史、慢性高血压、孕前糖尿病、孕妇BMI＞30kg/m²、抗磷脂综合征和采用辅助生殖技术孕妇）16周前给予小剂量阿司匹林（75～162mg/d），这与2019 NICE、2020 ISH推荐剂量一致；2019 ACOG建议具有子痫前期高危因素和具有一个以上中度危险因素的孕妇，应在妊娠12～28周（妊娠16周前更好）开始接受低剂量阿司匹林（81mg/d）预防子痫前期，并持续到分娩；2020中国指南提出对于高危因素孕妇在妊娠早期（妊娠12～16周）开始每天服用50～150mg阿司匹林，依据个体因素决定服药时间，预防性应用可维持到妊娠16～28周；2021昆士兰临床指南建议对高风险人群在孕16周前给予口服100～150mg阿司匹林。需要注意的是，2019 NICE、2018 ISSHP及2021昆士兰临床指南均不推荐使用低分子肝素预防子痫前期。

综上所述，妊娠期高血压疾病的发生不仅关乎母婴安危，还与孕妇远期心血管病风险密切相关，需要引起广泛重视。我们希望通过对各国妊娠期高血压疾病指南中HDP分类及诊断、严重高血压及高血压急症的处理、HDP风险评估及预防进行的对比分析，为中国临床医生提供整体观点和依据，引起大家重视风险因素和临床症状的早期识别，合理及规范化启动降压治疗，及时通过分级转诊及跨学科的协作来改善中国HDP人群的预后，降低HDP死亡率。

（薛　艳　苟文丽）

参考文献

1. 中华医学会妇产科学分会妊娠期高血压疾病学组. 妊娠期高血压疾病诊治指南(2020). 中华妇产科杂志, 2020, 55(4): 227-238.
2. 中华医学会妇产科学分会妊娠期高血压疾病学组. 妊娠期高血压疾病诊治指南(2015). 中华妇产科杂志, 2015, 50(10): 721-728.
3. BROWN MA, MAGEE LA, KENNY LC, et al. Hypertensive Disorders of Pregnancy: ISSHP Classification, Diagnosis, and Management Recommendations for International Practice International Society for the Study of Hypertension in Pregnancy(ISSHP). Hypertension, 2018, 72(1): 24-43.
4. ACOG Practice Bulletin No. 202: Gestational hypertension and preeclampsia. Obstet Gynecol, 2019, 133(1): 11-25.
5. ACOG Committee opinion No. 767: Emergent therapy for acute-onset, severe hypertension during pregnancy and the postpartum period. Obstet Gynecol, 2019, 133(2): 174-180.
6. WEBSTER K, FISHBURN S, MARESH M, et al. Diagnosis and management of hypertension in pregnancy: summary of updated NICE guidance. BMJ, 2019, 366: 15119.
7. LOWE SA, BOWYER L, LUST K, et al. The SOMANZ guidelines for the management of hypertensive disorders of pregnancy 2014. Aust N Z J Obstet Gynaecol, 2015, 55(1): 11-16.
8. WHO. WHO recommendations: Policy of interventionist versus expectant management of severe pre-eclampsia before term. Geneva: World Health Organization, 2018.
9. BUTALIA S, AUDIBERT F, CÔTÉ AM, et al. Hypertension canada's 2018 guidelines for the management of hypertension in pregnancy. Can J of Cardiol, 2018, 34(5): 526-531.
10. Queensland Clinical Guidelines(Translating evidence into best clinical practice) Hypertensive and pregnancy. Queensland Health, 2021.
11. REGITZ-ZAGROSEK V, ROOS-HESSELINK JW, BAUERSACHS J. 2018 ESC guidelines for the management of cardiovascular diseases during pregnancy. Eur Heart J, 2018, 39(34): 3165-3241.
12. 苟文丽, 薛艳. 妊娠期高血压疾病国际指南与中国实践. 中国实用妇科与产科杂志, 2017, 33(06): 559-563.
13. 李春芳, 苟文丽. 妊娠期高血压疾病指南的变更与思考. 中国计划生育和妇产科, 2016, 8(05): 1-2+5.

第二章 病因及发病机制

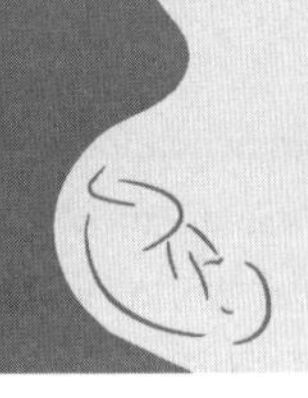

妊娠期高血压疾病的病因非常复杂，大部分研究往往聚焦发病机制的某一个环节，如滋养细胞的侵袭和血管重铸、母胎界面的免疫交互作用、氧化应激等。其病因至今尚未完全清楚。普遍认为是环境和遗传交互作用的结果，可能存在多元性和异质性。目前，所有假说仅能解释部分发病机制和病理生理。本文关注疾病的起源，重点就胎盘源性、微生态和微生物、母胎免疫失调、遗传冲突、营养不良、血管内皮细胞损伤等假说的最新研究进展进行论述，为妊娠期高血压疾病的深入研究提供新的思路。

第一节 胎盘源性学说

近些年，有学者提出了子痫前期发病的“两阶段学说”。第一阶段，在孕早期，由于遗传、免疫等因素造成滋养细胞侵袭不足，子宫螺旋动脉重铸障碍，导致子宫动脉血流阻力增加，胎盘灌注降低。第二阶段，为胎盘缺血缺氧，过度氧化应激，继发的母体多系统受损。

一、胎盘发育异常

子痫前期的发病起源于胎盘，其早期阶段可以认为是胎盘综合征。这些研究发现：胎盘组织是发生子痫前期必需的因素，但胎儿不是。另外，子痫前期最有效的治疗方法是胎盘的娩出。

子痫前期胎盘常见的病理表现包括动脉粥样化、动脉和小动脉硬化性狭窄、纤维蛋白沉积和梗死，这些都与胎盘低灌注和缺血一致。胎盘缺血是导致胎盘释放可溶性因子的主要事件，这些可溶性因子的释放会导致全身内皮功能障碍，从而导致子痫前期的临床表现。

二、螺旋动脉重铸障碍

1914年，Young观察到，与没有蛋白尿的孕妇相比，患有“毒血症、蛋白尿和子痫”的妇女胎盘梗死的频率增加。梗死提示胎盘低灌注和缺血。在子痫前期的胎盘组织中，血管壁出现急性纤维蛋白样坏死，并出现泡沫细胞，提示急性动脉粥样硬化。另外，也会出现脂噬菌体浸润和血栓性血管完全闭塞。

在正常妊娠中，胎盘的母体血管会发生结构改变和适应，以适应发育中胎儿所需的血流。子宫的动脉分成两个或两个以上的分支，它们终止于子宫肌层或蜕膜（基底动脉），或伸入绒毛间隙（螺旋动脉）。绒毛间隙的螺旋动脉在妊娠早期被滋养细胞侵入，导致血管壁纤维蛋白样坏死。到了足月，这些螺旋动脉表现出肌层和弹性组织的缺乏，血管内没有连续的内皮细胞，并经常有壁血栓。这些血管从小的高阻力低容量肌性动脉转变为低阻力的大容量血管，与子宫的其他区域相比，可大大增加胎盘的血流供应，保证母胎之间物质交换的进行。螺旋动脉重铸使接近胎盘的动脉末端扩张成船型，同时降低了母体血流的速率，防止胎盘绒毛受到高流速的损伤。正常妊娠时，EVT可以浸润子宫内膜及子宫肌层内1/3的螺旋动脉，因此也包括了位于子宫内膜与肌层之间结合区具有高收缩性的动脉，重铸后的螺旋动脉平均直径为500μm。而在子痫前期中，EVT侵袭能力不足，妊娠早期的螺旋动脉重铸不足，仅有蜕膜层的动脉发生重铸，螺旋动脉的平均直径仅有200μm，近端的动脉管腔狭窄，导致子宫灌注不足，进入绒毛间隙的血流速率增高。正常妊娠中，进入胎盘的母体血流速率约为10cm/s，而在子痫前期中血流速率为1～2m/s。这进一步支持了胎盘缺血假说。

子宫螺旋动脉重铸异常的分子机制仍不明确。研究表明，在正常胎盘形成过程中，细胞滋养层细胞从上皮细胞分化为内皮细胞表型，成为具有侵袭能力的绒毛外滋养细胞（extravillous trophoblast cell，EVT），这一过程被称为“假血管生成”或“血管模拟”。这种转化在子痫前期中无法正常发生，未侵入母体螺旋小动脉的细胞滋养层细胞不能表达内皮细胞粘连标志物，如 VE- 钙黏蛋白及 α1β1 和 αVβ3 整合素，这些标志物在能正常侵袭的细胞滋养层细胞中表达。目前，有很多研究聚集在滋养细胞分化和侵袭的调控。信号蛋白 3B 可能是一个候选蛋白，它通过抑制血管内皮生长因子（vascular endothelial growth factor，VEGF）的信号传递，可导致滋养层细胞的分化和侵入受损。子痫前期胎盘中滋养细胞分化异常表明导致胎盘缺血的机制在妊娠早期就已发生。因此，胎盘发育异常和子宫螺旋动脉重铸异常成为子痫前期发病的中心环节。

妊娠期胎盘代谢谱表明，在妊娠早期，尽管处于相对低氧的环境，能量需求并未受损。低氧分压可以通过 HIF-1α 促进细胞滋养细胞增殖。HIF-1α 和 HIF-2α 是氧感知通路的产物。它们调节低氧诱导基因的表达，包括促红细胞生成素、血管内皮生长因子（vascular endothelial growth factor，VEGF）和一氧化氮合酶。人胎盘中 HIF-1α 的表达在妊娠早期增加，9 周左右随着胎盘 - 胎儿循环的建立及胎儿氧合的增加而减少。

持续升高的 HIF-1α 水平可能提示胎盘应激，预示子痫前期的发生。事实上，研究已经证实子痫前期胎盘高表达 HIF-1α 和 HIF-2α，并在氧合时不能下调它们的表达。另外，动物实验发现高表达 HIF1α 的妊娠小鼠表现出子痫前期的几个特征，包括血压升高、蛋白尿、宫内生长受限、肾小球内皮增生、HELLP 综合征、抗血管生成因子水平升高，如可溶性 FLT1（sFLT1）和可溶性内皮素（sENG）。缺氧诱导的 sFLT1 水平升高在体内外的胎盘缺氧模型中都得到证实。因此，HIF-1α 可能是介导子痫前期发病的因子。子痫前期胎盘 HIF 表达持续升高的原因尚不清楚，但儿茶酚 -O- 甲基转移酶（COMT）催化产生 2- 甲氧基雌二醇（2-ME）的上游途径可能相关。

三、滋养细胞分化障碍

研究表明，在正常胎盘形成过程中，细胞滋养层细胞从上皮细胞分化为内皮细胞表型，成为具有侵袭能力的绒毛外滋养细胞（EVT），这一过程被称为“假血管生成”或“血管模拟”。这种转化在子痫前期中无法正常发生，未侵入母体螺旋小动脉的细胞滋养层细胞不能表达内皮细胞粘连标志物，如 VE- 钙黏蛋白和 α1β1 和 αVβ3 整合素，这些标志物在能正常侵袭的细胞滋养层细胞中表达。

目前，有很多研究聚集在滋养细胞分化和侵袭的调控。信号蛋白 3B 可能是一个候选蛋白，它通过抑制血管内皮生长因子（vascular endothelial growth factor，VEGF）的信号传递，可导致滋养层细胞的分化和侵入受损。另外，对妊娠早期胎盘床中母体和胎儿细胞的单细胞 RNA 测序预测了几种潜在的受体 - 配体 - 受体相互作用。

四、过度氧化应激

母胎界面发生的氧化应激在正常及异常的胎盘发育中均发挥关键作用。妊娠早期外周绒毛的正常退化被认为是通过氧化应激和细胞凋亡的机制发生。正常妊娠时，母胎界面即存在氧化应激，在妊娠早期，胎盘处于低氧状态，随着胎盘的发育，血流进入胎盘绒毛间隙，产生大量的活性氧，同时抗氧化物质也增多，防止母胎受到氧化应激爆发的伤害。而在子痫前期中，由于子宫螺旋动脉重铸不足，螺旋动脉的可收缩部分得到了保留，导致持续的缺血 - 再灌注损伤，从而使活性氧与抗氧化物质之间失衡，产生过度的氧化应激。与这一假说相一致，体外研究提示，缺血再灌注后，人胎盘组织中活性氧水平升高。此外，动物实验进一步支持该假说，研究发现子宫灌注压降低的妊娠大鼠的氧化应激增加。

胎盘的持续缺血 - 再灌注损伤导致绒毛间隙产生大量的活性氧（areactive oxygen，ROS）。ROS 的产生涉及线粒体呼吸链及活性氧生成酶的激活，包括 NADPH 氧化酶和黄嘌呤氧化酶。单核细胞和中性粒细胞被激活，产生促炎细胞因子、抗血管生成因子，并刺激活性氧的产生。ROS 的另一个来源可能是 eNOS 功能障碍。这些事件导致“胎盘氧化应激”，可能与系统性内皮功能障碍和血管炎症有关。伴随着促炎反应，即炎性细胞因子尤其是肿瘤坏死因子（TNF-α）和白细胞介素 -6（IL-6）的释放，以及抗炎和抗氧化防御［包括 IL-10、SODs、过氧化氢酶、谷胱甘肽过氧化物酶（GPx）］的降低，缺血 / 再灌注促进母体循环中胎盘碎片和凋亡碎片（即受损的滋养层细胞）的释放，从而加重炎症。氧化应激标志物，包括蛋白质和脂质过氧化产物的氧化修饰，可以在母体循环和胎盘中观察到，而抗氧化能力和抗氧化储备在全身范围内减少。最近，Taravati 等人提出了一个假说，即子痫前期妊娠初期氧化剂防御能力可能增加，以代偿氧化应激的结果，保护胎儿。然而，与正常妊娠相比，子痫前期血浆中的抗氧剂最终不足以对抗氧化应激。因此，有必要进一步研究膳食补充在预防子痫前期中的作用，并评估不同种族妇女中导致子痫前期的抗氧化酶的基因型。

氧化应激促进多不饱和脂肪酸（PUFA）的过氧化，而多不饱和脂肪酸能产生大量的脂质过氧化物、氢过氧化物和脂质过氧化衍生的醛类，引起细胞功能障碍、炎症和凋亡。Walsh 等人研究发现，胎盘缺血可能是由于 TXA2 生物合成增加而增强的，TXA2 是一种血管收缩剂和血小板聚集性二十烷酸，同时伴有前列环素（另一种具有血管扩张和抗血小板聚集特的二十烷酸）的减少。这种前列环素 /TXA2 的失衡，可能在子宫胎盘血流减少、胎盘缺血和内皮损伤中起作用。

过度的氧化应激对滋养细胞造成损伤，使合体滋养细胞释放一系列因子，包括炎症因子、外泌体、抗血管生成因子、无细胞胎儿 DNA 至母体循环，导致母体内皮细胞功能受损，全身性炎症反应，引起一系列病理生理的改变。

此外，血红素加氧酶（HO）途径是氧化应激的重要介质。HO 有三种形式：HO1、HO2 和 HO3。HO1 和 HO2 氧化血红素产生胆绿素和一氧化碳（carbon monoxide，CO）。胆绿素转化为胆红素，胆红素具有抗氧化作用，包括抑制低密度脂蛋白脂质氧化，而一氧化碳是一种具有多种功能的信号分子，包括血管舒张和保护心脏。2000 年，一项研究证明了 HO1 作为胎盘发育和调节的内源性介质的重要性。利用转录组分析和免疫组化，研究人员发现 HO1 定位于人胎盘血管的血管周围收缩鞘，其诱导减弱了肿瘤坏死因子（tumor necrosis factor，TNF）介导的细胞损伤。他们还报道，与正常血压对照组相比，子痫前期胎盘的 HO1 蛋白水平显著降低。在内皮细胞中过表达 HO1 可抑制胎盘释放抗血管生成因子。另外，在子痫前期动物模型中使用钴原卟啉诱导 HO1 可减轻胎盘缺血诱导的高血压，提示 HO1 在缺血对母体内皮细胞的下游影响中起作用。与这些发现一致，HO1 基因敲除小鼠的出生体重和产仔数低于正常对照组，而 HO1 杂合子与野生型妊娠小鼠相比，尽管 HO2 表达代偿性增加，但母体舒张压和 sFLT1 水平升高。综上，这些发现支持血红素氧合酶系统在正常妊娠中作为氧化应激重要介质的作用，以及在子痫前期胎盘异常发病机制中的关键因素。

有报道称，子痫前期胎盘中发生内质网应激，但是内质网应激是胎盘缺氧的结果，还是导致子痫前期胎盘异常的因素，尚需进一步研究。另外，研究发现在胎盘中高表达的 ATF3 表达减少，通过促进 HIF 和抗血管生成因子的异常表达从而导致子痫前期。

（周琼洁　李笑天）

参考文献

1. CINDROVA-DAVIES T，VAN PATOT MT，GARDNER L，et al. Energy status and HIF signalling in chorionic villi show no evidence of hypoxic stress during human early placental development. Mol Hum Reprod，2015，21（3）：296-308.
2. TAL R，SHAISH A，BARSHACK I，et al. Effects of hypoxia-inducible factor-1alpha overexpression in pregnant mice：possible implications for preeclampsia and intrauterine growth restriction. Am J Pathol，2010，177（6）：2950-2962.
3. KANASAKI K，PALMSTEN K，SUGIMOTO H，et al. Deficiency in catechol- O-methyltransferase and 2-methoxyoestradiol is associated with pre-eclampsia. Nature，2008，453（7198）：1117-1121.
4. BURTON GJ，JAUNIAUX E. Oxidative stress. Best Pract Res Clin Obstet Gynaecol，2011，25（3）：287-299.
5. HUNG TH，SKEPPER JN，BURTON GJ. In vitro ischemia-reperfusion injury in term human placenta as a model for oxidative stress in pathological pregnancies. Am J Pathol，2001，159（3）：1031-1043.
6. SEDEEK M，GILBERT JS，LAMARCA BB，et al. Role of reactive oxygen species in hypertension produced by reduced uterine perfusion in pregnant rats. Am J Hypertens，2008，21（10）：1152-1156.
7. TENÓRIO MB，FERREIRA RC，MOURA FA，et al. Cross-Talk between Oxidative Stress and Inflammation in Preeclampsia. Oxid Med Cell Longev，2019，2019：8238727.
8. AOUACHE R，BIQUARD L，VAIMAN D，et al. Oxidative Stress in Preeclampsia and Placental Diseases. Int J Mol Sci，2018，19（5）：1496.
9. CANZONERI BJ，LEWIS DF，GROOME L，et al. Increased neutrophil numbers account for leukocytosis in women with preeclampsia. Am J Perinatol，2009，26（10）：729-732.
10. OSOL G，KO NL，MANDALÀ M. Altered Endothelial

Nitric Oxide Signaling as a Paradigm for Maternal Vascular Maladaptation in Preeclampsia. Curr Hypertens Rep, 2017, 19(10): 82.

11. MICHALCZYK M, CELEWICZ A, CELEWICZ M, et al. The Role of Inflammation in the Pathogenesis of Preeclampsia. Mediators Inflamm, 2020, 2020: 3864941.
12. MARQUES FK, CAMPOS FM, FILHO OA, et al. Circulating microparticles in severe preeclampsia. Clin Chim Acta, 2012, 414: 253-258.
13. TARAVATI A, TOHIDI F. Comprehensive analysis of oxidative stress markers and antioxidants status in preeclampsia. Taiwan J Obstet Gynecol, 2018, 57(6): 779-790.
14. HALLIWELL B. Biochemistry of oxidative stress. Biochem Soc Trans, 2007, 35(5): 1147-1150.
15. WALSH SW. Preeclampsia: an imbalance in placental prostacyclin and thromboxane production. Am J Obstet Gynecol, 1985, 152(3): 335-340.
16. WU L, WANG R. Carbon monoxide: endogenous production, physiological functions, and pharmacological applications. Pharmacol Rev, 2005, 57(4): 585-630.
17. ZHAO H, WONG RJ, KALISH FS, et al. Effect of heme oxygenase-1 deficiency on placental development. Placenta, 2009, 30(10): 861-868.
18. LIAN IA, LØSET M, MUNDAL SB, et al. Increased endoplasmic reticulum stress in decidual tissue from pregnancies complicated by fetal growth restriction with and without pre-eclampsia. Placenta, 2011, 32(11): 823-829.
19. KAITU'U-LINO TJ, BROWNFOOT FC, HASTIE R, et al. Activating Transcription Factor 3 Is Reduced in Preeclamptic Placentas and Negatively Regulates sFlt-1 (Soluble fms-Like Tyrosine Kinase 1), Soluble Endoglin, and Proinflammatory Cytokines in Placenta. Hypertension, 2017, 70(5): 1014-1024.

第二节 微生态及微生物

子痫前期的发病机制主要涉及胎盘滋养细胞侵袭功能、母胎免疫耐受和血管内皮功能。目前，越来越多关于子痫前期微生物组的研究支持细菌在妊娠期高血压疾病多因素发病机制中的作用。Kell 等认为休眠微生物在子痫前期中起着重要的病因学作用，它们能唤醒、释放 LPS（也称内毒素）等炎症原，可以刺激先天和后天免疫反应，从而引发炎症级联反应，并提出了相关假说：微生物感染可通过多种机制最终引起子痫前期。研究发现，胎盘菌群、肠道菌群及口腔菌群与子痫前期的发病均具有相关性。

一、微生物与子痫前期

（一）胎盘菌群

胎盘菌群作为母体与胎儿间的免疫界面，对母体免疫系统有调节作用，一些菌群可作为抗原决定簇促使胎儿早期免疫系统的建立和发育。胎盘菌群还可以分泌炎性因子和抗炎因子，一旦微生物失调，平衡状态被破坏，炎性因子增加，导致血管内皮细胞损伤，血管痉挛性收缩，血压升高，进而导致妊娠期高血压疾病的发生。

2015 年，Amarasekara R 等通过 PCR 和 16S rRNA 实验检测了 55 对子痫前期与正常孕妇的胎盘组织，发现子痫前期组中有 7 例胎盘组织存在与肠道感染相关的细菌，包括蜡样芽孢杆菌、李斯特菌、沙门菌等，而正常对照组中并未检出以上病菌；提示子痫前期胎盘组织中可能存在致病菌与子痫前期发病相关。2020 年，Chen 等研究发现子痫前期患者胎盘的微生物量高于健康孕妇，表现为梭杆菌属显著上升。但目前研究对于正常健康胎盘组织中是否存在细菌尚存在争议。2019 年《自然》(*Nature*)发表了一篇论文，在对 537 个胎盘样本进行 DNA 测序后，发现人类胎盘中并不含有微生物组，在约 5% 的胎盘中发现了致病菌无乳链球菌，它是唯一的非污染细菌信号，但与子痫前期的发病无显著关联，也不是不良妊娠结局的主要原因。以上各研究结果的迥异可能与不同研究中人群的异质性、研究方法如样品采集 / 储存、核酸提取、扩增方法等的差异有关。子痫前期的胎盘菌群尚需要更多研究进行探索。

（二）肠道微生物

相比于胎盘微生物的不确定性，肠道微生物的研究则更为广泛。Liu 等研究发现，子痫前期孕妇与健康孕妇相比，肠道菌群的种类和丰度发生明显变化，产气荚膜梭菌、布雷德菌等病原菌丰度增加，而灵巧粪球菌等益生菌丰度减少，这可能与子痫前期的发生相关，但样本量较少。Wang 等研究发现子痫前期患者存在肠道菌群结构改变，同时这种肠道菌群变化与子痫前期的血压、尿蛋白、血脂等具有相关性，提示肠道菌群改变与子痫前期发病具有相关性。Chang 等应用 16S rRNA 测序分析了 27 例重度子痫前期患者和 36 例正常孕妇粪便样品中的肠道菌群含量，发现子痫前期患者肠道菌群多样性显著降低，且肠道菌群丰度发生明显变化，表现为门水平上，子痫前期患者的厚壁菌数量减少，变形菌门数量增加。Chen 等通过 16S rRNA 测序分析比较了子痫前期孕妇和正常孕妇的粪便微生物群，发现子痫前期患者细菌多样性降低，梭杆菌在子痫前期组中富集，而大肠埃希菌和阿克曼菌则明显减少。均提示，肠道菌群失衡与子痫前期的发病具有明显的相关性。

肠道菌群失调参与子痫前期发病的可能机制包括：①肠道菌群与肠上皮细胞结合产生的抗菌肽和黏蛋白减少，肠黏膜固有免疫受损，病原菌大量增殖；同时，拟杆菌和梭菌等细菌的丰度下降，IL-10、TGF-β 等抑制性细胞因子分泌减少，对 Th17 的抑制效应减弱，导致机体 Thl/Th2 及 Treg/Thl7 比例失衡，参与子痫前期的发病。②过度增加的革兰氏阴性菌分泌的 LPS 可与肠道上皮中的 TLR4 和 TLR2 结合，同时激活 NF-κB，使细胞合成并释放 TNF-α、IL-1 和 IL-6 等炎性因子，血清中 TNF-α、IL-1 和 IL-6、干扰素 -γ、高敏 C 反应蛋白等明显升高，导致机体出现代谢性内毒素血症及全身炎症反应，参与子痫前期的发病。

肠道菌群失调导致子痫前期血压升高的机制主要包括：①肠道菌群中双歧杆菌属和产短链脂肪酸的细菌丰度下降，链球菌、大肠埃希菌、乳杆菌等通过影响自主神经系统合成神经递质，改变血管张力；②肠道菌群改变导致血管炎症反应加重，改变血管内皮细胞功能，对血压产生影响；③肠道菌群代谢产生短链脂肪酸，如丁酸、丙酸和乙酸直接对血管张力产生影响。

（三）口腔微生物

研究发现，患有妊娠期高血压疾病的孕妇胎盘中可检出与牙周病有关的牙龈卟啉单胞菌和齿垢密螺旋体，提示牙周病可能与子痫前期相关。

二、微生物可能参与子痫前期发病的机制

（一）滋养细胞功能

滋养细胞尤其是绒毛外滋养细胞的侵袭功能对于正常子宫螺旋动脉重铸十分重要。微生物对于滋养细胞的功能影响可分为直接影响和间接影响：①直接影响：如肺炎衣原体可直接感染滋养细胞，降低细胞活力和侵袭能力；②间接影响：子痫前期患者血清中幽门螺杆菌可诱导母体免疫细胞产生抗体，该抗体也可同时识别滋养细胞中 β- 肌动蛋白，诱导免疫细胞对滋养细胞的免疫攻击，降低滋养细胞侵袭功能。

（二）母胎免疫

正常妊娠过程中，免疫细胞从 Th1 向 Th2 转变，积极介导母胎免疫耐受，而子痫前期中 Th1 细胞比例明显增加。研究表明，感染性微生物如牙龈卟啉单胞菌可与 TLR -2 受体结合，使胎盘释放前 Th1 细胞因子增加，包括 TNF-α、IFN-γ、IL-1、IL-12 及 IL-17 等，诱导 Th1/Th2 失衡，促进炎性因子如 IL-6 或 IL-8 合成与释放，引起母胎免疫耐受异常。

Th1、Th2 及 Th17 型免疫应答均受到共生菌群调控，子痫前期患者 Th1/Th2 免疫状态向 Th1 偏移，Th1 过表达，Th2 表达下降；母胎界面 Th17/Treg 细胞失衡，子痫前期患者 Th17 细胞增多，Treg 细胞数量减少，均可诱导免疫炎症，免疫耐受失败。Chen 等将子痫前期患者肠道微生物移植到粪便微生物群移植小鼠（FMT）后，诱发孕鼠出现了子痫前期相关的表型，如孕鼠血压升高、胎盘功能不良等；并且小鼠 Th17/Treg 细胞明显升高，回肠中炎症因子的表达升高，小鼠肠道屏障功能受损，胎盘中的炎症因子的表达明显升高；说明肠道菌群失调可能通过改变孕妇整体的免疫状态并损害胎盘本身的发育，从而导致子痫前期的发生。

（三）血管内皮功能

研究表明，一些肠道细菌可产生血管紧张素转化酶抑制剂、肾素抑制剂和抗氧化分子，或合成醛固酮，从而引起全身血管收缩及血管内皮功能受损，参与子痫前期发病。有学者应用气相色谱法测定粪便的短链脂肪酸（SCFA）水平，发现子痫前期患者粪便中的丁酸和戊酸水平显著降低，与肠道菌群差异丰度显著相关；动物试验发现丁酸能显著降低 LPS 诱导的妊娠大鼠的血压。此外，丁酸盐可减少 eNOS 表达，进而引起血管收缩及内皮功能受损。

三、调整菌群治疗子痫前期的可行性

（一）调整饮食结构

调整饮食结构可以有效改善肠道菌群结构。有研究发现膳食纤维较多可降低子痫前期发病风险；另一项前瞻性队列研究发现，妊娠期间食用有机蔬菜可以有效降低子痫前期发病风险，但其可能原因为降低了农药、环境内分泌干扰物等对肠道菌群的组成影响。一项纳入 55 139 名丹麦出生孕妇的队列研究，发现海鲜饮食膳食模式（多摄入海鲜和蔬菜）是子痫前期的保护因素，西方饮食膳

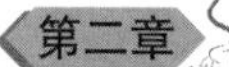

食模式（多摄入土豆、肉类、奶油和面包）是子痫前期的危险因素；提示饮食结构与子痫前期发病具有相关性。

（二）补充益生菌

益生菌已被证明可有效调节肠道菌群和肠道屏障完整性，调节机体代谢水平。多项随机对照试验、母婴队列等研究证实食用益生菌可降低孕期血压，降低子痫前期发病风险（主要为初产妇）。一项来自挪威33 399例孕妇的队列研究显示，校正体重指数（BMI）、吸烟、社会经济状态、饮食、年龄、教育水平和身高等因素后，大量摄入含乳酸杆菌的乳制品能降低子痫前期，尤其是重度子痫前期的发病风险，提示益生菌对防治子痫前期有益。未来需要更多的临床研究深入探索孕期补充益生菌的安全性，以及对妊娠期高血压疾病的治疗效果和作用机制。

（王　静　蔺　莉　李笑天）

参考文献

1. KELL DB，KENNY LC. A Dormant Microbial Component in the Development of Preeclampsia. Front Med (Lausanne)，2016，3：60.
2. AMARASEKARA R，JAYASEKARA RW，SENANAYAKE H，et al. Microbiome of the placenta in pre-eclampsia supports the role of bacteria in the multifactorial cause of pre-eclampsia. J Obstet Gynaecol Res，2015，41（5）：662-669.
3. CHEN X，LI P，LIU M，et al. Gut dysbiosis induces the development of pre-eclampsia through bacterial translocation. Gut，2020，69（3）：513-522.
4. DE GOFFAU MC，LAGER S，SOVIO U，et al. Human placenta has no microbiome but can contain potential pathogens. Nature，2019，572（7769）：329-334.
5. LIU J，YANG H，YIN Z，et al. Remodeling of the gut microbiota and structural shifts in Preeclampsia patients in South China. Eur J Clin Microbiol Infect Dis，2017，36（4）：713-719.
6. WANG J，GU X，YANG J，et al. Gut Microbiota Dysbiosis and Increased Plasma LPS and TMAO Levels in Patients With Preeclampsia. Front Cell Infect Microbiol，2019，9：409.
7. CHANG Y，CHEN Y，ZHOU Q，et al. Short-chain fatty acids accompanying changes in the gut microbiome contribute to the development of hypertension in patients with preeclampsia. Clin Sci（Lond），2020，134（2）：289-302.
8. CHOPRA A，RADHAKRISHNAN R，SHARMA M. Porphyromonas gingivalis and adverse pregnancy outcomes：a review on its intricate pathogenic mechanisms. Crit Rev Microbiol，2020，46（2）：213-236.
9. IKEM E，HALLDORSSON TI，BIRGISDÓTTIR BE，et al. Dietary patterns and the risk of pregnancy-associated hypertension in the Danish National Birth Cohort：a prospective longitudinal study. BJOG，2019，126（5）：663-673.
10. BRANTSAETER AL，MYHRE R，HAUGEN M，et al. Intake of probiotic food and risk of preeclampsia in primiparous women：the Norwegian Mother and Child Cohort Study. Am J Epidemiol，2011，174（7）：807-815.

第三节　免疫学说

妊娠过程中，母胎界面免疫细胞功能不全或分化失调通过与滋养细胞相互作用或分泌各种炎症因子干扰母胎界面内环境，从而削弱血管重铸过程，打破免疫耐受，成为妊娠期高血压疾病发病因素之一。

一、NK细胞功能不全

早期血管重铸中，在绒毛外滋养细胞（extravillous trophoblast cell，EVT）出现之前便有子宫自然杀伤细胞（uterine natural killer cells，uNK）浸润使血管内皮结构紊乱，此为不依赖于EVT的第一阶段重铸。uNK不仅通过分泌血管内皮生长因子、胎盘生长因子等促进血管重铸，甚至可以通过MMP7、MMP9直接参与血管重建，包括清理螺旋动脉平滑肌及内皮细胞，完成重铸。此外，血管重铸过程被证明是EVT与uNK通过各种受体配体相互作用的结果，如人类白细胞抗原C（human leukocyte antigen C，HLA-C）和杀伤细胞免疫球蛋白样受体（killer cell immunoglobulin like receptor，KIR）。其中uNK起到诱导EVT侵袭、建立EVT耐受，甚至一定程度抑制EVT侵袭等作用，同时可以分泌促炎和促血管生成因子，参与血管重铸。Hanna等的研究结果显示dNK细胞吸引并促进滋养层细胞入侵，HLA-G+滋养细胞表面CXCR1、CXCR3、CXCR4和CCR3表达增加，而与此同时，dNK分泌IL-8（CXCR1配体）和IP-10（CXCR3配体）也增强，具有分泌趋化因子能力的dNK细胞（而非pNK）能促进滋养细胞侵袭。NK的KIR B单体型端粒区缺乏时，表达HLA-C的滋养细胞使NK细胞功能受到抑制，诱发子痫前期。同时EVT和uNK

分别表达 LAIR1、LAIR2 竞争胶原配体，一定程度上激活 uNK，在晚期血管重建起到互相调控作用。

妊娠期高血压发病与子宫血管持续高阻力相关。实验表明，不仅在胎盘血管近端可追踪到 uNK，体外培养来自低阻力指数（RI）的胎盘中的 uNK 更加能促进血管周平滑肌细胞和血管内皮细胞凋亡，从而完成血管重铸。子痫前期体外模型研究表明，滋养细胞侵袭障碍导致血管重铸障碍，RI 增高。而对应分离出的不同 RI 条件下的 uNK 细胞发现，对应 RI 增高组的 uNK 细胞及其分泌的细胞因子，更加抑制 EVT 的侵袭功能，同时这种抑制作用是通过 ERK1/2 和 PI3K-Akt 的磷酸化作用实现的。uNK 细胞还可能通过 Fas/FasL 影响滋养细胞侵袭和血管平滑肌活性，从而介导子痫前期发病。

二、T 淋巴细胞

T 淋巴细胞在介导正常妊娠时发挥重要作用。正常妊娠过程中，母胎界面 Th1/Th2 免疫状态向 Th2 偏移，母体对胎儿产生免疫耐受，从而抑制免疫炎症反应，有利于滋养细胞的侵袭和胎盘正常发育。Th17 细胞是 $CD4^+$ T 辅助细胞的一种新亚型，是诱导炎症反应的关键效应 T 细胞，Th17 细胞过度表达可导致炎性因子分泌增加，诱导机体发生免疫炎症反应。而 Treg 细胞通过抑制免疫效应细胞对外来抗原的免疫反应，维持自身免疫耐受。在正常妊娠的过程中，母胎界面 Th17/Treg 细胞平衡可维持母体免疫耐受状态和抑制炎症反应。

子痫前期的发生可能与母胎界面 Th1/Th2 免疫失衡有关，子痫前期患者 Th1/Th2 免疫状态向 Th1 偏移，Th1 过表达，Th2 表达下降，机体炎症反应增强，免疫耐受失败，局部的 NK 细胞和细胞毒性 T 细胞大量激活、增殖，滋养细胞浸润受阻，导致胎盘血管重构障碍。子痫前期的发生还与母胎界面 Th17/Treg 细胞失衡有关，子痫前期患者 Th17 细胞增多，Treg 细胞数量减少，Th17/Treg 失衡向 Th17 偏移，Th17 处于优势地位诱导免疫炎症，免疫耐受失败，使滋养细胞功能受损，浸润能力下降和胎盘浅着床，引起胎盘局部出现氧化应激，直接或间接引起全身血管内皮损伤，最终可能导致子痫前期的发生。B 淋巴细胞通过调节树突状细胞分泌细胞因子，树突状细胞作为抗原呈递细胞，影响 Th1 和 Th17 的分化，以及 Th1/Th2 和 Th17/Treg 的平衡，在子痫前期发生中起着重要作用。

三、人类白细胞抗原

人类白细胞抗原（human leukocyte antigen，HLA）表达的分子、炎症因子主要参与免疫应答中的抗原提呈，使细胞之间相互影响、相互促进、相互拮抗。胚胎第 5 周时，绒毛细胞滋养层和合体滋养细胞就可表达经典的 HLA Ⅰ类分子，如 HLA-C 和非典型Ⅰb 类抗原（HLA-E 和 HLA-G），这些组织相容性抗原主要是通过与 dNK 细胞的受体 KIR 结合进而调节免疫耐受，保证其不受母体的攻击。

滋养细胞的 HLA-C 通过与 dNK 细胞上 KIR 结合可对蜕膜 NK 细胞产生较强的抑制作用，导致血管生成因子生成不足，增加子痫前期的发病风险。正常妊娠时，HLA-E 主要通过与蜕膜 NK 细胞上的 CD94/NKG2 受体相互作用，起到免疫调节作用，子痫前期 HLA-E 的表达降低，对 NK 细胞激活作用大于其抑制作用，导致母胎界面的免疫平衡被破坏。HLA-G 可以与 dNK 细胞 KIR2DL4 结合，通过直接发挥抑制作用，调节炎症因子如 IL-6 及 IL-8 释放，调节母胎免疫耐受；通过 ILT2 或 ILT4 与巨噬细胞结合，影响免疫耐受相关细胞因子分泌；同时通过结合 ILT2 影响 T 细胞增殖，调节母胎界面免疫耐受。研究发现子痫前期患者胎盘组织中 HLA-G 表达水平较正常妊娠显著降低，降低的 HLA-G 可导致滋养细胞对 dNK 细胞的毒性抑制减弱，滋养细胞受母体免疫系统攻击从而不能有效侵入母体完成螺旋动脉重铸，进而引发子痫前期。

子痫前期的免疫学发病机制至今尚未完全阐明，仍需深入研究加以探索，尤其是 NK 细胞、T 淋巴细胞、HLA 的研究，这对于阐明子痫前期免疫学发病机制、寻找新的诊断标志物和靶向治疗都具有重要意义。

（王　静　蔺　莉　李笑天）

参考文献

1. TESSIER DR，YOCKELL-LELIÈVRE J，GRUSLIN A. Uterine Spiral Artery Remodeling：The Role of Uterine Natural Killer Cells and Extravillous Trophoblasts in Normal and High-Risk Human Pregnancies. Am J Reprod Immunol，2015，74（1）：1-11.
2. CHAZARA O，XIONG S，MOFFETT A. Maternal KIR and fetal HLA-C：a fine balance. J Leukoc Biol，2011，90（4）：703-716.
3. HANNA J，GOLDMAN-WOHL D，HAMANI Y，et al. Decidual NK cells regulate key developmental processes

at the human fetal-maternal interface. Nat Med，2006，12（9）：1065-1074.

4. HAZAN AD，SMITH SD，JONES RL，et al. Vascular-leukocyte interactions：mechanisms of human decidual spiral artery remodeling in vitro. Am J Pathol，2010，177（2）：1017-1030.
5. WALLACE AE，HOST AJ，WHITLEY GS，et al. Decidual natural killer cell interactions with trophoblasts are impaired in pregnancies at increased risk of preeclampsia. Am J Pathol，2013，183（6）：1853-1861.
6. SALAZAR GARCIA MD，MOBLEY Y，HENSON J，et al. Early pregnancy immune biomarkers in peripheral blood may predict preeclampsia. J Reprod Immunol，2018，125：25-31.
7. EGHBAL-FARD S，YOUSEFI M，HEYDARLOU H，et al. The imbalance of Th17/Treg axis involved in the pathogenesis of preeclampsia. J Cell Physiol，2019，234（4）：5106-5116.
8. CARTER NA，ROSSER EC，MAURI C. Interleukin-10 produced by B cells is crucial for the suppression of Th17/Th1 responses，induction of T regulatory type 1 cells and reduction of collagen-induced arthritis. Arthritis Res Ther，2012，14（1）：32.
9. PAPÚCHOVÁ H，MEISSNER TB，LI Q，et al. The Dual Role of HLA-C in Tolerance and Immunity at the Maternal-Fetal Interface. Front Immunol，2019，10：2730.
10. PERSSON G，MELSTED WN，NILSSON LL，et al. HLA class Ib in pregnancy and pregnancy-related disorders. Immunogenetics，2017，69（8-9）：581-595.
11. YU H，PAN N，SHEN Y，et al. Interaction of parental KIR and fetal HLA-C genotypes with the risk of preeclampsia. Hypertens Pregnancy，2014，33（4）：402-411.
12. DJURISIC S，HVIID TV. HLA Class Ib Molecules and Immune Cells in Pregnancy and Preeclampsia. Front Immunol，2014，5：652.
13. XU X，ZHOU Y，WEI H. Roles of HLA-G in the Maternal-Fetal Immune Microenvironment. Front Immunol，2020，11：592010.
14. WEDENOJA S，YOSHIHARA M，TEDER H，et al. Fetal HLA-G mediated immune tolerance and interferon response in preeclampsia. EBio Medicine，2020，59：102872.

第四节 遗传学说

一、概述

1968年，Chesley等发现子痫前期的家系遗传现象。随后，对于子痫前期孕妇及家族史的多项研究提供了遗传因素与妊娠期高血压发病相关的证据。多种证据表明，遗传因素在妊娠期高血压的发病中起到了不容忽视的作用。

子痫前期具有明显的家族聚集倾向，子痫前期患者一级近亲属发生子痫前期的风险与对照组相比约增加5倍，二级近亲属发生子痫前期的风险约增加2倍。子痫前期患者特别是早发重度患者再次妊娠时复发的风险非常高，提示遗传因素在子痫前期的发病过程中发挥了重要作用。有关该病的遗传易感性，过去的研究通常局限于母系遗传因素。但是家系研究发现，子痫前期胎儿成年后生育时，妻子发生子痫前期的风险增加。此外，在胎儿染色体异常，如葡萄胎等情况下，妊娠妇女发生子痫前期的概率升高。这些证据均表明，来自胎儿或者父系的遗传因素也参与了该病发病过程。因此，子痫前期的遗传易感性是母胎基因相互作用的结果。

二、妊娠期高血压疾病相关易感基因

子痫前期具有遗传易感性已得到公认，那么必然存在一些与其发病相关的基因，我们把这些基因称为子痫前期的易感基因。随着人类基因组研究的深入，易感基因成为子痫前期遗传学研究的热点。目前认为子痫前期是一种复杂的遗传性疾病，不同基因位点的异常均有引起疾病发生的可能。迄今，已有不少筛选子痫前期易感基因的研究报道，大多数研究是首先根据子痫前期的病理生理变化而确定可能与其发生相关的候选基因，然后应用关联分析的方法对患者及正常对照人群中某个候选基因的某种基因型频率进行比较分析，从而判断该基因型是否与子痫前期发生有关联。如存在关联，则认为该候选基因为子痫前期的易感基因。

基于引起子痫前期病理改变的生物学研究，目前已发现上百个基因可能与妊娠期高血压的发生存在关联。这些基因研究数据根据其不同病理生理机制被分为不同组别：血管活性蛋白、血栓形成倾向、低纤维蛋白溶解、内皮损伤、炎症因子、脂代谢等。

（一）血流动力学的调节和血管内皮功能相关基因

通过研究血管紧张素原（AGT）基因、血管紧张素转换酶（ACE）基因、血管紧张素Ⅱ-1型受体（AT1R）基因及血管紧张素Ⅱ-2受体（AT2R）等基

因的多态性与妊娠期高血压疾病的关系后，发现肾素-血管紧张素-醛固酮系统相关基因对疾病的发生发展起着重要作用。*ACE* 基因位于染色体 17q23，长度为 21kb，由 26 个外显子和 25 个内含子组成。*AGT* 基因位于染色体 1q42-43，长度为 12kb，由 5 个外显子和 4 个内含子组成。这两个基因包含多个多态性位点，其中 *ACE* 基因 16 内含子区有一段 287bp 片段插入或缺失与 ACE 水平密切相关，外显子 2 区编码 235 氨基酸 C4027T 位点即 M235T 多态性与 AGT 水平密切相关。研究显示 ACE I/D 多态性控制血浆和胎盘中 ACE 的活性，或通过 *ACE* 基因调控元件的连锁不平衡改变 ACE 活性水平，ACE I/D 与子痫前期的发生有关，DD 型子痫前期患者风险明显增加。*AGT* 基因 M235T 变异与妊娠期高血压疾病有关，M235T 基因型与子宫螺旋动脉的滋养层的侵入不充分及早孕期间子宫螺旋动脉狭窄相关。M235T 可提高 *AGT* 基因的转录活性，加快转录速度，使 *AGT* 基因在血浆中高表达，使 AGT 的水平增高。Kobashi 等研究显示 AGT M235T 基因多态性与子痫前期相关，TT 基因型与子宫螺旋动脉的滋养层的侵入不充分及早孕期间子宫螺旋动脉狭窄相关。但也有研究未显示 ACE ID、AGT M235T 基因多态性与子痫前期相关，RAS 系统基因多态性与子痫前期相关性仍有很大的争议，需要更多的研究证实。

儿茶酚氧位甲基转移酶（COMT）是一种在体内广泛分布的具有特殊功能的蛋白质，可催化儿茶酚胺第三位羟基甲基化并使其降解。Roten 等研究显示，*COMT* 基因 rs4680、rs6269 多态性位点与子痫前期的发病有关。

内皮素-1 基因（END1）位于第 6 号染色体上，长度为 12 464bp，由 5 个外显子和 3 个内含子组成。Aggarwal 等报道编码内皮素-1 的 *EDN1* 基因可能是妊娠期高血压疾病的易感基因，研究显示 *EDN1* 基因在 5665 位点的变异和内皮素-1 水平有关联。

内皮型一氧化氮合酶（endothelial nitric oxide synthases，eNOS）基因位于 7q35-36，有 26 个外显子，长度为 21kb。一氧化氮合酶（nitric oxide synthase，NOS）是一类能够将 L-精氨酸转化为 L-瓜氨酸，进而释放一氧化氮（nitric oxide，NO）的酶家族，共有 3 种亚型，这 3 种亚型存在遗传变异位点，这些变异位点会对 NO 的合成造成影响。衍生于内皮型一氧化氮合酶（eNOS）的 NO 能够介导血管平滑肌的松弛，并被认为是 PE 发病机制中的重要候选分子。eNOS 单核苷酸多态性可影响内皮细胞的功能，在与妊娠期高血压疾病的关系研究方面，主要集中在 *eNOS* 基因 Glu298Asp 变异位点。有研究对 eNOS 多个多态性位点进行了分析，显示 *eNOS* 基因第 7 外显子上 298 位点上，天冬氨酸置换该位点谷氨酸的 Glu298Asp 突变可能与子痫前期发病相关，该变异会导致合成 eNOS 不足或酶活性降低，导致 NO 含量减少。该研究还显示携带 Asp298 等位基因的子痫前期孕妇比携带 Glu298 的孕妇高 4.6 倍。

血管内皮生长因子（vascular endothelial growth factor，VEGF）是血管内皮细胞特异性的肝素结合生长因子，在促进血管内皮细胞生长、迁移，调节微血管通透性，改变细胞外基质等方面发挥作用，从而引起子痫前期病理生理改变，研究显示 VEGF 405G>C 及 936C>T、634G/C 等位基因与子痫前期相关。可溶性血管内皮生长因子受体-1（sFLT1）具有拮抗血管内皮生长因子的生物学作用，其位点在 13q12，与 VEGF 密切绑定，避免 VEGF 及其受体（VEGFR1）结合，从而使 VEGF 生物学功能减弱。胎儿 13-三体综合征孕妇发生子痫前期概率升高，可能是由于 13-三体综合征的额外复制使其 sFLT1 的水平升高导致。

（二）凝血与纤溶系统基因

对子痫前期患者的胎盘进行病理检查发现，在胎盘绒毛血管中有许多微小血栓的形成，提示凝血与纤溶系统异常与子痫前期的发病密切相关。目前报道的与子痫前期发病相关的凝血与纤溶系统的基因包括：亚甲基四氢叶酸还原酶（MTHFR）、凝血因子Ⅴ（FⅤ）、凝血因子Ⅱ（FⅡ）及纤溶酶原激活物抑制剂（PAI-1）基因等。凝血酶原基因（FⅡ）在凝血酶原基因 DNA 序列中的非编码区，对基因的表达可能起调控作用，G20210A 突变会引起相关位置的核苷酸导入而导致序列发生改变，使得该基因有较高的翻译效率，提高转录的 mRNA 稳定性，导致血浆凝血酶原水平升高从而进一步导致血栓形成。当胎盘中有血栓形成，会导致胎盘子宫螺旋动脉栓塞，导致胎盘局部缺血缺氧，引起妊娠期高血压疾病的发生。Benedetto 等研究显示，妊高征患者的 G/A 变异明显高于对照组。Seremak-Mrozikiewicz 等研究显示凝血酶原基因 G20210A 多态性与重度子痫前期的发生密切相关。但也有研究未显示凝血酶原基因 G20210A 多

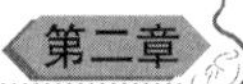

态性与子痫前期有关。

凝血因子V基因Leiden（FVL）位于1号染色体，有3个位点，506是最主要的一个位点，凝血因子V G1691A基因中第10外显子的第1 691位G→A错义突变引起第506位的精氨酸被谷氨酸替换，就会发生有血栓倾向的FVL突变，这个突变会降低凝血因子V对活化蛋白C的敏感性，导致活化蛋白抵抗，这种现象称为蛋白C活化抑制，它是血栓形成危险的因素之一。Rigó等研究结果显示，妊娠期高血压疾病患者中FVL的突变率明显高于对照组，且FVL突变的患者HELLP综合征的发病率也明显增加。Seremak-Mrozikiewicz等的研究结果亦显示，凝血因子V基因G1691A多态性可能影响重度子痫前期发展。但O'Shaughnessy等的研究结果中未显示FVL基因多态性与子痫前期有明显的关系。

溶酶原激活抑制剂1（PAI-1）基因在启动子上游第675碱基位点上存在鸟嘌呤I/D多态性，这种多态性的改变会导致机体中PAI-1表达异常，导致纤溶功能活性下降，造成纤溶蛋白清除障碍，沉淀物在血管沉积形成粥样硬化，会引起子宫绒毛及螺旋小动脉内血栓形成，造成胎盘局部缺血缺氧，最终引起子痫前期的发生。这种多态性与PAI-1的活性水平有着密切联系，其中（PAI-1）5G/5G、（PAI-1）4G/4G两个基因型与子痫前期密切相关。

MTHFR是叶酸代谢的限速酶，可催化5，10-亚甲基四氢叶酸转化为5-甲基四氢叶酸，在叶酸代谢、DNA甲基化及修复中发挥重要作用。MTHFR C677T后使得丙氨酸被缬氨酸取代，酶活性降低，血浆中同型半胱氨酸的转录水平升高。有研究认为，MTHFR是子痫前期的遗传易感基因，但其研究结论并不一致。

（三）炎症相关因子及脂代谢相关基因

妊娠的各个时期中均可见炎症因子，在正常妊娠中抗炎因子和促炎因子处于平衡状态，而子痫前期则是两方失衡状态下的过度炎症反应。妊娠早期，滋养细胞浸润不足导致子宫螺旋动脉重铸障碍和胎盘浅着床；孕晚期，胎盘灌注减少、缺血缺氧、氧化应激增强等因素使大量血浆蛋白A、血管细胞黏附分子1、血管内皮生长因子、肿瘤坏死因子α（TNF-α）、IL-6等炎性因子释放。这些炎症因子会加重血管内皮损伤。目前，大部分研究认为TNF-α启动子基因多态性与子痫前期有关系，有研究发现TNF-α启动子C850T多态性与子痫前期相关，其中T等位基因在子痫前期组明显减少，该基因型可能为子痫前期的保护基因。Vural等分析了炎症相关因子多态性位点TNF-α基因（-308G/A）、IL-6基因（-174G/C）、IL-10（-1082G/A）与子痫前期发病的关系，结果子痫前期患者与正常孕妇之间IL-10基因（-1082G/A）多态性位点的最小等位基因频率增加；而两组之间TNF-α基因（-308G/A）及IL-6基因（-174G/C）多态性位点的基因频率无统计学差异。

异常的脂类成分是子痫前期另一个重要特性，包括可能由于氧化应激导致的脂类过氧化反应增加。研究表明，两个主要的脂代谢调节因子脂蛋白脂肪酶（LPL）和载脂蛋白E（APOE）在胎盘大量表达，其基因与子痫前期相关。LPL Asn291基因缺失及变异与血浆LPL活性降低、子痫前期血脂代谢障碍相关。

三、表观遗传学与妊娠期高血压疾病

表观遗传学所研究基因表达或蛋白表达的改变不涉及DNA序列变化，但又可以通过细胞分裂和增殖而稳定遗传。目前认识到的表观遗传学调节主要包括DNA甲基化、组蛋白修饰作用、染色质重塑、基因印迹、微小RNA（miRNA）调控等。表观遗传学可能参与子痫前期的发病。研究表明，依靠辅助生殖的妇女更容易发生子痫前期。这意味着配子和/或胚胎受到早期表观修饰足以导致胎盘功能缺陷。

（一）DNA甲基化

Ohgane等报道了滋养细胞分化与DNA甲基化及非甲基化状态有关。许多研究证实人类基因组中CpG岛的异常甲基化与相关基因沉默相关。因此。除了遗传学中基因删除和基因突变，表观遗传学中的DNA甲基化提供了新的基因功能缺失的视角。可以推测，滋养细胞分化过程中，一些基因启动子区CpG岛甲基化及非甲基化状态可以改变基因表达状态，影响滋养细胞生理功能，参与子痫前期的发病。

（二）miRNA

miRNA是一种重要的非编码RNA，由18～23个核苷酸构成，调控至少30%以上的基因表达，参与多种生理病理过程。Pineles等和Hu等分别对胎盘特异性miRNA检测发现，在子痫前期患者胎盘和外周血中miR210、miR182、miR16、rniR29b、miR195、miR26b、miR181a、miR335、miR222的含量较正常妊娠组升高。miRNA 表达量异常最终导致胎盘形成异常，这是子痫前期发病的根本原因，任何影响胎盘滋养细胞和血管形成的因素都将导致胎盘形成异常，增加临床上子痫前期母体综合征发生的可能性。

（三）印迹基因

印迹基因是人类基因组中一类特殊类型的基因。印迹基因最主要的功能是促进胎盘滋养细胞和胚胎的生长，父方表达的印迹基因主要调控滋养细胞的生长，而母方表达的印迹基因主要调控胚胎的生长。基于 PE 患者的胎盘滋养细胞发育不良和浸润障碍，可能是由于父方表达的印迹基因发生突变，而由母方表达的印迹基因调控滋养细胞的生长，导致滋养细胞发育不良、浸润障碍，进一步引发胎盘组织缺血、缺氧，表现为 PE 的各种病理生理表现。综上所述，目前尚没有任何基因可以完整解释妊娠期高血压疾病的发病风险。针对子痫前期的遗传模式，过去存在单基因常染色体隐性遗传、常染色体不完全性显性遗传、多基因遗传和线粒体遗传等争议。目前，较为公认的观点是，子痫前期的遗传易感性是两个或更多母体基因、环境因素，以及胎儿基因共同作用的结果，作为一种复杂性疾病，在部分家系中可能符合孟德尔遗传规律，而在其他家系中则为多个易感基因相互作用的结果。

（董 欣 李笑天）

参考文献

1. THAKOORDEEN S, MOODLEY J, NAICKER T. Candidate gene, genome-wide association and bioinformatic studies in pre-eclampsia: a review. Current hypertension reports, 2018, 20(10): 1-12.
2. HARAM K, MORTENSEN JH, NAGY B. Genetic aspects of preeclampsia and the HELLP syndrome. Journal of pregnancy, 2014, 2014: 910751.
3. 王茹，李建华. 基因多态性与子痫前期的相关性. 解剖学杂志，2020，43(01)：56-59.
4. PAPPA KI, ROUBELAKIS M, VLACHOS G, et al. Variable effects of maternal and paternal-fetal contribution to the risk for preeclampsia combining GSTP1, eNOS, and LPL gene polymorphisms. The Journal of Maternal-Fetal & Neonatal Medicine, 2011, 24(4): 628-635.
5. ALMASRY SM, ELFAYOMY AK, HASHEM HE. Ultrastructure and histomorphometric analysis of human umbilical cord vessels in preeclampsia: a potential role of VEGF, VEGFR-1 and VEGFR-2. Romanian journal of morphology and embryology = Revue roumaine de morphologie et embryologie, 2016, 57(2): 681-689.
6. ZHOU L, CHENG L, HE Y, et al. Association of gene polymorphisms of FV, FII, MTHFR, SERPINE1, CTLA4, IL10, and TNFalpha with pre-eclampsia in Chinese women. Inflammation Research, 2016, 65(9): 717-724.
7. GANNOUN MBA, ZITOUNI H, RAGUEMA N, et al. Association of common eNOS/NOS3 polymorphisms with preeclampsia in Tunisian Arabs. Gene, 2015, 569(2): 303-307.
8. SOWMYA S, SRI MANJARI K, RAMAIAH A, et al. Interleukin 10 gene promoter polymorphisms in women with early-onset pre-eclampsia. Clinical & Experimental Immunology, 2014, 178(2): 334-341.
9. RANA S, LEMOINE E, GRANGER JP, et al. Preeclampsia: pathophysiology, challenges, and perspectives. Circ Res, 2019, 124(7): 1094-1112.

第五节 血管内皮损伤学说

正常血管内皮有多种重要的生理功能：首先，作为生理界面将血细胞与血管壁胶原和平滑肌分开；其次，具有复杂的代谢和内分泌功能，允许营养物质、代谢产物、调节分子和吞噬细胞通过基底膜；第三，防止血小板凝聚、调节血管平滑肌的收缩反应以调节局部和全身血管张力。

内皮细胞的完整性对于调节血管紧张度和维持血液的正常流动、预防血栓的形成起着必不可少的作用。血管内皮损伤后，血管通透性增加，肾小球蛋白漏出，组织水肿，血液浓缩，促凝血因子和血管收缩因子增多，抗凝血因子和血管舒张因子减少，激活凝血系统，导致血小板凝聚及血栓形成。促凝血因子和血管收缩因子的增多，本身又进一步导致血管内皮细胞损伤，形成恶性循环，致大量的心血管病如高血压、动脉粥样硬化和子痫前期的发生。

研究显示，滋养层细胞异常侵袭导致螺旋动脉重塑受损，诱发胎盘和内皮损伤；受损组织释放抗血管生成因子，诱导全身内皮功能紊乱，进而导致妊娠期高血压疾病发生。血管内皮细胞受损或功能失调是子痫前期特征性的病理变化之一，发生在出现临床症状前 2～4 周，是子痫前期多器官损伤的病理基础，多种抗血管生成因子包括 sFlt-1、sEng、纤溶酶原激活物抑制剂 1、生长因子抑制剂、炎性细胞因子、活性氧（ROS）或超氧阴离子、缺氧诱导因子和血管紧张素（Ang）Ⅱ抗体受体、氧自由基、前列腺素等参与血管内皮损伤，在预测妊娠期高血压疾病病情严重程度中起重要作用。

一、内皮细胞产生的收缩因子

（一）内皮素

正常状态下，内皮素（endothelin，ET）与血栓素（TXA2）一同调节血管收缩效应，并与内皮细胞舒张因子（EDRF）及前列环素（PGI2）成比例释放，维持体内的动态平衡。妊娠期高血压疾病时，血管内皮损伤、凝血系统激活，内皮细胞合成 ET 的能力增强，ET 大量释放入血，与血管平滑肌膜上受体结合，通过 G 蛋白活化磷脂酶 C，促进磷酸肌醇代谢激活蛋白激酶 C，开放钙离子通道使细胞内钙离子浓度升高引起强烈而持久的平滑肌收缩，引起全身小动脉痉挛，并增加肾血管阻力，降低肾血流量和肾小球滤过率，促进血管紧张和醛固酮的分泌，导致血压升高，水钠潴留，引发妊娠期高血压疾病一系列病理生理改变和临床表现，并可进一步损害内皮细胞，加重组织缺血缺氧，形成恶性循环。

（二）前列腺素 H2 和血栓素 A2

前列腺素 H2（PGH2）和血栓素 A2（TXA2）都是花生四烯酸代谢产物，由内皮细胞分泌，与 PGI2 相比数量很少。正常妊娠期间 PG 生成增加，维持子宫胎盘血管紧张度，以适应妊娠期血供增加的变化。在胎盘组织中，TXA2 主要由滋养细胞生成，缺氧环境中其分泌增加。TXA2 主要影响胎盘母体面的血流，在正常妊娠时，从脐动脉到远端的绒毛叶动脉末梢 PGI2 生成逐渐下降，而 TXA 合成逐渐增加。与正常孕妇相比，子痫患者前列环素及前列腺素 E_2 产生减少而 TXA2 明显增多，导致血管收缩且对血管紧张素 -Ⅱ敏感性增高，小血管痉挛，直接引起血管内皮损伤；另外，小血管痉挛可导致胎盘慢性缺氧，产生 sFlt-1、s-Eng、TGF-β1 和 TGF-β3 等抗血管生成因子，透过胎盘屏障进入母血，进而影响血管内皮功能。

（三）肾素 - 血管紧张素系统

血管紧张素原（angiotensinogen，AGT）是血管紧张素唯一的前身物质，其与肾素结合释放出血管紧张素，在血管紧张素转换酶（angiotensin converting enzyme，ACE）催化下产生血管紧张素。ACE 主要由内皮细胞合成，广泛存在于人的各种器官中，如心血管细胞、血浆、脑、子宫、胎盘、卵巢等部位。血管紧张素的作用由两种受体介导，血管紧张素酶受体 1（AT1R）和血管紧张素酶受体 2。正常妊娠时胎盘有 AT1R 表达，妊娠 6 周后胎盘中可以检测到 AT1R mRNA，而妊娠 10 周后才定位，足月妊娠时达到最高水平。研究表明，血管紧张素与 AT1R 结合后可促进胎盘组织滋养细胞释放人胎盘生乳素、妊娠特异性 $β_1$- 糖蛋白、人绒毛膜促性腺激素和雌二醇等的合成和分泌。

二、内皮细胞产生的舒张因子

（一）一氧化氮

正常妊娠状态下，高一氧化氮（NO）状态使母体心血管系统处于抑制状态，这是适应妊娠生理变化的重要表现。子痫前期机体由高 NO 状态向低 NO 状态改变，且患者血浆中 NO 阻断剂烷基二甲胺（ADMA）的浓度明显高于正常孕妇，具有失活 NO 作用的游离血红蛋白、活性氧增加，这些表明子痫前期患者 NO 的产生及释放系统处于抑制状态，血管内皮细胞功能损伤，导致产生、释放 NO 功能降低，胎儿胎盘循环对血管收缩因子的敏感性增加，血流阻力增加。NO 的调节有赖于 NOS，特别是 eNOS。近年来发现，eNOS 基因多态性与妊娠期高血压疾病关系密切，子痫前期患者常出现 eNOS 第 7 外显子 G894T 点突变，但与病情轻重程度无关。T 等位基因可能是子痫前期的易感基因。eNOS 基因第 4 内含 VNTR 与子痫前期发生密切相关，并可能通过影响 NO 的产生在其发病机制中发挥作用。子痫前期患者的胎盘绒毛血管内皮细胞和绒毛合体滋养细胞中 eNOS 含量明显低于正常足月患者，子痫患者胎盘 eNOS 含量明显低于子痫前期患者。ACE 与 eNOS 也存在显著负相关关系，且随着 ACE 的升高 eNOS 含量逐渐降低。血管舒张因子数量和功能的降低导致血管紧张素系统逐步活化，从而出现子痫前期及子痫的表现。

正常情况下，NO 和 ET 处于动态平衡状态，维持血管的舒缩功能，这两种血管活性物质平衡破坏导致血管收缩，引起细胞损伤，从而引起各种脏器疾病的发生。子痫前期患者中 NO/ET 系统平衡被打破，ET 含量明显高于正常妊娠妇女，而 NO 上升不能与之相互适应，导致血浆中收缩血管物质与舒张因子系统失调，致使血管收缩因子居主导地位，从而诱发全身小血管收缩、痉挛等一系列子痫前期的典型病理改变和临床表现。

（二）前列环素I2

前列环素I2（prostacyclin，PGI2）主要在血管内皮细胞由花生四烯酸经环氧化酶催化产生，可提高平滑肌和血小板内cAMP水平，导致血管扩张，并抑制血小板凝集，对血小板聚集而释放的缩血管物质血栓素A2（thromboxane A2，TXA2）具有拮抗作用，当血管内皮受损后，PGI2/TXA2的比值将倒置，血管壁对TXA2的缩血管机能失去抗衡能力。另外，NO和PG可协同作用抑制血小板聚集，促使内皮性的血管舒张。研究显示，妊娠期高血压疾病患者前列环素的内源性合成缺陷。

（三）内皮依赖性超极化因子

研究发现，NO合成和环氧合酶受到抑制并不能完全抑制内皮依赖性血管舒张，还有一种完全不依赖于一氧化氮合成酶（NOS）和环氧化酶（COX）的可溶性物质可导致内皮源性的超极化，现命名为内皮依赖性超极化因子（endothelium dependent hyperpolarizing factor，EDHF）。此外，内皮细胞还可分泌其他舒张因子，如一氧化碳（CO）、C-促尿钠排泄肽（CNP）、甲状旁腺素相关肽（PTHrH），但作用及机制不甚清楚。

三、血管生成相关因子

（一）血管内皮生长因子

正常妊娠中，胎盘蜕膜局部存在丰富的血管内皮生长因子（VEGF）及其受体的表达，作用于血管内皮细胞，增加静脉通透性，促进血管内皮细胞分裂、增殖，诱导血管生成，扩张妊娠期子宫血管，降低子宫血管阻力，增加子宫血流量；还可通过NO途径影响胎盘蜕膜血管的生发功能，是构建胎盘、蜕膜血管网络生长发育的关键因素。在妊娠期高血压疾病患者中，胎盘蜕膜局部VEGF mRNA表达较正常妊娠显著下降且随病情进展明显下降，血管内皮生长因子下调影响血管内皮细胞NO和前列腺素的合成，从而抑制血管的生长发育。

（二）可溶性血管内皮生长因子受体-1

可溶性血管内皮生长因子受体-1（sFlt-1）是一种具有酪氨酸激酶活性的糖蛋白，在血液循环中通过拮抗VEGF的生物功能发挥作用，被认为在抗血管生成中起重要作用，是近年来的研究热点。sFlt-1是血管内皮生长因子（VEGF）和胎盘生长因子（PIGF）受体的可溶形式，在母体循环中与游离的VEGF和PIGF结合，从而降低其膜受体的生物利用度，抑制VEGF和PIGF对母体内皮细胞和足细胞的作用。sFlt-1在子痫前期患者胎盘中明显高表达，并与子痫前期发病的严重程度成正相关。大型前瞻性多中心研究提示：sFlt-1/PIGF＜38的女性1周内发展为PE的阴性预测值为99.3%，sFlt-1/PIGF＞38超过85%可发展为妊娠期高血压疾病，可作为子痫前期的预测指标。

正常妊娠早期，胎盘处在一个相对低氧的环境中，并且在这个相对低氧、缺氧的环境中分化发育。缺氧状态下胎盘滋养细胞能够分泌HIF-1，参与下游相对缺氧基因的转录和表达调控，从而对胎盘滋养细胞的浸入和子宫螺旋小动脉的重铸等过程进行调节，以促进新生血管的形成。HIF-1α过表达可上调sFlt-1，引起血管收缩、重塑不足。

（三）s-Eng

Endoglin（Eng）属于血管生成抑制因子，主要表达于内皮细胞表面和胎盘合体滋养层细胞表面，是内皮细胞增殖的相关标志物，在血管生成中必不可少。其通过抑制TGF-β信号转导途径发挥生物学效应，在调节滋养细胞分化的过程中起关键的负性调节作用。妊娠期高血压疾病患者体内Eng过量表达，抑制滋养细胞的生长和迁移，导致了胎盘血管重塑障碍，胎盘浅着床，引起胎盘血流量灌注减少，引发妊娠期高血压疾病的一系列症状。

四、免疫因子

子痫前期是免疫系统、心血管系统和代谢因子之间相互作用的结果。uNK是母胎界面最丰富的免疫细胞类型，是子宫螺旋动脉重塑和介导母体-胎儿免疫耐受所必需的。细胞滋养层侵入母体螺旋动脉受损导致子宫胎盘灌注减少，胎盘局部缺血、缺氧，进而导致一系列因子释放，包括炎性细胞因子和活性氧簇，致使母体内皮细胞功能障碍。子痫前期患者的循环淋巴细胞、中性粒细胞数量增加，中性粒细胞、单核巨噬细胞及淋巴细胞激活增多。炎细胞激活后与血管内皮细胞的黏附性增加，导致血管内皮损伤。炎症反应释放的大量炎症介质和细胞毒素加重损伤。同时，炎症反应释放的细胞因子刺激更多的炎性细胞增殖、分化和激活，使炎症反应进一步发展。肿瘤坏死因子（TNF）和白细胞介素（IL）是主要的促炎性反应细胞因子，诱导内皮细胞改造（包括内皮激活及表达黏附分子）。

（一）肿瘤坏死因子

TNF-a的水平升高将直接或间接导致内皮功

能紊乱。子痫前期患者的白细胞 TNF-a 基因表达水平增加，循环中的 TNF-a 水平升高。TNF-a 可以产生活性氧簇，抑制 NOS，有利于利用前列环素合成 TXA2，导致内皮细胞从抗凝状态转变为促凝状态，激活 VCAM-1 转录。此外，TNF-a 还可以影响滋养细胞的浸润性，子痫前期患者 TNF-a 增高，上调凝血酶原酶，使纤维蛋白增加，后者与滋养细胞表面的整合素结合，从而抑制滋养细胞的浸润能力。

（二）白细胞介素

IL-11 在妊娠早期胚胎植入和子宫内膜基质细胞蜕膜化过程中起重要作用，是一种多效的信号转导细胞因子，能调节细胞周期，通过 JAK/STAT3 途径调节滋养层细胞迁移和入侵，并经 STAT3 的 IL-11 信号转导途径上调滋养层细胞衍生因子，从而抑制其侵袭性，对胎盘发育至关重要。IL-22 与其受体结合激活 JAK1 和 Tyk2，后者通过丝氨酸和酪氨酸在 STAT1、STAT 3 和 STAT 5 中的磷酸化作用触发多种细胞内途径，最终保持免疫稳态，在妊娠期高血压疾病发病中起着至关重要的作用。

（三）血管细胞黏附分子 -1

血管细胞黏附分子 -1（VCAM-1）又称诱导性细胞黏附分子或 CD106，属免疫球蛋白超家族成员，表达于细胞因子活化的内皮细胞表面。妊娠期高血压疾病患者血清 VACM-1 水平升高与临床症状、病情轻重成正相关，可作为早期预测妊娠期高血压疾病发生的指标。

（四）氧自由基

氧自由基致脂质过氧化物产生增多，从而损伤内皮，使 NO 产生减少，打破前列腺素的平衡。同时，氧化应激使吞噬脂质的巨噬细胞增加、血小板减少、微血管凝血、毛细血管通透性增加，通过抗氧化剂如维生素 E、维生素 C 等，抑制氧自由基产生，对预防妊娠期高血压疾病可能有益。

（五）瘦素

内皮细胞中瘦素通过集聚活性氧产生氧化应激反应，自由基破坏机体正常的氧化还原动态平衡，造成血管内皮细胞氧化损伤。高瘦素可增强血管收缩作用，与高血压和内皮功能紊乱共同参与妊娠期高血压疾病的发病。

综上，多种因素、多种细胞因子异常导致内皮细胞损伤和 / 或功能障碍，进而诱发妊娠期高血压疾病，对这些损伤因子及其作用机制的深入研究有助于妊娠期高血压疾病的预测、预防和治疗。

（付 晶 李笑天）

参 考 文 献

1. 苟文丽. 妊娠期高血压疾病. 北京：人民卫生出版社，2011.
2. ROGERS RG，J THORP JM. Pregnancy-induced hypertension：genesis of and response to endothelial injury and the role of endothelin 1. Obstet Gynecol Surv，1997，52（12）：723-727.
3. JARDIM LL，RIOS DR，PERUCCI LO，et al. Is the imbalance between pro-angiogenic and anti-angiogenic factors associated with preeclampsia?. Clinica Chimica Acta，2015，447：34-38.
4. 史晓梅，蔡晓莉，王晓真，等. 妇产科实用手册. 北京：中国工人出版社，2008.
5. ZHANG Y，ZHAO HJ，XIA XR，et al. Hypoxia-induced and HIF1α-VEGF-mediated tight junction dysfunction in choriocarcinoma cells：Implications for preeclampsia. Clin Chim Acta，2019，489：203-211.
6. ZEISLER H，LLURBA E，CHANTRAINE F，et al. Predictive Value of the sFlt-1：PlGF Ratio in Women with Suspected Preeclampsia. N Engl J Med，2016，374（1）：13-22.
7. SMALL HY，CORNELIUS DC，GUZIK TJ，et al. Natural killer cells in placentation and cancer：Implications for hypertension during pregnancy. Placenta，2017，56：59-64.
8. WINSHIP AL，SORBY K，CORREIA J，et al. Interleukin-11 up-regulates endoplasmic reticulum stress induced target：PDIA4 in human first trimester placenta and in vivo in mice. Placenta，2017，53：92-100.
9. WINSHIP A，DIMITRIADIS E. Interleukin 11 is up-regulated in preeclampsia and leads to inflammation and preeclampsia features in mice. J Reprod Immunol，2018，125：32-38.
10. CHEN CP，PIAO L，CHEN X，et al. Expression of Interferon γ by Decidual Cells and Natural Killer Cells at the Human Implantation Site：Implications for Preeclampsia，Spontaneous Abortion，and Intrauterine Growth Restriction. Reprod Sci，2015，22（11）：1461-1467.
11. LIU S，DIAO L，HUANG C，et al. The role of decidual immune cells on human pregnancy. J Reprod Immunol，2017，124：44-53.

第六节 营养学说

一、母体状况与妊娠期高血压疾病

研究发现，孕妇营养过剩会增加妊娠期高血压疾病发生的风险。流行病学研究证实孕前肥胖、妊娠期体重增长过多及糖尿病是妊娠期高血压疾病的危险因素。国内外研究均表明，孕前超重、肥胖妇女妊娠期高血压疾病的发病率较标准体重者增加约2倍。与妊娠期体重增长（gestational weight gain，GWG）在推荐范围的妇女相比，GWG增加过多的女性妊娠期高血压疾病风险增高两倍多。体重过重被认为是一种慢性炎症，其血浆C反应蛋白和某些炎症细胞因子水平升高，导致全身炎症反应，影响血管内皮功能，可能是其参与妊娠期高血压疾病发病的病理机制。

既往研究已经证实，妊娠前体重的调整及孕期GWG的合理控制对于预防妊娠期高血压疾病具有积极意义。此外，应注意到孕前积极调整体重及孕期GWG的合理控制可降低妊娠糖尿病的发病风险，由于妊娠期高血压疾病与妊娠糖尿病共同存在胰岛素抵抗、氧化应激等相关发病病因，妊娠期高血压疾病风险的降低可能受益于降低的妊娠糖尿病风险。有荟萃分析研究表明，妊娠期使用二甲双胍可以降低近一半妊娠期高血压的发病风险（*RR*=0.56，95%*CI* 0.37-0.85）。机制研究发现，二甲双胍主要是通过改善血管内皮功能、降低sFlt-1分泌而发挥作用的。但二甲双胍在预防妊娠期高血压疾病的临床应用上，还需要更多高质量的随机对照研究证实其有效性及安全性。

二、营养素管理与妊娠期高血压疾病

严格控制钠盐摄入是高血压及肾脏疾病防治的内容之一。但在妊娠期高血压疾病的研究中发现，严格控制钠盐摄入并不影响妊娠期高血压疾病的发病及病情进展。根据我国孕期妇女膳食指南，推荐每日摄入加碘食盐小于6g。

钙平衡失调，可导致血管平滑肌细胞功能受影响而出现血压增高。

Cochrane的一项荟萃分析的结果显示，妊娠妇女每日补充钙剂≥1g可显著降低妊娠期高血压疾病的发病风险（*RR*=0.45，95%*CI* 0.31-0.65），对于低钙饮食妇女（*RR*=0.36，95%*CI* 0.20-0.65）和妊娠期高血压疾病高风险妇女（*RR*=0.22，95%*CI* 0.12-0.42）受益更大。因此对于低钙饮食妇女及妊娠期高血压疾病高风险妇女，建议每日补充至少1g钙剂。

氧化应激是妊娠期高血压疾病发病的病理机制之一，硒、维生素C和维生素E都具有抗氧化作用。既往的流行病学研究探讨了补充硒、维生素C和维生素E对于降低妊娠期高血压疾病的发病风险的可能，但发现妊娠期额外补充这些营养素并未降低妊娠期高血压疾病发病率，甚至有研究报道补充维生素E可能会增加高危人群妊娠期高血压疾病发病风险，但具体机制尚不明确。

妊娠期间维生素D的作用主要包括三部分：一是保证胎儿骨骼的发育；二是促进钙吸收及钙的胎盘转运；三是维生素D可以通过抑制炎症细胞因子（如TNF-α、IFN-γ、IL-6等）调节免疫系统，抑制炎症反应，而妊娠期高血压疾病患者本身可能存在过度的炎症反应。美国一项队列研究发现，在接收低剂量阿司匹林治疗的子痫前期高危人群中，中孕期的维生素D缺乏者早发型子痫前期风险增加2.4倍（95%*CI* 1.0-5.6）。在我国东南地区进行的一项队列研究也发现中孕晚期维生素D缺乏者重度子痫前期发病风险增高（*OR*=3.16，95%*CI* 1.77-5.65）。值得注意的是，在人群中维生素D缺乏极为常见，若采用25（OH）D水平小于50nmol/L定义维生素D缺乏症，我国多数地区人群中维生素D缺乏症发生率将高于60%。在妊娠早、中、晚期维生素D缺乏症者分别占比81.3%、77.4%及78.8%。研究认为对于维生素D缺乏人群额外补充可能受益，但目前尚无预防妊娠期高血压疾病维生素D推荐摄入量，各研究报道的补充摄入量范围波动于400～2 500IU/d。

目前，营养因素参与妊娠期高血压疾病发病主要集中于流行病学研究，但可以肯定的是孕前肥胖、孕期体重增加过多、某些营养素的失衡等，均在不同程度上加重或促进了妊娠期高血压疾病的发生发展。然而，这些与营养相关的不良因素参与妊娠期高血压疾病的具体机制，仍需大力挖掘。

（刘希婧　周　容　李笑天）

参考文献

1. MOL BWJ，ROBERTS CT，THANGARATINAM S，et al. Pre-eclampsia. Lancet，2016，387（10022）：999-1011.
2. BARTSCH E，MEDCALF KE，PARK AL，et al. Clinical risk factors for pre-eclampsia determined in early pregnancy：systematic review and meta-analysis of large cohort studies. Bmj，2016，353：i1753.
3. SHAO Y，QIU J，HUANG H，et al. Pre-pregnancy BMI，gestational weight gain and risk of preeclampsia：a birth cohort study in Lanzhou，China. BMC Pregnancy Childbirth，2017，17（1）：400.
4. KALAFAT E，SUKUR YE，ABDI A，et al. Metformin

for prevention of hypertensive disorders of pregnancy in women with gestational diabetes or obesity: systematic review and meta -analysis of randomized trials. Ultrasound in obstetrics & gynecology: the official journal of the International Society of Ultrasound in Obstetrics and Gynecology, 2018, 52(6): 706-714.

5. KAITU'U-LINO TJ, BROWNFOOT FC, BEARD S, et al. Combining metformin and esomeprazole is additive in reducing sFlt-1 secretion and decreasing endothelial dysfunction - implications for treating preeclampsia. PLoS One, 2018, 13(2): e0188845.
6. LOWENSOHN RI, STADLER DDNAZE C. Current Concepts of Maternal Nutrition. Obstet Gynecol Surv, 2016, 71(7): 413-426.
7. HOFMEYR GJ, LAWRIE TA, ATALLAH AN, et al. Calcium supplementation during pregnancy for preventing hypertensive disorders and related problems. Cochrane Database Syst Rev, 2014, (6): Cd001059.
8. TARA F, MAAMOURI G, RAYMAN MP, et al. Selenium supplementation and the incidence of preeclampsia in pregnant Iranian women: a randomized, double-blind, placebo-controlled pilot trial. Taiwan J Obstet Gynecol, 2010, 49(2): 181-187.
9. POLYZOS NP, MAURI D, TSAPPI M, et al. Combined vitamin C and E supplementation during pregnancy for preeclampsia prevention: a systematic review. Obstet Gynecol Surv, 2007, 62(3): 202-206.
10. RAHIMI R, NIKFAR S, REZAIE A, et al. A meta -analysis on the efficacy and safety of combined vitamin C and E supplementation in preeclamptic women. Hypertens Pregnancy, 2009, 28(4): 417-434.
11. GERNAND AD, SIMHAN HN, BACA KM, et al. Vitamin D, pre-eclampsia, and preterm birth among pregnancies at high risk for pre-eclampsia: an analysis of data from a low-dose aspirin trial. Bjog, 2017, 124(12): 1874-1882.
12. GERNAND AD, SIMHAN HN, BACA KM, et al. Vitamin D, pre-eclampsia, and preterm birth among pregnancies at high risk for pre-eclampsia: an analysis of data from a low-dose aspirin trial. Bjog, 2017, 124(12): 1874-1882.
13. ZHAO X, FANG R, YU R, et al. Maternal Vitamin D Status in the Late Second Trimester and the Risk of Severe Preeclampsia in Southeastern China. Nutrients, 2017, 9(2): 138.

第三章 病理生理变化

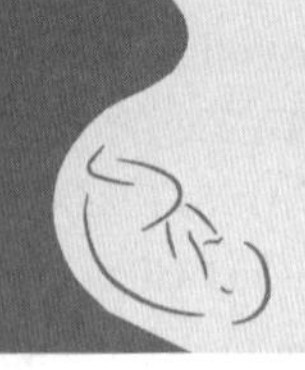

第一节 滋养细胞功能

随着对妊娠期高血压疾病（hyrertention disorderes in pregnancy，HDP）发病机制研究的深入，其发病的“二阶段模型”理论逐渐为学者们广泛接受。该理论的主要内容是：HDP 的第一阶段为妊娠早期，滋养细胞浸润不足、子宫螺旋动脉重铸障碍导致母胎界面上血液供应不足，胎盘缺血缺氧，这一阶段并无明显的临床症状，为临床前期；HDP 的第二阶段为妊娠中晚期，血液供应不足使母胎界面处于较强的氧化应激环境中，胎盘过度分泌的大量因子及细胞碎片等进入母体血液循环，导致血管内皮损伤，引发母体出现高血压和蛋白尿等症状。滋养细胞浸润不足、子宫螺旋动脉重塑障碍及胎盘浅着床是子痫前期重要的病理生理机制和表现。本节内容将从以上两方面分别阐述。

一、妊娠早期滋养细胞的浸润

“滋养细胞”一词最早由荷兰胚胎学家 Hubrecht 于 1889 年使用，用来描述能运输营养并形成母婴间保护屏障的细胞。滋养细胞的出现是胎盘哺乳动物的重要进化进展。妊娠期胎盘的形成主要依赖于细胞滋养细胞（cytotrophoblast，CTB）的分化和浸润，使子宫螺旋动脉血管扩张，转变成低阻力、高容量的血管，从而使母体血流不间断地供给胎盘；以上为妊娠期生理性变化。当滋养细胞浸润不足、螺旋动脉重铸障碍时，可导致子痫前期的发生。

（一）滋养细胞的分化和功能及胎盘发育

1. 滋养细胞的分化和功能　人类的滋养层祖细胞沿着绒毛滋养层与绒毛外滋养层（extra villous trophoblast，EVTs）两条途径分化。绒毛滋养层途径分化特指单核的滋养层细胞融合为多核的合体滋养层细胞（syncytiotrophoblast，SCT），形成覆盖于绒毛外层的合胞体层。这些合体滋养层细胞不仅参与母胎界面上的气体、营养物质及代谢废物的交换，还能通过分泌相关激素和因子促进胎盘发育及维持胎盘的正常功能。

细胞滋养细胞有丝分裂活跃，形成新滋养细胞，这些细胞的细胞膜消失融合为执行功能的 SCT。SCT 是胎盘绒毛的外层，与母体血流直接接触，它是胎儿 / 胎盘单位生长所必需的母体 / 胎儿气体和营养交换的主要场所。SCT 具有高度极化的上皮层，表面覆盖着微绒毛，可使其表面积增加 5～7 倍。SCT 是多核的，没有细胞边界，有利于促进扩散并保护胎儿免受病原体侵害。SCT 微绒毛富含生长因子和激素的受体，其顶膜和基膜都装有转运蛋白，用于氨基酸和葡萄糖的转运及代谢废物的排出。SCT 也是一种重要的内分泌器官，可分泌激素和蛋白质以维持妊娠生理需要。此外，SCT 还可以起到保护性免疫屏障的作用，意味着尽管存在同种异体胎儿，循环的免疫细胞也不会将 SCT 视为异己。SCT 还表达 Fc 受体（FcRn），可以将母体 IgG 抗体转运至胎儿循环系统。在 SCT 上优先结合 Fc 受体的抗体是半乳糖基化的 IgG1 分子，可有效激活胎儿自然杀伤（NK）细胞以保护出生前的新生儿。

单核绒毛滋养细胞（villous cytotrophoblast，VCT）位于基底膜的 SCT 下方，它们不断有丝分裂并增生分化。在妊娠早期，VCT 形成连续的一层，为立方形并具有大的核质比。随绒毛树扩张，VCT 层变得不连续并且在足月时仅覆盖绒毛表面的 25%。随着胎盘扩大，细胞滋养壳变得不连续，细胞滋养层细胞柱从锚定绒毛的远端逐渐与蜕膜接触。

EVT 通过两种分化途径迁移到蜕膜中：间质 EVT（iEVT）通过蜕膜基质向母体螺旋动脉迁移，而血管内滋养细胞 EVT（eEVT）在螺旋动脉内部向下移动。在蜕膜中，iEVT穿透蜕膜、子宫内膜和子宫肌层内1/3处，聚集在螺旋动脉周围，为eEVT的侵入做准备。而eEVT侵入血管，代替部分血管内皮细胞，浸润血管壁特别是螺旋动脉壁的滋养细胞导致血管中层平滑肌和弹力组织消失，代之以纤维素样物质沉积，使螺旋动脉逐渐扩张，由此将子宫螺旋动脉改建成低阻抗、高容量的血管，保证母体血流对母胎界面的灌注，满足胎儿成长对营养物质的需求。妊娠早期迁移的eEVT在螺旋动脉末端形成栓子并将其堵塞，在早孕末栓子消失，子宫-胎盘循环得以建立。

2. 胎盘发育 人胎盘由滋养外胚层（trophectoderm，TE）发育，滋养外胚层来源于植入前胚胎（称为胚泡，受精后约5天形成）的外层。滋养外胚层附着在子宫内膜上，与内细胞团相邻。受精后6～7天，滋养外胚层融合形成初级合胞体，这是胎盘发育的着床前期。植入后，初级合胞体迅速侵入子宫内膜下层（妊娠期间转化为蜕膜）。受精后14天时，胚泡已完全包埋在蜕膜中，并被表面上皮覆盖。合胞体团中出现充满液体的腔隙，扩大并融合，形成小梁系统，这是植入阶段。

合胞体下面的细胞滋养层细胞最初不与母体组织直接接触，但迅速增殖穿透合胞体形成初级绒毛：即绒毛膜表面长出呈放射状排列的SCT小梁，绒毛膜深部增生活跃的细胞滋养细胞深入其中，形成SCT小梁的细胞中心索。胚泡在此阶段被三层覆盖：与原始腔接触的内绒毛膜板；被绒毛间隙分割的绒毛；与蜕膜接触的细胞滋养细胞层。而后初级绒毛继续生长，胚外中胚层长入细胞中心索，形成次级绒毛。在受精后第18天，胎儿毛细血管出现，标志着三级绒毛的形成。绒毛干逐渐分支扩大形成绒毛树。单个的细胞滋养细胞，离开与蜕膜接触的滋养细胞壳（母胎界面），像EVT一样侵入蜕膜，其过程类似于上皮-间质转化。通过这种方式孕早期的胎盘就形成了。

胎盘发育可分为两个阶段：

（1）血管生成期：发生在妊娠6～10周，表现为滋养细胞分化、大量血管新生；此时胚胎及胎盘仅表达低水平抗氧化酶，抗氧化能力不完善，EVT沿血管逆行迁移形成细胞栓，堵塞子宫螺旋动脉，造成生理性局部低氧状态，使滋养细胞免受氧自由基损伤。

（2）血管重铸期：发生在妊娠11～20周，阻塞的螺旋动脉再通，转化为低阻力血管，部分滋养细胞取代子宫螺旋动脉血管内皮细胞，并伴随中层平滑肌细胞的丧失而发生血管重铸。正常情况下，胎盘螺旋动脉重铸范围 > 90% 的胎盘面积，重铸深度达蜕膜下子宫肌层上1/3。以此建立胎儿-胎盘-子宫循环，为胎盘形成及胚胎生长提供保障。任何一个环节异常，均可引起不同程度的胎盘发育异常。

滋养层细胞的分化是胎盘维持其正常功能的重要基础，向合体化方向分化的过程保证了胎盘的物质交换和内分泌功能，向浸润方向的分化和对子宫血管的重塑则保证了胎儿/胎盘的锚定和母胎界面充足的血流灌注，给不断发育的胎盘和胎儿提供充足的血液供应，保证胎儿发育过程中对营养物质和氧的不断需求，确保胎儿的正常发育进程。

（二）影响滋养细胞浸润的细胞因子

滋养细胞侵蚀能力受众多因素影响，如黏附分子表型转换障碍、局部黏附激酶分泌异常等，胰岛素样生长因子结合蛋白等细胞因子的自分泌、旁分泌作用等等。

1. 细胞黏附分子（cell adhesion molecules，CAMs） 细胞黏附分子不仅介导细胞与细胞间、细胞与细胞外基质间黏附，还广泛参与细胞的信号转导、生长分化、肿瘤浸润等一系列的病理生理过程。细胞滋养层侵入类似于肿瘤生长，细胞黏附分子起到了重要的作用。它以受体-配体识别方式与细胞外基质的配体结合，其中整合素家族、钙调素家族与滋养细胞的浸润关系更为密切。胚胎植入时，细胞滋养层像单分子上皮一样锚定在滋养层基底膜上，滋养层细胞表达很多极化上皮的整合素细胞外基质配体。整合素是由α和β两个亚单位构成的异源双聚体，整合素α6β4与细胞黏附有关，α3β1和α1β1则与细胞浸润有关。一旦表型转换受阻，则可导致滋养细胞浸润能力受损和浅着床。E-钙黏附素（E-cadherin）的表达使得滋养细胞获得浸润表型，可以正常浸润子宫内膜及螺旋小动脉，完成对胎盘血管床的血管重铸，构成正常的胎盘循环。而纤连蛋白（fibronectin，Fn）是细胞黏附分子的一员，位于细胞滋养细胞与细胞外基质的连接处，连接细胞滋养细胞柱与子宫蜕膜，对滋养细胞到母体蜕膜的迁移和附着起着决定性作用。

2. 一氧化氮 人体胎盘绒毛血管及合体滋养细胞、脐血管都可以合成内源性一氧化氮（nitric

oxide，NO)，它是一种潜在的血管活性物质。在正常生理及正常妊娠状态下，一氧化氮是调节血管舒张的重要生理因子，尤其是内皮型 eNOS。一氧化氮在胎儿胎盘循环中维持低循环阻力，降低该循环对血管收缩因子如内皮素及血栓素的敏感性。内皮细胞产生的一氧化氮除了在降低机体对血管收缩因子的反应方面起着一定作用，还可以通过血小板的功能来调节妊娠期血流的改变。研究发现，一氧化氮的释放可抑制血管内皮细胞的血小板凝集作用。

3. 基质金属蛋白酶(matrix metalloproteinase，MMP) 妊娠期滋养细胞侵蚀血管壁所导致的低阻力动脉系统的建立，保证了胎儿生长对血流增加的需要。滋养细胞的侵蚀过程包括滋养细胞的黏附、基质的溶解及细胞的迁移。其中，基质的溶解是侵蚀过程中的重要环节，其中包括了多种基质金属蛋白酶和基质金属蛋白酶组织抑制剂(tissue inhibitor of matrix metalloproteinase，TIMPs)参与。正常的侵入是由基质金属蛋白酶和基质金属蛋白酶组织抑制剂之间的平衡而达到的。妊娠早期，滋养细胞向子宫内膜适时适当的侵入是建立子宫 - 胎盘血液循环的关键。滋养细胞柱、绒毛的上皮间质纤维细胞及蜕膜细胞中有 MMP2、MMP29 及 TIMP21、TIMP22、TIMP23 表达，其中在绒毛的滋养细胞上皮及蜕膜的腺上皮中 MMP29 及 TIMP22 高表达，提示 MMP29 在胎盘形成及滋养细胞侵蚀过程中起重要作用。MMP 表达的细胞定位、类型及量随着孕周的增加呈动态变化。总的来说，妊娠早、中期 MMP 分泌达高峰，继而随孕周的增加逐渐减少，在足月胎盘仅见少量 MMP21 表达。MMP 分泌量与生理性重铸发生的时间相吻合。TIMP 是 MMP 的特异性抑制因子，两者共同调节胚胎着床的部位和深度。

4. 转化生长因子 β(transforming growth factor β，TGF-β) TGF-β 超家族包括 TGF-β、Nodal、激活素和抑制素等，其中 TGF-β 是目前研究最多的比较公认的体内抑制滋养细胞浸润的细胞因子。TGF-β 主要位于胎盘合体滋养层细胞和侵入子宫内膜的滋养层小梁表面的细胞滋养层。在妊娠 7～8 周的胎盘组织中，TGF-β 水平增高，妊娠 9～11 周时，TGF-β3 蛋白表达下降，在时间上比滋养细胞浸润能力达高峰的时间提前，TGF-β3 表达规律与滋养细胞纤维连接蛋白合成成负相关，影响滋养细胞的表型转换。

5. HLA-G HLA-G 是一种罕见的人类组织相容性抗原，由细胞外基质表达，保护细胞免于自然杀伤细胞(natural killer cell，NK cell)的溶解，在妊娠免疫耐受中起重要作用。胎儿绒毛外滋养细胞的 HLA-G 与 NK 细胞抑制性受体 KIR 结合，抑制 NK 细胞对胎儿组织的杀伤能力；可使母体异体反应性 T 细胞发生凋亡。滋养细胞 HLA-C 和 HLA-G 抗原的协同表达可能逃避 NK 细胞的识别和攻击，绒毛外滋养细胞表达或分泌的 HLA-G 分子可调节其蜕膜和血管内侵袭。

6. 氧压 胎儿 - 母体面的氧压对细胞滋养层增殖与侵入的改变有影响。在妊娠早期胎盘形成阶段，滋养细胞是在一个相对缺氧的环境中发育的，低氧可刺激细胞滋养细胞进入细胞周期，从而活跃增殖，并且低氧可抑制滋养细胞对子宫内膜的浸润能力。随着绒毛间隙血流的增加，滋养细胞的浸润能力在妊娠 10～12 周达高峰。缺氧诱导因子(hypoxia inducible facto，HIF)是许多基因转录的主要调节因子，靶基因可以诱导厌氧过程，减少氧气消耗，或促进血管生成，从而建立和增强血管环境。许多缺氧诱导因子可以在正常和病理性妊娠(缺氧 / 缺血所致)中贯穿胎盘分化及生长的所有阶段。

7. 血管生成和抗血管生成因子 血管生成因子包括 VEGF、PlGF 及抗血管生成因子可溶性血管内皮生长因子受体 1(sFlt-1)、可溶性 Endoglin 分子(sEndoglin)等。VEGF 的功能是通过两种酪氨酸激酶受体亚型 VEGF-R1(Flt-1)和 VEGF-R2(KDR)介导的，它们都在大多数血管内皮细胞的细胞表面表达。胎盘 VEGF 位于细胞滋养细胞、合体滋养细胞、绒毛外滋养细胞和血管周细胞中。VEGF 的表达在妊娠前 7 周增加，并且随着妊娠进行而保持稳定。VEGF 及其受体在胎盘中的表达方式表明 VEGF 可以通过旁分泌或自分泌调节滋养细胞的行为。VEGF 在人类滋养细胞中有细胞增殖、迁移 / 侵袭和产生调节等多种作用，并能刺激绒毛外滋养细胞的血管内分化。在孕中期，sFlt-1 持续增加，但母亲循环中的 PlGF 却下降。

8. miRNA 在人胎盘中表达的 MicroRNA 是高度保守的内源性小单链 RNA 分子(21～23 个核苷酸)。许多 miRNA 在人胎盘中大量表达，并且某些在胎盘组织中特异性表达，循环的 miRNA 最有可能来自绒毛滋养层细胞释放的外泌体。越来越多的证据表明，miRNA 参与了滋养层细胞增殖、

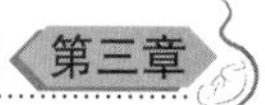

凋亡、迁移和侵袭的调控。单个 miRNA 可以靶向多个基因，miRNA 在不同滋养细胞类型中到底起何种作用，很大程度上取决于细胞的微环境和细胞特性。但对 miRNA 在不同滋养细胞亚型分化中的作用仍然知之甚少。

（三）妊娠期高血压疾病患者滋养细胞层浸润的特点

1. 细胞黏附分子异常　免疫细胞化学研究表明，在子痫前期患者中，侵入的细胞滋养层整合素表达异常，子痫前期中漂浮绒毛的整合素 α6β4 高表达，而整合素 α1β1 表达减少，表明滋养细胞黏附能力增强而浸润能力减弱，这也是造成子痫前期患者胎盘浅着床的原因之一。子痫前期患者细胞滋养层没有表达与正常妊娠相同的内皮细胞黏附分子成分。同样，子痫前期患者中胎盘床的细胞滋养层血管内皮钙黏蛋白表达减少，甚至缺失，蜕膜细胞滋养层不表达 VCAM-K（血管细胞黏附分子 -1）及 PECAM-K（血小板 - 内皮细胞黏附分子 -1），这些均使胎盘滋养细胞浸润能力减弱，入侵子宫螺旋动脉受影响，致使胎盘浅着床，母胎界面血流缓慢。

2. 一氧化氮异常　子痫前期患者机体由一氧化氮状态向低一氧化氮状态变化，是对妊娠生理变化适应异常的表现，子痫前期患者中一氧化氮的产生和释放处于抑制状态，血管内皮细胞功能损伤，导致产生、释放一氧化氮功能降低，胎儿 - 胎盘循环对血管收缩因子的敏感性增加、血流阻力增加。一氧化氮缺乏会诱发子痫前期的子宫胎盘变化，包括子宫动脉直径、螺旋动脉长度和子宫胎盘血流量减少。另外，子痫前期患者由于血管内皮细胞功能受损，随之发生一氧化氮产生、释放功能受抑制，血小板凝集，中性粒细胞黏附亢进，最后发生血管痉挛。

3. 基质金属蛋白酶（MMP）异常　妊娠早期 MMPs 和 TIMPs 的分泌失调可能干扰生理性滋养层细胞的入侵，即子痫前期患者中的滋养层细胞将产生较少的 MMP-9 和 MMP-9 抑制或基因沉默，从而影响体外滋养层细胞的入侵。在子痫前期患者的绒毛中观察到 MMP-2 和 MMP-9 甲基化增加，浓度减低，导致滋养细胞入侵缺陷，影响胎盘血管重铸障碍。

4. 转化生长因子 β（TGF-β）异常　子痫前期患者胎盘部位 TGF-β 于妊娠 9～11 周左右未能及时下降，高水平的 TGF-β 抑制滋养细胞的侵蚀功能或使其功能丧失。母血及胎盘部位、脐血血管 TGF-β3 表达增高，同时，胎盘 VCAM-1 的含量升高，TGF-β3 与 VCAM-1 相互调节，通过一系列的机制导致血管内皮损伤，诱导子痫前期的发生与发展。

研究表明，孕晚期子痫前期患者激活素 A 和抑制素 A 的循环水平明显升高。在子痫前期胎盘中观察到 Nodal、激活素 A 及其两个受体 ActRIIA 和 ALK7 的上调，激活素 A 能通过增强 Nodal 表达和通过 ALK7 的信号转导来促进滋养细胞的凋亡而导致胎盘缺损。

5. HLA-G 异常　多数子痫前期患者胎盘 HLA-G 表达下降或缺失，HLA-G 表达缺陷的滋养细胞易受母体免疫细胞攻击，不能侵入螺旋动脉，完成血管重铸。子痫前期患者绒毛膜组织中 HLA-G mRNA 表达低于正常妊娠，滋养细胞数低于正常，说明子痫前期患者滋养细胞侵入减少。最近的研究发现 HLA-G 基因多态性与子痫前期发病也有关，胎盘活检中 HLA-G 基因启动子区域的甲基化与子痫前期有关。

6. 氧压的改变　缺氧可诱导妊娠早期绒毛组织中缺氧诱导因子（HIF-l）α 的表达增加，HIFs 在胎盘发育过程中起到中央氧传感器的关键作用，许多与入侵相关的因子已被确定为 HIF 靶基因。缺氧时滋养细胞表达的侵蚀表型减少，而在降调 HIF-lα 表达后，绒毛外滋养细胞表达的侵蚀性表型增加，同时侵入细胞外基质中的滋养细胞数也增加。子痫前期患者的胎盘绒毛组织 HIF-lα 表达水平明显高于正常妊娠妇女，而当氧浓度恢复到常氧浓度时，HIF-lα 表达并无明显下降，仍处在高表达水平。因此有学者提出，子痫前期的病因是在妊娠早期胎盘形成时，滋养细胞对氧浓度的增加不敏感，妊娠 10～12 周氧浓度增加时，HIF-lα 仍持续呈高表达，抑制了滋养细胞的浸润能力，使滋养细胞侵入子宫内膜过浅，而导致子痫前期及子痫的发生。

7. 血管生成和抗血管生成因子异常　子痫前期患者胎盘组织中 VEGF mRNA 表达水平明显低于正常妊娠妇女，并且表达水平随孕周增加而明显降低。VEGF 分泌水平降低，影响滋养叶细胞的分化和浸润能力，并进一步损害血管内皮细胞的正常生长和发育。由于胎盘缺血缺氧，导致多种细胞毒性因子释放进入母体循环，引起血管内皮损伤、通透性增加和内皮功能紊乱，前列腺素和内皮素等一系列分泌因子的改变，导致血管对加压物质的敏感性增强，而引起孕妇血压升高。在子痫前期患者外周血中，sFlt-1 水平显著增高而 VEGF 和 PIGF 水平下降，且均发生于子痫前期症状出现之前 5 周，这种变化在早发重度子痫前期患者中尤为明显。研究发现低氧在刺激 sFlt-1 的表达中发挥重要作用；而亚铁血红素氧化酶（HO-1）可降低 sFlt-1 和 sEndoglin 的表达，并能拮抗 VEGF 所诱导的 sFlt-1 的释放，影响干扰素 γ（IFN-γ）和肿瘤坏死因子 α（TNF-α）所促进的 sEndoglin 的释放。

8. miRNA 异常　在子痫前期患者中发现了异常的胎盘 miRNA 谱。绒毛膜板（胎儿侧）或基底板（母亲侧）的胎盘组织之间的 miRNA 水平存在显著差异。研究表明子痫前期患者血浆中 miR-210 的水平升高，miR-210 的异常表达可能引起胎盘功能的各种缺陷。子痫前期胎盘中 miRNA 的异常表达表明胎盘 miRNA 的失调与子痫前期之间存在联系，但尚未完全阐明这些 miRNA 促成子痫前期发病机制的确切机制，以及 miRNA 的表达如何受转录因子和信号分子的调控。

综上所述，胎盘滋养层侵入子宫的过程是由许多表达在蜕膜和滋养层中的细胞因子紧密控制的，包括 CAMs、ECM、蛋白酶、蛋白酶抑制物、生长因子、细胞因子及其他分子，其中任何一种发生异常都有可能导致细胞滋养层侵入受损。

二、妊娠期子宫螺旋状小动脉的重塑

（一）子宫螺旋动脉重塑的四个步骤

1. 母体蜕膜相关性重塑　早在排卵后第 11 天，血管周围的水肿蜕膜细胞鞘（Streeter 柱）就出现了，这些肿胀的血管周围细胞通常起源于螺旋小动脉的血管平滑肌。在胚胎 9 周时，子宫蜕膜中的母体自然杀伤细胞合成并分泌 VEGF、PLGF 和其他血管生长因子，导致血管腔中的内皮细胞空泡化和结构变化。在交界区或子宫内膜下肌层，存在没有经过免疫修饰的妊娠自然杀伤细胞，并且穿透性 iEVT 有助于 VEGF 和血管生长因子的释放。

2. 血管内滋养细胞迁移　此步发生滋养细胞增殖和动脉内迁移。iEVT 随后融合形成多核巨细胞，但 eEVT 仍是单核的，并具有吞噬作用，成为血管壁的一部分。iEVT 在间质中的迁移和增殖进入蜕膜和交界区肌层先于 eEVT 数周。增生的 eEVT 将螺旋小动脉的出口堵塞在母胎界面上，从而为发育中的胚胎创造了低氧环境。妊娠 10 周后，蜕膜的整个螺旋动脉中的滋养层可达到交界区子宫肌层的表层，在妊娠 15 周后发生螺旋动脉肌层的深度浸润。

3. 滋养细胞相关性重塑　滋养层细胞穿透内皮细胞及下面的基底膜，成为动脉壁的一部分。血管平滑肌细胞被包埋于纤维蛋白样物质中的滋养层细胞取代，腔内的滋养层细胞呈蜘蛛状嵌入血管壁。这与 iEVT 不同，eEVT 始终保持单核或至多变成双核。

4. 再次内皮化　发生在内皮细胞残余物修复母体血管内壁时，新的内皮细胞覆盖也可能来源于循环内皮祖细胞。

（二）子宫螺旋动脉重塑失败的原因

1. 蜕膜相关的重铸失败　黄体期分泌性子宫内膜蜕膜化与自然杀伤细胞的浸润有关，自然杀伤细胞现在被认为是滋养细胞与子宫之间相互作用的主要效应细胞。反复的月经周期导致子宫内膜蜕膜化可能是成功植入和深层胎盘形成的前提条件。这可以解释青少年妊娠、初潮后短期怀孕和初产妇 HDP 发病风险增加的现象。

2. 滋养细胞迁移失败　蜕膜化不全和血管生成障碍可导致血流量减少，进而导致整合素迁移失败，滋养细胞无法获得内皮表型。同时滋养细胞 HLA-G 表达异常，这可以解释与葡萄胎妊娠有关的 HDP。

3. 与滋养层相关的重塑失败　蛋白酶分泌减少可导致血管内滋养细胞侵入受损及纤维素样物质沉积障碍，这可能与滋养细胞信号异常有关。这可以解释结缔组织疾病，SLE 和抗磷脂抗体阳性患者中 HDP 发病风险增加的现象。血管中纤维素样物质沉积不良，可解释在血栓形成障碍（如 V 因子莱顿突变、丝氨酸蛋白酶抑制剂基因突变）和蛋白 C、蛋白 S 缺陷的情况下更容易发生 HDP 的现象。慢性高血压、肾脏疾病、产妇年龄增加和糖尿病可能导致螺旋动脉的平滑肌增生，进而导致弹性蛋白和血管平滑肌受损，已经存在的中膜平滑肌增生可能会干扰滋养细胞诱导的弹性平滑肌细胞凋亡。

4. 母体炎症反应增强导致的重塑失败　母体动脉内平滑肌的滋养层细胞增殖和凋亡激发了母体的组织修复机制，母体的炎症明显，则滋养细胞可能会被噬菌体破坏，从而导致胎盘床中的“急性动脉粥样硬化病变”。这可以解释在 Rh 不相容妊娠和高同型半胱氨酸血症患者中更容易发生子痫前期的现象。

由此可见，正常妊娠子宫胎盘血管特有改变的关键在于滋养层细胞的浸润，滋养细胞能否正常浸润胎盘床子宫螺旋动脉是子宫 - 胎盘循环有效建立的基础，是妊娠成功的关键。

（三）妊娠期高血压疾病患者胎盘床子宫螺旋小动脉的异常变化

多项研究发现子痫前期胎盘中，侵入子宫内膜的 iEVT 在数量和密度上均明显减少，而且 iEVT 的浸润程度较正常妊娠表浅得多。更重要的是，大多数重度子痫前期病例中滋养层细胞对子宫螺旋动脉重塑极其不足，子宫螺旋动脉血管中 eEVT 的数量非常少；同时，子宫血管壁周围的滋养层细胞中不能发生内皮细胞特异性抗原（VE-Cadherin、PECAM 等）的上调，表明重度子痫前期胎盘中滋养层细胞向 eEVT 的分化受到阻碍。这将直接导致子宫 - 胎盘血液循环建立的不完善，造成胎盘和胎儿缺血缺氧。

在分娩胎盘蜕膜碎片的螺旋动脉中存在动脉粥样硬化样损伤，即存在纤维素样坏死及蓄积泡沫细胞的特征性损伤，因此称之为“急性动脉粥样硬化”。在子痫前期样本中，子宫肌层内可见动脉结构，由此推测这种异常改变是由滋养层侵入不足造成的，仅局限于螺旋动脉的蜕膜部分。子痫前期胎盘床活组织切片发现，部分螺旋动脉的子宫肌层段弹性纤维仍保持完整，血管管腔狭窄，母体供给胎盘的血流减少。另外，子痫前期的胎盘中有一小部分螺旋动脉血管会由于缺乏生理性重铸而发生急性动脉粥样硬化，但急性动脉粥样硬化不是子痫前期特有的病理变化。

三、滋养细胞凋亡对胎盘浅着床的影响

细胞凋亡（apoptosis）即程序化细胞死亡（programmed cell death），是机体为调控机体发育、维护内环境稳定由基因控制的细胞主动死亡过程。多数发生于生理情况下，部分病理刺激也可诱导凋亡。其特征为细胞骨架扰乱，黏附力降低，伴随细胞皱缩而产生的胞质和核的浓缩，细胞膜发泡脱落形成凋亡小体，继而降解。机体的正常发育有赖于细胞增殖与凋亡的平衡，细胞凋亡过快或不足都会导致疾病的发生。妊娠过程中胎盘组织存在滋养细胞凋亡，对滋养细胞迁移、浸润及胎盘种植起到调节作用。滋养细胞凋亡过度可能导致胎盘浅着床，造成子宫螺旋动脉重铸失败，最终出现胎盘血液灌流量减少而引起子痫前期，胎盘滋养细胞的凋亡现象可能是其发生发展的中心环节。

妊娠期间胎盘组织中存在细胞凋亡，且随妊娠进展细胞凋亡增加。正常早孕及晚孕绒毛与蜕膜中都有一定的细胞增殖与细胞凋亡发生。早孕以细胞增殖为主，晚孕以细胞凋亡为主。细胞凋亡过程十分复杂，涉及多个基因、免疫和细胞因子等多方面的调节。妊娠期胎盘组织凋亡主要与 Fas/FasL、Bcl-2/Bax、P53 调控基因相关。妊娠期高血压疾病患者中，胎儿血管和滋养细胞 Fas 过度表达、凋亡促进因子 Bax 表达升高及 P53 介导的滋养层细胞凋亡可诱发胎盘缺氧，导致胎盘功能低下，导致 HDP 的发生。

胎盘绒毛合体细胞结节是由基底层细胞滋养细胞增殖和融合形成。妊娠早期可见大量合体滋养细胞侵入绒毛间隙，形成蘑菇状的合体细胞结构。通常合体细胞结节仅见于间叶绒毛和未成熟的中间绒毛表面，主要存在于妊娠前半期。合体细胞结节位于近绒毛顶端，并发育为绒毛的细长部分。滋养层细胞不断地分化和增殖为合胞体滋养层并发芽。可能的机制：①发芽状凋亡脱落；②结节或 Tenny-Parker 改变；③波浪状凋亡脱落；④停滞性凋亡脱落；⑤肢端脱落；⑥坏死脱落。有学者发现，合体细胞结节与胎盘缺血及 HDP 等妊娠并发症相关，缺氧时胎盘会出现新生血管分支和绒毛终末端高度分支，合体细胞桥相互连接，绒毛间隙窄，表现为合体细胞结节。

综上所述，HDP 表现为胎盘中滋养细胞浸润不足、螺旋动脉重铸障碍及胎盘浅着床，各种影响滋养细胞浸润的因素均可影响子宫 - 胎盘循环的有效建立，导致病理妊娠。

（王　静　蔺　莉）

参考文献

1. KNÖFLER M，HAIDER S，SALEH L，et al. Human placenta and trophoblast development：key molecular mechanisms and model systems. Cell Mol Life Sci，2019，76（18）：3479-3496.
2. TURCO MY，MOFFETT A. Development of the human placenta. Development，2019，146（22）：163428.
3. LATIFI Z，NEJABATI HR，ABROON S，et al. Dual role of TGF-β in early pregnancy：clues from tumor progression. Biol Reprod，2019，100（6）：1417-1430.
4. HARAM K，MORTENSEN JH，MYKING O，et al. The Role of Oxidative Stress，Adhesion Molecules and

Antioxidants in Preeclampsia. Curr Hypertens Rev，2019，15(2)：105-112.
5. SUTTON EF，GEMMEL M，POWERS RW. Nitric oxide signaling in pregnancy and preeclampsia. Nitric oxide，2020，95：55-62.
6. SKALIS G，KATSI V，MILIOU A，et al. MicroRNAs in Preeclampsia. MicroRNA，2019，8(1)：28-35.
7. SATO Y. Endovascular trophoblast and spiral artery remodeling. Mol Cell Endocrinol，2020，503：110699.
8. BROSENS I，PUTTEMANS P，BENAGIANO G. Placental bed research：I. The placental bed：from spiral arteries remodeling to the great obstetrical syndromes. Am J Obstet Gynecol，2019，221(5)：437-456.
9. D'ARCY MS. Cell death：a review of the major forms of apoptosis，necrosis and autophagy. Cell Biol Int，2019，43(6)：582-592.
10. RAGUEMA N，MOUSTADRAF S，BERTAGNOLLI M. Immune and Apoptosis Mechanisms Regulating Placental Development and Vascularization in Preeclampsia. Front Physiol，2020，11：98.

第二节 血液流变学变化

心血管系统中的血液循环不仅取决于心脏的驱动力及血管系统的结构、机械性能，还取决于血液本身的流变特性。因此，血液流变学发生异常改变时会对血液循环系统造成不利的影响，并导致多种疾病的发生。许多疾病特别是心血管相关疾病，如冠心病、糖尿病、急性心肌梗死、高血压疾病等均与血液流变学特性的病理变化有关，例如血液和血浆黏度升高、红细胞变形能力降低和红细胞聚集增加等。妊娠期高血压疾病孕妇本身即存在妊娠引起的血液循环系统的特殊变化，在合并高血压后更易导致血液循环系统的紊乱，同时血液流变学的异常变化也更为明显。妊娠期高血压疾病血液流变学的改变会进一步加重孕妇机体血液循环系统的紊乱，特别是会进一步加重血液微循环的灌注障碍，进而加重患者病情，增加子痫前期-子痫、HELLP综合征等一系列严重并发症的发病风险。因此，了解掌握妊娠期高血压疾病的血液流变学的具体变化及其在妊娠期高血压疾病发展过程中的作用，对于妊娠期高血压疾病的预防、监测、治疗及预后均具有重要临床意义。本节主要对血液流变学的概念、分类、实验室检查，以及妊娠期高血压疾病的血液流变学特点、对母儿的影响及其临床监测意义进行阐述。

一、血液流变学的概述

（一）流变学的基本概念

流变是指物质在应力的作用下产生的流动与变形，这一概念最早由Binhan在1930年提出。之后Copley提出了生物流变的概念，即血液和淋巴液等体液，玻璃体，血管、肌肉、晶体等软组织，甚至骨骼的细胞质等均可发生流变。血液流变学(hemorheology)是在1951年由美国物理学会在一次会议中首次提出。血液流变学作为生物流变学的重要分支，主要研究血液在血管中流动的规律及血液中有形成分(细胞)的变形性和无形成分(血浆)的流动性对血液流动的影响，是一门涉及生物、数学、化学及物理等多学科交叉发展的边缘科学。

（二）血液流变学的分类

根据研究的层次血液流变学主要分为宏观血液流变学(macro hemorheology)与微观血液流变学(micro hemorheology)。其中宏观血液流变学把血液看作为连续介质，而不考虑其微观结构，研究血液与血浆的宏观流变性质，即剪切率(shear rate)、剪切应力(shear stress)与黏度(viscosity)的关系，以及血管壁上剪切应力分布等。微观血液流变学则研究血液内部微观结构与血液流变性的关系，即寻找血液或血管中分子结构、胶体结构或细胞结构与流动和变形之间的关系。

微观血液流变学又进一步分为了细胞流变学(cellular rheology)和分子流变学(molecular rheology)。细胞流变学主要研究血液有形成分的流变学特性，如红细胞的变形、聚集、表面电荷等内容。分子流变学从分子水平研究血液成分的流变特性，如红细胞膜中骨架蛋白、膜磷脂对红细胞流变性的影响，血浆分子成分对血浆黏度的影响等。

二、血液流变学的实验室检查

血液流变学的实验室检查包括：全血黏度、全血还原黏度、血浆黏度、血细胞比容、红细胞沉降率、红细胞刚性指数、红细胞变形指数及红细胞电泳时间等多项指标。

（一）全血黏度

全血黏度是衡量血液总体(血细胞和血浆)在血管内产生的流动摩擦或流动阻力的指标。血液在血管内作稳定的流动时，分为许多液层，各层流速不同。在层流中，单位距离的两个液层流速不同，两层间速度差叫速度梯度，又称切变速度，简称切变率。切变率从高到低可分为高切变率（100～200/s）、中切变率（50～60/s）及低层切变率（1～20/s），分别相当于血液在体内大、中、小（微）不同压差血管中的流动速度。

在低层切变率时，血液形成红细胞聚集体，红细胞聚集体越多，红细胞聚集越强，血液黏度越高，因此低切变率下的全血黏度值，可以反映红细胞的聚集程度；正常参考值：6.12～9.58（单位：mPa•s）。高切变率下可反映红细胞的变形程度，高且黏度高，红细胞变形性差；高且黏度低，红细胞变形性好；正常参考值：3.73～4.60（单位：mPa•s）。中切黏度值为低且到高且黏度变化的过渡点，其临床意义尚不明确；正常参考值：3.73～4.60（单位：mPa•s）。

（二）血浆黏度

血浆黏度是反映血液黏滞程度的又一个重要指标，其特点是不随着切变率的变化而变化，是一个常数。血浆黏度值升高可引起全血黏度的升高，但不成正比关系。血浆不仅以其固有的黏度影响着全血黏度，重要的还是受血浆中各种成分，如血浆蛋白、纤维蛋白原、血脂等的影响，并随之升高而升高。而血浆黏度的高低主要取决于血浆蛋白，尤其是纤维蛋白浓度。正常参考值：1.18～1.61mPa•s。

（三）全血还原黏度

全血还原黏度是指血细胞比容为 1 时的全血黏度值，也称单位压积黏度。由于血液黏度受细胞比容（hematocrit，HCT）的影响，在各种剪切率下，全血黏度随 HCT 的增加而增大，在同一剪切率下全血表观黏度随 HCT 的增高，呈指数增高，在同一压积时，其表观黏度随剪切速率增大而降低。为了消除 HCT 的影响，便于比较不同血样的黏度，既引入了全血还原黏度的概念。这样使血液黏度都校正到单位 HCT 的基础上进行比较，分析红细胞自身流变性质的变化（而不是由于红细胞数目的变化）对血液黏度影响的大小。正常参考值：低切：11.02～19.84mPa•s；中切：6.25～10.51mPa•s；高切：4.63～8.26mPa•s。

（四）血细胞比容

血细胞比容是指红细胞所占全血的百分比，反映了红细胞的浓度。HCT 与血液中的红细胞数量多少有关，是影响血液黏度的主要因素。血液黏度随血细胞比容的增高而增高。而血液黏度与血细胞比容的关系又随剪切速率的不同而有所不同。即剪切率越低，血液黏度随着 HCT 增高而增高。正常参考值：43.00%～48.00%。

（五）红细胞沉降率

红细胞沉降率（erythrocyte sedimentation rate，ESR）简称血沉，指红细胞在一定条件下的沉降速度。血沉测定作为血液流变学诊断指标之一，主要用于观察红细胞的聚集性。红细胞聚集可使血液流动减慢，血流阻力增大，血液黏度增高，特别是低剪切黏度明显增高，其黏度增高的程度与红细胞的叠连速度及数量有直接关系。这种血液黏度的增高来源于红细胞的聚集能力增强，而红细胞聚集性增强时又表现为血沉增快。正常参考值：男，0.00～15.00mm/h；女，0～20mm/h。

（六）红细胞刚性指数

红细胞刚性用来衡量红细胞的变形能力。正常红细胞在血液中随所受切变力的增加，变形和定向程度增加，全血表观黏度下降；硬化的红细胞则无此效应。红细胞硬化程度增加或变形能力减小，全血高且相对黏度增加。刚性指数越大，红细胞变形能力越差。正常参考值：1.48～2.57。

（七）红细胞变形指数

红细胞变形指数是指红细胞流动过程中在外力作用下改变形状的能力，这是一种重要的流变现象。红细胞变形性是影响全血在高切变率下黏度的关键因素，也是在小血管中决定血液流动性的重要因素。红细胞变形指数大，红细胞的硬化程度高，红细胞变形性差，血液流动性就差。正常参考值：0.63～1.04。

（八）红细胞电泳时间

红细胞表面带有负电荷，在直流电场的作用下移动一定距离所需的时间叫红细胞电泳时间。影响电泳时间的因素主要与血浆中血脂、球蛋白和纤维蛋白原的增加，以及血浆黏度的增加有关。当表面负电荷减少时，红细胞间静电排斥力减少，红细胞电泳时间延长，红细胞聚集性增强，全血黏度高，反之则降低。正常参考值：3.08～5.97 秒。

三、妊娠期高血压疾病的血液流变学变化

目前国内外的临床研究均已证实，与正常妊娠相比，合并妊娠期高血压疾病的孕妇存在全血黏度（包括高切黏度、中切黏度、低切黏度）、血浆黏度、血细胞比容及纤维蛋白原水平等血液流变学指标的显著升高。具体主要包括以下几个方面：

（一）血容量变化

正常妊娠过程中自6～8周孕妇的血容量开始增加，孕32～34周达高峰，可增加40%～45%，平均增加1 450ml，其中血浆增加1 000ml，红细胞容量增加约450ml。血容量的增加有助于促进孕妇血液稀释，降低血流阻力，进而保证心脏能够向组织器官输送更多的血液来供氧而不增加心脏的负荷。此外，血浆容量的增加还可促进肾血流量增加，提高新陈代谢，促进代谢产物的排出，并能防止孕妇在妊娠后半期发生由于外周血大量丢失、分娩失血导致的低血压或体位性低血压。更重要的是，满足了为支持胎儿胎盘单位血供而增加循环血量的需要。血液稀释还减少了胎盘剥离时红细胞丢失，并且确保了在红细胞聚集增加、变形能力降低、血浆纤维蛋白原浓度增加、血浆黏度增加的情况下孕妇的血液黏度能维持在正常妊娠水平，使氧气输送得以优化。而妊娠期高血压孕妇则表现为循环血容量的相对减少，2006年Aardenburg等的研究已证实与正常妊娠的孕妇相比，妊娠期高血压孕妇的静脉血容量降低了20%左右。Luger研究显示，合并妊娠期高血压疾病的孕妇较正常妊娠孕妇的血容量和血浆容量可分别减少562ml和590ml。目前认为导致这一变化的机制是由于孕妇在各种因素的影响下出现血管内皮细胞受损和炎症反应，进而引起动脉血管痉挛，这也是子痫前期-子痫的病理基础。而全身小动脉发生痉挛可导致外周阻力增大，进一步加重血管内皮细胞损伤，使血管壁通透性增加、体液及蛋白渗漏、血液浓缩等，最终引起循环血容量减少，患者主要表现为血压升高、蛋白尿、水肿等。

（二）全血黏度变化

妊娠期高血压孕妇的全血黏度呈明显增高状态。如前所述，红细胞变形能力是影响全血在高切变率下黏度的关键因素，也是在小血管中决定血液流动性的重要因素。妊娠期高血压孕妇由于全身小动脉痉挛和血管内皮细胞损伤，孕妇血管壁通透性增加、体液及蛋白渗漏，使渗透压明显降低，导致红细胞体内的水分增加并丧失正常的几何形状，使其变形能力下降，从而引起全血黏度增高（图3-2-1）。另外，妊娠期高血压孕妇常存在凝血功能障碍，甚至发展至弥散性血管内凝血，其病理生理机制：血管内皮的损伤可导致血小板破裂释放和激活一系列凝血因子，引起纤维蛋白原水平相对增高，易导致高凝状态。而纤维蛋白原为长链高分子其表面吸着作用产生胶联结合力，使红细胞聚集增强，引起全血红细胞聚集指数增高，红细胞沉降率加快，这是引起妊娠期高血压孕妇全血低低且黏度高的主要因素。

（三）红细胞相关指标变化

红细胞变形性即红细胞形状变化的能力，主要由高切变率反应正常红细胞呈双凹盘状，靠自身的变形能力可以通过小于本身直径的毛细血管腔。红细胞的变形性是影响全血高切黏度体内微循环有效灌注的重要因素之一。在一定的切变率

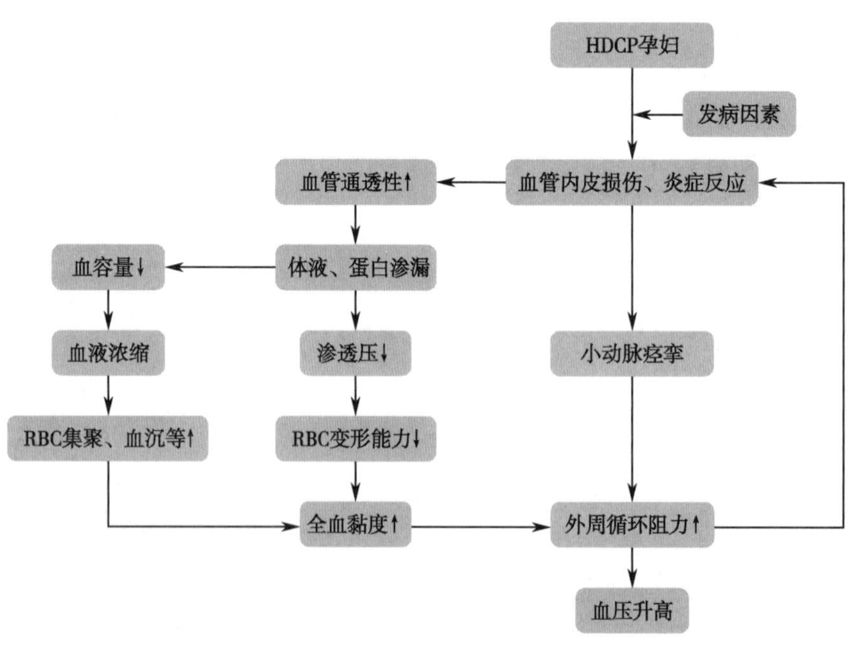

图3-2-1 妊娠期高血压疾病孕妇血液循环系统变化及血液流变学变化

范围内，由于红细胞的变形和取向效应（指红细胞在微血管中定向流动的现象），导致了血液流动的阻力降低，在宏观上就表现为血液黏度随切变率的升高而减少。换言之，在同一高切变率下，红细胞的变形性越强血液黏度低。而当红细胞衰老时，血浆黏度、全血黏度增加。妊娠期高血压孕妇高切变率下全血黏度高于正常妊娠妇女，表明红细胞变形能力降低。如 Heilmann 的研究表明，妊娠期高血压孕妇红细胞变形能力明显降低。Botlini 等的研究也证实，妊娠中期妊娠期高血压疾病患者的红细胞变形能力较正常孕妇明显降低，相对血液黏度著升高，提出妊娠中早期现红细胞变形能力降低和相对血液黏度高有预测早期妊娠期高血压疾病的意义，并提出这些变化联合胎盘血管病变可能与妊娠期高血压疾病的发生及病理生理有关。

研究发现，妊娠期高血压疾病红细胞聚集指数、红细胞刚性指数、血细胞比容均较正常妊娠高。Lurie 等的研究发现，正常妊娠妇女较非妊娠妇女红细胞年龄分布更轻，红细胞生成增多但寿命缩短，红细胞变形能力减低、聚集能力增强。Heilmann 的研究则发现，妊娠期高血压孕妇的红细胞刚性也显著增加，其研究显示这可能是由于细胞钙代谢的重新分布或与血浆脂质的交换所致。在妊娠期高血压疾病血细胞比容代偿性的增加，以增加氧的携带量来改善缺氧的状态。研究显示，血细胞比容增加可使全血黏度升高，血流缓慢，血流量减少，导致氧运输量减低，微循环血流淤滞，动脉血氧饱和度下降，使红细胞表面静电荷被覆盖，静电斥力减弱，红细胞聚集叠连成缗钱状，这会促进红细胞聚集性增加，红细胞在单位时间内沉降速度加快，并引起血细胞比容低且黏度高。但也有研究发现一些妊娠期高血压孕妇的血细胞比容与正常妊娠无显著差异。

四、妊娠期高血压疾病血液流变学变化对母儿预后的影响

（一）对妊娠相关并发症的影响

妊娠期高血压疾病由于各种病理生理改变导致血容量减少、血液浓缩、血浆黏度及全血黏度增加，同时红细胞变形能力减弱、聚集能力增强、通过毛细血管的能力下降，均可致微循环灌注障碍，造成脏器缺血、缺氧、功能受损，从而导致孕妇各器官功能障碍。与正常妊娠孕妇相比，妊娠期高血压孕妇 HELLP 综合征、胎盘早剥、心脏损害、肝脏损害、肾脏损伤及神经系统损害等多种严重并发症发生率显著增加。而孕妇血液流变学相关参数则直接或间接参与了上述并发症的发生和发展过程，血液流变学参数越差的孕妇，往往会有更差的妊娠结局和预后。

HELLP 综合征是重度子痫前期的严重并发症，严重威胁孕产妇及围生儿健康，Woudstra 等学者研究发现发病率及死亡率分别为 20% 及 40%，围生儿病率及死亡率高达 60%。目前，HELLP 综合征的具体发病机制尚不清楚，但其与妊娠期高血压疾病的病理改变相同，包括动脉血管痉挛、血小板凝集、血管内皮细胞损伤、纤维蛋白沉积及器官缺血等。胎盘早剥是子痫前期 - 子痫的常见并发症，与正常妊娠孕妇相比，妊娠期高血压孕妇的胎盘早剥发病率增加了 5 倍。目前认为胎盘早剥的病理生理机制可能与子宫螺旋小动脉、远端毛细血管缺血缺氧而发生梗死有关。而研究证实，孕妇血液流变学参数与其高血压病情严重程度具有密切关系：与中度先兆子痫患者相比，发生严重先兆子痫和胎儿生长受限的孕妇，与较高的红细胞聚集相关，同时也与血浆黏度纤维蛋白原水平（$r=0.16$）、血小板计数（$r=0.127$），尤其与血红蛋白 / 血细胞比容值（$r=0.23/0.26$）在统计学上具有相关性。因此，孕妇血液流变学指标越差，代表了孕妇的病情越严重，发生重度子痫及相关并发症的可能性更高。另外，这些并发症又可反过来导致血液流变学的进一步恶化，如前所述 HELLP 综合征和胎盘早剥均可导致孕妇凝血功能的进一步恶化，包括产生大量的纤维蛋白原降解产物，引起继发性纤溶亢进，导致血液黏度增高和凝血功能障碍加重等。

全血黏度是影响外周阻力的重要因素，血液黏度增加使外周阻力升高，进而导致心肌收缩力和射血阻力增加，心输出量明显减少，同时凝血因子增加，血管壁通透性增强，血液呈高凝状态，加重心脏后负荷，并最终造成心肌缺血、心力衰竭等。曾有报道，约 50% 的妊娠期高血压孕妇会发展为限制性心肌病。外周阻力的升高和心输出量的减少同时也会导致肝肾功能改变，重症时可出现肾衰竭、酸中毒和电解质紊乱，引起妊娠期高血压疾病特有的全身性病变，严重威胁着产妇和新生儿的生命及健康。

血液流变学的改变使孕妇处于高凝状态，因

此易发生血栓形成并导致脑缺血、脑梗死等脑血管意外。此外，Vayá等研究中发现，深静脉血栓形成（deep venous thrombosis，DVT）患者的纤维蛋白原水平和红细胞聚集指数显著增加，这种血液流变学的紊乱还进一步增加了妊娠高血压孕妇深静脉血栓形成的发病风险。

（二）对胎儿不良预后的影响

一般认为微循环中小静脉及微静脉均属低切变率区，妊娠期高血压疾病时低切变率下全血黏度增加，直接影响胎盘灌注，造成缺血缺氧，是导致胎儿生长受限、胎儿宫内窒息死亡的主要原因。另外，妊娠期高血压孕妇早产率显著升高，而早产可导致缺血缺氧性脑病、视网膜病变等并发症显著升高，严重影响患儿后期的正常生长发育。

五、妊娠期高血压疾病血液流变学监测的临床意义

（一）疾病的预防和监测

Robins等的研究显示，PIH与患者入组时平均血液黏度和纤维蛋白原的显著升高有关，血液流变学，尤其是血液黏度和纤维蛋白原，可能在妊娠高血压病的发展中起到预测作用。与入组时吸烟和舒张压的测量结果结合使用时，这些测量结果可用于计算发生PIH的风险评分，从而可以确定产前护理的目标。2012年Chien的研究表明，血液流变学各参数改变早于临床症状出现，故对无症状的妊娠期高血压疾病患者，通过血液流变学指标检查可以为早期预防、早期诊断和治疗提供参考依据，从而减少妊娠期高血压疾病、子痫前期等并发症的发生，降低孕产妇病死率并改善胎儿的正常生长和预后。

高凝状态对于维持纤维蛋白沉积于动脉以及子宫壁和胎盘绒毛间是必要的，这有助于维持胎盘的完整性，也有利于在分娩过程中和产后迅速止血，有效地防止产后出血。但高度血液凝固者易发展为妊娠期高血压疾病，甚至弥散性血管内凝血，危及母婴生命，为防止产妇发生意外，在其临产时严密监测血液流变学指标的变化，对提高孕产妇及婴儿生活质量有重要意义。

（二）病情严重程度的评估

血液流变学参数（包括全血高低切黏度、血浆黏度、血细胞比容、红细胞变形指数、纤维蛋白原水平等）与妊娠期高血压孕妇的病情有密切关系。一项研究发现，当HCT≥0.35%，全血黏度＞3.6mPa•s或血浆黏度＞3.6mPa•s，能够有效预测子痫前期的发生。另外，胎儿在宫内的状况与血液流变学参数也具有关系，当全血高切黏度＞6.0mPa•s，血浆黏度＞1.7mPa•s，HCT≥0.40%时，往往提示胎儿在宫内状况较差，易发生不良围生儿结局，同时这些数值也可作为孕妇发生子痫前期或子痫的危险值。

（三）治疗效果的监测及评估

由于血液流变学参数值与孕妇病情严重程度相关，当孕妇病情缓解时，这些指标也会发生相应改变。因此，可通过监测血液流变学指标的变化来反映孕妇病情的改善情况及评估治疗效果。相关研究显示，妊娠期高血压孕妇经过硫酸镁治疗后，全血高低切黏度、血浆黏度、红血细胞比容、纤维蛋白原水平、红细胞聚集指数和全血还原黏度较治疗前显著降低，而红细胞变形指数则显著升高，说明孕妇血液流变学状况明显改善，从而孕妇病情亦明显得到缓解。

（安闻声　蔺　莉）

参考文献

1. JANMEY PA，GEORGES PC，HVIDT S. Basic rheology for biologists. Methods Cell Biol，2007，83：3-27.
2. ROBERTSON AM，SEQUEIRA A，KAMENEVA MV. Hemorheology Hemodynamical flows. Springer，2008.
3. SALDANHA C. Hemorheology. Microcirculation and macrocirculation. Rev Port Cardiol（Engl Ed），2020，39（1）：25-26.
4. HAMLIN SK，BENEDIK PS. Basic concepts of hemorheology in microvascular hemodynamics. Crit Care Nurs Clin North Am，2014，26（3）：337-344.
5. OGAWA S，SZLAM F，BOLLIGER D，et al. The impact of hematocrit on fibrin clot formation assessed by rotational thromboelastometry. Anesth Analg，2012，115（1）：16-21.
6. HEILMANN L，RATH W，POLLOW K. Hemorheological changes in women with severe preeclampsia. Clin Hemorheol Microcirc，2004，31（1）：49-58.
7. 郑建琼. 血液流变学和血流动力学在妊娠期高血压疾病患者中的变化及临床意义. 中国妇幼保健，2015，12（22）：255-60.
8. AARDENBURG R，SPAANDERMAN ME，VAN EIJNDHOVEN HW，et al. A low plasma volume in formerly preeclamptic women predisposes to the recurrence of hypertensive complications in the next pregnancy. J Soc Gynecol Investig，2006，13（8）：598-603.
9. LUGER RK，KIGHT BP. Hypertension In Pregnancy.

StatPearls Publishing, 2020.
10. National Institute for Health and Care Excellence: Clinical Guidelines. Hypertension in pregnancy: diagnosis and management. London. National Institute for Health and Care Excellence (UK), 2019.
11. BOLLINI A, HERNÁNDEZ G, BRAVO LUNA M, et al. Proposal of a haemorheological profile for early detection of hypertensive gestational disorders. Clin Hemorheol Microcirc, 2003, 28(2): 99-105.
12. CORNETTE J, HERZOG E, BUIJS EA, et al. Microcirculation in women with severe pre-eclampsia and HELLP syndrome: a case-control study. BJOG, 2014, 121(3): 363-370.
13. WOUDSTRA DM, CHANDRA S, HOFMEYR GJ, et al. Corticosteroids for HELLP (hemolysis, elevated liver enzymes, low platelets) syndrome in pregnancy. Cochrane Databasc Syst Rev, 2010, (9): CD008148.
14. SOLIMAN AA, CSORBA R, YILMAZ A, et al. Rheologic results and their correlation to hemostatic changes in patients with moderate and severe preeclampsia: an observational cross-sectional study. Clin Hemorheol Microcirc, 2015, 59(1): 1-15.
15. VAYÁ A, SUESCUN M. Hemorheological parameters as independent predictors of venous thromboembolism. Clin Hemorheol Microcirc, 2013, 53(1-2): 131-141.
16. ROBINS JB, WOODWARD M, LOWE G, et al. First trimester maternal blood rheology and pregnancy induced hypertension. J Obstet Gynaecol, 2005, 25(8): 746-750.
17. CHIEN S, DORMANDY JA, ERNST E, et al. Clinical hemorheology: applications in cardiovascular and hematological disease, diabetes, surgery and gynecology. Springer Science & Business Media, 2012.
18. HEAZELL A, NORWITZ ER, KENNY LC, et al. Hypertension in Pregnancy. Cambridge University Press, 2010.

第三节　血流动力学变化

一、概述

血流动力学(hemodynamics)是研究血液在心血管系统中流动的一系列物理学问题的科学，涉及流量、阻力、压力之间关系，主要观察血液在循环中的运动情况。血流动力学并不仅限于循环系统内，而是遍布整个机体。任何部位的组织、器官的功能改变，都会在血液中得到体现，也都会通过血流相互影响。近年来，血流动力学在临床治疗方向的判定、方法的选择、程度的控制等方面起到越来越重要的作用。

血流动力学监测(hemodynamic monitoring)是指依据物理学的定律，结合生理学和病理生理学的概念，对循环中血液运动的规律性进行定律、动态、连续的测量与分析，并将这些数字反馈于对病情发展的了解和对临床治疗的指导。血流动力学监测是重症患者循环功能监测的重要组成部分，分为无创和有创监测两大类。无创血流动力学监测(noninvasive hemodynamic monitoring)是指应用对机体组织没有机械损伤的方法，经皮肤或黏膜等途径间接取得有关心血管功能的各项参数，其特点是安全、并发症少；有创血流动力学监测(invasive hemodynamic monitoring)通常是指经体表插入各种导管或监测探头到心脏或血管腔内，利用各种监测仪或监测装置直接测定各项生理学参数。

二、血流动力学变化

证据表明，子痫前期的症状起始自妊娠早期，伴有隐匿的病理生理变化，持续整个妊娠期，最终出现临床表现。在妊娠期高血压疾病的病理生理过程中，涉及血容量、心脏、肾脏、脑、肝、肺和子宫-胎盘等多个器官及系统的变化。

（一）血容量变化

血液浓缩是子痫前期的主要病理变化，是由于全身性血管痉挛导致血管内皮细胞受损和激活、血管通透性增加、血浆渗透至间质引起。早在1953年，Dieckmann就发现并强调子痫患者的血液浓缩现象。1984年，Pritchard等发现子痫患者多数无高血容量或仅有轻微血容量增加。2009年，Zeeman等通过精确量化血容量证实了这一观点。正常中等体型的女性平均血容量约3 000ml，在正常妊娠的最后几周，可升高至约4 500ml，然而子痫患者血容量的增加量严重减少，预期增加的1 500ml血容量大部分或全部未增加；另外，发生子痫的本次妊娠血容量也明显少于无高血压的后续妊娠。妊娠期高血压疾病患者因病情严重程度不同，血液浓缩可以不明显。

血液浓缩使得子痫患者对分娩时失血和补液治疗均非常敏感。分娩后，内皮细胞恢复正常，血管痉挛缓解，血容量增加，血细胞比容下降。血细胞比容下降的另外一个重要原因是分娩时失血过多。当合并贫血、红细胞受损或溶血时，血细胞比容也可下降。

（二）心脏变化

心脏功能的变化包括心肌功能及心室功能两部分。临床上常用超声心动图对心脏形态进行量化观察，并对心脏功能尤其是心室功能进行有效评价及动态评估。

对于妊娠期高血压疾病患者，由于血管痉挛、血压升高时，外周血管阻力增加，心肌收缩力和射血阻力（即心脏后负荷）增加，心输出量明显减少，心血管系统处于低排高阻状态，心室功能处于高动力状态。加之内皮细胞活化使血管通透性增加，血液进入细胞间质，导致心肌缺血、间质水肿及心肌细胞坏死，甚至纤维化，最终出现心肌顺应性下降、心室重构。Kalafat 等研究发现，具有低心输出量和高循环血管阻力的妊娠期高血压患者，近期进展至子痫前期的风险更高。40%～45% 的子痫前期患者有舒张功能障碍，导致心脏不能有效放松，影响回心血量，在部分患者中这一影响可持续至分娩后 4 年。由于子痫前期造成的心肌功能障碍，子痫前期患者在产后早期，心脏参数变化不明显，不同于随负荷状态心脏参数变化的健康女性。

尽管舒张功能障碍在子痫前期患者中发生率高，但大部分受影响患者的临床心功能是正常的。重要的是，无论正常妊娠女性或子痫前期患者，心室功能均为正常或轻度升高，两者均具有与左心室充盈压相适宜的心输出量。子痫前期患者在给予硫酸镁、肼屈嗪和适当扩容治疗后获得最佳疗效，表现为心输出量增加、外周血管阻力降低。如果限制液体输入则出现左心室过度收缩，肺毛细血管气压降低而左心室射血分数不升高。但当输液量过多时肺毛细血管气压超过正常，心输出量增加，左心室收缩过度，增加心肌负担。当肺毛细管气压升高时，尽管心室功能正常，仍可能发生肺水肿。Rikabi 等研究表明，左心室的压力负荷和容量负荷即使只是短时间超载，亦可能引起妊娠期高血压患者左心室功能障碍。Wardhana 等研究表明，对于没有其他合并症的重度子痫前期患者，积极正确的液体管理可以显著提高正常的左室充盈压力，并将心输出量提高到高动力水平。妊娠期高血压疾病患者到晚年的心血管疾病发病率和死亡率都比正常妊娠女性高，及早进行生活方式的干预及医疗管理至关重要。

（三）肾脏血流动力学变化

妊娠期肾血流量于妊娠早期增加，整个妊娠期间维持高水平，与非孕时相比，肾血流量增加约35%，血清尿素氮及肌酐水平因排泄增加明显下降。妊娠期高血压疾病患者的肾血流量及肾小球滤过率下降，导致血浆尿酸浓度升高，血浆肌酐上升约为正常妊娠的 2 倍。研究显示，与正常孕妇相比，子痫前期患者的有效肾血流量（effective renal plasma flow，ERPF）减少 24%。肾脏解剖结构的变化、血流量及滤过率的下降导致功能受损，肾脏功能严重损害时可导致少尿及肾衰竭。

（四）脑血流变化

关于子痫患者脑异常的发病机制有两种学说，两种学说的关键均为子痫前期的内皮细胞功能障碍，均涉及脑血流改变。第一种学说认为，对于急性和重度高血压，脑血管过度调节会导致血管痉挛，脑血流量减少，导致缺血、细胞毒性水肿，最终导致组织梗死。支持这种学说的客观证据很少。第二种学说认为，全身血压的突然升高超过了正常的脑血管自动调节能力。在动脉的边界区，出现血管收缩及舒张的不同区域。在毛细血管水平，末端压力的破坏导致静脉压升高、过度灌注，血浆及红细胞通过内皮细胞间紧密连接的开口外渗，导致血管源性水肿。目前认为，可能是两种发病机制共存。

脑灌注压是平均动脉压和颅内压之间的差值，在脑灌注压改变的情况下，脑血流相对恒定，这是自我调节达到平衡的结果。Williams 研究发现，子痫前期脑血管阻力增加而脑血流不变。在非妊娠个体中，当平均动脉压升高到 160mmHg 时，脑血流的自我调节可以保护大脑不受过度灌注的影响，这一水平远远高于除极少数子痫患者外的所有人。理论上认为，妊娠期间脑血管的自我调节发生改变。Zeeman 等指出，在早中孕期，脑血流量与非妊娠期相似，但在妊娠晚期（最后 3 个月），脑血流量显著下降了 20%，与血压正常的孕妇相比，重度子痫前期患者在孕晚期的脑血流量更大。子痫发生时，脑血管的自我调节的能力丧失，脑血流阻力降低，脑灌流量大大增加，当毛细血管间质液体流动时，发生子痫。

（五）子宫 - 胎盘血流变化

妊娠子宫体积增大，容量及重量增加，伴有血管扩张、增粗，子宫血流量增加，以适应胎儿 - 胎盘循环的需要。妊娠早期子宫血流量为 50ml/min，妊娠足月时子宫血流量为 450～650ml/min，其中 80%～85% 供应胎盘。在正常妊娠过程中，滋养层细胞侵入螺旋动脉管腔，使管腔壁内肌层逐渐消失，导致管腔扩大，失去收缩能力，使子宫动脉由较细的高阻力血管转变为粗的低阻力血管，形成子宫胎盘局部血管的“高流低阻现象”，可观察到子宫动脉的血流动力学参数——动脉搏动指数（PI）、阻力指数（RI）、收缩压最大血流速度（S）与舒张末期最大血流速度（D）比值（S/D）降低。同时，随着妊娠周数增加，子宫动脉血流阻力逐渐下降，舒张早期切迹也逐渐发生改变直到完全消失。正常妊娠孕妇妊娠中晚期的螺旋动脉血管 RI 值处于相对稳定水平。脐动脉的血流阻力随着孕龄的增加逐渐降低，与胎儿的正常发育密切相关。

胎儿的营养供给和代谢产物排出均经胎盘转输后由母体完成。来自胎盘的血液进入胎儿体内分为三支：一支直接入肝，一支与门静脉汇合入肝，这两支血管的血液经肝静脉进入下腔静脉；另一支经静脉导管直接入下腔静脉。静脉导管是连接外周静脉与中央静脉系统的直接通道，在调节胎儿血流分配中起着关键作用。静脉导管分流通过增加其血流量来保持心、脑等重要器官的正常血流，是缺氧时保护心、脑等器官氧供的重要通道。

已经证实，子宫 - 胎盘灌注受损是导致 HDP 围产期发病率和死亡率升高的主要因素。由于滋养层细胞浅浸润、子宫螺旋动脉重铸障碍，导致子宫螺旋动脉呈漏斗状，且仅限于蜕膜处的分支而未及肌层的动脉干或放射动脉，管壁肌层持续存在。Brosens 报道正常孕妇的子宫肌层螺旋动脉的直径是 500μm，而子痫前期患者仅为 200μm，导致子痫前期患者的子宫胎盘血流灌注减少。因此，测量子宫、绒毛间质和胎盘血流量对监测 HDP 病情可能是有用的。当胎盘形成完成后，子宫动脉血流阻力明显下降，如果胎盘形成异常，异常高阻力持续存在。子宫动脉血流阻力增加，子宫 - 胎盘特征血流阻力升高，表现出明显的高速高阻血流，单侧或双侧的子宫动脉频谱波形出现舒张早期切迹。舒张早期切迹的出现要早于子痫前期的症状和体征。需要注意的是，并非所有情况下都具有更高的阻力。2012 年 Myatt 等报道的 MFMU 网络研究中，除了妊娠早期就发生严重疾病情况之外，切迹的预测价值较低。子宫螺旋动脉血流阻力的测量研究结果显示，阻力指数的升高可直接导致子宫胎盘血流灌注不足，妊娠早期子宫 - 胎盘循环就可发生病理改变。与血压正常的对照组相比，所有子痫前期患者的平均阻力更高。然而，子宫胎盘循环受损的证据仅见于少数病情进展为子痫前期的患者。2001 年，Bush 等对 50 名患有 HELLP 综合征的患者进行研究，其中只有 1/3 出现了子宫动脉波形异常。Li 等 2005 年的研究发现，当妊娠晚期出现子痫前期时，只有 1/3 的重症患者子宫动脉血流速度异常。当胎盘内毛细血管痉挛、缺血、坏死时，会引起胎盘缺血缺氧，使胎盘绒毛血管腔变窄，导致有效血管腔减少、血管阻力增加，表现出脐动脉阻力升高，胎盘灌注减少会导致胎盘功能低下，影响胎儿宫内生长发育甚至缺氧，最终导致围产儿预后不良。

胎盘功能异常时，宫内胎儿循环会发生改变。当胎盘功能异常会引起胎儿下腔静脉早期血流速度下降、心输出量降低，进而导致心房代偿性收缩增加，反向血流速度也随之增加，超声下表现出静脉导管 a 波缺失或反向，以及脐静脉出现波动。胎盘 - 胎儿循环的减少会导致胎儿的“脑保护效应”启动，使血流量重新分配，最终导致大脑中动脉血流动力学参数 PI、RI、S/D 相应降低，而血液流速及血流量相应增加。除脑血流外，胎儿肾动脉血流减少，血流阻力升高，表现出胎儿肾动脉的血流动力学参数显著增加。

目前，在早中孕期关于子宫动脉 PI 的增加对于子痫前期的预测价值较为肯定，敏感性较高。血流阻力升高导致异常的血流波形，表现为舒张期切迹增宽，于 HDP 相比，这些表现对预测胎儿宫内生长受限价值更高。近年来，纳入子宫动脉 PI 建立的多因素联合模型对预测子痫前期效果最佳。该模型纳入病史、平均动脉压、超声指标、生物化学等多项指标，预测效果优于仅纳入母体人口统计学特征及病史的传统筛查方法。2019 年，Chaemsaithong 等发表了在亚洲人群中早孕期应用子痫前期模型筛查效果的前瞻性研究结论，该研究纳入亚洲 7 个地区、11 家中心的 10 935 名单胎妊娠女性，筛查孕周为 11～13^{+6} 周。研究采用英国胎儿医学基金会（The Fetal Medicine Foundation，FMF）的竞争风险模型，并与英国国家医疗保健卓越研究所（National Institute for Health and Care Excellence，NICE）推荐的危险因素评估，以及美国妇产科学会（American College of Obstetricians and Gynecologists，ACOG）推荐的危险因素评估方案进行对比，结果显示在亚洲人群中，FMF 模型的预测价值优于 ACOG 及 NICE 的评估方案。尽管目前国内外用于预测子痫前期风险的多因素联合模型较多，但仅有少数进行了模型验证，影响其临床应用能力。此外，如对所有孕妇进行多因素联合模型筛查，筛查成本较高，所以有学者探索类似于唐氏筛查的二阶段筛查策略，以期降低成本，但尚未达成共识，尚未应用于临床实践。

（刘 晨 蔺 莉）

参考文献

1. 苟文丽. 妊娠期高血压疾病. 北京：人民卫生出版社，2011.
2. 谢幸，孔北华，段涛. 妇产科学. 9 版. 北京：人民卫生出版社，2018.
3. CUNNINGHAM FG，LENOVO KJ，BLOOM SL，et al. Williams Obstetrics. 25th ed. USA：McGraw-Hill Medical Publishing Division，2018.
4. 何韵婷，王筱金，王炳顺. 子痫前期孕早期预测的研究进展. 国际妇产科学杂志，2020，47（04）：378-383.
5. KALAFAT E，PERRY H，BOWE S，et al. Prognostic Value of Maternal Cardiovascular Hemodynamics in Women With Gestational Hypertension and Chronic Hypertension in Pregnancy. Hypertension，2020，76：506-513.
6. HURRELL A，BEARDMORE-GRAY A，DUHIG K，et al. Placental growth factor in suspected preterm pre-eclampsia：a review of the evidence and practicalities of implementation. BJOG，2020，127（13）：1590-1597.
7. AMBROŽIČ J，LUČOVNIK M，PROKŠELJ K，et al. Dynamic changes in cardiac function before and early postdelivery in women with severe preeclampsia. J Hypertens，2020，38（7）：1367-1374.
8. MELCHIORRE K，THILAGANATHAN B，GIORGIONE V，et al. Hypertensive Disorders of Pregnancy and Future Cardiovascular Health. Front Cardiovasc Med，2020，7：59.
9. GYSELAERS W，TOMSIN K，STAELENS A，et al. Maternal venous hemodynamics in gestational hypertension and preeclampsia. BMC Pregnancy Childbirth，2014，14：212.
10. CHAEMSAITHONG P，POOH RK，ZHENG M，et al. Prospective evaluation of screening performance of first-trimester prediction models for preterm preeclampsia in an Asian population. Am. J. Obstet Gynecol，2019，221（6）：650.e1-650.e16.

第四节 母体器官功能变化

妊娠期高血压疾病是一个连续的进展过程，许多证据显示其病理生理改变表现为两阶段紊乱。第一阶段由于滋养细胞浅着床，导致螺旋动脉重塑障碍，胎盘缺血、缺氧，释放多种胎盘因子。进而导致第二阶段，母体对这些胎盘因子产生反应，促进系统性炎症反应激活和血管内皮损伤，使血管生成和抗血管生成因子之间失衡。血管生成失衡的严重程度和出现时间以及母体的易感性（包括心血管、肾脏疾病、糖尿病、肥胖、遗传因素）决定了妊娠期高血压疾病的不同临床表现。

1918 年，Volhard 在直接观察甲床、眼底及球结膜血管变化的基础上，首先提出血管痉挛是子痫前期和子痫的病理生理基础。血管收缩使血流阻力增加，从而导致血压升高。同时，小动脉的一段痉挛性变化往往伴随另一段血管的扩张性变化，扩张段血管内皮的完整性可因伸展而受破坏，加之血管紧张素的直接作用，内皮细胞间连接出现漏隙，血小板和纤维蛋白原等血液成分聚集于血管内膜下，从而使血管损害进一步加重。这种血管变化结合周围组织的缺氧是引发全身重要器官病理改变的原因。此外，内皮激活、一氧化氮、前列腺素、血管源性和抗血管生成蛋白亦起到重要作用。

妊娠期高血压疾病的病理生理变化极其复杂，各器官之间相互影响。其最基本的变化是全身小动脉痉挛，造成管腔狭窄，周围阻力增大，内皮细胞损伤，通透性增加，体液和蛋白质渗出，表现为血压升高、蛋白尿、水肿和血液浓缩等。全身各器官组织因缺血和缺氧而受到损害，严重时脑、心、肝、肾及胎盘等病理生理变化可导致抽搐、昏迷、脑水肿、脑出血、心肾衰竭、肺水肿、肝细胞坏死及肝被膜下出血、胎盘绒毛退行性变、出血和梗死及凝血功能障碍等。有研究表明，以上现象始于妊娠早期的隐匿性病理生理学改变，并且随着妊娠的进展逐渐呈现相应的临床症状，涉及多个器官，危及母亲及胎儿生命安全。

一、心血管系统

正常妊娠母体心血管的特点是早中孕期系统性血管阻力（systemic vascular resistance，SVR）降低，心输出量增加，妊娠晚期 SVR 增加，心输出量下降（表 3-4-1）。妊娠期高血压疾病对心血管系统的影响：①周围小血管痉挛引起的心脏后负荷增加；②心脏前负荷的改变，取决于血容量的变化，以及治疗药物带来的晶体渗透压和胶体渗透压的改变；③内皮细胞活化导致血管内液体外渗到细胞外间隙，尤其是肺部发生变化。

表 3-4-1 正常妊娠时不同孕周心血管的变化

项目	5周	12周	20周	24周	32周	38周
收缩压	=	<5%↓	<5%↓	=	<5%↑	6%～10%↑
舒张压	=	<5%↓	6%～10%↓	<5%↓	=	6%～10%↑
左室射血分数	<5%↑	6%～10%↑	6%～10%↑	6%～10%↑	<5%↑	<5%↑
全身血管阻力	6%～10%↓	21%～30%↓	>30%↓	>30%↓	>30%↓	21%～30%↓
每搏输出量	<5%↑	21%～30%↑	>30%↑	>30%↑	21%～30%↑	21%～30%↑
心率	<5%↑	11%～15%↑	11%～15%↑	11%～15%↑	16%～20%↑	16%～20%↑
心输出量	6%～10%↑	>30%↑	>40%↑	>40%↑	>40%↑	>40%↑

（一）心脏系统改变

心脏的主要功能是泵血，心输出量（cardiac output，CO）是衡量心功能的直接指标，指一侧心室每分钟泵出的血液量，CO 在男性为 4.5～6L/min，女性较同体重男性低 10%，心输出量随着机体代谢和活动情况而变化。正常妊娠状态下，由于生理性心室肥大和舒张末期容积增加引起心率及心搏量增加，从而心输出量增加以支持子宫和胎儿 - 胎盘单位供血。随着妊娠的继续，心输出量逐渐增加，最终在妊娠晚期增加 30%～50%。心输出量的多少取决于每搏输出量的多少和心率的快慢。在一定范围内，随着心率增加，心输出量也增加。但心率过快，心舒期缩短，心脏充血量不足，心输出量反而减少。每搏输出量则受心脏前负荷、后负荷和心肌收缩性能的影响。目前，关于子痫前期孕妇心输出量变化研究不一，可表现为高心输出量和低心输出量。Tay J 等人研究，与正常妊娠孕妇相比，单纯子痫前期未合并胎儿生长受限的孕妇在妊娠早期和晚期有相同的心血管表现（高 CO 和低周围血管阻力），但如果 PE 合并胎儿生长受限，则无论妊娠时期如何，都表现为 CO 降低，周围血管阻力升高。

1. 心脏前负荷的变化　心脏前负荷是指容量负荷，妊娠期高血压疾病对前负荷的影响取决于血容量的改变及治疗药物带来的晶体渗透压和胶体渗透压的改变。在完整心脏，心室肌的前负荷是由心室舒张末期的血液充盈量决定，即心室舒张末期容积相当于心室的前负荷。由于测量心室内压力比测定容积方便，且心室舒张末期容积与心室舒张末期压力（end-diastolic pressure，EDP）在一定范围内具有良好的相关性，故常用心室舒张末期压力来反映前负荷。又因为正常人心室舒张末期的心房内压力与心室内压力几乎相等，且心房内压力的测定更为方便，故又常用心室舒张末期的心房内压力（LAP）来反映心室的前负荷。成人左心室舒张末期容积 75～100ml，舒张末期压力（LVEDP）为 6～12mmHg。利用 Swan-Ganz 气囊漂浮导管测量肺毛细血管血压（pulmonary capillary wedge pressure，PCWP）可间接反映左心房压和左心室舒张末压。在妊娠期高血压疾病患者中，尽管与正常妊娠相比，循环容量降低，但心脏前负荷通常是正常的。子痫前期患者与血压正常孕妇都有适合左室充盈压力的心输出量。心室充盈压力取决于静脉输液量，液体摄入过多导致心室功能亢进，同时伴有 PCWP 升高，尽管子痫前期患者心室功能正常，由于肺泡上皮 - 内皮细胞渗漏，同时降低血清白蛋白浓度而导致的组织间隙肿胀将导致肺水肿发生。总之，对患有重度子痫前期的孕妇进行积极适量补液，可显著提高正常的左室充盈压力，并使生理上正常的心输出量上升到高动力水平。

2. 心脏后负荷的变化　是指心室射血时所面对的阻抗。动脉血压是决定后负荷的主要因素。外周阻力增大，主动脉压力升高时，心脏需要做更多的功，才能射出正常血压条件下相同的血量，否则心排量下降。妊娠期高血压疾病对心脏的影响主要由周围小血管痉挛引起的后负荷增加，如果动脉压持续增高，心室肌将因长期处于收缩加强状态而逐渐肥厚，进而发生病理改变，导致泵血功能减退，发生心力衰竭。左心室后负荷常见于高血压、主动脉狭窄、肥厚型心肌病；右室后负荷常见于肺动脉高压、肺动脉狭窄、肺阻塞性疾病及肺栓塞所致的肺动脉高压等。

3. 心肌收缩力及顺应性改变　妊娠期高血压疾病患者冠状动脉痉挛可引起心肌缺血、间质水肿及点状出血与坏死，偶见毛细血管内栓塞。心肌损害严重者可引起妊娠期高血压疾病性心脏病、心功能不全等。对子痫前期患者心内膜活检证实存在毛细血管狭窄，电镜发现血管内皮细胞肿胀并有脂质聚集。在子痫前期的临床前阶段，血管反应性、血流动力学指标和左心室顺应性会受到轻微损害，尤其是早发性子痫前期的孕妇。尽管研究证明子痫前期左室功能不全、主动脉僵硬增加和静脉容量减少，但通过非侵入性方法仍很难真正了解子痫前期左室功能下降是否影响心肌收缩力。当消除后负荷混杂因素后，轻度或足月子痫前期患者的固有心肌收缩力与健康孕妇相比无明显区别，但在重度子痫前期患者中心肌收缩力明显受损。有1/5的早发性子痫前期患者表现为双心室收缩功能障碍和严重肥大。具有无症状左室功能不全的子痫前期孕妇血浆脑、心钠素和胱抑素C的血清浓度升高。根据对超声心动图研究显示，子痫前期孕妇心脏舒张功能不全的比例为40%～45%。这种舒张功能障碍与后负荷增加和不良左室重构有关，表现为平均动脉压、总血管阻力指数、相对壁厚显著升高和异常心室重构。子痫前期的左室重构/肥大的特征表现为不对称性，主要累及基底前庭，与非妊娠早期高血压患者心脏重塑模式一致。舒张功能障碍导致心室不能适当放松及血液充盈。无症状的左室收缩和舒张功能不全、左室肥厚和高血压前期状态会持续到产后1年，与足月子痫前期（15%）或正常血压孕妇相比，早发性子痫前期（60%）孕妇发生率更为普遍。其中一些女性在分娩后4年内仍存在功能差异。对子痫前期患者产后长期随访研究表明，早发性子痫前期发生充血性心力衰竭和缺血性心脏病的风险高于足月子痫前期或正常妊娠的女性。尽管子痫前期患者心脏后负荷增加，但心室重构被认为是维持正常收缩力的适应性反应。在健康孕妇中，这些变化通常无关紧要。但是，当患者合并潜在心室功能障碍时，慢性高血压引起的向心性心室肥大将加重舒张功能障碍，可能导致心源性肺水肿。

（二）血流动力学变化

正常妊娠中，大多数心血管变化发生在妊娠早期。由于循环中孕激素、雌激素和前列腺素水平的增加，使血管平滑肌松弛导致全身和肺血管阻力的降低。随着妊娠孕周增加血容量逐渐增加，至32孕周左右达到最高峰，较妊娠前增加35%～50%，足月时增加血容量约1 500ml，由于血浆的增加多于红细胞的增加，出现明显的血液稀释现象。而妊娠期高血压疾病最重要特征是血液浓缩，原因可能为全身血管痉挛使血容量增加受阻，加之血管痉挛使内皮细胞受损而血管通透性增加，液体漏出增加，血容量不但不增加反而减少。最终出现全身血容量降低，组织血液灌注不足。

妊娠期高血压疾病在未出现临床症状前表现为心输出量增加、外周血管阻力降低，出现症状时则表现为心输出量降低、外周血管阻力增加。妊娠期高血压疾病患者在给予硫酸镁、肼屈嗪和适当扩容治疗后获得最佳疗效，表现为心输出量增加、外周血管阻力降低。如果限制液体输入则出现左心室过度收缩，肺毛细血管气压降低而左心室射血分数不升高。当输液量过多时肺毛细血管气压超过正常，心输出量增加，左心室收缩过度，增加心肌负担。因此，液体输注一定要根据患者血液浓缩状况适量输液。

二、肾脏的变化

（一）病理学特征

妊娠期高血压疾病患者肾脏的典型病理特征为肾小球血管内皮增生（glomerular endotheliosis）。光镜或电镜下呈现肾小球增大、基底膜增厚等改变，其超微结构改变以肾小球血管内皮肿胀及内皮下蛋白类物质沉积为特征（见文后插页彩图3-4-1）。肾小球增大呈孤立性，不伴有间质细胞的增生，据此与肾小球肾炎和糖尿病肾病相区别。增大的肾小球往往膨入肾小管，毛细血管袢不同程度地扩张和收缩，在严重的病例甚至可见肾小球系膜细胞体积增大，凸入内皮细胞和基底膜，使基底膜“增厚”。血管可有不同程度的阻塞，呈现肾小球缺血的外观，在基底膜与内皮细胞间及细胞内，可见纤维蛋白原或纤维蛋白原衍生物的沉积，提示子痫前期和子痫阶段的肾脏病变与凝血功能异常有关，可能是胎盘释放的凝血活酶引起血管内凝血的结果。血栓形成是血栓性微血管病（TMA）的一个特征性表现，但在子痫前期相关的肾小球内皮增生中并不常见。然而，重度子痫前期伴有血管血栓形成常提示有叠加的非子痫前期TMA或HELLP综合征。目前，研究发现不同程度子痫前期患者的肾小球中出现IgM、IgG及补体，认为在引起肾小球病变过程中有免疫学作用的影响。尽管在严重蛋白尿患者中可以见到非特异性的肾小管扩张和受压，但子痫前期患者肾脏的改变主要还是局限于肾小球。至于肾小球上皮和球旁复合体有无受累，至今仍然存在争议。子痫前期患者肾脏形态学改变多于产后数周至6个月恢复正常。

（二）肾小球滤过降低

研究显示，子痫前期患者与正常孕妇相比，有效肾血流量（effective renal plasma flow，ERPF）减少 24%，这是肾小球入球小动脉痉挛的结果。多数肾小球滤过率递减可能是由于肾脏入球小动脉阻力增加了 5 倍以上。由于肾小球滤过膜的通透性、完整性和电荷屏障的损害，超滤系数（ultrafiltration coefficient，K_f）降低 40%。因此，子痫前期患者肾小球滤过率（glomerular filtration rate，GFR）减少 32%。

（三）肾小管重吸收增强

尚未发现子痫前期患者有特异性的肾小管损害，但子痫反复发作引起的血红蛋白管型、肌红蛋白尿可以导致肾小管损伤。妊娠期血浆容量增加对其溶质的稀释，促进肾小管对钠的重吸收增加，同时伴有对尿酸的重吸收增加。

（四）肾脏对蛋白质处理障碍

尿蛋白出现是子痫前期的重要标志。Brown 等通过研究发现，肾小球滤过膜通透性的改变和电荷屏障紊乱致使近端小管内蛋白量迅速增加，超过其重吸收的能力，未吸收的蛋白可在肾小管细胞质内积聚，导致间质性肾炎和纤维化。蛋白尿与内皮增生之间的联系还不完全清楚。与正常足细胞相比，子痫前期显示出足细胞足突消失和过滤缝隙频率降低。一些证据表明，蛋白尿可能是由于内皮细胞破裂而发生。但子痫前期出现的足细胞尿也可能导致蛋白尿。子痫前期蛋白尿的确切机制尚需要进一步的研究来阐明。

（五）肾脏病理生理改变的监测

除血压外，妊娠期应对肾功能及尿蛋白等进行监测。

1．血清肌酐（serum creatine，SCR） 血清肌酐常用于肾脏功能的测定，但敏感性差且受昼夜节律和饮食影响，仅当肾脏功能损伤 50% 以上才发生显著变化，出现单一的 SCR＞75μmol/L 时应行进一步的肾脏检查。24 小时肌酐清除率是临床常用的近似指标，但子痫前期时 GFR 下降，使用该指标会高估 GFR 25%～50%。

2．血清尿素氮（blood urea nitrogen，BUN） 肾小管重吸收、饮食因素及蛋白代谢都会对 BUN 水平产生影响，仅当出现单一的 BUN＞4.5mmol/L 时需行深入肾脏检查。因脱水、尿道梗阻引起肾小球滤过率降低时，血清尿素氮更具观察意义，此时可表现为血清尿素氮与血清肌酐升高的不一致。

3．血尿酸（serum uric acid，SUA） 高尿酸血症是子痫前期的一个早期信号，与疾病的严重程度相关。由于血尿酸受昼夜节律、个体差异等影响，不能成为子痫前期的信号指标。子痫前期确诊后，动态监测血尿酸对疾病的进展观察有积极意义。血尿酸水平明显增高的妊娠期高血压疾病患者，甚至正常孕妇，胎儿生长受限及分娩时胎儿窘迫的发生率增高。

4．血清半胱氨酸酶抑制剂 C（serum cystatin C，SCC） SCC 由有核细胞产生，仅由肾脏排泄，与 SCR 和 BUN 比较，不受年龄、性别和肌肉力量的影响，能较好地反映子痫前期患者的肾小球滤过率水平，其升高程度与肾小球内皮增生的严重程度相符。

5．尿蛋白（proteinuria） 正常孕妇妊娠晚期尿蛋白不超过 250mg/24h，当尿蛋白≥300mg/24h，诊断为子痫前期。尽管 24 小时尿蛋白定量是金标准，但很难成为筛查手段，随机尿尿蛋白定性是常用的临床筛查方法，当其出现阳性反应时，应进行 24 小时尿蛋白定量，但其假阳性率和假阴性率均高，容易引起误诊和漏诊，故有学者提倡采用尿蛋白 / 尿肌酐比值，当该值≥30mg/mmol 时确诊蛋白尿。准确的测定尿蛋白水平对于子痫前期的诊断非常关键，并可很好地反映疾病的进展，但无法根据尿蛋白程度判断母儿预后。

三、脑变化

（一）脑部病理解剖变化

妊娠期高血压疾病与各种神经系统并发症有关，包括头痛、卒中、脑水肿、视力下降、高血压脑病和认知障碍等，子痫前期相关的脑部病理变化主要有两种典型表现：①由于严重高血压所致的脑动脉破裂出血，为所有妊娠期高血压疾病都可能出现的并发症，不仅见于子痫前期和子痫，慢性高血压尤易发生。与子痫前期相关的出血性脑卒中几乎只发生在围产期和产后，而与脑动静脉畸形破裂相关的出血性脑卒中多发生在妊娠中期。②脑水肿、充血、灶性充血、血栓形成和出血，其原因究竟是动脉痉挛缺血还是高灌注所致，目前尚不清楚。脑缺血或出血的部位及范围决定是否发生子痫，以及是否伴有其他神经系统并发症。

（二）脑血流和脑电图变化

脑血流灌注有自身调节功能，脑血流灌注不足可导致缺血性损伤，而过度灌注可导致脑水肿和/或血脑屏障功能障碍。正常健康成人脑灌注压在60～150mmHg之间时，脑血流灌注相对稳定。当脑灌注压超过150mmHg时，大脑自动调节功能中断将导致脑血管阻力降低，进而出现神经系统并发症，如血脑屏障破裂、过度灌注、血管源性水肿、血管内皮细胞间的紧密连接断裂引起脑内点状出血，甚至大面积出血、脑疝。研究发现，子痫前期脑血管阻力增加而脑血流不变，这是通过自我调节平衡的结果。而在子痫时，这种自我调节能力丧失，使脑血流阻力降低，脑灌流量大大增加。子痫抽搐发生后往往能检测出非特异性异常的脑电波。Sibai观察65例子痫孕妇，在子痫发作后48小时内75%脑电图异常并持续至1周至3个月后恢复正常。系统性回顾显示，在大多数情况下，与妊娠期高血压疾病相关的脑电图异常是可逆的。尚不确定这些脑电图异常是否应被视为子痫前期/子痫所致脑功能恶化的信号。

（三）脑水肿

广泛的脑水肿引起的临床表现为感觉迟钝、精神错乱、烦躁或萎靡，少数病例可发展为昏迷，后者需要高度重视以防止脑疝的发生。尸检提示脑水肿的发生是多源性的，缺血和高灌注同时存在，既有细胞毒性水肿，又有血管源性水肿。可逆性后部脑白质病综合征（posterior reversible encephalopathy syndrome，PRES）是由脑血管自身调节能力丧失、血脑屏障破坏，以及继发脑动脉和小动脉周围血管源性皮质下水肿发展而来，可以通过MRI和/或CT诊断。临床表现为头痛、视觉障碍、癫痫发作、意识障碍、行为异常（烦躁不安、失眠、健忘等）。PRES的存在可以先于子痫抽搐，并且在无子痫发作的重度子痫前期患者中也可以观察到此类脑病改变。

（四）眼底变化和视觉异常

子痫前期的并发症涉及多个系统和器官，眼睛和视觉系统也不例外。25%的重度子痫前期患者和50%的子痫患者有视觉症状。子痫前期/子痫有多种眼部表现，视物模糊是最常见的视觉异常主诉。局灶或广泛性小动脉狭窄是子痫前期/子痫最常见的眼部表现，少数病例出现火焰状出血及絮状渗出物。其他眼部表现包括视力减退、视野缺损、突然无法集中注意力，严重者完全失明（发生率为1%～3%）。

高血压的影响延伸到视网膜血管、脉络膜和视神经乳头，造成高血压性视网膜病变。视网膜血管系统对系统性动脉高压的主要反应是血管狭窄收缩。此外，由于血管通透性增加，液体外渗到血管外间隙。由此产生的视网膜变化可表现为视网膜静脉比降低、棉絮斑、出血、Elschnig斑点和浆液性视网膜脱离。Jaffe和Schatz的研究发现，小动脉与静脉比率降低与子痫前期有显著关系，用于解释视网膜血管痉挛和血流阻力引起视觉症状是合理的。在50%有血压生理性升高而无并发症的孕妇中，可观察到视网膜动脉变窄，这种表现为功能性的，随着妊娠终止而消失。狭窄程度在10%～40%之间，检眼镜很难区分是正常孕妇还是轻度子痫前期患者。重度子痫前期引起的视网膜变化与高血压视网膜病变的变化相似，但无器质性细动脉硬化改变。重度小动脉痉挛是最常见的检眼镜发现，呈现“螺丝钉”或“串珠项链”状，70%的子痫前期病例有此表现。视网膜小动脉病变的严重程度与潜在血管痉挛的程度密切相关。子痫前期患者的视网膜病变程度与高血压的严重程度不一致。重度视网膜痉挛为疾病趋向严重的指标，无论患者血压水平、尿蛋白定量或水肿程度如何。眼底轻微视网膜血管痉挛并不提示病情轻微或不趋向严重。子痫前期/子痫相关视网膜病变通常在分娩后很快恢复，无须特殊治疗。

浆液性视网膜脱离（serous retinal detachment，SRD）是子痫前期患者视力下降的特殊原因，1855年von Graefe首次描述了浆液性视网膜脱离，是神经感觉视网膜与色素视网膜上皮（RPE）分离的结果，是眼科急症之一。子痫前期及子痫患者偶可发生一侧或双侧视网膜脱离，往往突然失明，是立即终止妊娠的指征。大多在产后2天至2个月内能自然愈合，极少产生长期视力障碍。子痫前期浆液性视网膜脱离的确切病理生理学尚不清楚，通常出现在重度子痫前期或子痫患者中，一般没有明显视网膜血管异常和视网膜裂孔。Hayreh等认为子痫前期的浆液性视网膜脱离可能是血压急剧升高脉络膜缺血所致。

1%～15%的重度子痫前期和子痫患者出现皮质盲（cortical blindness），即黑矇。多因视神经或视皮质功能障碍所致，可能是子痫发作前4～7小时的第一个临床症状。皮质病变通常是双侧的，位于后皮质区。确切发病机制尚不清楚，可能由于枕叶皮质的瘀点出血和局灶性水肿引起。检查可以发现枕叶大片的低密度影，往往不需要外科治疗，预后良好，视力通常在4小时至8天恢复正常。

四、肝脏变化

妊娠中期和晚期，随着循环血容量增加，心输出量的增加，外周血管阻力降低及高雌激素状态，正常妊娠期间可有脚掌和蜘蛛痣表现。妊娠晚期，由于子宫增大，肝脏向上移位。孕期肝酶的正常范围会发生变化，受妊娠阶段的影响。母体碱性磷酸酶（ALP）在妊娠晚期增加，是胎盘合成和胎儿骨骼发育的结果。血清γ-谷氨酰转肽酶（γ-GGT）用于诊断胆道疾病，正常妊娠γ-GGT水平保持正常或降低。由于胎儿肝脏产生甲胎蛋白（alpha fetoprotein，AFP），所以妊娠期甲胎蛋白水平升高。肝脏的其他实验室结果基本保持不变或因血液稀释而略有减少。但血清转氨酶、胆红素或凝血酶原时间（PT）的升高是病理性改变，需要进一步评估。由于整个孕期血脂水平均有增高，故肝脏有轻度的脂肪沉积，主要是胆固醇和甘油三酯沉积，肝组织可见非特异性变化。

高达50%的子痫前期患者合并有肝功能不全，常预后不良。少数子痫前期患者合并HELLP综合征，子痫前期增加了发生HELLP综合征的风险，但并非所有的HELLP综合征患者都有血压升高等临床表现。正常妊娠时，肝血流量有相对减少的倾向。子痫前期及子痫患者的肝内小动脉痉挛使肝动脉阻力增加，特别是重度患者，由于全身血管痉挛，肝脏血管阻力增加明显，肝细胞缺血缺氧受损，磺溴酞钠（BSP）等排泄延缓，肝细胞内所含的酶释放，血清转氨酶（ALT，AST）、碱性磷酸酶（ALP）及乳酸脱氢酶（LDH）等增高，后者升高出现时间较早，应高度重视。重度子痫前期患者常有门静脉周围局灶性出血，纤维素沉积，肝小叶周围可有出血性坏死。如病变范围大可导致肝包膜下广泛出血，形成肝包膜下血肿，导致包膜破裂，引起大量腹腔出血，导致孕产妇死亡。需要注意的是，子痫患者肝脏病变的最大特点是其病变范围与疾病的严重程度不一致。肝脏小叶周围坏死为血管痉挛、组织缺氧和DIC的结果。

五、肺变化

大部分妊娠期高血压疾病死亡是由子痫前期及其并发症引起的。严重的肺水肿会增加患者的死亡率。肺水肿的发病机制主要是由于液体静水压过高（心源性肺水肿）和肺泡毛细血管通透性增加（非心源性肺水肿）所致。妊娠期间非心源性肺水肿更为常见。对于子痫前期患者，心衰合并的心源性肺水肿是肺水肿的常见病因，且不恰当的扩容（过多、过快）也可引起肺水肿。

（一）心源性肺水肿

正常妊娠孕妇血容量随孕周增加而增加，至32周左右达到高峰，较妊娠前增加35%～50%。因子痫前期患者全身血管痉挛使血容量增加受阻且血管痉挛使内皮细胞受损致血管通透性增加、液体漏出，因此出现血液浓缩导致全身血容量降低，组织器官灌注不足。子痫前期患者血流动力学改变在分娩期及产后尤为明显，正常妊娠胶体渗透压可从足月时的22mmHg（1mmHg＝0.133kPa）下降到产后的16mmHg，而在子痫前期患者则是从18mmHg下降到14mmHg。血浆胶体渗透压的改变在产后6～16小时达最低点，在产后24小时恢复到产时水平。产后回心血量增加，此时是发生心力衰竭的三个危险阶段之一。发生心衰时造成大量血液积聚在肺循环中，使得肺毛细血管静脉压急剧上升。同时伴有严重低蛋白血症时血管内外的胶体渗透压和流体静水压的平衡被破坏，胶体渗透压进一步下降，肺毛细血管壁渗透性增高，液体通过毛细血管壁滤出，形成肺水肿。子痫抽搐后，乳酸产生及碳酸氢盐释放二氧化碳，导致碳酸过多，呼吸频率增快。妊娠期高血压疾病死亡病例的尸检常发现肺水肿。其原因包括心力衰竭、循环负担过重，以及抽搐时或其后患者长时间处于知觉丧失状态或面罩吸氧中吸入胃内容物。如患者存活，则往往发生支气管肺炎。

（二）非心源性肺水肿

除心源性以外的病因导致的肺水肿为非心源性肺水肿。

1. 肺毛细血管通透性增加，当妊娠期高血压疾病患者合并感染、中毒、变态反应、尿毒症、急性呼吸窘迫综合征等，使肺血管通透性进一步增加。

2. 肺毛细血管压力增加，合并肺静脉闭塞或肺静脉狭窄、补液过量，使肺血管流体静脉压升高。

3. 血浆胶体渗透压降低，各种原因所致低蛋白血症，其他因素如淋巴循环障碍、组织间隙负压增高等。

六、血液学变化

子痫前期及子痫患者的重要血液学变化包括三个方面：①与正常妊娠相比，高血容量降低或缺乏高血容量；②红细胞破坏；③凝血功能变化。

（一）血容量的改变

血液浓缩是子痫前期的特征表现。Zeeman 等人精确地量化了这个概念，子痫前期孕妇的正常预期血容量扩张严重减少（图 3-4-2）。中等身材的妇女在正常妊娠晚期血容量为 5 000ml，较非妊娠期增加约 1 500ml，而子痫患者血容量在妊娠晚期仍然维持在 3 500ml 左右，此系血管收缩导致血管通透性增加的结果。子痫患者无出血时，其血管容量并非处于低充血状态，血管痉挛使血管收缩，血容量持续减少，产后血管松弛，血容量增加，血细胞比容下降。因此，子痫患者对分娩时的失血和补液治疗均非常敏感。

（二）碎片性溶血

重度子痫前期常伴有溶血，临床表现为血清乳酸脱氢酶水平升高，结合珠蛋白水平降低。病理机制为血管收缩、痉挛引起内皮细胞损伤，血小板黏附，纤维蛋白沉积，主要病理表现为微血管病性溶血性贫血（microangiopathic hemolytic anemia，MAHA），外周血中破碎红细胞增多、球红细胞增多和网织红细胞增多。溶血可引起贫血、乳酸脱氢酶升高。游离血红蛋白与脾脏中未结合的胆红素或血浆中的结合珠蛋白结合，低血清结合珠蛋白是 HELLP 的特征。血管内溶血的产物可能激活凝血功能并增加弥散性血管内凝血风险。

1982 年，Louis Weinstein 将溶血、肝酶升高和血小板减少定义为 HELLP 综合征沿用至今。HELLP 综合征发生于妊娠中期（>20 周）至产后，约有 0.2%～0.8% 的妊娠人群发生 HEELP 综合征，70%～80% 的病例与子痫前期并存。HELLP 患者活检和尸检显示血栓性微血管病变。血管内皮细胞的损伤、TNF-α 的暴露，以及 HELLP 患者中高水平的血管性血友病因子（vWF）相互作用，导致血栓性微血管病变。活性 vWF 为多聚体形式，再循环中被金属蛋白酶 ADAMT13 解聚失活，HELLP 综合征患者金属蛋白酶 ADAMT13 减少导致活性 vWF 水平升高。有学者认为活性 vWF 导致血小板减少和血栓性微血管病变，是 HELLP 的典型特征。

（三）凝血功能异常

1. 血小板减少　1954 年，Pritchard 等观察子痫患者的凝血系统变化，发现最常见的变化是血小板减少，但严重减少者较少。患者出现急性血小板减少是由于子痫前期、子痫所致，分娩后 3～5 天内血小板计数可逐步恢复至正常水平。血小板减少伴随凝血功能的异常反映了病情的严重程度。血小板减少的原因尚不清楚，主要包括：①血小板聚集增加和释放减少；②单纯的血小板沉积于内皮损伤部位；③血小板生成因子增加不足抵消血小板的活化和消耗；④自身免疫过程，有资料显示子痫前期患者血小板结合免疫球蛋白增加。

2. 凝血因子改变　可溶性凝血因子明显下降常见于合并胎盘早剥和肝梗死。此外，妊娠期高血压疾病患者尚存在血管内皮受损，血小板聚集，前列腺素 I_2（PGI_2）合成降低，抗凝血酶Ⅲ（ATⅢ）减少，纤维蛋白（Fib）和Ⅷ因子增多。

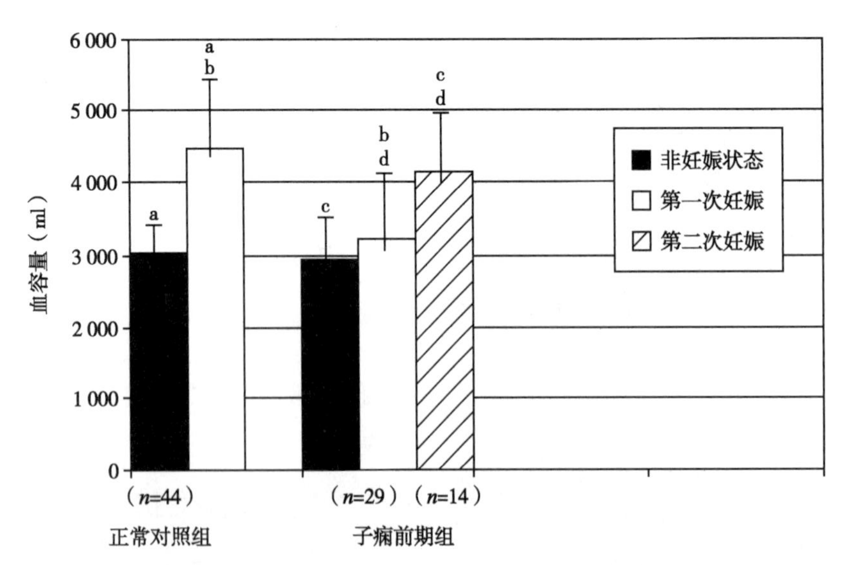

图 3-4-2　正常血压孕妇与子痫患者的总血容量比较

同一孕妇，在第一次妊娠为子痫前期时，血容量增加的比例较随后血压正常妊娠情况下血容量增加明显减少，延伸部分代表 1*SD*

3. 血栓形成倾向与子痫前期

(1) 遗传性血栓形成倾向与子痫前期：子痫前期可能与遗传性血栓形成倾向有关，但尚无定论。母体V因子G/A突变（可致遗传性活性蛋白C抵抗）与早发性重度子痫前期是否存在明显关联至今存在争议，然而，胎儿V因子G/A突变可增加胎盘梗死等妊娠合并症的发生率之观点已被认同，后者与子痫前期患病率升高无明显相关。凝血酶原G20210A多态性被认为与包括重度子痫前期在内的妊娠合并症高度相关，但与重度子痫前期是否存在对应关系目前尚无定论。有学者认为，子痫前期患者亚甲基四氢叶酸还原酶（methylene tetrahydrofolate reductase，MTHFR）677TT变异升高2～3倍，MTHFR 677TT可致高同型半胱氨酸血症，后者可能通过过度氧化损伤内皮、增加组织因子表达、破坏内源性抗凝物质（蛋白C、血栓调节素）活性和抑制纤维蛋白溶解以促进血栓形成，但妊娠期叶酸的补充可降低血浆同型半胱氨酸的水平，成为此研究的混杂因素。此外，蛋白S、纤溶酶原抑制物-1 4G/5G改变和血小板胶原受体807 C→T变化以及血栓调节素的变化是否与子痫前期有关，亦尚未明确。

(2) 获得性血栓形成倾向与子痫前期：抗磷脂抗体与胎盘血栓形成、蜕膜血管病变、绒毛间纤维素沉积和胎盘梗死相关联。研究显示，抗磷脂抗体升高与子痫前期有关，高水平抗心磷脂抗体者子痫前期发病率较高，但尚无足够的证据表明抗心磷脂抗体可以作为子痫前期的预测因子。

七、内分泌及代谢变化

（一）体液及电解质变化

妊娠期高血压疾病患者细胞外液增加明显，内皮细胞受损，血浆胶体渗透压降低，导致渗出失平衡，血管内液进入周围组织，表现出水肿。电解质浓度与正常妊娠相比无显著差异，除非应用强效利尿剂或饮食性钠限制。子痫前期及子痫患者的水肿并非预后不良的指标，同样，无水肿也不能说明病情良好。子痫抽搐时，由于代偿性呼吸，呼出较多二氧化碳造成乳酸性酸中毒，血浆中碳酸盐浓度降低。

1. 钠离子变化　妊娠期钠和水潴留增加，以满足血管充血压力以及随后的血浆容量、细胞外容积和心输出量增加。正常妊娠血浆容量可能增加30%～50%，细胞外容积可增加6～7L，并有500～900mmol的钠潴留增加。尽管妊娠期间体内钠的总体含量增加，但血浆容量的增加和渗透压的改变导致测得的血清钠浓度略有降低。子痫前期合并低钠血症不常见其发病机制尚不清楚。可能与抗利尿激素分泌异常综合征（syndrome of inappropriate anti-diuretic hormone，SIADH）、子痫前期继发肾病综合征的联合作用有关。在子痫前期患者中，ADH的不适当释放可能是由疼痛、恶心、压力和催产素（具有抗利尿作用）引起，子痫前期患者胎盘功能缺陷不能产生足够的血管加压酶，这种胎盘酶可以使ADH失活。低钠血症的临床表现取决于血清Na^+浓度和下降速率。急性严重低钠血症（<120mmol/L，<48小时）可导致头痛、恶心、呕吐、昏迷、抽搐，甚至50%的病例死亡。低钠血症引起的抽搐应与子痫抽搐鉴别。

2. 钾离子变化　血钾在妊娠期间的变化不大。子痫前期患者妊娠激活了循环和子宫胎盘单位肾素-血管紧张素系统（renin angiotensin system，RAS）的许多组分，高醛固酮能促使肾小管远端对钠离子重吸收增加，引起水钠潴留，血压升高；同时，促使肾小管管腔钠-钾交换，尿钾排出增多引起低钾血症。妊娠期高血压患者应用利尿剂，尤其是促钾排泄的利尿剂，如呋塞米、吲达帕胺可导致低钾血症。

3. 钙离子和镁离子变化　血清总钙水平，包括游离钙和非游离钙，在妊娠期间由于血浆白蛋白浓度降低，导致循环中蛋白质结合的非电离钙减少。然而，血清游离钙水平保持不变。在生理基础上，钙在肌肉收缩和调节细胞内水分平衡中起着重要作用。血钙浓度的改变会导致血压的改变。子痫前期孕妇血清钙的降低和细胞内钙的增加导致血压升高。子痫前期孕妇除血清钙外，血清镁也降低。一般来说，镁被认为是许多酶系统必不可少的辅因子。它在神经化学传递和外周血管扩张中也起着重要作用。此外，硫酸镁已被用作重度子痫前期和子痫解痉治疗的首选药物。因此，孕期钙、镁代谢的改变可能是子痫前期发生的潜在原因之一。大多数孕妇的低镁血症与血液稀释、妊娠期间肾脏清除和生长中胎儿对矿物质的消耗有关。

（二）肾素-血管紧张素-醛固酮

正常妊娠时，血浆肾素、血管紧张Ⅱ、醛固酮水平较非孕时升高，对于血管加压药物能产生一定拮抗作用，但子痫前期患者对加压药敏感性增高。

Gant 等研究发现正常孕妇能拮抗血管紧张素Ⅱ，如在妊娠早期失去拮抗能力则妊娠后期易发展为妊娠期高血压疾病；当疾病发生时，上述指标下降至非妊娠水平，但由于对血管紧张素Ⅱ过度敏感，导致血压增高。敏感性增加的原因主要与前列环素、心钠素、血管紧张素转化酶的调节有关。此外，通过血浆孕激素转变而来的去氧皮质酮在晚孕期急速增高，也会导致钠潴留。

（三）前列腺素系统平衡失调

研究提示，妊娠期高血压疾病患者血中 PGI_2 和血栓素 A_2（TXA_2）平衡失调。TXA_2 强烈的缩血管作用、血小板凝集作用占优势，故出现血压升高、凝血功能紊乱的症状。

（四）胎盘激素的变化

子痫前期患者在妊娠早期，血清人绒毛膜促性腺激素（human chorionic gonadotropin，HCG）水平下降，孕中晚期血清 HCG 水平升高。PP13（placental protein 13）被认为是子痫前期的生物标志物，其血清水平在妊娠早期降低，在妊娠晚期升高。与正常妊娠相比，子痫前期孕妇妊娠早期 PAPP-A 和 kisspeptin 水平较低。抑制素 A、激活素 A 和瘦素水平增加。此外，本病患者尿中排泄的雌性激素，以及游离的和结合的孕二醇有时减少，为胎盘功能受损的继发现象，往往为胎儿宫内即将死亡的指标。

八、子宫胎盘血流变化

（一）子宫胎盘的病理解剖变化

正常妊娠时，子宫血管的生理改变是螺旋动脉末端深达子宫肌层的放射状动脉改变，子痫前期患者其螺旋动脉呈漏斗状，且仅限于蜕膜处的分支而未及肌层的动脉干或放射动脉。当子痫前期有严重的症状时，常伴有螺旋动脉的急性粥样硬化，胎盘床与子宫肌层的螺旋动脉、基底小动脉、蜕膜螺旋动脉末端受累，内膜细胞脂肪变，可见富含脂肪的泡沫细胞，血管壁坏死，肌源性细胞增生。由此激活凝血系统产生微血栓，导致胎盘灌注障碍。此外，局部蜕膜免疫系统在胎盘形成中有重要作用，妊娠期高血压疾病患者胎盘血管床血管中有纤维蛋白、免疫球蛋白及补体成分存在。

（二）子宫胎盘血流灌注变化

在胎盘发育过程中，大约 100～150 条螺旋动脉发生重铸，以保证胎盘的血液灌注，满足胎儿发育需求。妊娠早期子宫螺旋动脉的直径是 200μm，重构后的动脉平均管腔直径为 2mm，原来低流量高阻力的螺旋动脉变为高流量低阻力的新螺旋动脉。经过重铸后的血管与绒毛内部生成的血管相互形成胎盘血管网络初级结构。Brosens 报道，正常孕妇子宫肌层螺旋动脉的直径是 500μm，而子痫前期患者仅为 200μm。子痫前期患者的子宫胎盘血流灌注减少，加之胎盘梗死等原因致使胎盘功能减退，胎儿生长受限。同时，子宫胎盘血流灌注减少，也影响子宫的自然收缩和对缩宫素的敏感性，临床上往往有此经验，即用缩宫素引产，本病患者的成功率较正常孕妇高，但对缩宫素过敏的风险也同时增大。

（魏宏祎　蔺　莉）

参考文献

1. 丛克家. 妊娠高血压综合征处理的进展. 当代医学，2001，4: 47-52.
2. TAO R，POPESCU EA，DRAKE WB，et al. Cardiac vectors in the healthy human fetus: Developmental changes assessed by magneto- cardiography and realistic approximations of the volume conductor. Physiol Meas，2013，34: 527-540.
3. MELCHIORRE K，SUTHERLAND GR，WATT-COOTE I，et al. Severe myocardial impairment and chamber dysfunction in preterm pre- eclampsia. Hypertens Pregnancy，2012，31: 454-471.
4. GUIRGUIS GF，AZIZ MM，BOCCIA LIANG C，et al. Is preeclampsia an independent predictor of diastolic dysfunction: a retrospective cohort study. Pregnancy Hypertens，2015，5（4）: 359-361.
5. MELCHIORRE K，SUTHERLAND GR，LIBERATE M，et al. Preeclampsia is associated with persistent postpartum cardiovascular impairment. Hypertension，2011，58: 709-715.
6. LYKKE JA，LANGHOFF-ROOS J，SIBAI BM，et al. Hypertensive pregnancy disorders and subsequent cardiovascu- lar morbidity and type 2 diabetes mellitus in the mother. Hypertension，2009，53: 944-951.
7. ZEEMAN GG，CUNNINGHAN FG，PRITCHARD JA. The magnitude of hemoconcentration with eclampsia. Hypertens Pregnancy，2009，28（2）: 127-137.
8. HARAM K，SVENDSEN E，ABILDGAARD U. The HELLP syndrome: clinical issues and management. A review. BMC Pregnancy and Childbirth，2009，9（8）: 1-15.

第五节 胎盘与脐带组织病理学变化

胎盘发育比较早，受精后第三周末，滋养细胞的外壳包裹着胚芽，形成与母体组织的界面。在器官形成的关键阶段，坚固外壳的形成是至关重要的，因为它封闭了“妊娠组织”，并保护它不受过量的氧气和外来生物的伤害。目前，大量研究普遍支持的观点是：胎盘发育障碍，特别是滋养层细胞的发育障碍是子痫前期的主要病因所在。滋养层细胞浸润浅表和子宫螺旋动脉重铸不足是子痫前期-子痫胎盘最明显的病理学特征。

一、胎盘组织病理学变化

（一）胎盘灌注不良和滋养细胞浅着床

子宫螺旋动脉重铸不良导致的胎盘灌注不良和滋养细胞的浅着床是子痫前期发病的重要病理基础。

1. 子痫前期胎盘灌注不良　大量研究显示，子痫前期的胎盘病变主要表现为胎盘灌注不良，绒毛组织在不同的消退阶段出现梗死、无绒毛的胎盘湖、纤维蛋白沉积和炎症。胎盘灌注不良可分为两大类：弥漫部分性（绒毛过度成熟）和阶段完全性（梗死和梗死性血肿或胎盘内圆形血肿）。胎盘灌注不良是滋养层细胞功能障碍和动脉重塑缺陷的结果，包括间歇性血流中断，血流速度增加导致与母胎交换不匹配，以及继发于胎盘功能减退的绒毛间隙高氧状态等病理变化。

（1）绒毛过度成熟：绒毛过度成熟（accelerated villous maturation，AVM）表现为弥漫部分性母体血管灌注不良，合体细胞结节增多（合体细胞核聚集），绒毛间隙纤维素增多，绒毛粘连，绒毛稀疏，微梗死，Tenney-Parker 改变。绒毛过度成熟的诊断是参考未足月、足月及过期妊娠的正常绒毛形态而得出的。

包括绒毛过度成熟在内的所有母体血管灌注不良最常见于与子痫前期相关的胎儿生长受限、长期的孕前糖尿病、自身免疫性疾病、局限性胎盘嵌合体。绒毛过度成熟的发生是由于子宫动脉重塑缺失和蜕膜动脉痉挛，导致子宫动脉不同程度的狭窄，从而母体血流不均一且高速进入胎盘小叶。由于胎盘的特殊结构，快速的动脉喷射血流分布于胎盘上 1/3 的近端绒毛周围。由于绒毛小叶结构异常，血液迅速流出，导致氧摄取减少、绒毛间氧分压增加和氧化应激效应。血流淤滞、缺血、剪切应力、细胞凋亡和局灶性组织粘连、纤维素沉积的形成速率超过降解的速率，以及绒毛生长缓慢，导致绒毛稀疏。纤维素沉积增多有两方面原因：一是血流淤滞所致的纤维素析出；二是胎盘内型未成熟（过渡型）绒毛外滋养细胞层细胞分泌的基质型纤维素样物。

绒毛过度成熟的胎盘重量通常小于匹配孕周的胎盘重量，胎儿 / 胎盘重量比增加。绒毛过度成熟的大体改变包括：脐带细（最大直径 <8mm）、胎盘梗死和绒毛周围纤维素沉积的斑块。绒毛过度成熟最可靠的组织学证据是低倍镜下交替出现绒毛粘连区和绒毛稀疏区。在高倍镜下观察到绒毛密集区域的合体细胞结节增加、绒毛间隙纤维素沉积及绒毛粘连。合体细胞结节（合体细胞核聚集体）指大于 5 个聚集的合体滋养层细胞的细胞核聚集，核内有深染的异染色质，这些聚集体从远端绒毛表面突出到绒毛间隙中。正常足月和过期妊娠胎盘也有许多合体细胞结节，但分布更为弥漫，缺乏绒毛过度成熟所见的绒毛稀疏区域。有学者建议在胎盘下 2/3 部分计数至少 100 个绒毛，超过 30%～33% 的绒毛存在合体细胞结节作为诊断阈值。绒毛间隙纤维素沉积是指纤维素未包绕整个远端绒毛。绒毛粘连是指小簇伴有退行性变的终末绒毛，包括纤维化、部分绒毛毛细血管消失、滋养层细胞被纤维素和坏死细胞碎片替代（也称为微梗死）。若累计超过 30% 的胎盘实质下 2/3 区域，应诊断为终末绒毛发育不良。

（2）陈旧性和新鲜性绒毛梗死：绒毛梗死指超过 5 个绒毛间隙塌陷伴间隙内散在的细胞核碎片和中性粒细胞，绒毛缺血性坏死，滋养层细胞退变，绒毛间隙退行性改变（见文后插页彩图 3-5-1）。病变常位于近底板处。绒毛梗死最常见于胎儿生长受限伴有子痫前期、孕前糖尿病、自身免疫性疾病、血栓形成倾向、局限性胎盘嵌合体的孕妇。偶见于正常足月胎盘。绒毛梗死反映了母体血管灌注突发性的完全终止，例如继发于螺旋动脉血栓形成或胎盘早剥。

正常情况下胎盘动脉中的滋养细胞替代血管内皮，滋养细胞谱系的改变可能是子痫前期局部循环功能障碍和缺氧的部分原因。妊娠合并子痫前期胎盘常表现为浅层滋养细胞浸润，浸润滋养细胞较少，螺旋动脉不能重铸至正常妊娠状态，不能满足胎儿生长需要，进而发生胎盘梗死。胎盘梗死不仅与子痫前期有关，还与胎儿生长受限和其他不良胎儿结局有关；镜下可见子痫前期患者胎盘动脉硬化性狭窄的病理变化。

绒毛梗死局灶质地坚实，切面呈砂粒状，可伴钙化（见文后插页彩图3-5-2），基底邻接母体表面。早期的梗死呈红色，晚期呈黄色。数量多、位于胎盘中央、长度长和大范围实质受累都是不良预后的指标。胎盘重量减轻、胎儿/胎盘重量比升高、脐带变细和胎盘形状异常是常见的伴随表现。绒毛梗死边界清楚，并且在低倍镜下与底板相邻。在梗死灶下方偶尔可见浅着床或螺旋动脉血栓等病变。高倍镜下显示绒毛间隙的塌陷和相应的绒毛粘连。塌陷的绒毛周围有细胞核碎片、中性粒细胞和纤维素沉积。梗死初期即出现绒毛滋养层细胞核嗜碱性消失，而绒毛间质内属于胎儿的血管仍存在，仅有部分发生轻微的退行性变。绒毛萎缩是一种更为弥漫的病变，导致胎盘变薄，其组织学变化与绒毛周围纤维素斑块相似。

（3）梗死性血肿或圆形胎盘内血肿：梗死性血肿为球形血肿、中央机化、周围环绕一层梗死绒毛，厚度至少超过5个绒毛。子痫前期、慢性高血压和胎儿生长受限时可出现梗死性血肿。血肿的球形特征、周围绒毛的对称分布及血肿和周围梗死绒毛的病程相似，说明这些病变可能是螺旋动脉血栓形成后发生血流重建的结果。有学者认为此现象本质上是出血（圆形的胎盘内血肿）伴有继发性梗死，即于胎盘内出现早剥。蜕膜血管破裂后血液进入绒毛间隙，推挤周围的绒毛导致其相互黏附，将血肿与正常胎盘隔离，并限制了血肿扩散。黏附的绒毛同时也切断了自身的血供，所以形成梗死。

梗死性血肿或圆形胎盘内血肿的大体形态因发生的时间长短、病灶部位（中央区比边缘区更常见）和大小而异。病变常多发，同一胎盘中常合并经典绒毛梗死。梗死性血肿或圆形胎盘血肿的中央血肿通常是球形的，可能有早期机化的表现。血肿周围绒毛少于5个应诊断为绒毛间隙血栓。

2．子痫前期胎盘浅着床　胎盘浅着床是子痫前期重要发病机制之一。是指绒毛外滋养细胞（extravillous trophoblast，EVT）无法充分地侵入子宫肌层和重塑螺旋动脉，表现为持续性底板动脉平滑肌重塑缺失，可伴有急性动脉粥样硬化，以及底板内胎盘部位巨细胞增多。EVT的正常成熟过程或细胞功能受到内因（如蛋白酶或抗蛋白酶功能异常）或外因（如组织缺氧、肾素-血管紧张素系统的活性的改变、抗磷脂抗体）的影响，导致其无法侵入浅表肌层并充分重塑螺旋动脉，从而导致绒毛间隙的血供受限。与孕周相同的胎盘相比，浅着床的胎盘通常较小，并伴有胎儿/胎盘重量比增加。常见的肉眼病变有绒毛梗死和周围纤维素沉积所形成的斑块。

胎盘浅着床最有力的组织学证据是在孕24周以后胎盘的非边缘部位仍见到底板血管的平滑肌持续存在。正常情况下，从孕晚期的中期开始，底板内母体螺旋动脉的血管平滑肌应完全被EVT及其分泌的层粘连蛋白、纤维连接蛋白、Ⅳ型胶原蛋白和巢蛋白完全替代，这一过程称作血管的重塑，或“血管的生理性改变”“血管壁的纤维素样替代”。在此基础上，血管出现明显的扩张、血管的平滑肌消失。胎盘浅着床的第二个特征是胎盘部位的巨细胞增加。成熟的EVT通常会发生上皮-间质转化，从滋养层细胞柱上脱落并形成单个细胞侵入子宫肌层，最终在子宫肌层的上1/3处完成终末分化，形成着床部位的巨细胞。蜕膜中存在大量的着床部位巨细胞，表明正常着床过程的终断，也标志着胎盘浅着床。

（二）子痫前期胎盘的超微结构改变

慢性低级别缺血-再灌注损伤可在所有胎盘中发现。子痫前期似乎代表了一种极端状态，在这种状态下，由于复发性缺血再灌注损伤导致过多的活性氧，从而导致较高水平的组织损伤和细胞凋亡。Tenney等研究了子痫前期的胎盘，并注意到胎盘过早成熟，合体细胞变性吞噬了大部分末端绒毛。在一些病例中，退化是广泛存在的，可发生在所有绒毛中。研究还发现绒毛血管明显充血和扩张，显示渗透性下降。推测这些病理变化与子痫前期相关的胎儿损害相关。后来的研究发现，子痫前期胎盘中的合体细胞薄而不连续，在滋养细胞中有球根状边缘和空泡。Sankar等报道，子痫前期胎盘的血管合胞膜厚度、合胞体密度和直径显著增加。与正常胎盘相比，子痫前期胎盘的血管合胞膜厚度增加了两倍。这些结构变化可能导致胎盘功能的改变，导致子痫前期的缺氧状态。

Sodhi等研究发现子痫前期的严重程度与细胞滋养细胞增殖和绒毛基底膜增厚呈线性相关。Soma等总结了子痫前期相关的组织结构改变，如合胞体微绒毛减少、局灶性合胞体坏死、蜕膜基底膜增厚和胎儿毛细血管变窄。其他特征包括末端绒毛更小和萎缩，合体细胞分裂胞核增多，胶原和层粘连蛋白基质沉积增多，纤维蛋白斑块沉积增多。

在超微结构水平上检查子痫前期胎盘的合体细胞，可以发现多种独有的特征。Jones 等对 23 例子痫前期胎盘进行研究，发现局灶性合体细胞坏死、粗面内质网扩张、胞核活性和分泌液滴数量均下降。在发现合体细胞坏死的区域，细胞往往含有肿胀的线粒体。此外，质膜基底间质化程度增加，在严重子痫前期的胎盘尤为显著。Tenney 等发现合体细胞退化的第一阶段包括细胞核核凝集和自我分解，“最后阶段”为合体细胞核消失，最后绒毛外周仅剩一层不规则薄的细胞膜。20 世纪 70 年代，MacLennan 等利用滋养细胞培养或器官培养对缺氧条件下超微结构改变进行了一系列研究。把新鲜的胎盘组织在缺氧条件下进行培养，发现在缺氧条件下合体细胞损伤加速，包括基板厚度和绒毛间胶原的增加，以及线粒体的体积和复杂性降低。同时还发现低氧条件导致合体滋养细胞明显变薄和空泡化，以及合体细胞基膜折叠增加、微绒毛团块和核染色质团块。最终，合体细胞功能所必需的细胞器丢失，进而导致细胞变性。值得注意的是，其中一些变化在所有胎盘中普遍存在，只是在子痫前期胎盘更为显著，并且随着时间推移逐渐加重。

需要指出的是，合体细胞的形态学改变对子痫前期的发病和功能有直接影响。例如，胎盘屏障可阻止胎儿蛋白进入母体循环，避免母体对胎儿抗原的免疫反应。这种屏障功能依赖于合体细胞的高度完整性。合体细胞的不连续可使胎儿抗原渗漏到母体环内，显著增加免疫排斥妊娠组织的风险。这种免疫反应可引起或加重子痫前期的关键临床环节——局部和全身炎症过程。

（三）子痫前期胎盘的其他病理改变

1. 胎盘绒毛和血管组织学病变　大体检查发现子痫前期胎盘通常颜色苍白，有时伴有梗死、血肿和钙化，镜下改变（图 3-5-2）。50% 严重子痫前期孕妇的胎盘发生形态学改变。子痫前期胎盘比正常妊娠胎盘小且重量轻。有研究表明，子痫前期患者胎盘中绒毛和血管组织学病变率显著高于正常孕妇。胎盘血管张力对于维持足够的胎盘血流量和容量至关重要。由于胎盘血管缺乏自动支配，局部血管收缩和血管扩张系统包括前列腺素、内皮素（ET）、组胺（HA）、血清素（5-HT）、儿茶酚胺、肾素 - 血管紧张素系统（RAS）和一氧化氮（NO），对控制胎盘血管活动和胎盘循环中的血液流动至关重要。胎盘作为一种内分泌器官，可产生大量的血管激活剂，这些血管激活剂重新进入循环，主导调节胎盘血管反应性。胎盘循环中血管扩张剂和血管收缩剂之间的平衡对体内平衡至关重要。因此，胎盘脉管系统的损害和异常收缩、松弛一定会影响胎盘的血流，这是胎盘缺血的根本原因，导致异常的妊娠过程，如子痫前期。

在妊娠晚期，每天大约有 2～3g 凋亡滋养细胞物质释放到母体循环中。这种微粒物质通常被包裹在胎盘后面的毛细血管系统中。如果母体的防御系统不能应对这些非自身物质，那么凋亡的滋养细胞物质可能会导致继发性坏死，从而导致母体血管系统的激活和缺陷。

其他研究表明，胎儿生长受限（非高血压原因）、反复流产和自发早产患者也存在了绒毛和胎盘血管病变。这些发现提示绒毛和胎盘血管病变对子痫前期的诊断既不敏感也无特异性。因此，未来应做更多的科学研究，确定这些胎盘病变是否为子痫前期发生的病因和疾病进展的结果。

2. 远端绒毛发育不良　妊娠期高血压和子痫前期患者有不同程度的远端绒毛发育不良表现。它是一种绒毛发育异常，其特征是终末绒毛数量减少，导致绒毛间隙增宽。远端绒毛发育不良导致绒毛分支减少，细长。严重表现为绒毛间质密度增加、覆盖绒毛的滋养细胞变薄，以及绒毛血管密度减少。远端绒毛发育不良可以表现为显著弥漫，也表现为局灶性。

胎盘一般小而轻，并且可能因胎盘实质过度退变而表现为脐带边缘附着。胎盘切面可能没有明显改变，或质地疏松。由于与母体血管灌注不良有关，可以出现梗死和纤维素沉积的表现（见文后插页彩图 3-5-3）。在低倍镜检查中，绒毛间隙的扩张是最明显的特征，终末绒毛的数量较干绒毛明显减少，导致干绒毛相互靠近。高倍镜下，绒毛细小，分支减少。绒毛间质血管可多可少，一般随着间质密度的增加而减少。绒毛滋养细胞的核密度增加，并形成更多的合体细胞结节，同时滋养细胞层变薄。合体细胞结节多少不等，但在一些病例会非常显著。远端绒毛发育不良合并合体细胞结节显著增多，形成独特的病理形态学改变——“波浪状”合体细胞结节。

3. 母体血管完整性受损　足月胎盘大约由 120 个螺旋动脉供血，每分钟以约 70mmHg 的血压供应600～700ml血。如果这一供血系统的完整性遭破坏，可以引起母体严重的出血，称之为胎盘早剥。导致母体血管完整性受损的因素包括：细胞因子介导的炎症和/或感染导致的蜕膜坏死，外伤（钝性外力或子宫破裂），高血压、静脉压增加导致的血压增加及毒素类（烟草、可卡因等）。

35%的急性胎盘早剥患者伴有高血压（妊娠相关性或原发性）。急性胎盘早剥是由于出血将底蜕膜与胎盘分离。动脉受损被认为是最可能的病因，表现为高压力血流导致急性的且常常是大范围的胎盘分离。剪切力（由于外伤或者由于羊水过多半胎膜早破病例中羊水的过快流失）和压力（高血压）等具有明确的发病机制。

急性胎盘早剥常缺乏病理特征，即大体和组织病理学无明显病变。这些病理改变支持急性胎盘早剥——松散的和机化不充分的胎盘后出血或血肿，压痕和周围绒毛受挤压，以及绒毛间质出血。许多组织学特征与急性胎盘早剥有关，包括底蜕膜的夹层样出血、绒毛膜血管病、绒毛间出血、绒毛间质出血、滋养层细胞核染色质模糊和蜕膜炎症。未足月急性绒毛膜羊膜炎，发生急性胎盘早剥的风险增高。

4. 异常胎盘内出血及血栓

（1）绒毛膜板下巨大血栓性血肿（绒毛膜板下结节状血肿，Breus胎块）：绒毛膜板下巨大血栓性血肿是指在紧邻绒毛膜板下方的绒毛间隙聚集的大量血凝块，导致绒毛膜板与绒毛实质分开。绒毛膜板表面通常高低不平或呈结节状。Alanjari等将其定义为厚度>1cm且≥50%的胎儿面受累。

绒毛膜板下巨大血栓性血肿较为少见。据报道，发病率为1∶(1 887～3 133)。相关的母体疾病包括高血压、糖尿病、循环障碍、血栓形成倾向。也与各种妊娠并发症有关，包括胎儿生长受限、羊水过少、产前出血、早产等。在正常情况下，胎盘的绒毛膜板下可有纤维素沉积和小血栓形成（绒毛膜板下绒毛间隙血栓）区域，并随着孕龄增加而增加。但是，出现大量的聚集是不常见的。由于绒毛膜板下血栓性血肿的积累，大体检查中的胎盘可能超过正常厚度。胎儿表面因血栓性血肿或绒毛膜板的含铁血黄素沉着而出现颜色改变。胎盘切面中，病灶的特征是在绒毛膜板下方厚厚的层状血栓。镜下血栓性血肿通常是分层的混合血栓。沉积的血栓新旧程度不一。在病变内、绒毛膜板上和胎膜中，都可以看到散在的吞噬含铁血红素的巨噬细胞。周围胎盘可能出现其他病理改变，如母体灌注不足和远端绒毛发育不良。

（2）圆形胎盘内血肿：圆形胎盘内血肿是指胎盘实质内发生的一个或多个圆形血肿。毗邻底板和大多数情况下伴周围环状胎盘梗死是其特征。与之相关的疾病有：妊娠期高血压、子痫前期、HELLP综合征、妊娠糖尿病、胎儿生长受限、早产、流产等。

圆形胎盘内血肿是由血管病变的蜕膜小动脉破裂而形成。新鲜标本通常为一个单纯的圆形出血区域，它取代并压迫周围的胎盘实质。小病灶可完全位于底板内，随着时间的推移，围绕血肿受压的一圈胎盘实质更加苍白、坚韧，即镜下的梗死区。病变可单个或多个。镜下可见新鲜病变的中央区为出血灶，无层状结构。紧邻的胎盘组织可见绒毛受压，绒毛间隙狭窄。缺血可导致绒毛滋养层细胞损伤、纤维素沉积和绒毛粘连，从而形成病变周围的环状梗死圈。背景胎盘实质可能呈现母体血管灌注不良的其他表现，如绒毛过度成熟、远端绒毛发育不良、绒毛周围纤维素沉积增多或“普通的”胎盘梗死。

（3）动脉粥样硬化：严重子痫前期患者可发生进一步动脉损伤，即急性动脉粥样硬化。妊娠期子痫前期病情较重时可以发生胎盘急性动脉粥样硬化。动脉粥样硬化是一种阻塞性改变，与螺旋动脉血栓形成有关，可能会加重胎盘绒毛间的灌注，但是与胎盘发育不良无关。针对16 345个胎盘进行回顾性的研究发现，0.4%正常妊娠发生急性动脉粥样硬化，而在子痫前期妊娠中占10.2%。但有研究发现，在足月蜕膜组织中，11%的正常妊娠受到急性动脉粥样硬化的影响。此类病变以纤维蛋白样坏死和富含脂质的内膜巨噬细胞聚集为特征。急性动脉粥样硬化并不局限于胎盘床，它可以影响任何蜕膜非重塑动脉，它的出现是因为在重塑不足时发生的血流动力学改变。急性动脉粥样硬化会严重限制子宫胎盘血管的口径，并因继发性血栓性病变而加重，限制了进入胎盘中心的血液量，并导致胎盘梗死和胎儿死亡。

推测妊娠晚期过度的蜕膜炎症可导致蜕膜急性动脉粥样硬化的发生，动脉泡沫细胞改变类似于动脉粥样硬化的早期阶段，常见于子痫前期。研究表明，只要有足够的蜕膜炎症，子宫胎盘急性动脉粥样硬化可以发生在妊娠的任何阶段。曾有报道一名患系统性红斑狼疮和抗磷脂综合征的妇女，妊娠早期蜕膜就发生了急性动脉粥样硬化，表明只要有足够的妊娠前血管炎症就足以产生妊娠动脉炎性病变，甚至在妊娠早期就会发生。

虽然这些病变（梗死、纤维蛋白沉积和炎症等）并不是子痫前期特有的，但荟萃分析研究表明子痫前期患者发生这些病变的概率是正常妊娠的4～7倍，与晚发型子痫前期相比，这些病理变化在早发型子痫前期患者更为严重。镜下可见局部合胞滋养细胞坏死，微绒毛变形、丢失，内质网扩张，线粒体肿胀。可能存在底层细胞滋养细胞的增生，一些细胞发生变性或凋亡。这些病变与滋养层碎片的脱落有关。有研究表明，这些形态上和分子水平上的变化提示胎盘有较高水平应激反应。氧化应激和未折叠蛋白反应的激活在早发型子痫前期比晚发型子痫前期更明显。未折叠蛋白反应激活的一个后果是抑制非必需蛋白合成，可以解释胎儿生长受限常与早发型子痫前期有关。细胞滋养细胞表面的颗粒以微泡的形式释放到母体循环中，或以外泌体的形式从多泡体内部分泌（纳米泡）。两者都携带复杂的物质，包括microRNAs，并且是合胞滋养细胞潜在的液体或组织标本。与年龄匹配的对照组比较，早发型子痫前期胎盘微颗粒的脱落量大于晚发型子痫前期，早发型子痫前期孕妇血清中外泌体升高，而晚发型子痫前期并未升高。预测在不久的将来，外泌体可能成为胎盘应激的重要生物标志物。

二、脐带组织病理学变化

妊娠期高血压疾病对胎儿的影响，最常见的是胎儿生长受限和早产。其病理变化造成的脐带形态改变与不良胎儿结局相关。子痫前期患者子宫螺旋动脉重铸不良导致脐带血流减少，是导致脐带血管管腔和脐带血管面积减少的原因。脐带和胎儿血管系统均来自胚外和胚内中胚层，两者具有共同的胚胎起源。因此，通过了解妊娠期高血压疾病孕妇脐带血管情况，可能会为进一步了解新生儿的血管状况奠定基础。

（一）脐带总面积和脐带血管面积减少

脐带的发育很大程度上依赖于血流动力学条件，如血流速率、氧化应激和氧张力。最新研究表明，与正常孕妇脐带相比，妊娠期高血压疾病孕妇脐带总面积/脐带总血管面积/华通胶含量明显减少，在重度子痫前期组减少最为显著，脐带总面积的减少提示可能会进展为胎儿生长受限，“瘦”脐带会增加胎儿生长受限和分娩时胎儿窘迫的风险。

（二）脐带支持组织含量降低

妊娠期高血压疾病患者脐带华通胶、弹性蛋白、胶原蛋白等支持组织含量降低。华通胶是一种环绕在脐带血管周围的保护性覆盖物，最常见及具有代表性的组分即糖胺聚糖。具有亲水性质，吸收水分和电解质；使脐带具有弹性，抵抗脐带血管的外部压力。Bankowski等研究发现，妊娠期高血压疾病孕妇脐带组织中糖胺聚糖组分降低、硫酸黏多糖增加，降低亲水性。妊娠期高血压疾病患者脐带血管细胞外基质成分——弹性蛋白和胶原蛋白含量也降低。

（三）脐静脉管腔缩小

脐带血管分为内膜、中膜和外膜三层，其中中膜由若干肌层组成。子痫前期患者脐静脉中膜厚度明显增加，静脉内弹性纤维层分裂率增加。脐静脉是血液流向胎儿的管道。Schönfelder等报道脐静脉平滑肌中存在一氧化氮合酶，脐动脉中并不存在。子痫前期与一氧化氮合酶表达的丢失及其mRNA的显著降低有关，一氧化氮的减少会导致脐静脉血管收缩，从而导致血管内腔变小。2018年，Lan等研究发现子痫前期患者脐静脉管腔直径明显减少，静脉壁厚度和血管中膜厚度明显增厚、管壁/管腔比率明显增加。这项研究发现脐静脉所发生的显著改变可能与胎盘供给胎儿血流减少有关；管壁/管腔比增加提示机体需要维持足够的管腔压力才能供给胎儿足够血流。多普勒研究显示静脉腔缩小与血流减少密切相关。脐静脉管腔缩小也预示着一种慢性血管收缩状态，导致脐静脉平滑肌含量增加和中膜的重组，改变静脉的力学特性，进而影响静脉血流动力学特性。血管中弹性纤维增加可能是血管重构的一部分，影响血管内血流动力学。弹性组织的增加伴随着胶原蛋白减少，导致血管壁硬度减少，从而减少了对静脉流动的阻力。由于脐静脉的静脉流量已经减少，减少血管硬度可以防止情况恶化。靠近胎儿端脐静脉壁增厚、管壁/管腔比得增加，提示需要维持足够的腔内压力血流才能流向胎儿端。胎儿端脐静脉血管壁弹性纤维的增加也提示对脐带血流动力学的调节作用，因为弹性纤维起着感知血管内血流动力学变化的作用。

尽管对妊娠期高血压疾病患者脐带病理学变化的研究非常有限，但目前仅有的研究结果已经显示，妊娠期高血压疾病不仅胎盘发生病理变化，脐带也同时发生相应的病理变化，这种变化主要以脐静脉形态变化为主，由此影响胎儿血供，进而影响胎儿生长发育。

（任 茁 蔺 莉）

参考文献

1. BURTON GJ, REDMAN CW, ROBERTS JM, et al. Moffett A. Pre-eclampsia: pathophysiology and clinical implications. BMJ, 2019, 366: 12381.
2. FALCO ML, SIVANATHAN J, LAORETI A, et al. Placental histopathology associated with pre-eclampsia: systematic review and meta-analysis. Ultrasound Obstet Gynecol, 2017, 50(3): 295-301.
3. GAO QQ, TANG JQ, LI N, et al. What is precise pathophysiology in development of hypertension in pregnancy? Precision medicine requires precise physiology and pathophysiology. Drug Discov Today, 2018, 23(2): 286-299.
4. THILAGANATHAN B. Placental syndromes: getting to the heart of the matter. Ultrasound Obstet Gynecol, 2017, 49(1): 7-9.
5. MELCHIORRE K, SHARMA R, KHALIL A, et al. Maternal Cardiovascular Function in Normal Pregnancy: Evidence of Maladaptation to Chronic Volume Overload. Hypertension, 2016, 67(4): 754-762.
6. THILAGANATHAN B. Association of Higher Maternal Blood Pressure With Lower Infant Birthweight: Placental Cause or Cardiovascular Effect? Hypertension, 2016, 67(3): 499-500.
7. ALNAES-KATJAVIVI P, LYALL F, ROALD B, et al. Acute atherosis in vacuum suction biopsies of decidua basalis: An evidence based research definition. Placenta, 2016, 37: 26-33.
8. STAFF AC. The two-stage placental model of preeclampsia: An update. J Reprod Immunol, 2019, 134-135: 1-10.
9. STAFF AC, JOHNSEN GM, DECHEND R, et al. Preeclampsia and uteroplacental acute atherosis: immune and inflammatory factors. J Reprod Immunol, 2014, 101-102: 120-126.
10. SEBIRE NJ. Implications of placental pathology for disease mechanisms; methods, issues and future approaches. Placenta, 2017, 52: 122-126.
11. FALCO ML, SIVANATHAN J, LAORETI A, et al. Placental histopathology associated with pre-eclampsia: systematic review and meta-analysis. Ultrasound Obstet Gynecol, 2017, 50(3): 295-301.
12. ORABONA R, DONZELLI CM, FALCHETTI M, et al. Placental histological patterns and uterine artery Doppler velocimetry in pregnancies complicated by early or late pre-eclampsia. Ultrasound Obstet Gynecol, 2016, 47(5): 580-585.
13. HOLLAND O, DEKKER NITERT M, GALLO LA, et al. Review: Placental mitochondrial function and structure in gestational disorders. Placenta, 2017, 54: 2-9.
14. BURTON GJ, JAUNIAUX E. Pathophysiology of placental-derived fetal growth restriction. Am J Obstet Gynecol, 2018, 218(2S): 745-761.
15. COLLETT GP, REDMAN CW, SARGENT IL, et al. Endoplasmic reticulum stress stimulates the release of extracellular vesicles carrying danger-associated molecular pattern (DAMP) molecules. Oncotarget, 2018, 9(6): 6707-6717.
16. TANNETTA D, COLLETT G, VATISH M, et al. Syncytiotrophoblast extracellular vesicles - Circulating biopsies reflecting placental health. Placenta, 2017, 52: 134-138.
17. ROBERTS JM, HIMES KP. Pre-eclampsia: Screening and aspirin therapy for prevention of pre-eclampsia. Nat Rev Nephrol, 2017, 13(10): 602-604.
18. CHILLAKURU S, VELICHETY SD, RAJAGOPALAN V, et al. Human umbilical cord and its vessels: a histomorphometric study in difference severity of hypertensive disorders of pregnancy. Anat Cell Biol, 2020, 53(1): 68-75.
19. LAN Y, YANG Z, HUANG M, et al. Morphological and structural changes of umbilical veins and clinical significance in preeclampsia. Hypertens Pregnancy, 2018, 37(3): 105-110.
20. GÜVEN D, ALTUNKAYNAK BZ, ALTUN G, et al. Histomorphometric changes in the placenta and umbilical cord during complications of pregnancy. Biotech Histochem, 2018, 93(3): 198-210.

第四章 诊断与鉴别诊断

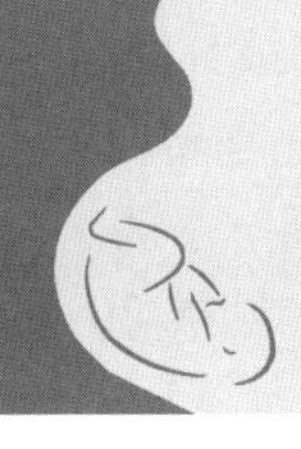

第一节 诊 断

一、病史及风险因素

（一）病史

妊娠期高血压疾病的病情复杂、变化快，需注意排查各种风险因素，询问孕妇显性或隐匿的基础疾病；有无妊娠期高血压疾病史及家族史或遗传史；了解孕妇的既往病理妊娠史；了解此次妊娠后孕妇的体重、饮食、生活环境、孕妇的高血压、蛋白尿等症状出现的时间和严重程度，有无病理性水肿、体重过度增加、胎儿生长受限趋势、血小板计数呈下降趋势及不明原因低蛋白血症等，对于过低体重者要加以重视。了解产前检查的情况，尤其对于妊娠前、妊娠早期及任何时间的首诊妇女，当测量血压处于正常高限（收缩压为131～139mmHg和/或舒张压81～89mmHg）时，应密切监测血压波动。家庭血压监测（home blood pressure monitoring，HBPM）可能成为妊娠期高血压疾病诊疗中的新趋势，2020年英国皇家妇产科学院（RCOG）发布了HBPM的相关指南，推荐HBPM在英国妊娠期高血压疾病孕妇中广泛使用。但其对妊娠结局的影响尚不清楚。初步证据表明使用HBPM可能会降低门诊医疗服务使用率及医疗成本。国际妊娠高血压研究学会（International Society for the Study of Hypertension in Pregnancy，ISSHP）对妊娠期高血压进行分类时也强调早孕期血压监测的必要性及重要性，因为在孕12周左右，孕妇血压会出现生理性下降，若没有早孕期基础血压的对比，可能会掩盖部分高血压患者的诊断。ISSHP将白大衣高血压（指诊室血压≥140/90mmHg，但在家庭或工作时血压＜135/85mmHg）、隐匿性高血压（诊室血压正常，但在其他时段血压升高，24小时动态血压监测（ambulatory blood pressure monitoring，ABPM或HBPM可以明确诊断）、一过性妊娠期高血压（妊娠中晚期新发的高血压，无需任何治疗即可缓解）此三类疾病列出，称之为非良性疾病，希望引起临床医生的重视。此外，最新的NICE指南强烈呼吁临床医师评估孕产妇的症状，慢性高血压（≈25%）或妊娠期高血压（≈35%）可演变为子痫前期，发病孕周越早风险越大。

（二）子痫前期的风险因素

子痫前期的风险因素总结为高度、中度、低度风险因素（表4-1-1）。高度风险因素包括：既往子痫前期史（尤其伴有不良妊娠结局的），子痫前期家族史（母亲或姐妹），高血压相关遗传因素；有内科疾病史或隐匿存在（潜在）的基础病理因素或疾病，如高血压病、肾脏疾病、糖尿病、自身免疫性疾病如系统性红斑狼疮、抗磷脂综合征等；存在诱发高血压的危险因素如阻塞性睡眠呼吸暂停；年龄≥35岁；妊娠前BMI≥28kg/m²；多胎妊娠。中度风险因素包括：本次妊娠孕妇存在的风险因素，如初次妊娠、妊娠间隔时间≥10年；收缩压≥130mmHg或舒张压≥80mmHg（首次产前检查时、妊娠早期或妊娠任何时期检查时）、妊娠早期尿蛋白定量≥0.3g/24h或持续存在随机尿蛋白≥（+）。低度风险因素是指经历过成功妊娠且无并发症者。2019年美国妇产科医师学会（ACOG）发布的“妊娠期高血压和子痫前期指南2019版”提到低出生体重和/或小于孕龄儿分娩史、前次不良妊娠结局；社会人口特征中非洲裔、低社会经济地位为中度风险因素，将肥胖者定义为妊娠前BMI≥30kg/m²。我国生育年龄妇女体重指数BMI诊断标准为：BMI＜18.5kg/m²为体重过低，BMI 18.5～23.9kg/m²为正常，BMI 24.0～27.9kg/m²为超重，BMI≥28.0kg/m²为肥胖，因此我国妇女BMI≥28.0kg/m²为子痫前期的危险因素。风险人群的妊娠前检查和产前检查非常重要。

表 4-1-1 子痫前期的风险因素

风险等级	类别	风险因素
高度风险	病史及家族遗传史	既往子痫前期史，子痫前期家族史（母亲或姐妹），高血压遗传因素等
	一般情况	年龄≥35 岁，妊娠前 BMI≥28kg/m^2，多胎妊娠
	有内科疾病史或隐匿存在（潜在）的基础病理因素或疾病	高血压病、肾脏疾病、糖尿病或自身免疫性疾病如系统性红斑狼疮、抗磷脂综合征等，存在高血压危险因素如阻塞性睡眠呼吸暂停
中度风险	本次妊娠的情况	初次妊娠、妊娠间隔时间≥10 年；收缩压≥130mmHg 或舒张压≥80mmHg（首次产前检查时、妊娠早期或妊娠任何时期检查时）、妊娠早期尿蛋白定量≥0.3g/24h 或持续存在随机尿蛋白≥（+）
	本次妊娠的产前检查情况	不规律的产前检查或产前检查不适当（包括产前检查质量的问题），以及饮食、环境等因素
低度风险		前次无并发症的足月分娩史

二、临床表现

妊娠期高血压疾病据其临床分型不同，临床表现各有不同。

（一）妊娠期高血压

妊娠 20 周后首次出现高血压，收缩压≥140mmHg 和 / 或舒张压≥90mmHg；尿蛋白检测阴性为妊娠期高血压。收缩压≥160mmHg 和 / 或舒张压≥110mmHg，尿蛋白检测阴性为重度妊娠期高血压，产后 12 周血压恢复正常。检测血压升高时应同一手臂至少测量 2 次；对首次发现血压升高者，应间隔 4 小时或以上复测血压；对严重高血压孕妇，即收缩压≥160mmHg 和 / 或舒张压≥110mmHg 者，间隔数分钟重复测定后即可以诊断。对于白大衣高血压、隐匿性高血压及短暂性或一过性高血压，还有相对性高血压这几类人群注意动态血压变化，提倡家庭血压监测和有条件者行 24 小时动态血压监测。

患者出现的除高血压外的其他临床症状及体征都可能是病情进展为子痫前期的首发症状，如头痛、眼花、胸闷、上腹部不适或疼痛及其他消化系统症状、下肢和 / 或外阴明显水肿、体重、尿量等变化，同时还应关注宫高、胎动、胎心等有无变化。

（二）子痫前期 - 子痫

1. 子痫前期　妊娠 20 周后孕妇出现收缩压≥140mmHg 和 / 或舒张压≥90mmHg，伴有下列任意 1 项：尿蛋白定量≥0.3g/24h，或尿蛋白 / 肌酐比值≥0.3，或随机尿蛋白≥（+）（无条件进行蛋白定量时的检查方法），ACOG 妊娠期高血压和子痫前期指南 2019 版规定随机尿蛋白≥（++）；无蛋白尿但伴有以下任何 1 种器官或系统受累：心、肺、肝、肾等重要器官，或血液系统、消化系统、神经系统的异常改变，胎盘 - 胎儿受到累及等。子痫前期也可发生在产后。血压和 / 或尿蛋白水平持续升高，或孕妇器官功能受累或出现胎盘 - 胎儿并发症，是子痫前期病情进展的表现（表 4-1-2）。

表 4-1-2 子痫前期的诊断标准

诊断标准	内容
血压	血压正常的妇女在妊娠 20 周后，间隔 4 小时以上的两次测量结果为收缩压≥140mmHg，或舒张压≥90mmHg，或两者皆有
	收缩压≥160mmHg 或舒张压≥110mmHg（确认重度高血压，两次测量只间隔数分钟即可，以便及时进行降压治疗）
蛋白尿	24 小时尿蛋白≥300mg（或即时尿检测结果推测尿蛋白≥300mg）
	尿蛋白质 / 肌酐≥0.3
	随机尿蛋白≥（+）（仅在其他定量方法不可行时使用）
无蛋白尿但伴有以下任何 1 种器官或系统受累	
心、肺、肝、肾等重要器官，或血液系统、消化系统、神经系统的异常改变，胎盘 - 胎儿受到累及等	

（1）子痫前期孕妇出现下述任一临床表现为重度子痫前期：

1）血压持续升高不可控制：收缩压≥160mmHg 和 / 或舒张压≥110mmHg（至少间隔 4 小时测量，除非已经开始应用降压药物）。

2）持续性头痛、视觉障碍或其他中枢神经系统异常表现，普通药物不能缓解，排除其他原有疾病。

3）持续性上腹部疼痛及肝包膜下血肿或肝破裂表现。

4）肝功能异常：肝酶上升超过上限2倍，持续右上腹或胃区疼痛，药物不能缓解，排除其他诊断。

5）肾功能受损：24小时尿蛋白定量>2.0g；少尿（24小时尿量<400ml，或每小时尿量<17ml），或血肌酐水平>106μmol/L，排除其他肾脏疾病。

6）低蛋白血症伴腹水、胸水或心包积液。

7）血液系统异常：血小板计数呈持续性下降并低于100×10^9/L；微血管内溶血，表现有贫血、血乳酸脱氢酶（LDH）水平升高或黄疸。

8）心功能衰竭。

9）肺水肿。

10）胎儿生长受限或羊水过少、胎死宫内、胎盘早剥等。

2019年ACOG妊娠期高血压疾病妇产科医师临床管理指南不再区分子痫前期“轻度”与“重度”，提出无严重特征的子痫前期和有严重特征的子痫前期。严重特征是指其他靶器官损害的表现。需在妊娠34周前因子痫前期终止妊娠者定义为早发子痫前期。

（2）非典型子痫前期可表现为胎儿生长受限加上一项或多项子痫前期的症状：溶血、血小板减少、转氨酶升高、在20周前出现子痫前期-子痫的症状体征，以及产后48小时之后出现的子痫前期-子痫。有些子痫前期的患者可能表现为：

1）全身水肿（颜面水肿、肺水肿、胸腹水、外阴水肿）。

2）妊娠中晚期体重增加过多。

3）各种凝血功能异常伴多脏器功能障碍。

4）新发生的持续性剧烈头痛、严重视觉异常和血液检查异常，但这些孕妇没有高血压。

2. 子痫　子痫前期基础上发生不能用其他原因解释的强直性抽搐，可以发生在产前、产时或产后，也可以发生在无临床子痫前期表现时。子痫发作前期，有以头痛或视力障碍为首发表现者，也有仅表现为上腹部疼痛者，有反射亢进表现者，有头痛或视力障碍与上腹部疼痛都存在者。也有部分孕妇仅存在实验室检查指标异常，应注意临床表现存在渐进性或迅速发展性，甚至可在2～3天内迅速恶化。

（三）妊娠合并慢性高血压

孕妇存在各种原因的继发性或原发性高血压，各种慢性高血压的病因、病程和病情表现不一，如：孕妇既往存在高血压或在妊娠20周前发现收缩压≥140mmHg和/或舒张压≥90mmHg，妊娠期无明显加重或表现为急性严重高血压；或妊娠20周后首次发现高血压但持续到产后12周以后。

（四）慢性高血压伴发子痫前期

ACOG建议将慢性高血压并发子痫前期分成两组：

1. 原本控制良好的血压突然明显升高或者需要加大降压药剂量来控制血压。

2. 新出现的蛋白尿。

我国妊娠期高血压疾病诊治指南（2020）中慢性高血压伴发子痫前期临床表现为慢性高血压孕妇妊娠20周前无蛋白尿，妊娠20周后出现24小时尿蛋白定量≥0.3g或随机尿蛋白≥（+），清洁中段尿并排除尿少、尿比重增高时的混淆；或妊娠20周前有蛋白尿，妊娠20周后尿蛋白量明显增加；或出现血压进一步升高等上述重度子痫前期的任何1项表现。

（五）HELLP综合征

HELLP综合征是子痫前期的一种严重表现，以溶血（LDH水平升高；胆红素≥20.5μmol/L；血红蛋白轻度下降）、肝酶升高（ALT≥40U/L或AST≥70U/L）、血小板减少（血小板计数<100×10^9/L）为特征，也可以发生在无血压升高或血压升高不明显，或者没有蛋白尿的情况下，也可以发生在子痫前期临床症状出现之前，也可以发生在抗磷脂抗体综合征的病例。多数发生在产前也可以发生在产后。典型症状为全身不适、右上腹疼痛、体重骤增、脉压增大。少数孕妇可有恶心、呕吐等消化系统表现，高血压、蛋白尿的表现可不典型。许多患者症状不具特异性或者子痫前期表现轻微。文献报道的各种症状和体征并不能诊断HELLP综合征（表4-1-3），重度子痫前期-子痫有同样的临床表现。

目前使用统一和标准化的实验室指标诊断HELLP综合征。国际妊娠高血压研究学会（ISSHP）强调：不建议将HELLP综合征作为一种独立的疾病，这样可以减少年轻医生对该疾病认识上的误区，提醒临床医生重视子痫前期的多器官功能损害。

三、实验室检查

（一）妊娠期高血压

妊娠期出现高血压时：应注意进行以下常规检查和必要时的复查：

1. 血常规　血小板减少与疾病的严重程度及胎盘早剥相关。

2. 尿常规

表 4-1-3 HELLP 综合征的临床表现

症状	WEINSTEIN 等（n=57）(%)	SIBAI 等（n=501）(%)	MARTIN 等（n=501）(%) RATH 等（n=501）(%)（n=50）(%)	RATH 等（n=50）(%)（n=50）(%)
右上腹疼痛	86	63	40	90
恶心呕吐	84	36	29	52
头痛	—	33	61	—
高血压	—	85	82	88
蛋白尿	96	87	86	100

3. 肝功能　最常见的肝功能异常表现是轻度血清转氨酶升高。胆红素很少升高，胆红素升高者以间接胆红素为主。

4. 肾功能　血管痉挛及肾小球毛细血管内皮细胞肿胀（肾小球内皮细胞增生），导致 GFR 比正常妊娠降低，血清肌酐很少升高，但尿酸水平可以升高，尿酸升高对于诊断子痫前期和预测不良围产结局缺乏特异性和敏感性。

5. 凝血功能　凝血酶生产增加、纤维蛋白原升高，胎盘早剥时纤维蛋白原下降。对于妊娠 20 周后才开始进行产前检查的孕妇，应注意了解和排除孕妇的基础疾病和慢性高血压，注意血脂、血糖水平，甲状腺功能，凝血功能等检查或复查，注意动态血压监测，注意眼底改变和超声心动检查。

（二）子痫前期 - 子痫

出现子痫前期及子痫时，上述基础上应酌情增加以下检查，并注意依据病情发展动态检查：

1. 有条件的医疗机构应检查自身免疫性疾病的相关指标，如果为早发子痫前期或重度子痫前期或存在 HELLP 综合征表现，更应及时排查自身免疫性疾病的相关指标，有条件时做 TTP、溶血性尿毒症综合征等鉴别指标的检查。

2. 高凝状况检查。

3. 血电解质。

4. 眼底检查。

5. 超声等影像学检查肝、肾等器官及胸腹水情况。

6. 动脉血气分析。

7. 心脏彩超及心功能检测。

8. 头颅 CT 或 MRI 检查。

9. 胎儿电子监护、超声监测胎儿生长发育指标、羊水量，如可疑胎儿生长受限，有条件的机构应注意检测脐动脉和胎儿大脑中动脉血流指标等。

（赵莉娜　刘国成）

参 考 文 献

1. ACOG Practice Bulletin No. 204: Fetal growth restriction. Obstet Gynecol, 2019, 133(2): 97-109.
2. 中华医学会妇产科学分会妊娠期高血压疾病学组. 妊娠期高血压疾病诊治指南(2020). 中华妇产科杂志, 2020, (04): 227-238.
3. Self-monitoring of blood pressure in pregnancy. Information for healthcare professionals. London: Royal College of Obstetricians & Gynaecologists, 2020.
4. XYDOPOULOS G, PERRY H, SHEEHAN E, et al. Home blood-pressure monitoring in a hypertensive pregnant population: cost-minimization study. Ultrasound Obstet Gynecol, 2019, 53(4): 496-502.
5. WEBSTER K, FISHBURN S, MARESH M, et al. Diagnosis and management of hypertension in pregnancy: summary of updated NICE guidance. BMJ, 2019, 366: l5119.
6. ACOG Practice Bulletin No. 202: gestational hypertension and preeclampsia. Obstet Gynecol, 2019, 133(1): e1-e25.
7. BARTSCH E, MEDCALF KE, PARK AL, et al. High Risk of Pre-eclampsia Identification Group. Clinical risk factors for pre-eclampsia determined in early pregnancy: systematic review and meta -analysis of large cohort studies. BMJ, 2016, 353: i1753.
8. SKORPEN CG, LYDERSEN S, GILBOE IM, et al. Influence of disease activity and medications on offspring birth weight, pre-eclampsia and preterm birth in systemic lupus erythematosus: a population-based study. Ann Rheum Dis, 2018, 77(2): 264-269.
9. WEN SW, WHITE RR, RYBAK N, et al. Effect of high dose folic acid supplementation in pregnancy on pre-eclampsia(FACT): double blind, phase Ⅲ, randomised controlled, international, multicentre trial. BMJ, 2018, 362: 3478.
10. HOFMEYR GJ, BETRÁN AP, SINGATA-MADLIKI M,

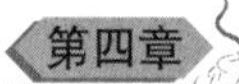

et al. Prepregnancy and early pregnancy calcium supplementation among women at high risk of pre-eclampsia: a multicentre, double-blind, randomised, placebo-controlled trial. Lancet, 2019, 393(10169): 330-339.

11. DAVENPORT MH, RUCHAT SM, POITRAS VJ, et al. Impact of prenatal exercise on both prenatal and postnatal anxiety and depressive symptoms: a systematic review and meta -analysis. Br J Sports Med, 2018, 52(21): 1367-1375.
12. MIRZAKHANI H, LITONJUA AA, MCELRATH TF, et al. Early pregnancy vitamin D status and risk of preeclampsia. J Clin Invest, 2016, 126(12): 4702-4715.
13. ROLNIK DL, WRIGHT D, POON LC, et al. Aspirin versus Placebo in Pregnancies at High Risk for Preterm Preeclampsia. N Engl J Med, 2017, 377(7): 613-622.
14. ROQUE M, HAAHR T, GEBER S, et al. Fresh versus elective frozen embryo transfer in IVF/ICSI cycles: a systematic review and meta -analysis of reproductive outcomes. Human reproduction update, 2019, 25(1): 2-14.
15. BARTSCH E, MEDCALF KE, PARK AL, et al. Clinical risk factors for pre-eclampsia determined in early pregnancy: systematic review and meta -analysis of large cohort studies. BMJ, 2016, 353: 1753.
16. 中华医学会妇产科学分会妊娠期高血压疾病学组. 妊娠期高血压疾病诊治指南(2015). 中华妇产科杂志, 2015, 50(10): 721-728.
17. POON LC, SHENNAN A, HYETT JA, et al. The International Federation of Gynecology and Obstetrics(FIGO) initiative on pre-eclampsia: a pragmatic guide for first-trimester screening and prevention. Int J Gynaecol Obstet, 2019, 145, (1): 1-33.
18. 陈扬, 杨孜, 宋颖, 等. 无严重并发症重度子痫前期终止妊娠指征影响因素分析. 中国实用妇科与产科杂志, 2014, 30(9): 717-721.
19. BROWN MA, MAGEE LA, KENNY LC, et al. The hypertensive disorders of pregnancy: ISSHP classification, diagnosis & management recommendations for international practice. Pregnancy Hypertens, 2018, 13: 291-310.

第二节 鉴别诊断

一、癫痫

癫痫(epilepsy)是妊娠期常见的神经疾病之一，发生率为0.5%～1%，而妊娠期癫痫妇女的死亡率是正常孕妇10倍。妊娠期癫痫的诊断具有一定困难，尤其当妊娠中后期初次出现惊厥，如无法确诊惊厥是由癫痫发作还是子痫引起，应立即用治疗子痫惊厥的药物硫酸镁直至经神经系统评估确诊。确诊依赖于既往癫痫病史或发展为子痫前期的危险因素。MRI及CT等影像学检查方法对发生惊厥的孕妇相对安全，一次暴露对胎儿的威胁很小。

(一) 病史

癫痫患者既往有癫痫发作史，有神经系统异常病史；家族史存在癫痫、热惊厥、偏头痛、睡眠障碍、遗传代谢疾病等；目前有求学困难、失业、不能驾车、被过度保护、活动受限、心理压力等。子痫患者存在妊娠期高血压疾病风险因素。

(二) 临床表现

发作时较难鉴别，癫痫发作的临床表现多种多样，如感觉、运动、自主神经、意识、情感、记忆、认识及行为等障碍。癫痫发作一般具有突发突止、短暂一过性、自限性的共同特点。

1. 体格检查　意识及精神状态不易鉴别。癫痫可存在局灶体征(偏瘫/偏盲等)，患者存在头颅形状大小、外貌、身体畸形或某些神经皮肤综合征表现。有些体征则提示患者服用抗癫痫药物的不良反应。子痫患者存在高血压疾病相关体征，如水肿等。

2. 辅助检查　癫痫发作最本质的特征是神经元异常过度放电，脑电图是诊断癫痫发作、确定发作和癫痫类型最重要的辅助手段；神经影像学检查的阳性结果不代表该病灶与癫痫发作之间存在必然的因果关系；血、尿生化检查用于子痫前期、HELLP综合征的实验室诊断；基因检测是重要的辅助检测手段，通常在临床已高度怀疑癫痫时进行，基于高通量二代技术及微阵列比较基因组杂交技术(aCGH)，能够一次性检测所有已知癫痫相关致病基因。

二、妊娠期急性脂肪肝

妊娠期急性脂肪肝(acute fatty liver of pregnancy, AFLP)是仅发生在妊娠期的严重并发症，发病率低(约1/7 000～1/1 5000)，但起病急骤、病情凶险。该病的主要特点是肝细胞在短时间内大量快速脂肪变性，以黄疸、凝血功能障碍和肝功能急剧衰竭为主要临床特征，同时伴有大脑、肾脏、胰腺等多种脏器功能不全。由于AFLP临床症状与体征都缺乏特异性，确诊十分困难，但如不及时确诊、尽早治疗，患者可因并发多脏器功能衰竭、弥散性血管内凝血，危及孕妇和/或胎儿生命。

（一）一般临床特征

多胎妊娠、男性胎儿、妊娠各阶段都可发病，尤其是妊娠晚期。研究表明，胎儿若有影响脂肪酸氧化的基因发生突变或长链羟基脂酰辅酶A脱氢酶（LCHAD）缺陷其母发生肝脏疾病（AFLP或HELLP综合征）的风险增加了18倍。这是因为此类孕妇不能氧化胎儿体内不断增加的长链脂肪酸，这些脂肪酸最终在母亲的肝脏内积聚，使功能受损，最终导致肝功能衰竭。

（二）临床症状

发病前数天、数周几乎所有患者出现乏力，75%出现恶心呕吐及类流感症状，43%出现上腹痛，40%出现头痛，37%出现黄疸，30%出现发热，10%出现瘙痒，很快出现黄疸并迅速升高。氨基转移酶显著升高及高胆红素血症是AFLP的典型生化异常表现。肝衰竭的表现有肝功能异常、肝性脑病、凝血异常和低血糖症等。肾功能不全和胰腺炎比较常见。Swansea标准已成为AFLP的诊断工具。Swansea标准包括：

1. 呕吐；
2. 腹痛；
3. 烦渴、多尿；
4. 脑病；
5. 胆红素升高（总胆红素>14μmol/L）；
6. 低血糖症（<4mmol/L）；
7. 尿酸升高（>340μmol/L）；
8. 白细胞增多（$>11\times10^6/L$）；
9. 超声检查发现腹水或光亮肝；
10. AST或ALT升高（>42U/L）；
11. 血氨升高（>47μmol/L）；
12. 肾功能受损（肌酐>150μmol/L）；
13. 凝血功能异常（凝血酶原时间>14秒，或活化部分凝血酶时间>34秒）；
14. 肝活组织检查显示微泡性脂肪变性。

若无其他病因存在，则符合上述6条或更多，即可诊断AFLP。

（三）影像学特点

AFLP的肝脏超声可见回声增强。CT检查可见肝密度低于正常（正常时肝密度等于或低于脾）。影像学检查也可无明显异常。即使是CT扫描技术，半数AFLP患者仍检测不出异常。临床实践中，不应因这些辅助检查而推迟分娩，尤其重症病例，根据临床资料和常规生化检测资料也可做出诊断。

三、妊娠期肝病

妊娠期肝病主要包括妊娠期特发性肝胆疾病、妊娠期合并肝胆疾病，以及妊娠前存在的慢性肝脏疾病（表4-2-1）。

（一）妊娠期特发性肝病

1. 妊娠剧吐（hyperemesis gravidarum，HG） 大约0.3%的妊娠妇女在妊娠早期可发生妊娠剧吐，主要表现为恶心、呕吐。大约1/2～2/3的患者可出现转氨酶升高20倍（AST>ALT），同时可能出现黄疸，特别是晚发型妊娠剧吐和严重尿酮体阳性患者。在给予止吐及补液治疗后，肝功能很快就可恢复正常。

2. 妊娠期肝内胆汁淤积（intrahepatic cholestasis of pregnancy，ICP） 定义为其他原因不能解释的严重瘙痒，特别是夜间手、足掌部，通常在妊娠中期出现，大部分在妊娠30周以后，常存在胆汁酸升高（10～500μmol/L）。大约80%以上的患者出现ALT升高（可升高至正常上限的20倍），但高胆红素血症较少发生（少于20%，很少超过100μmol/L）。一般妊娠期肝内胆汁淤积在产后4周内所有的改变均消失。如果症状持续，可能提示慢性肝脏疾病例如慢性丙型肝炎或原发性硬化性胆管炎。对胎儿而言，妊娠期肝内胆汁淤积可能出现严重的并发症，特别是早产、胎粪吸入，以及产前或产后窒息，甚至胎儿宫内死亡。

（二）妊娠期合并的肝胆疾病

1. 胆石症 胆石症在孕妇中的发病率约为5%～12%。一般发生有症状的胆石症大约为0.3%～0.5%，临床表现与非妊娠期胆囊炎基本相同，Murphy征可能不明显，偶尔触及肿大胆囊。辅助检查：超声检查可见肿大的胆囊，壁厚常伴有结石，白细胞计数升高，血清转氨酶ALT和AST升高，胆红素正常或轻度升高。

2. 急性肝炎 HAV、HBV、HCV、单纯疱疹病毒（HSV）或巨细胞病毒（CMV）感染所致的急性肝炎是妊娠期黄疸的最主要因素。妊娠早期CMV感染可能导致先天性畸形。妊娠晚期HSV感染常出现严重或者暴发性肝炎表现，通常无黄疸。

（三）妊娠前存在的肝脏疾病

1. 自身免疫性肝炎（autoimmune hepatitis，AIH） 妊娠期间自身免疫性肝炎的病情变化较为复杂。大部分孕妇（约占50%～73%），从妊娠中期开始出现肝功能的改善，但仍有21%～50%的患者存在肝功能损伤。

2. 原发性胆汁性肝硬化（primary biliary cirrhosis，PBC） 患者通常在40岁以上，因此妊娠的患者很少。

3. 原发性硬化性胆管炎（primary sclerosing cholangitis，PSC） 目前对于原发性硬化性胆管炎与妊娠相互影响的资料较少。有必要常规进行肝功能检查，另因为原发性硬化性胆管炎患者常合并妊娠期肝内胆汁淤积，故在瘙痒患者中应检查胆汁酸。超声检查虽然安全，但是对于胆管梗阻的诊断确实不敏感。在这些检查没有结果的情况下，可进行MRI检查。

表4-2-1 肝脏疾病与妊娠时期的关系

孕期	孕早期	孕中期	孕晚期
妊娠相关性肝脏疾病	妊娠剧吐	妊娠期肝内胆汁淤积	妊娠期肝内胆汁淤积 子痫前期 HELLP综合征 AFLP
急性肝脏疾病	病毒性肝炎、胆石症、药物诱导性肝损伤		
慢性肝脏疾病	乙型肝炎/丙型肝炎、AIH、PBC、PSC、Wilson病		

对于鉴别诊断而言，症状发作时孕周、个人史（包括治疗期间使用的药物可鉴别药物诱导性肝损伤）及家族史都较为重要。需要进行的实验室检查主要是血常规、凝血功能（INR）、转氨酶、胆红素及胆汁酸（瘙痒的患者较为重要）。超声检查可排除梗阻性胆汁淤积，血清学检查可排除病毒性肝炎。

四、妊娠合并系统性红斑狼疮

正常孕妇子痫前期的发病率为5%～7%，而系统性红斑狼疮（systemic lupus erythematosus，SLE）妊娠患者中约16%～30%出现子痫前期，妊娠合并SLE病情复发与子痫前期有很多相同的临床特点，如蛋白尿增多、高血压、血小板减少及肾功能的损害；如果当SLE为孕期新发时，两者的鉴别及诊治将十分困难。

1. 病史 肾炎病史、抗磷脂抗体阳性、高血压、血小板减少及妊娠晚期补体减少都可能预示出现子痫前期。妊娠合并系统性红斑狼疮患者中约1/4并发子痫前期，相比既往有高血压病史的孕妇更容易并发子痫前期。妊娠合并系统性红斑狼疮是子痫前期的高危因素，提示当孕期出现子痫前期症状需要进一步判断是否合并隐匿性系统性红斑狼疮。

2. 临床表现 孕期系统性红斑狼疮病情复发的发生率为50%，症状大多较轻微，表现为皮肤黏膜和关节受累，并不会影响妊娠与胎儿结局；但有20%会发生较严重的系统性红斑狼疮病情复发，累及多系统，出现肾脏损伤、血液系统疾病、浆膜炎和/或严重关节炎，甚至出现狼疮危象，这些并发症会增加胎儿丢失率，以及早产和子痫前期的发生风险。

3. 体格检查 患者可出现以下情况中任意一项或几项：蝶形红斑、手指紫癜、急性心力衰竭、发热、浆膜炎、血细胞计数减少、反复抽搐、自身抗体阳性、低补体血症、高尿酸血症、多器官受累、产后持续的和不典型的子痫前期症状，应注意进一步进行免疫相关实验室检查，以免漏诊系统性红斑狼疮等自身免疫性疾病。

4. 辅助检查 其他器官的损害、尿沉渣检验或补体水平的下降可帮助鉴别诊断。子宫动脉波形异常可协助诊断子痫前期，其他子痫前期的标志物，例如胎盘生长因子、血管内皮生长因子、血管内皮生长因子受体-1及sENG也可协助诊断，但敏感性不高。

五、围产期心肌病

围产期心肌病（perinatal cardiomyopathy，PPCM）是一种可危及生命的疾病，发生在无其他可导致心力衰竭相关病史的妊娠期女性，常发病于妊娠的最后1个月或分娩后的几个月内，典型表现为心力衰竭和射血分数减少。子痫前期严重者并发多脏器功能损害，出现心功能下降，心肌收缩无力时，也会诱发心力衰竭。但两种疾病的病理机制不同，子痫前期并发心衰主要由于冠状动脉痉挛，冠状血管可有微血栓形成，从而使心肌水肿，同时高血压导致心脏后负荷增加使心肌做功增加，收缩力减退，往往发病前有长期严重高血压、蛋白尿、低蛋白血症等重度子痫前期的病史。而围产期心肌病发病机制则为心肌纤维变性、断裂、心肌纤维化，无血管改变，属扩张性心肌病，其病因尚不明确，目前的观点倾向于“双重打击”模型，即妊娠晚期和产后早期的抗血管或激素作用导致血管损伤，诱发具有潜在遗传及环境易感性的女性，从而导致发病。

PPCM 的诊断标准：

1. 既往无心脏病史且妊娠前 1 个月无其他致使心功能不全的因素。

2. 妊娠最后 1 个月或产后 5 个月内发生的心功能衰竭。

3. 超声心动图标准：LVEDd > $2.7cm/m^2$；LVEF < 45% 和 / 或 LVFS < 30%。

4. 无其他导致心功能衰竭的原因。

以上 4 项标准全部符合方可诊断为 PPCM。对于妊娠晚期或产后出现上述症状的患者应高度警惕此病，争取早期诊断，减少并发症的发生，改善患者预后。

六、肾病综合征

妊娠期肾病综合征（nephrotic syndrome during pregnancy，NSP）通常在子痫前期的基础上发生，曾被认为是子痫前期病程进展的一种特殊类型。该病除具有妊娠期高血压疾病的临床表现外，还具有肾病综合征“三高一低”的典型临床表现，即大量蛋白尿、高脂血症、水肿及低蛋白血症。妊娠期肾病综合征患者由于胎盘与肾脏有相同的抗原特性，导致滋养细胞抗体与肾脏抗原发生交叉反应，形成免疫复合物。免疫复合物沉积在肾小球、子宫和胎盘的毛细血管，通过一系列的损害反应使肾小球损伤，基底膜通透性增加，大量蛋白漏出。NSP 的免疫反应可能以肾小球毛细血管滤过膜损伤为主，滤过膜的损伤造成大量蛋白质丢失，因此与子痫前期相比，肾功能异常的临床表现更明显，对孕产妇更容易导致各种并发症，如产后出血、腹腔积液、子痫、视网膜脱离、胎盘早剥和脑水肿。NSP 的诊断要排除其他原因导致的肾病综合征，主要有系统性红斑狼疮、过敏性紫癜、乙肝病毒相关性肾病、糖尿病肾病导致的肾病综合征等。

七、血小板减少疾病

妊娠期血小板减少疾病主要包括妊娠期血小板减少症（gestational thrombocytopenia，GT）、免疫性或特发性血小板减少性紫癜（idiopathic thrombocytopenic purpura，ITP）和 HELLP 综合征。其他少见疾病有妊娠合并再生障碍性贫血、血栓性血小板减少性紫癜（thrombotic thrombocytopenic purpura，TTP）、抗磷脂抗体综合征、系统性红斑狼疮、获得性免疫缺陷综合征、骨髓异常增生综合征、白血病、弥散性血管内凝血、药物导致的血小板减少等。其中妊娠期血小板减少症是妊娠期血小板减少疾病中最常见的原因。妊娠期血小板减少症指孕前没有血小板减少病史，妊娠后首次出现血小板减少，血小板计数一般在（70～100）× 10^9/L 范围，发生于妊娠中晚期，一般不随妊娠的进展而进展，肝肾功能及凝血功能一般正常。目前 GT 的病因尚不清楚，可能与免疫反应、血液稀释等有关。妊娠期血小板减少症一般没有明显的出血症状和体征，不会造成新生儿血小板减少及出血。血小板计数一般在产后 6 周内恢复正常，无须特殊治疗。特发性血小板减少性紫癜患者的临床表现以黏膜、皮下出血为主，四肢远端多见瘀点、瘀斑，皮肤自发性紫癜或搔抓后出现紫癜是特征性表现，颅内出血少见。多数患者为妊娠合并特发性血小板减少性紫癜，即孕前已明确诊断特发性血小板减少性紫癜，约 1/3 患者孕前没有特发性血小板减少性紫癜病史。一般孕早期常规检查反复出现血小板计数小于 100 × 10^9/L，血小板减少程度随妊娠进展而加重，孕晚期常 < 50 × 10^9/L。血栓性血小板减少性紫癜是一种少见的血液系统疾病，母胎预后不良。血栓性血小板减少性紫癜以溶血性贫血和血小板减少为特征，具有发病急、病情重、进展快等特点，一般发生于妊娠晚期和产后早期。临床上多以抽搐为首发症状，易误诊为子痫发作，如果误诊、治疗不及时病死率极高。其他少见疾病包括弥散性血管内凝血、抗磷脂抗体综合征、系统性红斑狼疮等，根据患者病史，检测肝功能、血常规、凝血功能、抗磷脂抗体、免疫功能等一般能够相互鉴别。

（赵莉娜　雷　琼　张　丽　刘国成）

参考文献

1. LIU J，GHAZIANI TT，WOLF JL. Acute Fatty Liver Disease of Pregnancy：Updates in Pathogenesis，Diagnosis，and Management. Am J Gastroenterol，2017，112（6）：838-846.
2. SASAKI KJ. Liver Disease and Pregnancy. Medscape，2018.
3. TRAN TT，AHN J，REAU NS. ACG clinical guideline：liver disease and pregnancy. Am J Gastroenterol，2016，111（2）：176-194.
4. 于乐成，侯金林. 2016 年美国胃肠病学院临床指南：肝脏疾病与妊娠. 临床肝胆病杂志，2016，4：619-627.
5. SLIWA K，MEBAZAA A，HILFIKER-KLEINER D，et al. Clinical characteristics of patients from the worldwide

registry on peripartum cardiomyopathy (PPCM): EURObservational Research Programme in conjunction with the Heart Failure Association of the European Society of Cardiology Study Group on PPCM. Eur J Heart Fail, 2017, 19(9): 1131-1141.

6. HILFIKER-KLEINER D, HAGHIKIA A, NONHOFF J, et al. Peripartum cardiomyopathy: current management and future perspectives. Eur Heart J, 2015, 36(18): 1090-1097.
7. KOENIG T, HILFIKER-KLEINER D, BAUERSACHS J. Peripartum cardiomyopathy. Peripartale Kardiomyopathie. Herz, 2018, 43(5): 431-437.
8. FETT JD. Promoting awareness of peripartum cardiomyopathy (PPCM). International Journal of Cardiology, 2020, 305: 113-114.
9. BAUERSACHS J, KÖNIG T, MEER P, et al. Pathophysiology, diagnosis and management of peripartum cardiomyopathy: a position statement from the Heart Failure Association of the European Society of Cardiology Study Group on peripartum cardiomyopathy. Eur J Heart Fail, 2019, 21(7): 827-843.
10. YILDIRIM Ö, ÇİÇEK ÖY. Comment on: "From labor and delivery to left ventricular assist device: A peripartum cardiomyopathy case report". Heart & Lung, 2020, 49(2): 204.
11. KODNER C. Diagnosis and Management of Nephrotic Syndrome in Adults. Am Fam Physician, 2016, 93(6): 479-485.
12. MCCLOSKEY O, MAXWELL AP. Diagnosis and management of nephrotic syndrome. Practitioner, 2017, 261(1801): 11-15.
13. SEEGER H, FEHR T. Das nephrotische Syndrom beim-Erwachsenen--Ursachen und Komplikationen [Nephrotic Syndrome in Adult Patients--Etiology and Complications]. Praxis (Bern 1994), 2016, 105(5): 259-267.
14. NISHI S, UBARA Y, UTSUNOMIYA Y, et al. Evidence-based clinical practice guidelines for nephrotic syndrome 2014. Clin Exp Nephrol, 2016, 20(3): 342-370.
15. LEE EJ, LEE AI. Thrombocytopenia. Prim Care, 2016, 43(4): 543-557.
16. MAZUROV AV, KHASPEKOVA SG, VASILIEV SA. Diagnostics of thrombocytopenias. Ter Arkh, 2018, 90(7): 4-13.
17. ACOG Practice Bulletin No. 207: Thrombocytopenia in Pregnancy, 2019, 133(3): 181-193.
18. FILIZHALICI-OZTURK, MERVEOZTURK, BETULYAKISTIRAN, et al. Severe thrombocytopenia in pregnancy: a retrospective study. Blood Coagul Fibrinolysis, 2020, 31(8): 517-521.
19. AMIHAIROTTENSTREICH, NOA ISRAELI, BATIAROTH, et al. Risk factors associated with neonatal thrombocytopenia in pregnant women with immune thrombocytopenic purpura. J Matern Fetal Neonatal Med, 2020, 33(9): 1572-1578.
20. FOGERTY ANNEMARIE E. Thrombocytopenia in Pregnancy: Approach to Diagnosis and Management. Semin Thromb Hemost, 2020, 46(3): 256-263.

第五章 临床治疗相关问题

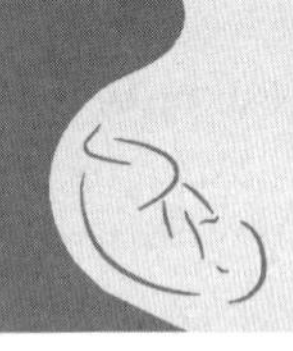

第一节 治疗原则及一般治疗

一、治疗原则

妊娠期高血压疾病的治疗目的是预防重度子痫前期和子痫的发生，降低围产期母儿并发症的发生率，降低母儿死亡率，改善围产结局。

治疗基本原则：密切监测并正确评估母儿情况；积极治疗基础疾病；孕妇休息镇静，积极降压，预防抽搐或抽搐复发，适当纠正低蛋白血症，合理利尿；预防并及时治疗并发症；适时终止妊娠，并做好产后管理。

二、一般治疗

（一）治疗地点

需结合当地医疗水平和医疗情况决定，孕期血压升高的孕妇均应综合评估后决定是否住院治疗。一般来讲，孕妇仅有血压轻度升高者可在门诊严密监测治疗；血压明显升高者、门诊治疗效果不佳者、重度子痫前期及子痫孕妇均应急诊收住院进行监测和治疗。

美国妇产科学会2019年指南建议，对于诊断为妊娠高血压或子痫前期的妇女，可以选择门诊治疗，对于严重贫血（终末器官损害或严重高血压）和不能接受密切门诊监护的患者，建议在分娩前住院治疗。

（二）生活方式干预

无论是否加用降压药物控制血压或存在高危因素，妊娠期高血压疾病孕妇均需进行生活方式的干预。控制体重、限盐、富钾膳食、定期的有氧运动、情绪放松等非药物措施是安全和有效的。

1. 休息和饮食　应注意休息，以侧卧位为宜，保证充足的睡眠，必要时可睡前口服地西泮2.5～5.0mg。调整饮食，营养均衡，保证摄入充足的蛋白质和热量。新鲜的绿色蔬菜和新鲜水果可以补充叶酸、铁、维生素等营养元素，建议合理选择，适当食用。

盐在妊娠期中的作用尚存争议，高盐会增加母体肾素血管紧张素醛固酮系统活性，增加血压升高的风险。部分观点认为适量的盐摄入有利于维持孕妇血压在正常水平，多数观点倾向于在我国盐摄入量普遍超标的大环境下，孕期限盐有利于心血管健康。世界卫生组织（WHO）发布的《子痫前期和子痫防治指南》建议不要使用一些尚未被证明能降低子痫前期风险的干预措施，包括严格卧床休息、限制食盐摄入或补充维生素D。因此，我们建议对于患有妊娠期高血压疾病的孕妇，在整个孕期及产后，适度控制食盐摄入。

2. 控制体重　体重过大是多种疾病，包括心血管疾病的危险因素。孕前体重指数（body mass index，BMI）过高，发生妊娠期高血压疾病、妊娠糖尿病、妊娠期急性脂肪肝等妊娠期并发症的风险均会增加。

既往观点认为妊娠期不宜减重，但即便是BMI尚处于正常范围的女性，孕期增重过多可使子痫前期发生的整体风险增加2～3倍。因此，建议BMI≥25kg/m^{2}的女性在计划妊娠之前减重，以减少孕期不良结局风险。孕期体重增长推荐范围，见表5-1-1。

表5-1-1　孕期体重增长推荐范围

BMI（kg/m^2）	孕期增重（kg）	每周增重（kg）
低　（<18.5）	12.5～18	0.51
正常（18.5～24.9）	11.5～16	0.42
高（25.0～29.9）	7.5～11.5	0.28
肥胖（≥30.0）	5.0～9.0	0.22

BMI（kg/m^2）= 体重（kg）/ 身高^2（m^2）

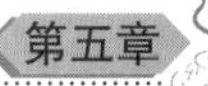

三、治疗期间的母儿监测

妊娠期高血压疾病的病情复杂、变化快，分娩和产后的生理变化及各种不良刺激均可能导致病情加重，因此，产前、产时和产后母儿监测及病情评估十分重要，以便及时干预，避免发生不良妊娠结局。

（一）基本监测

1. 血压监测 妊娠期间的高血压定义为收缩压≥140和/或舒张压≥90mmHg（1mmHg=0.133kPa），若血压<140/90mmHg，但较基础血压升高30/15mmHg，虽不作为诊断依据却需要密切随访。建议所有孕妇记录孕前和孕早期的血压值，特别是高血压孕妇更应如此。这个值是孕妇的基础血压数值，非常重要。因为血压在孕早期末可能会出现下降，在不了解基础血压的情况下，可能会对一些孕早期末首次测血压值正常的潜在慢性高血压孕妇放松警惕。

就诊时测血压升高的孕妇中，约有1/4为白大衣性高血压。因此，国际妊娠高血压研究学会（International Society for the Study of Hypertension in Pregnancy，ISSHP）推荐采用24小时动态血压监测（ambulatory blood pressure monitoring，ABPM）或家庭血压监测（home blood pressure monitoring，HBPM），以排除白大衣性高血压。需要注意的是，需要教会孕妇监测并记录血压的方法，且家庭血压测量仪器应该定时校正，最好采用数天的平均血压作为孕妇的家庭血压值。

2. 体重及尿量变化 孕期体重监测对于妊娠期高血压疾病孕妇尤为重要，体重增加过快需要警惕水肿的发生。建议孕妇至少每周准确测量体重1次。测量方法：核准体重秤后，在每周同一时间的清晨，排空膀胱，穿着同样的内衣、内裤，赤脚测得的体重数值。

尿量也是病情变化的一个常用指标。建议关注孕妇每日尿量的变化，有条件的可以记录每日尿量。

3. 孕妇自觉症状 妊娠期高血压疾病是一种全身性疾病，孕妇可出现多个系统的症状，需注意孕妇头痛、视物模糊、胸闷、上腹部疼痛或其他消化系统症状、下肢和/或外阴水肿等自觉症状。特别是新出现的症状或者是原有症状加重，常预示着疾病的变化。

4. 胎动、胎心和宫高增长情况 妊娠期高血压孕妇应增加产前检查的频率，教会孕妇监测胎动，因为胎动是胎儿宫内情况最直接、最简便的监测指标，而且孕妇可以持续监护这个指标。产前检查时的胎心监测非常必要，建议听诊1分钟以上，必要时可以安排电子胎心监护等特殊检查以了解胎儿宫内状况及胎盘功能。产前检查时常规进行宫高的测量，连续测量可根据宫高的增长情况间接了解胎儿生长情况。

5. 监测血常规、尿常规 建议妊娠期高血压孕妇定期监测血常规和尿常规。需要特别注意的是，血常规结果中的红细胞压积和血小板变化。红细胞压积增高常提示组织间液增多致血液浓缩的可能，常是疾病较严重的表现，而血小板的降低需警惕HELLP综合征的发生。尿常规的优点在于仅需单次尿就可以进行尿蛋白的定性监测，尿蛋白是监测肾脏受损的基本监测指标，在24小时尿蛋白定量和尿蛋白与肌酐比值（urinary protein to creatinine ratio，UPCR）无法进行的时候，可以动态监测尿常规的变化以反映疾病变化。尿常规检查需注意留取标本时避免污染。

（二）孕妇的特殊检查

1. 眼底检查 妊娠期高血压疾病患者的基本病理生理变化为全身小血管痉挛，特别是动脉痉挛。眼底血管是全身血管检测的窗口，眼底血管的改变可以代表全身血管的改变，并预示疾病的严重程度。妊娠期高血压疾病患者的眼底除了会出现动脉痉挛外，还可能呈现高血压眼底病变的表现。而动脉痉挛狭窄常见于鼻侧视盘附近。我国报道妊娠期高血压疾病患者视网膜病变发病率为68.0%～71.7%，且视网膜病变比例随全身病情加重逐渐升高。

2. 血液生化指标 凝血功能、血脂、血肌酐、血尿酸水平、D-D二聚体等是妊娠期高血压疾病孕妇需要监测的血液生化指标。尿酸的升高可能与妊娠期高血压疾病病情严重程度相关。肌酐和尿素氮的升高常提示肾脏功能严重受损。

3. 尿蛋白定量 24小时尿蛋白定量或尿蛋白与肌酐比值（UPCR）都是临床常用的蛋白尿检测指标。24小时尿蛋白检测是蛋白尿诊断的金标准。妊娠期蛋白尿的诊断标准是尿蛋白≥300mg/24h。UPCR临床诊断界值是≥30mg/mmol。UPCR具有较高的阴性检测价值。研究显示，大量蛋白尿（>5g/24h或UPCR>900mg/mmol）与母胎不良结局相关。

研究发现，仅有蛋白尿但不合并血压升高的

孕妇中，约51%会在分娩前进展为子痫前期。因此，对于有蛋白尿但没有发现血压升高的孕妇，在排除泌尿系感染、肾脏疾病等后，需要定期监测随访，警惕其进展为子痫前期。

4. 自身免疫性疾病相关指标　有条件的医疗机构应检查自身免疫性疾病的相关指标，妊娠合并一些常见自身免疫性疾病（AID），如系统性红斑狼疮（SLE）、抗磷脂综合征（APS）及干燥综合征等，发生子痫前期的风险显著增加。如果为早发子痫前期或重度子痫前期或存在HELLP综合征表现时，更要及时排查自身免疫性疾病的相关指标。有条件时做血栓性血小板减少性紫癜（thrombotic thrombocytopenic purpura，TTP）、溶血性尿毒症综合征等鉴别指标的检查。

5. 子宫动脉多普勒超声　子痫前期患者多普勒超声异常主要体现在母体胎盘循环方面，子宫动脉血流异常在预测及预防子痫前期发病中的应用价值较高。2018年欧洲心脏病学会/欧洲高血压学会指南建议可以在妊娠20周后将子宫动脉的多普勒超声检查用于监测宫内生长受限，但ACOG并不支持这个观点。目前，产科干预的矛盾之处在于如何从母体病情进展及胎儿成熟情况之间取得平衡，这需要对母胎病情持续进行更严密的评估与监护，增加监测频率到至少每2天1次，当母体出现严重并发症时，需积极终止妊娠。

（三）胎儿的特殊检查

1. 胎儿生长超声　超声是监测胎儿生长的重要手段，超声无创安全，可获得胎儿、胎盘、羊水、子宫的多项信息，是孕期的主要辅助检查手段。对妊娠期高血压疾病的孕妇而言，应适当增加超声检查的次数。ACOG建议每3～4周进行一次胎儿生长超声检查，至少每周进行一次羊水测量。如可疑胎儿生长受限或存在胎儿生长受限趋势，应严密动态监测。

2. 胎儿电子监护　胎儿电子监护是妊娠晚期胎儿宫内监护的常用方法，包括无应激实验（NST）和缩宫素激惹试验（OCT）。无应激实验存在较高的假阳性率，无应激实验无反应型缺乏特异性，易受到多种因素的影响。若出现无应激实验无反应型，则需要重复监护，并结合其他监测结果给予一系列治疗。

3. 多普勒动静脉血流监测　有条件的机构应注意监测脐动脉、胎儿大脑中动脉血流和静脉导管等血流指标。多普勒脐动脉（umbilical artery，UA）血流测定在低风险妊娠人群中的运用价值不大，但在高危妊娠产前监护中具有较大的临床应用价值。以往临床多关注脐动脉血流收缩期最大血流速度与舒张末期血流速度的比值（peak systolic velocity/end diastolic velocity，S/D），而近年研究表明，脐动脉搏动指数（pulse index，PI）大于第95百分位数及舒张末期血流反向（reversed end-diastolic velocity，REDV）的出现与胎儿不良结局显著相关。脐动脉血流异常的出现往往标志着子痫前期病程进展的终末阶段。

（四）检查项目和频度

具体的检查项目应个体化，根据患者病情决定。诊断为子痫前期者，需要每周1次，甚至每周2次的产前检查，必要时安排入院治疗。2016年，巴西第7号动脉高血压指南在妊娠期高血压疾病管理的讨论中建议高血压孕妇定期进行血压评估、每日进行体重和尿量的评估、每周进行1～2次母亲的实验室评估和胎儿监测。

（刘　丹　李春芳）

参考文献

1. SINKEY RG，BATTARBEE AN，BELLO NA，et al. Prevention，Diagnosis，and Management of Hypertensive Disorders of Pregnancy：a Comparison of International Guidelines. Current Hypertension Reports，2020，22(9)：66.
2. 中华医学会妇产科学分会妊娠期高血压疾病学组，妊娠期高血压疾病诊治指南（2020）. 中华妇产科杂志，2020，55(4)：227-238.
3. 杨宁，李玉明. 从指南变迁看妊娠期高血压疾病的诊治. 中国实用内科杂志，2019，39(1)：23-26.
4. 杨孜，张为远.《妊娠期高血压疾病诊治指南（2020）》解读. 中华妇产科杂志，2020，55(6)：425-432.
5. 张梦雨，佘海澄. 妊娠期高血压疾病眼底病变. 中国医刊，2018，53(8)：851-853.
6. 杨宁，李玉明. 宽严相济：孕期血压管理. 中华高血压杂志，2019，27(01)：2-4.
7. 宋亦军，刘俊涛. 自身免疫性疾病子痫前期的防范. 中国实用妇科与产科杂志，2018，34(05)：475-479.

第二节　期待治疗

在初次评估时，应进行全面的母体和胎儿临床评估，同时获得全血细胞计数、血小板值、血清肌酐、尿酸、LDH、AST、ALT、尿蛋白检测结果。胎儿评估应包括超声评估胎儿体重和羊水量，以及

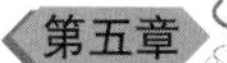

胎盘。后续管理将取决于评估结果和胎龄。分娩方式及时机的决策必须平衡孕产妇和胎儿的风险。

一、期待治疗的时机选择及监测内容

如果孕妇患有妊娠期高血压或子痫前期而没有严重的症状，继续观察对于早产的孕妇是合适的。目前在人群中还没有随机对照试验，但是回顾性数据表明，如果没有严重的症状，以及没有异常的产前检查结果，比如早产、胎膜早破或阴道流血等，可持续监测直至妊娠37周时分娩，这样对新生儿更有益。在晚孕期进行管理的风险，包括是否发展为严重高血压、子痫、HELLP综合征、胎盘早剥、胎儿生长受限和胎儿死亡等，但是，这些风险很小。而妊娠37周之前分娩与新生儿重症监护病房的入院率上升，新生儿呼吸系统并发症和新生儿死亡有关。在HYPITAT试验中，将妊娠36周后患有严重高血压且患有严重子痫前期的妇女分为期待治疗与终止妊娠组，后一种选择可显著减少不良的母亲结局，包括新发的严重先兆子痫、HELLP综合征、子痫、肺水肿或胎盘早剥（*RR*=0.71，95%*CI* 0.59-0.86）。除此之外，作者没有报道新生儿并发症或剖宫产的发生率差异。

没有严重症状的妊娠高血压或子痫前期的妇女持续监测的内容包括：连续超声检查以确定胎儿的生长情况；每周进行产前检查；密切监测血压；每周对子痫前期患者进行实验室检查，包括肝肾功能、血常规、心肌酶谱等。这些检查的频率可以根据临床表现和患者症状进行调整。诊断为子痫前期后，建立蛋白尿的初步记录，不再需要对蛋白尿进行定量分析。尽管尿蛋白的量预计会随着孕周的增加而增加，但这种变化不能预测围产期的结局，也不应影响子痫前期的治疗。建议孕妇立即报告任何持续的或异常的症状。对于没有严重症状的妊娠高血压妇女，发展为具有严重表现的子痫前期的时长为1～3周，而对于子痫前期的妇女，即使没有严重的症状，可能会在几天内发展为重度子痫前期。妊娠期高血压和子痫前期是胎儿死亡的已知的危险因素。但是何时开始监测，监测的频率以及内容这些方面的数据都是很局限的。但是患有妊娠高血压或子痫前期的孕妇，大于37周后，相比较于期待治疗，更推荐终止妊娠。

二、期待治疗的终点

重度子痫前期可导致孕妇及其新生儿的急性和长期并发症。孕妇并发症包括肺水肿、心肌梗死、脑血管意外、急性呼吸窘迫综合征、凝血异常、肾衰竭和视网膜损伤。这些并发症更有可能会在先前存在医学疾病的情况下发生。重度子痫前期的特征在于母体和胎儿状况的进行性恶化。因此，当诊断出妊娠高血压或先兆子痫具有严重并发症时，包括：

1. 至少间隔4小时的两次收缩压为160mmHg或更高，或舒张压为110mmHg或更高（除过在此之前开始进行降压治疗）。

2. 血小板减少症（血小板计数少于100×10^9/L）。

3. 肝功能异常，如血液中转氨酶的值的血药浓度异常升高（达到正常上限的两倍），以及严重的持续性右上腹或上腹痛对药物无反应，且无法通过其他诊断解释。

4. 肾功能不全（在没有其他肾脏疾病的情况下，血清肌酐浓度超过1.1mg/dl或血清肌酐浓度加倍）。

5. 肺水肿。

6. 对药物无反应的新发头痛而不能由其他诊断解释。

7. 视觉障碍。

当出现以上严重表现时，建议在妊娠34周或以上，孕妇情况稳定后终止妊娠。而且不能因为要使用类固醇激素而延迟终止妊娠的时间。

在子痫前期具有严重表现，妊娠少于34周，母体和胎儿状况稳定的女性中，可以考虑进行期待治疗。两项关于分娩与期待治疗的随机对照试验中，期待治疗可以提高分娩时的胎龄和改善新生儿结局。Cochrane系统评价重申了这些观察结果。现有的随机数据与观察证据一致表明对子痫前期具有严重并发症的孕妇期待治疗可将妊娠延长1～2周，降低孕产妇风险，并改善新生儿结局。相反，在拉丁美洲的一项多中心随机对照试验中，作者发现对有严重并发症的子痫前期患者，从妊娠28周到34周期待治疗对新生儿无益处。这些不同的结果可能反映出资源贫乏地区的新生儿重症监护室水平的差异。

进行期待治疗需要医生与患者及家属共同决定，充分告知孕产妇及新生儿的风险及获益，密切母胎临床监测，并应进行实验室检查（包括血小板、肝酶和血清肌酐的全血细胞计数）。

妊娠34周之前对子痫前期有严重并发症孕妇的期待治疗是需要严格的筛选标准，并且在具有适合母婴保健资源的环境中完成。因为期待治疗旨在以牺牲孕产妇风险为代价提供新生儿利益，所以在预期新生儿不能存活时不建议进行期待治疗。在此过程中，建议在产妇或胎儿状况恶化的情况下随时终止妊娠，指征包括：

1. 不受控制的高血压（持续收缩压大于160mmHg或舒张压大于110mmHg或对高血压药物没有反应）。
2. 持续性头痛，治疗无效。
3. 反复镇痛后仍然上腹痛或右上腹疼痛。
4. 视觉障碍、运动障碍或感官障碍。
5. 脑卒中。
6. 心肌梗死。
7. HELLP综合征。
8. 新出现或恶化的肾功能不全（血清肌酐大于1.1mg/dl或基线的两倍）。
9. 肺水肿。
10. 子痫。
11. 怀疑是急性胎盘早剥或无前置胎盘的阴道出血。
12. 胎儿监护异常。
13. 胎儿死亡。
14. 没有生存期望的胎儿（极度不成熟或者致命异常）。
15. 脐动脉舒张末期持续逆流。

如果在妊娠少于34周时结束分娩，建议给予类固醇皮质激素以促使胎儿肺成熟，但不要为了达到最佳的皮质类固醇水平而延迟分娩，孕妇或胎儿病情的恶化可能会阻止类固醇治疗的完成。之前，胎儿生长受限作为终止妊娠考虑的一个方面，但是现在认为在正常的胎儿参数（如羊水量、多普勒检查结果、产前胎儿检查）且没有其他上述母婴标准的情况下，继续进行期待治疗可能是合理的。

三、期待治疗的家庭管理

在家中进行门诊管理，仅适用于患有妊娠高血压或子痫前期但没有严重并发症且需要频繁进行胎儿和孕妇监护的孕妇。住院治疗适合严重并发症的患者。坚持监测血压是很重要的，由于血压的评估对于这种临床情况至关重要，因此应选择适当的血压测量技术。血压袖带过小或过大可能会导致错误的评估。减少不准确读数时，应使用适当尺寸的袖带（长度为上臂围的1.5倍或袖带的囊袋环绕手臂的80%或更多）。血压水平应于休息10分钟或更长时间后，将袖带大小适当调整，患者保持直立姿势。患者坐起或仰卧时，血压计都应和心脏保持在同一水平。在测量之前，患者在30分钟内应避免抽烟或食用含咖啡因的物质，因为这些药物会暂时导致血压升高。

如果选择家庭管理，则需要频繁的胎儿和产妇评估。在没有严重并发症的妊娠高血压或子痫前期的妇女中，推荐期待治疗至37周，在此期间建议频繁进行胎儿和产妇评估。胎儿监护包括超声检查，以确定每3～4周妊娠的胎儿生长情况，并至少每周一次评估羊水量。另外，建议对没有严重并发症的妊娠高血压或子痫前期的患者每周进行两次产前检查。

产妇评估主要包括对子痫前期发展或恶化的多次评估。对于没有严重并发症的妊娠高血压或子痫前期的妇女，建议每周评估血小板计数、血清肌酐和肝酶水平。此外，对于妊娠高血压孕妇，建议每周一次蛋白尿测定。如果担心疾病的进展，应尽快重复这些检查。此外，应询问妇女子痫前期的严重症状（如剧烈的头痛、视力改变、上腹痛和呼吸急促）。血压测量建议结合诊所和门诊两种方法，应至少每周去一次门诊。

（杨 婷 李春芳）

第三节 治疗药物

一、降压药物

妊娠期高血压疾病治疗的目的是预防心脑血管的意外和胎盘早剥等严重并发症。降压治疗取决于高血压的程度、孕产妇的年龄和合并症及胎儿的危险因素。降压药物的选择要考虑药物的有效性和胎儿的安全性。

（一）非降压药物管理

妊娠期高血压的非药物管理效果有限，临床随机对照试验表明饮食和生活方式的干预对妊娠结局的影响有限。建议规律运动，肥胖女性（≥30kg/m^2）避免体重增加超过6.8kg（循证医学证据等级Ⅱa和推荐等级C）。

对于轻度慢性高血压，美国大学的妇产科医生因考虑到会影响胎儿的生长不建议降血压治疗。Abalos等收集了相关试验的数据进行了荟萃分析，它对妊娠期轻中度高血压的界定为SBP（140～

169）mmHg 和 / 或 DBP（90～109）mmHg。结果是降压治疗与安慰剂或无降压治疗对比，可以将日后发展为严重高血压的风险降低 50%（19 项试验，2 409 名研究对象，*RR*＝0.50，95%*CI* 0.41-0.61），但子痫前期的风险并无明显降低（22 项试验，2 702 名女性，*RR*＝0.97，95%*CI* 0.83-1.13）。同样，在婴儿死亡（26 项试验，3 081 名女性，*RR*＝0.73，95%*CI* 0.50-1.08））、早产（14 项试验，1 992 名女性，*RR*＝1.02，95%*CI* 0.89-1.16）、小样儿（19 项试验，2 437 名女性，*RR*＝1.04，95%*CI* 0.84-1.27）的风险都无明显的差异。Magee 等进一步验证在妊娠期高血压研究中，宽松控制血压优于严格控制血压，它可减少小样儿的比率（*OR*＝0.66，95%*CI* 0.44-1.00）。但我们要警惕严重高血压的发生，妊娠期高血压女性死亡中最重要的一点就是严重高血压的漏诊。因此，妊娠女性合并轻中度高血压降压治疗不需要立即进行，进行降压治疗主要是预防或延缓日后严重高血压的出现。

推荐使用低剂量阿司匹林预防子痫前期，但使用营养干预措施降低子痫前期风险的证据不足，没有足够的证据证明营养干预措施，如补充维生素 C 和维生素 E、维生素 D、鱼油、大蒜补充剂、叶酸，以及限制钠摄入，对降低子痫前期风险的有效性。荟萃分析显示，补钙可显著降低子痫前期的发病率，尤其对于钙摄入量较低者；现有数据支持低剂量阿司匹林预防子痫前期的有效性，建议具有任何一个子痫前期高危因素和一个以上中度危险因素的孕妇在妊娠 12～28 周（妊娠 16 周前更好）直到分娩，服用低剂量阿司匹林（每日 100～150mg）预防子痫前期。使用二甲双胍、西地那非和他汀类药物预防子痫前期仍处于研究阶段，暂不推荐使用（表 5-3-1）。

表 5-3-1　临床风险因素和阿司匹林使用

风险分级	高危因素	
高	子痫前期病史，尤其是并发不良预后 多胎妊娠 慢性高血压 1 型或 2 型糖尿病 肾脏疾病 自身免疫性疾病（系统性红斑狼疮、抗磷脂综合征）	如果有超过 1 个高危因素，推荐使用低剂量阿司匹林
中	初产妇 肥胖（BMI＞30kg/m^2） 子痫前期家族史（母亲或姐妹） 社会人口特征（低社会经济状态） 年龄大于 35 岁 个人史因素（低体重儿、既往不良妊娠结局、距上次妊娠间隔 10 年）	如果有超过 1 个中危因素，考虑给予低剂量阿司匹林
低	既往无并发症的足月分娩	不推荐使用低剂量阿司匹林

（二）降压治疗的目的

血压是心输出量和血管阻力的乘积。在健康的怀孕期间，心输出量的增加为胎儿的成长提供了额外的血液和氧气。血管阻力同时降低血压，使血压大致正常。高血压可以由血管收缩（血管阻力增加）或心输出量增加所产生。降压药通过引起血管舒张（如钙通道阻滞剂）或降低心输出量（如通过降低心率，例如使用 β 受体拮抗剂）来达到降压的效果。但是减少心输出量或血压可能会损害胎儿。控制轻度至中度高血压可能无法预防子痫前期的发展，但是可降低孕产妇不良后果（如脑血管意外）。降压药的胎儿作用可能有所不同。例如，某些 β 受体拮抗剂与宫内生长受限（拉贝洛尔影响最小）相关。相反，钙通道阻滞剂可能与宫内生长受限降低有关，但它们会引起胎儿心动过速。除了血流动力学改变外，怀孕还与血浆清除率的改变有关，这些变化会影响药理剂的选择和可能需要更改剂量和给药间隔。在某些情况下，孕妇的个体化差异使得有必要根据临床反应个性化剂量并保持平衡药效作用使母亲和胎儿都受益。

降压治疗的目的是预防心脑血管意外和胎盘早剥等严重母儿并发症。2020 中国指南提出收缩压≥160mmHg 和 / 或舒张压≥110mmHg 的高血压孕妇应进行降压治疗；收缩压≥140mmHg 和 / 或舒张压≥90mmHg 的高血压孕妇建议降压治疗。目标血压：当孕妇未并发器官功能损伤，酌情将收缩压控制在 130～155mmHg，舒张压控制在 80～105mmHg；孕妇并发器官功能损伤，则收缩压应控制在 130～139mmHg，舒张压应控制在 80～89mmHg；血压不可低于 130/80mmHg，以保证子宫胎盘血流灌注。明确指出降压是针对治疗地点、结合当地医疗水平和情况进行个体化处理。2018 ESC 妊娠期心血管疾病诊疗指南提出血压＞140/90mmHg 的妊娠期高血压（有或无蛋白尿）应开始药物治疗；2018 ISSHP 推荐所有的 HDP 降压阈值为诊室血压≥140/90mmHg 或家庭血压≥135/85mmHg；血压管理的目标值为舒张压85mmHg，收缩压110～140mmHg，以降低发生严重高血压和其他并发症的风险。由于我国与发达国家医疗卫生条件的差距，笔者认为诊室血压≥140/90mmHg或家庭血压≥135/85mmHg应开始给予降压治疗且密切监测更符合中国国情，避免血压过高后无法控制，以及出现靶器官损害和并发症，延长孕周，影响母儿结局。

降压注意事项：降压注意个体化情况，降压过程力求平稳，控制血压不可波动过大，力求维持较稳定的目标血压；且在出现严重高血压或发生器官损害，如急性左心室功能衰竭时，需要紧急降压到目标血压范围，注意降压幅度不能太大，以平均动脉压（MAP）的10%～25%为宜，24～48小时达到稳定；降压手段包括生活干预和药物降压。常用的降压药物有肾上腺素能受体拮抗剂、钙通道阻滞剂及中枢性肾上腺素能神经阻滞剂等类药物。常用的口服降压药物有拉贝洛尔、硝苯地平或硝苯地平缓释片等；如口服药物血压控制不理想，可使用静脉用药（有条件者使用静脉泵入方法），常用有拉贝洛尔、酚妥拉明；妊娠期一般不使用利尿剂降压，以防血液浓缩、有效循环血量减少和高凝倾向。不推荐使用阿替洛尔和哌唑嗪。硫酸镁不作为降压药使用。

钙通道阻滞剂和β受体拮抗剂是孕妇控制血压的首选药物。研究表明它们是安全有效的。但是，没有强有力的证据表明一类降压药比另一类更好。甲基多巴（α_2-肾上腺素能受体的间接激动剂）是另一种常用的高血压药物。但是，它的作用比某些其他钙通道阻滞剂或β受体拮抗剂要慢。妊娠期禁止使用血管紧张素转换酶抑制剂（ACEI）和血管紧张素Ⅱ受体拮抗剂（ARB）。

（三）降压药物的选择

1．拉贝洛尔　为α、β肾上腺素能受体拮抗剂。

（1）口服用法：50～150mg，每日3～4次。静脉注射：初始剂量为20mg，10分钟后如未有效降压则剂量加倍，最大单次剂量80mg，直至血压被控制，每日最大总剂量220mg。

（2）静脉滴注：50～100mg加入5%葡萄糖溶液250～500ml中，根据血压调整滴速，血压稳定后改口服。

2．硝苯地平　为二氢吡啶类钙通道阻滞剂（国内为片剂）。口服5～10mg，每日3～4次，24小时总量不超过60mg；缓释片30mg口服，每日1～2次。

3．尼莫地平　为二氢吡啶类钙通道阻滞剂，可选择性扩张脑血管。

（1）口服用法：20～60mg，每日2～3次。

（2）静脉滴注：20～40mg加入5%葡萄糖溶液250ml中，每天总量不超过360mg。

4．尼卡地平　为二氢吡啶类钙通道阻滞剂。

（1）口服用法：初始剂量20～40mg，每日3次。

（2）静脉滴注：每小时1mg为起始剂量，根据血压变化每10分钟调整1次用量；高血压急症，用生理盐水或5%葡萄糖溶液稀释后，以盐酸尼卡地平计，0.01%～0.02%（1ml中的含量为0.1～0.2mg）的溶液进行静脉滴注。以每分钟0.5～6μg/kg的滴注速度给予。从每分钟0.5μg/kg开始，将血压降到目标值后，边监测血压边调节滴注速度。

5．甲基多巴（循证医学证据等级Ⅰ和推荐等级B）、β受体拮抗剂（拉贝洛尔证据较多，循证医学证据等级Ⅰ和推荐等级C）和钙通道阻滞剂（硝苯地平证据较多，循证医学证据等级Ⅰ和推荐等级C）是可选择的药物。β受体拮抗剂似乎不如钙通道阻滞剂有效，可能与导致胎儿心动过缓、生长受限和低血糖有关，因此，应仔细选择其类型和剂量，最好避免使用阿替洛尔。既往原有高血压病史的女性应继续降血压治疗，但血管紧张素转化酶抑制剂、血管紧张素Ⅱ受体拮抗剂及直接肾素抑制剂会导致胎儿和婴儿的不良结局而列为禁忌。利尿剂会加重子痫前期患者的血浆容量减少，应尽量避免使用。

6．酚妥拉明　为α肾上腺素能受体拮抗剂。静脉滴注用法为，10～20mg溶于5%葡萄糖溶液100～200ml中，以10μg/min的速度开始静脉滴注，应根据降压效果调整滴注速度。

7．硝酸甘油　作用于氧化亚氮合酶，可同时扩张静脉和动脉，降低心脏前、后负荷，主要用于合并急性心功能衰竭和急性冠状动脉综合征时的高血压急症的降压治疗。起始剂量5～10μg/min静脉滴注，每5～10分钟增加滴速至维持剂量20～50μg/min。

（四）降压药物的禁忌证及副反应

ACE抑制剂在怀孕期间是禁忌的，因为它们会对胎儿产生不良影响。在妊娠中期和晚期使用ACE抑制剂，与羊水过少、肾衰竭、骨畸形和低血压时间长相关。但是，它们对产后效果很好，并且已证明在母乳喂养期间使用特定药物（如依那普利）是安全的。有证据表明，如果妇女在服用ACE

抑制剂时怀孕，则可能引起致畸性或毒性。一项队列研究发现，在妊娠初期暴露于ACE抑制剂的婴儿发生重大先天性畸形的风险增加（*RR*=2.71，95%*CI* 1.72-4.27）。对妊娠期使用ACE抑制剂的系统评价（通过妊娠中期分析）还发现，妊娠早期有致畸性的风险，但妊娠中期致畸的风险较小。在讨论持续使用ACE抑制剂的风险和益处时，有评论指出，患有慢性肾脏疾病的妇女可能会受益于继续使用ACE抑制剂直至确认怀孕。因此，计划怀孕的女性应与专家讨论是否更换降压药物。如果确认服用ACE抑制剂的妇女怀孕，则应为她更换降压药物。

Cochrane综述中关于在轻度至中度高血压和重度高血压中使用降压药的证据，也未显示出各种降压药对母体或胎儿结局的任何显著差异。然而，一项针对1 418名妇女的队列研究表明，妊娠早期使用降压药的婴儿患心血管疾病的风险增加（*OR*=2.59，95%*CI* 1.92-3.51），死产率也有所提高（*RR*=1.87，95%*CI* 1.02-3.02），所用药物之间也没有明显差异。尽管在高血压的药理学治疗中存在剂量效应，但很少有证据表明剂量对潜在的短期并发症，如胎儿生长或接受过或未治疗过高血压的妇女所生孩子的长期结局有影响。

证据的局限性表明，临床判断必须考虑特定药物的不良反应和禁忌证。例如，甲基多巴的副作用之一是情绪低落，这可能不是长期产前或产后控制高血压的最佳选择。同样在产后期间，低血压可能会对母乳喂养妇女和新生儿产生副作用。

（五）重度高血压和急性重度高血压的紧急降压

严重高血压定义：SBP≥160mmHg或DBP≥110mmHg。SBP≥170mmHg或DBP≥110mmHg为孕妇急症，应住院治疗（循证医学证据等级Ⅰ和推荐等级C）。降压药物的选择和给药途径取决于预产期。可静脉应用拉贝洛尔、乌拉地尔，口服甲基多巴或硝苯地平降压治疗。肼苯哒嗪对围产期会有不良影响，不再建议使用，但是产科医生认为，在此不良反应可以接受的情况下，在其他药物无法控制血压时也可以静脉使用。子痫前期合并肺水肿药物可选择硝酸甘油，给药剂量为5μg/min，每3～5分钟逐渐增加，最大剂量为100μg/min。硝普钠会增加胎儿氰化物中毒的风险，其他药物无效时可考虑使用。血管紧张素转化酶抑制剂、血管紧张素Ⅱ受体拮抗剂及直接肾素抑制剂是严格禁忌的（循证医学证据等级Ⅲ和推荐等级C）。

处理：妊娠期、分娩期及产后任何时期出现重度高血压和急性重度高血压都需要给予降压药物治疗；抗高血压药物的选择和给药途径应优先于其他药物，药物选择主要是根据临床医师对药物的经验、用药成本及药物的可获得性。对于出现的急性重度或持续性重度高血压的几种临床情形：

（1）若为未使用过降压药物者，可以首选口服，每10～20分钟监测血压，血压仍高则重复给药，2～3次后效果不显立即改用静脉给药。例如口服速效硝苯地平10mg，但注意每10～20分钟监测血压，如血压仍>160/110mmHg，再口服20mg；20分钟复测血压未下降，可再口服20mg；20分钟复测血压仍未下降，应用静脉降压药物。

（2）若是在使用口服降压药物过程中出现了持续性重度高血压，应考虑使用静脉降压方法。

（3）降压达标后，仍需要严密监测血压变化（如1小时内每10分钟测量1次，以后每15分钟测量1次，维持1小时；再每30分钟测量1次，维持1小时；接着每1小时测量1次，维持4小时），有条件的机构应给予持续心电监护监测血压，依据病情注意个体化处理（表5-3-2）。

表5-3-2 妊娠期紧急控制血压的降压药物

药物	剂量	注意事项	起效时间
拉贝洛尔	10～20mg i.v.，然后每10～30分钟20～80mg达到最大300mg的累积量，或者连续1～2mg/min持续泵入	心动过速是比较少见的副反应 避免在患有哮喘、既往患心肌病、心功能失代偿、心脏传导阻滞和心动过缓的妇女中使用	1～2分钟
肼屈嗪	5mg i.v.或i.m.，然后每20～40分钟5～10mg i.v.达到20mg的累积最大剂量，或者按照每小时0.5～10mg的剂量持续泵入。	过高或者频繁的剂量可能导致母体低血压、头痛及异常胎心率等，可能比别的药物的发生率更高	10～20分钟
硝苯地平	10～20mg口服，如果需要在20分钟内重复；每2～6小时10～20mg；每天最大剂量是180mg	可能会出现心动过速以及头痛	5～10分钟

二、解痉药物

硫酸镁是治疗子痫和预防抽搐复发的一线药物，也是对于重度子痫前期预防子痫发作的用药；硫酸镁控制子痫再次发作的效果优于地西泮、苯巴比妥和冬眠合剂等镇静药物；除非存在硫酸镁应用禁忌证或者硫酸镁治疗效果不佳，否则不推荐使用苯巴比妥和苯二氮草类药物（如地西泮）用于子痫的预防或治疗；对于非重度子痫前期孕妇也可酌情考虑应用硫酸镁。

（一）用法

1. 子痫抽搐　静脉用药负荷剂量为4～6g，溶于10%葡萄糖溶液20ml静脉推注15～20分钟，或溶于5%葡萄糖溶液100ml快速静脉滴注，继而以1～2g/h静脉滴注维持。或者夜间睡眠前停用静脉给药，改用肌内注射，用法为25%硫酸镁20ml＋2%利多卡因2ml臀部深部肌内注射。24小时硫酸镁总量为25～30g。

2. 预防子痫发作　适用于重度子痫前期和子痫发作后，负荷剂量2.5～5.0g，维持剂量与控制子痫处理相同。用药时间根据病情需要调整，一般每天静脉滴注6～12小时，24小时总量不超过25g。

3. 子痫复发抽搐　可以追加静脉负荷剂量用药2～4g，静脉推注2～3分钟，继而以1～2g/h静脉滴注维持。

4. 若为产后新发现高血压合并头痛或视物模糊，建议启用硫酸镁预防产后子痫前期-子痫。

5. 控制子痫抽搐24小时后需要再评估病情，病情不稳定者需要继续使用硫酸镁预防复发抽搐。

用药期间应每天评估病情变化，决定是否继续用药；引产和产时可以持续使用硫酸镁，尤其对于重度子痫前期；若剖宫产术中应用，要注意孕产妇的心脏功能；产后继续使用24～48小时，注意再评估病情；硫酸镁用于重度子痫前期预防子痫发作及重度子痫前期的期待治疗时，为避免长期应用对胎儿（或新生儿）的血钙水平和骨质的影响，建议及时评估病情，如孕妇病情稳定，应在使用5～7天后停用硫酸镁；在重度子痫前期的期待治疗中，必要时可间歇性应用。

（二）注意事项

血清镁离子的有效治疗浓度为1.8～3.0mmol/L，＞3.5mmol/L即可出现中毒症状。使用硫酸镁的必备条件为：

（1）膝腱反射存在；

（2）呼吸≥16次/min；

（3）尿量≥25ml/h（即≥600ml/d），备有10%葡萄糖酸钙。

镁离子中毒时停用硫酸镁并缓慢（5～10分钟）静脉推注10%葡萄糖酸钙10ml。如孕妇同时合并肾功能障碍、心功能受损或心肌病、重症肌无力等，或体重较轻者，则硫酸镁应慎用或减量使用。条件许可，用药期间可监测孕妇的血清镁离子浓度（表5-3-3）。

表5-3-3　血清镁浓度和毒性

mmol/L	mEq/L	mg/dl	作用
2～3.5	4～7	5～9	治疗范围
＞3.5	＞7	＞9	膝反射消失
＞5	＞10	＞12	呼吸麻痹
＞12.5	＞25	＞30	心搏骤停

（三）硫酸镁作用机制及有效性

关于硫酸镁预防和治疗先兆性子痫发作作用机制的了解有限。证据表明，该药物通过对多种心血管和神经功能的影响，以及改变钙代谢来治疗子痫。一些研究表明，硫酸镁起血管扩张剂的作用，具有减少血管收缩、保护血脑屏障、减少脑水肿形成，以及抗惊厥的作用。硫酸镁有效性的证据来自Cochrane对15项RCT（包括2002年的Magpie试验）进行的系统评价，涉及11 444名妇女。它证明了使用硫酸镁作为预防措施的子痫风险降低了一半以上（59%），与安慰剂相比或无安慰剂相比，统计学上显著降低（*RR*＝0.41，95%*CI* 0.29-0.58）。然而，产妇死亡风险的降低并不显著（*RR*＝0.54，95%*CI* 0.26-1.10）。Cochrane评价中的两项试验（10 332名女性）报道了严重的孕产妇发病综合结果没有明显差异（*RR*＝1.08，95%*CI* 0.89-1.32）。分配硫酸镁的妇女降低了胎盘早剥的风险（*RR*＝0.64，95%*CI* 0.50-0.83；NNT可获得额外的有益结果100，95%*CI* 50-1 000）。对婴儿而言，本次Cochrane评估的证据表明，对于围产期死亡（*RR*＝1.04；95%*CI* 0.93-1.15）及进入特殊护理婴儿病房比例（*RR*＝1.01，95%*CI* 0.96-1.06），在硫酸镁和安慰剂组之间，婴儿的风险没有明显差异。另一项Cochrane评价255项试验（1 369名患有子痫的妇女），比较了硫酸镁和地西泮的有效性。研究表明，硫酸镁在降低孕产妇死亡风险（*RR*＝0.59，

95%*CI* 0.38-0.92）和子痫发作复发（7 项试验，1 390 名妇女；*RR*＝0.43，95%CI 0.33-0.55）方面优于地西泮。硫酸镁与地西泮相比的相似发现来自对两项产后妇女研究的系统评价。Cochrane 评估发现，其他孕产妇发病率（*RR*＝0.88，95%*CI* 0.64-1.19）或围产期死亡率（*RR*＝1.04，95%*CI* 0.81-1.34）均无明显差异。另外发现，硫酸镁在降低子痫风险方面优于苯妥英钠。

三、镇静药物的应用

应用镇静药物的目的是缓解孕产妇的精神紧张、焦虑症状，改善睡眠，预防并控制子痫，应个体化酌情应用。

1．地西泮　2.5～5.0mg 口服，2～3 次 /d，或者睡前服用；必要时地西泮 10mg 肌内注射或静脉注射（>2 分钟）。

2．苯巴比妥　镇静时口服剂量为 30mg，3 次 /d。控制子痫时肌内注射 0.1g。

3．冬眠合剂　冬眠合剂由氯丙嗪（50mg）、哌替啶（100mg）和异丙嗪（50mg）3 种药物组成，通常以 1/3～1/2 量肌内注射，或以半量加入 5% 葡萄糖溶液 250ml 中静脉滴注。由于氯丙嗪可使血压急剧下降，导致肾及胎盘血流量降低，而且对孕妇及胎儿肝脏有一定的损害，可致胎儿呼吸抑制，故仅应用于硫酸镁控制抽搐治疗效果不佳者。

四、扩容和利尿

子痫前期孕妇需要限制补液量以避免肺水肿。除非有严重的液体丢失（如呕吐、腹泻、分娩失血）使血液明显浓缩、血容量相对不足或高凝状态者，通常不推荐扩容治疗。扩容疗法可增加血管外液体量，导致一些严重并发症的发生，如心功能衰竭、肺水肿等。子痫前期孕妇出现少尿时，如果无血肌酐水平升高不建议常规补液，持续性少尿不推荐应用多巴胺或呋塞米。

子痫前期孕妇不主张常规应用利尿剂，仅当孕妇出现全身性水肿、肺水肿、脑水肿、肾功能不全、急性心功能衰竭时，可酌情使用呋塞米等快速利尿剂。甘露醇主要用于脑水肿，甘油果糖适用于肾功能有损害的孕妇。

严重的低蛋白血症伴腹水、胸水或心包积液者，应补充白蛋白或血浆，同时注意配合应用利尿剂及严密监测病情变化。

（杨　婷　李春芳）

参考文献

1. WHO. Policy of interventionist versus expectant management of severe pre-eclampsia before term. Geneva：World Health Organization，2018.
2. DING X，YANG Z，HAN Y. et al. Long-chain fatty acid oxidation changes in a b2 glycoprotein I-induced preeclampsia-like mouse model. Placenta，2014，35（6）：392-397.
3. METZ TD，ALLSHOUSE AA，EUSER AG，et al. Preeclampsia inhigh risk women is characterized by risk group-specific abnormalities in serum biomarkers. Am J Obstet Gynecol，2014，211（5）：512.e1-6.
4. CONDE-AGUDELO A，BELIZAN JM. Risk factors for pre-eclampsia in a large cohort of Latin American and Caribbean women. BJOG，2000，107（1）：75-83.
5. WILLIAMS PJ，BROUGHTON PIPKIN F. The genetics of pre-eclampsia and other hypertensive disorders of pregnancy. Best Pract Res Clin Obstet Gynaecol，2011，25（4）：405-417.
6. YE C，RUAN Y，ZOU L，et al. The 2011 survey on hypertensive disorders of pregnancy（HDP）in China：prevalence，risk factors，complications，pregnancy and perinatal outcomes. PLoS One，2014，9（6）：e100180.
7. BARTSCH E，MEDCALF KE，PARK AL，et al. Clinical risk factors for pre-eclampsia determined in early pregnancy：systematic review and meta-analysis of large cohort studies. BMJ，2016，353：1753.
8. MORRIS RK，RILEY RD，DOUG M，et al. Diagnostic accuracy of spot urinary protein and albumin to creatinine ratios for detection of significant proteinuria or adverse pregnancy outcome in patients with suspected pre-eclampsia：systematic review and meta -analysis. BMJ，2012，345：4342.
9. 庄旭，林建华．子痫前期孕妇 24 小时尿蛋白值与不良妊娠结局的相关性．中华妇产科杂志，2014，49（7）：538-540.
10. 庄旭，陆漪婷，陈云燕，等．子痫前期与妊娠合并慢性肾脏病孕妇血清免疫球蛋白、β2 微球蛋白和转铁蛋白水平的比较．中华妇产科杂志，2018，53（2）：77-81.
11. ACOG Practice Bulletin No. 204：Fetal growth restriction. Obstet Gynecol，2019，133（2）：97-109.
12. 陈扬，杨孜，宋颖，等．无严重并发症重度子痫前期终止妊娠指征影响因素分析．中国实用妇科与产科杂志，2014，30（9）：717-721.
13. Committee on Obstetric Practice. Committee Opinion No.623：emergent therapy for acute-onset，severe hypertension during pregnancy and the postpartum period. Obstet Gynecol，2015，125（2）：521-525.
14. American College of Obstetricians and Gynecologists.

Emergent therapy for acute-onset，severe hypertension during pregnancy and the postpartum period. Committee Opinion No.692. Obstet Gynecol，2017，129：90-95.

15. ACOG Committee Opinion No. 767：Emergent Therapy for Acute-Onset，Severe Hypertension During Pregnancy and the Postpartum Period. Obstet Gynecol，2019，133（2）：174-180.
16. SIBAI BM. Management of late preterm and early-term pregnancies complicated by mild gestational hypertension/pre-eclampsia. Semin Perinatol，2011，35（5）：292-296.
17. CHURCHILL D，DULEY L，THORNTON JG，et al. Interventionist versus expectant care for severe pre-eclampsia between 24 and 34 weeks' gestation. Cochrane Database of Systematic Reviews，2013，（7）：CD003106.
18. VIGIL-DE GRACIA P，REYESTEJADA O，CALLE-MINACA TELLEZ G，et al. Expectant management of severe preeclampsia remote from term：the MEXPRE Latin Study，a randomized，multicenter clinical trial. Am J Obstet Gynecol，2013，209（5）：425.e1-8.
19. BALOGUN OA，SIBAI BM. Counseling，management，and outcome in women with severe preeclampsia at 23 to 28 weeks' gestation. Clin Obstet Gynecol，2017，60（1）：183-189.
20. American College of Obstetricians and Gynecologists. Obstetric Care Consensus No. 2：Levels of maternal care. Obstet Gynecol，2015，125（2）：502-515.

第四节　超声在妊娠期高血压疾病母儿监测中的作用

一、超声在妊娠期高血压疾病预测中的作用

妊娠期高血压疾病的早期预测及一级预防能有效降低妊娠后期发病风险。目前，预测指标包括临床评估、血清学指标、分子生物学、超声多普勒指标等。多普勒超声检查是一种非侵入性的血流动力学检查手段，由于具有安全、可靠及无创的特点，不仅操作方便，且患者依从性好，因而在临床得到广泛应用。超声对妊娠期高血压疾病的预测主要集中在妊娠早期母体 - 胎盘循环，子宫动脉、子宫螺旋动脉血流阻力是研究较多的指标。

胎盘血管的血流阻力状况对妊娠期高血压疾病的预测作用

胎盘血管的血流阻力状况是维持胎盘微环境的重要因素。与正常孕妇相比，妊娠期高血压疾病患者的子宫动脉血管的重建功能明显下降，胎盘合体滋养细胞对子宫螺旋血管的侵蚀作用也明显下降，再加上全身小动脉的痉挛及血管的狭窄，更易导致子宫动脉血流受阻，子宫动脉舒张期间其流速明显下降，呈高阻低排的特点，从而导致妊娠期高血压疾病孕妇子宫动脉的搏动指数和阻力指数明显的增加。

1．子宫动脉彩色多普勒血流参数对妊娠期高血压疾病的预测

（1）子宫动脉测量孕周和方法：一般于妊娠10～14周采用彩色多普勒超声仪检测孕妇双侧子宫动脉多普勒血流。测量部位选择在宫颈内口水平检测子宫动脉主干上升支血流，可以经腹超声或经阴道超声测量。具体测量方法一般用英国胎儿医学基金会（Fetal Medicine Foundation，FMF）推荐的方法。多普勒扫描子宫的矢状面，并确定宫颈管和宫颈内口，将超声探头缓缓向一侧倾斜，在宫颈内口平面通过彩色血流分别确定宫颈管两侧的子宫动脉，获取稳定的连续3个心动周期的子宫动脉典型血流波形后，测量搏动指数（pulsatility index，PI）、阻力指数（resistance index，RI），并观察有无舒张早期切迹（见文后插页彩图5-4-1）。测量时，注意脉冲多普勒取样门宽度设置为2mm，扫描角度＜30°，收缩期峰值流速＞60cm/s。

（2）子宫动脉预测指标和价值：子宫动脉搏动指数（UtA-PI）不仅反映了收缩期峰值流速和舒张末期流速，还反映了整个心动周期中的平均流速，代表了血流波形的整体情况，因此临床应用价值相对较高，是国际上公认的有价值的预测指标。Martin等的研究结果显示，妊娠11～14周以子宫动脉多普勒PI值的第95百分位数为截断值，可检出27%的子痫前期和50%的早发型子痫前期。Prakansmut等在单胎妊娠中采用平均UtA-PI＞第95百分位预测PE，特异度为95.4%，敏感度仅为5.7%，阳性预测值和阴性预测值分别为10.5%和91.5%。在双胎妊娠中，早发型子痫前期、晚发型子痫前期、妊娠期高血压和正常组孕妇早孕期子宫动脉PI中位数倍数[M（P25～P75）分别为1.06（0.80～1.32）、1.05（0.75～1.30）、0.99（0.73～1.23）和1.03（0.80～1.27）]及其异常率分别为8.33%、6.85%、13.79%及10.11%。在非孕及早孕妇女的子宫动脉多普勒频谱波形呈高阻力低舒张期特征，舒张期呈驼峰形状，常伴有舒张早期“V”形切迹，而随着月份增加，子宫动脉阻力逐渐下降，舒张早

期切迹逐渐变低至完全消失，这一过程通常在孕24周后基本完成，子宫动脉舒张早期切迹曾被认为是早孕期预测子痫前期的重要指标，但美国妇产科医师学会2013指南中指出，使用子宫动脉舒张早期切迹指标可预测胎儿宫内生长受限，但用于预测子痫前期无明显价值。

（3）子宫动脉与其他指标联合预测：González-González等单独采用UtA-PI、胎盘体积和胎盘血管指数预测子痫前期，对早发型子痫前期的检出率分别为61.5%、38.5%和23.1%，而单独预测晚发型子痫前期和所有子痫前期的效果均较一般；若将UtA-PI、胎盘体积与母体因素（maternal characteristics，MC）和胎儿孕早期非整倍体血清学筛查和生化参数联合，则预测效果会有所提升，四者联合预测早发型、晚发型和所有PE的检出率分别为84.6%、48.3%及49.3%，受试者工作曲线下面积（AUC）分别为0.904、0.812和0.818。在所有预测模型中，将母体因素、平均动脉压（mean arterial pressure，MAP）、子宫动脉PI、生物化学指标等因素联合进行预测的模型效果最佳。即使仅在简单模型中单独增加平均动脉压一项检查，可明显提高早发型子痫前期的预测效率；在此基础再增加子宫动脉血流超声，可更稳定地优化模型表现。

2. 胎盘血管指数对HDCP的预测　随着三维能量多普勒（3D-PD）和3D能量多普勒直方图分析的进展，研究胎盘血管树的形态并量化胎盘血流情况成为可能。血管化指数（vascularization index，VI）代表所选区域中的血管密度，其表示研究体积中颜色体素和总体素的比率。流量指数（flow index，FI）是颜色体素的信号强度除以颜色体素的数量（0到100之间的值）的总和，表示平均血流量。血管化血流指数（vascularized blood flow index，VFI）是颜色体素的信号强度除以评估组织的总组织体素（灰色和颜色）（在0和100之间量化）的总和（见文后插页彩图5-4-2）。

在正常妊娠的研究中发现，胎盘血管指数（VIFI和VFI）随着胎龄的增加而增加。而在子痫前期的患者中，滋养细胞侵入引起胎盘血流量减少。DAR等人在一项前瞻性研究中评估了277名妇女，其中10^{+4}周至13^{+6}周时通过三维能量多普勒测量胎盘血管化指数，子痫前期胎盘血管化指数均显著低于未患子痫前期的妇女，血管化指数、流量指数和血管化血流指数在预测子痫前期的ROC曲线下的面积分别为78.9%、77.6%及79.6%，其中有10%的假阳性率，血管化指数组子痫前期的检出率为36.4%，流量指数组为20.8%，血管化血流指数组为36.4%。这些值在预测重度子痫前期时更高。胎盘血管化指数是近年来新发展起来的一种无创性检测手段，是早期筛查子痫前期的潜在方法。胎盘血管化指数测量受机器及机器参数设置影响较大，其有效性仍需大样本研究来证实。

3. 桡动脉彩色多普勒血流测定对妊娠期高血压疾病的预测作用　国内一些学者采用妊娠期高血压疾病监测系统（MP）对孕妇桡动脉血流图进行监测，将探头放在患者左手桡动脉搏动最强位置上，观察其波形形态并通过计算机技术处理，将所检测到的脉搏波进行提取、分析，了解血压、血容量、血管阻力、血管壁弹性等情况，其中主要根据波形系数、外周阻力、心脏指数多个参数作为预测妊娠期高血压疾病的阳性指标，示波器观察脉搏波形稳定后进行测定，外周阻力（peripheral resistance，PI）<1.2显示低阻力波，波形系数（K）值≤ 0.4示低阻力，>0.4则为高阻力。吴玲玲等对非干预组403例孕妇进行了MP预测，其中预测阳性97例，发生妊娠期高血压疾病63例，预测符合率64.95%；预测阴性306例，发生妊娠期高血压疾病16例，预测错误率5.23%。并且在不同孕周预测子痫前期的敏感度不同，预测子痫前期的阳性符合率随孕周增加而增加，16～24周、24～30周、30～34周和34～36周预测符合率分别为37.5%、50.0%、73.3%及80.0%。

二、超声在妊娠期高血压疾病母儿监测中的作用

妊娠期高血压疾病病理特征为全身小动脉痉挛，血管渗透性增加，血浆渗出，血液浓缩状态，致高凝状态，另外子宫肌层与蜕膜等处的血管出现急性动脉粥样硬化表现，进而减少了有效交换面积，导致胎儿-胎盘的循环障碍。随患者病情的进展，引起血管闭塞与动脉硬化，使胎儿-胎盘循环障碍加剧，严重影响胎儿的正常发育。上述胎儿与母体间血液循环的病理变化均可体现在任何血流动力学参数的改变。

（一）子宫动脉彩色多普勒产生参数对妊娠期高血压疾病围产结局的预测作用

子宫动脉搏动指数（pulsatility index，PI）、阻力指数（resistance index，RI）及S/D应用于子痫前期的监测时，不仅反映了子痫前期病情的严重程

度，且与新生儿体质量及出生孕周呈现负相关，妊娠期高血压疾病孕妇双侧子宫动脉搏动指数（PI）、阻力指数（RI）及S/D均显著高于非妊娠期高血压疾病组，表明三项指标对子痫前期及不良妊娠结局的发生具有一定预测意义。子宫动脉阻力指数能够反映胎盘血流灌注情况，随着正常妊娠进展，子宫动脉阻力指数逐渐降低，舒张期血流速度增加，使胎盘血液供应增加以满足胎儿正常发育的需要。随着妊娠进展，妊娠期高血压疾病孕妇子宫动脉阻力指数明显升高，舒张期血流速度明显减少。子宫动脉阻力指数升高可作为妊娠期高血压疾病不良结局的独立预测因子，具有很好的临床应用价值。

何碧媛等研究提示不良妊娠结局组UtA-PI值的平均值（1.8）及第90百分位数（2.4）均高于正常妊娠结局组（1.68，2.19），差异均有统计学意义（$P<0.05$）。以UtA-PI第90百分位数为界值，预测严重不良妊娠结局的敏感性为71%、特异性为75%，预测任意一种不良妊娠结局的敏感性虽低（27%）、但特异性较高（89%），并以预测胎儿宫内生长受限这一不良妊娠结局的敏感性最低（19%），但特异性较高（91%）。以UtA-PI第90百分位数为界值，预测各种不良妊娠结局的阴性预测值均较高。其研究结果提示妊娠早期低风险人群子宫动脉多普勒搏动指数与不良妊娠结局有一定的相关性，但是总的预测效能欠佳。

（二）脐动脉、大脑中动脉等动脉血流参数在妊娠期高血压疾病胎儿监测中的作用

1．脐动脉在妊娠期高血压疾病监测中的作用　研究表明，脐动脉血流可在一定程度上从血流动力学角度反映胎儿-胎盘循环状态。子痫前期的脐血流参数指标较正常孕妇明显升高。脐动脉频谱主要由胎盘内绒毛血管的结构决定，异常脐动脉频谱与胎盘第三级绒毛干闭塞有关。随着病情的发展，使得胎盘绒毛血管结构发生变化，包括胎盘第三级绒毛干小动脉的数量显著减少，绒毛间质纤维化显著增加、纤维物质沉积、动脉硬化梗死与血管闭塞等，使胎儿-胎盘血液循环量进一步减少，严重影响胎儿的发育，同时会使胎盘血管阻力增加，S/D值增高，进一步恶化出现舒张末期血流缺失（AEDV）或反流（REDV）（见文后插页彩图5-4-3）。因此，临床上将脐血流作为一项重要的指标来反映胎盘功能的变化。中重度不良妊娠结局的妊娠期高血压疾病的胎儿脐动脉PI、RI、S/D值较正常和轻度不良结局胎儿均高，特别是脐动脉舒张期血流信号消失或反向者预后较差。但是目前产科超声普遍应用胎儿脐动脉的多普勒血流阻力指标间接反映胎盘功能和推测胎儿的宫内情况，但是会受母体及胎儿各种因素的影响。

2．大脑中动脉在妊娠期高血压疾病胎儿监测中的作用　胎儿大脑中动脉是供应大脑半球最大的血管，大脑中动脉的阻力指数具有双向变化，即缺氧代偿时阻力下降，失代偿时阻力正常或升高（见文后插页彩图5-4-4）。缺氧时出现的脑保护效应是胎儿的代偿状态，并非终止妊娠的指征。脑保护效应及脐血气异常之间并无相关性，提示胎儿在代偿状态下对缺氧可耐受较长时间。但脑保护效应以减少胎盘及脐血流为代价，这样在慢性缺氧环境中已建立脑保护效应的胎儿，对于缺氧加重时血流进一步重新分布的能力会降低，围生儿不良预后与胎儿脐动脉及大脑中动脉各项血流动力学参数及静脉导管分流率均具有相关性，可作为评价患者病情及预测围生儿预后的辅助指标，但大脑中动脉对不良结局预测需应结合脐动脉及静脉导管血流频谱。脐动脉联合大脑中动脉等其他胎儿血流动力学的监测，可提高胎儿可能出现的并发症和预后的准确性。有研究提示子痫前期新生儿Apgar评分和体重与胎儿UA的RI、PI和S/D值均呈负相关，而与胎儿大脑中动脉的RI、PI和S/D值均呈正相关。脑胎盘率（cerebroplacental ratio，CPR）是大脑中动脉PI与脐动脉PI的比值，可以有效结合脐动脉和大脑中动脉阻力的变化特点，研究提示孕28～31^{+6}周及孕32～36^{+6}周脑胎盘率指标较脐动脉及大脑中动脉血流指标更具有优越性，曲线下面积值分别为0.82和0.96，截断值为1.74和1.59，灵敏度为96%和90%，，特异度为79%和97%，较单独测量大脑中动脉PI或脐动脉PI可能更有价值，对不良妊娠结局的预测价值相对较高。

（三）静脉导管等静脉血流参数在妊娠期高血压疾病胎儿监测中的作用

超声彩色多普勒技术的应用在子痫前期时有关血流的研究聚焦于对胎儿动脉血流频谱的分析，主要包括上述胎儿脐动脉、大脑中动脉、肾动脉及孕妇自身的子宫动脉，而对胎儿静脉血流的研究报道较少。近年来，胎儿静脉系统的血流频谱检测逐渐成为研究热点。在妊娠不良结局预测方面胎儿的静脉血流改变优于动脉血流改变。

1. 静脉导管在妊娠期高血压疾病胎儿监测中的作用　在静脉循环中，脐静脉从胎盘中获取营养物质供给胎儿，其内为高含氧量血流，脐静脉进入肝脏后约48%的血液直接进入肝脏，约20%～30%的富含营养物质和含氧量较高的血液经静脉导管直接运送进入下腔静脉。静脉导管特殊的结构和部位，可以反映脐静脉外周压力与中心静脉压力之间压力梯度的改变，因此静脉导管的血流频谱可作为定性的指征评价胎儿的健康状况。静脉导管管腔狭细但血流速度快，是胎儿静脉血管中流速最高的，其血流频谱为特征性的"单向双峰一谷"的三相波血流信号，由于脐静脉与下腔静脉之间的压力差总是单一方向，因此在整个心动周期中静脉导管的血流方向是向心的。静脉导管起源处周围有平滑肌纤维束，起到括约肌的作用，对维持血管内高速血流和防止血流反转起到重要作用。

研究表明轻度与重度子痫前期组中，胎儿静脉导管的血流阻力参数静脉前负荷指数（venous preload index，PLI）、PI、静脉峰值流速指数（venous peak velocity index，PVIV）值高于对照组，且随着子痫前期病情进展程度的加重，DV-PLI、PI、PVIV值显著升高。当孕妇处于子痫前期时，胎盘血管阻力增加，胎儿心室顺应性降低、心室后负荷增加，使心输出量下降，与此同时胎儿心房收缩力减弱，A波逐渐降低，导致血流阻力参数值增高，若心房出现代偿性收缩时，A波则会出现缺失或反向。

静脉导管A波的改变（见文后插页彩图5-4-5），是距离胎儿宫内死亡时间最近的一个血流动力学参数，在静脉导管波形中，向下偏转的程度与胎儿死亡或多系统器官衰竭的风险成正比，异常静脉导管波形与胎儿死亡强烈相关，对静脉导管血流动力学的测量有助于了解胎儿循环的病理状态。对胎儿的脐动脉、大脑中动脉、静脉导管血流动力学参数进行综合监测能更准确地评估胎儿宫内状况，可作为预测妊高症病情及不良妊娠结局的指标。

2. 脐静脉在妊娠期高血压疾病胎儿监测中的作用　吴金保等在倒置显微镜下用KS400图像分析系统测量子痫前期与正常孕妇脐静脉血管壁内径和血管壁中膜厚度。子痫前期组脐静脉血管壁内径（2.27±0.31）mm，正常对照组（3.34±0.28）mm；子痫前期组脐静脉血管壁中膜厚度（179.28±8.61）μm，而正常对照组（98.37±7.92）μm。提示子痫前期孕妇脐静脉在形态学上发生改变。

在胎儿正常生长发育过程中，静脉导管血流量（Qdv）/ 脐静脉血流量（Quv）起重要的调控作用。当胎儿缺氧时静脉导管扩张，脐静脉进入静脉导管的血流比例增加，静脉导管分流率显著增加。脐静脉血流量的变化是早期胎盘功能不全最早可识别的多普勒信号。无论子痫前期轻度还是重度，与正常孕妇相比均表现为静脉导管分流率的升高。在妊娠不良结局预测中静脉导管分流率（Qdv/Quv）均较脐动脉及大脑中动脉较早出现血流变化。静脉导管血流量与脐静脉血流量的比值随妊娠孕周的递增而逐渐减小，反映了在妊娠过程中胎儿与母体之间的血液循环逐渐完善，胎盘阻力降低引起胎儿心室顺应性增加。子痫前期时静脉导管与脐静脉血流量的比值较正常妊娠时增高，且与子痫的严重程度相关。

3. 下腔静脉在妊娠期高血压疾病胎儿监测中的作用　胎儿期心脏发育以右心系统占优势，下腔静脉是连接脐静脉和右心的主要静脉，其内的血液为混合血，有来自脐静脉含氧量较高的血液，也有来自胎儿身体下半身含氧量较低的血液。下腔静脉的血流频谱一般表现为双峰的前向血流和单峰的逆向血流，呈连续三相波，S波高大，代表心脏收缩期，下腔静脉血流快速进入右心房，这与心室收缩和三尖瓣向心运动有关；D波为较小的前向波，代表着心脏舒张早期，产生于早期被动的由右心房流入右心室的血流；A波为很小的反向波，是由心房收缩时逆流至下腔静脉的血流（见文后插页彩图5-4-6）。检测胎儿静脉的血流动力学变化与血流量尤为重要，可间接反映子痫前期时胎儿的宫内状况，能够为临床医师及时进行干预处理提供更多的参考数据。妊娠期高血压疾病胎儿下腔静脉前负荷指数（PLI）较正常对照组为高。

（四）三维多普勒超声定量监测在妊娠期高血压疾病胎盘血流灌注中的作用

通过胎盘 - 胎儿循环的代偿机制，只有约70%胎盘血管不正常时，脐动脉的血流阻力才会增高，亦即胎盘内绒毛血管树血流已经发生明显异常而脐动脉多普勒血流频谱可能显示正常。可见胎盘内部的血流变化要早于胎儿脐动脉血流阻力指标的变化，因而对胎盘血流灌注情况进行评估有助于更早地发现问题，为重度子痫前期患者产前管理提供依据，以提高监护水平。利用三维能量多普勒（3D-PDA）技术观察胎盘内部血流灌注，并利用vocal软件得出容积范围内的胎盘内部血流参数，从而定量得到胎盘血流灌注情况。

Yuan 等研究发现 HDCP 患者胎盘 VI、VFI 显著低于正常对照组，尤其在重度子痫前期组及子痫前期合并小于胎龄儿组胎盘 VI、VFI 下降更为明显。重度子痫前期组及慢性高血压合并子痫前期组孕妇胎盘内单位体积的血管数量减少，血流幅度降低，造成 VI、VFI、FI 值明显降低。而胎盘的血流灌注降低，则导致胎儿的血液供应减少，胎儿的生长发育受到限制。三维能量多普勒超声直方图对慢性高血压合并子痫前期及重度子痫前期孕妇能够及时地反映胎盘血流灌注不足的状况，有望作为妊娠期常规检查的工具，以此评价胎儿宫内发育状况以及早期发现胎儿宫内是否有异常。但是三维能量多普勒超声受到母体腹壁厚度、胎儿运动和取样位置等影响，因而有待早期、序贯和多中心、大样本的进一步深入研究。

（五）母体视网膜中央动脉血流监测的价值

妊娠期高血压疾病患者早期一般无明显自觉眼部症状，长期以来临床上一直依赖检眼镜检查来了解眼底改变。视网膜中央动脉的内径约 170μm，属于微小动脉，是目前活体上唯一能够直接观察形态、测定功能的微小动脉。目前关于妊娠期高血压疾病发病机制的研究认为，母体中血管活性物质改变、内皮功能损伤，以及对血管活性物质敏感性增加所引起的小动脉痉挛是疾病发生的关键环节，全身多个脏器内的小动脉发生痉挛并引起相应的临床症状。视网膜中央动脉血流动力学的改变对妊娠期高血压疾病的病情发展具有评估价值，视网膜中央动脉血流参数值与妊娠期高血压疾病有明显关联，舒张期血流消失及反向异常频谱均可出现于重度子痫前期病例中，对围生期结局有影响，可作为预测严重不良围生期结局的监测指标。妊娠高血压和子痫前期组孕妇的视网膜中央动脉收缩期峰值流速（PSV）、舒张末期流速（EDV）显著低于对照组，视网膜中央动脉 RI 显著高于对照组。说明 HDCP 患者中不同病情严重程度的 GH 妊娠高血压患者和子痫前期患者均存在视网膜中央动脉血流状态的改变，血流阻力明显增大、血流量明显减少，并且病情越重，视网膜中央动脉低灌注、高阻力的病理特征越明显。孕妇视网膜中央动脉舒张期血流消失及反向异常频谱仅出现于重度子痫前期组，视网膜中央动脉 PI 值升高和舒张期血流消失及反向异常频谱出现对围生期结局有明显影响。

（六）妊娠期高血压疾病母体和胎儿心功能的超声监测

1．妊娠期高血压疾病孕妇心功能的监测　HDCP 孕妇母体血流动力学呈高阻力状态，孕妇母体的心脏功能和子宫动脉参数均发生改变，并对妊娠胎儿的生长有显著影响。而正常心脏功能和周围血管适应性是孕妇及胎儿安全的重要保障，因此准确评估心脏功能和周围血管血流动力学改变对 HDCP 孕妇至关重要。超声心动图是评估心脏结构与功能的临床重要辅助检查手段，而近年来基于传统多普勒超声、超声心动图开展的新型超声技术也不断投入临床应用，并且通过多种参数的测量可初步评估患者心室结构与功能的变化。Tei 指数在评价心功能中具有重要意义，其可直接体现心脏收缩功能与舒张功能。轻度子痫前期、重度子痫前期患者的 Tei 指数进一步增高，并且 E/A＜1，射血分数（EF）明显降低，患者心肌细胞体积明显增大，心肌纤维化程度加重而发生离心性心肌肥厚、左室扩大、左心室收缩功能降低等变化，此时患者心脏已处于失代偿期。

龚儒杰等研究发现，轻度及重度子痫前期孕妇左心室射血分数分别为（60.1±3.1）% 和（57.8±2.8）%，均低于对照组和 GH 组的（67.1±2.8）% 和（68.4±3.3）%（$P<0.05$）。HDCP 各组孕妇左心房容积指数、左心室等容舒张时间（IVRT）、舒张早期二尖瓣前向血流峰值速度 / 舒张早期二尖瓣环运动峰值速度、子宫动脉 RI 均高于对照组（P 均＜0.05）。并且 HDCP 孕妇左心室等容舒张时间与子宫动脉 RI 具有相关性。子痫前期患者的心输出量随着病情进展降低，而舒张末期逆向血流峰值（AR）随着病情进展升高。由于心功能代偿期患者无明显临床症状和体征，当心功能失代偿时，则导致心力衰竭，这提示临床上对于重度子痫前期患者，应常规行超声心动图检查，了解患者心脏结构及功能改变，及时发现早期心衰，以利治疗。

2．妊娠期高血压疾病胎儿心功能的宫内超声监测　妊娠期高血压可以导致胎儿心功能一定程度的损害，妊娠期高血压疾病 3 个亚组（妊娠期高血压组、子痫前期轻度组和子痫前期重度组）胎儿左心室心肌收缩功能（LVSF1）、右心室心肌收缩功能（RVSF1）、左室收缩功能（LVSF2）、右室收缩功能（RVSF2）均显著高于对照组。

在对妊娠期高血压疾病产妇进行彩色多普勒超声检查中发现，胎儿的 Tei 指数和静脉导管血流相关指数明显异常于正常胎儿，从一定程度上反映了胎儿心脏功能受损情况及胎盘缺血缺氧程度，对临床治疗和妊娠结局的判断具有重要意义。Tei指数即心肌做功指数，能够较好地评价心脏整体状态，几乎不会受其他因素的干扰，是较为理想的评估方案。大量研究证实，妊娠期高血压疾病孕妇的胎儿心功能会受到不同程度的影响，且与母体高血压的程度呈正比，且妊娠期高血压疾病对右心功能的影响较左心系统更大。随着妊娠期高血压疾病严重程度的增高，胎儿左、右心收缩分数持续增高，提示胎儿心脏负荷增大，而过大的负荷可能引起心肌增厚、心室扩大、舒张期变短，在胎儿较长的宫内生长期中，可能造成胎儿心脏的器质性损伤。而目前已有相关临床研究证实，妊娠期高血压疾病孕产妇分娩的新生儿心室扩大、心律失常、畸形、发育不良的发病率远高于其他新生儿，对妊娠期高血压疾病患者进行超声胎儿心室收缩功能检测有利于早期监测胎盘缺氧程度。

对于胎儿心功能的宫内超声评定，目前尚缺乏统一的方法，也是超声医学和胎儿医学的难点之一。黄佳等应用胎心定量技术对48例单胎妊娠胎儿行心脏形态大小和功能测量，胎心定量软件追踪到胎儿心室内膜、整体球形指数，获得心室内膜动态追踪曲线，计算出左（右）心室整体应变、左室射血分数及24节段舒张末期直径、短轴缩短率、球形指数及其经胎龄校正后的*Z*评分，提示胎心定量技术能够较为简便，可靠地获取多个评估指标，重复性好，但其在HDCP胎儿心功能的评估尚处于初步研究阶段。

（韩　蓁）

参考文献

1. SOTIRIADIS A，HERNANDEZ-ANDRADE E，DA SILVA COSTA F，et al. ISUOG CSC Pre-eclampsia Task Force. ISUOG Practice Guidelines：role of ultrasound in screening for and follow-up of pre-eclampsia. Ultrasound Obstet Gynecol，2019，53（1）：7-22.
2. PRAKANSAMUT N，PHUPONG V. Serum SHARP1 and uterine artery Doppler for the prediction of preeclampsia. Sci Rep，2019，9（1）：12266.
3. 张蕴，刘阳，陈建平，等. 早孕期子宫动脉搏动指数对双胎妊娠子痫前期的预测价值：前瞻性队列研究. 中华围产医学杂志，2020，023（005）：324-329.
4. GONZÁLEZ-GONZÁLEZ NL，GONZÁLEZ DÁVILA E，PADRÓN E，et al. Value of Placental Volume and Vascular Flow Indices as Predictors of Early and Late Preeclampsia at First Trimester. Fetal Diagn Ther，2018，44（4）：256-263.
5. ALTORJAY A，SURANYI A，NYARI T，et al. Use of placental vascularization indices and uterine artery peak systolic velocity in early detection of pregnancies complicated by gestational diabetes，chronic or gestational hypertension，and preeclampsia at risk. Croatian Medical Journal，2017，58（2）：161-169.
6. WANG W，WANG YY，YUAN T，et al. Nomogram-based prediction of pre-eclampsia in the first trimester of gestation. Pregnancy Hypertension，2020，21：145-151.
7. YUAN T，ZHANG T，LI C，et al. A new perspective to evaluate Doppler vascular impedance in hypertensive disorders complicating pregnancy：multilevel modeling established in a case control study. Open Journal of Obstetrics and Gynecology，2015，5（6）：350-359.
8. 何碧媛，周毓青. 妊娠早期低风险人群子宫动脉多普勒搏动指数与不良妊娠结局的关系. 中国医药导报，2019，16（17）：72-75.
9. 赵晟，姜凡，李亮，等. 超声多普勒多参数评价妊娠期高血压疾病患者胎儿宫内情况. 安徽医科大学学报，2017，52（008）：1183-1187.
10. 张兰珍，勾晨雨，刘晓岚. 脑胎盘率对预测胎儿生长受限的作用. 中华产科急救电子杂志，2019，8（01）：45-49.
11. 李建华，刘姿，林珏瑛，等. 子痫前期胎儿静脉导管、脐静脉和脐动脉及大脑中动脉血流检测对围生儿预后的预测分析. 临床超声医学杂志，2016，18（2）：85-88.
12. YUAN T，ZHANG T，HAN Z. Placental vascularization alterations in hypertensive disorders complicating pregnancy（HDCP）and small for gestational age with HDCP using three-dimensional power doppler in a prospective case control study. BMC Pregnancy Childbirth，2015，15（1）：240-251.
13. SIMENC GB，AMBROZIC J，PROKSELJ K，et al. Optic nerve ultrasound for fluid status assessment in patients with severe preeclampsia. Radiol Oncol，2018，52（4）：377-382.
14. 杨维民，陈莞春，罗柳萍，等. 子痫前期孕妇视网膜中央动脉血流参数监测的价值. 中国实用医药，2016，11（009）：133-135.
15. 蒋田，王秀艳，贾彩霞，等. 妊娠中晚期视网膜中央动脉血流动力学改变在妊娠期高血压疾病中的应用. 实用妇产科杂志，2014，30（012）：907-910.
16. ROSAS-PERALTA M，BORRAYO-SÁNCHEZ G，MADRID-MILLER A，et al. Hypertension during pregnancy：the challenge continues. Rev Med Inst Mex SeguroSoc，2016，54（1）：90-110.

17. 龚儒杰，姚莉萍，朱向明. 超声评估妊娠期高血压疾病孕妇左心功能改变及其与子宫动脉阻力指数的相关性. 中国医学影像学杂志，2019，27（9）：709-713.

18. BHORAT I. Pre-eclampsia and the foetus：a cardiovascular perspective. Cardiovasc J Afr，2018，29（6）：387-393.

19. 黄雍，苏钦梅. 彩色多普勒超声评价妊娠期高血压疾病对胎儿心脏功能及静脉血流情况的影响. 影像研究与医学应用，2020，004（007）：187-188.

20. 黄佳，张玉国，石华，等. 胎心定量技术评价胎儿心脏形态及功能变化的初步研究. 中华全科医师杂志，2020，019（006）：541-544.

第五节 终止妊娠相关问题

终止妊娠是根本解决妊娠期高血压疾病唯一的有效手段。终止妊娠的时机应综合评估，依据病情轻重、胎儿宫内安危、新生儿救治能力等决定终止妊娠时机；终止妊娠方式依据母儿情况、孕产次及宫颈成熟度决定。

一、终止妊娠的时机

终止妊娠的时机应兼顾母婴两方面的因素，把握平衡点，既能避免母体不良结局，又能最大限度地期待胎儿成熟，避免极早产儿出生，降低围产儿病率及死亡率。综合评估孕龄 - 母体 - 胎盘 - 胎儿，寻求最佳终止妊娠时机是降低子痫前期母婴死亡率的关键。

（一）妊娠期高血压终止妊娠时机

妊娠期高血压疾病诊治指南（2015 版、2020 版）均建议妊娠期高血压患者可期待至妊娠 37 周后终止妊娠。2009 年荷兰的一项多中心随机对照研究中，756 名孕妇被随机分配到妊娠 36～41 周引产组或期待分娩组，结果显示，与期待分娩组相比，妊娠 37 周引产者不良妊娠结局发生率明显降低（*RR*=0.71，95%*CI* 0.59-0.86）。一项荟萃分析表明，37 周以后终止妊娠不增加母体并发症的风险，降低了剖宫产率及新生儿并发症。妊娠期高血压患者（无严重高血压）37 周以后终止妊娠，既避免了期待过程中母体情况恶化，又避免了早产儿的出生，是一种适宜的选择。

（二）子痫前期终止妊娠时机

子痫前期孕妇经积极治疗，母儿状况无改善或者病情持续恶化时应考虑终止妊娠。终止妊娠的时机，应综合考虑包括孕周、孕妇病情及胎儿情况等多方面。

1. 子痫前期　以蛋白尿为诊断的子痫前期，即收缩压≥140mmHg 和 / 或舒张压≥90mmHg，伴有下列任意 1 项：尿蛋白定量≥0.3g/24h，或尿蛋白 / 肌酐比值≥0.3，或随机尿蛋白≥（+）的子痫前期孕妇，既往（ACOG 2013 版指南）建议基于研究发现，尿蛋白与妊娠结局的关系并不大，大量蛋白尿（≥5g/24h）不作为“子痫前期的严重表现”的诊断标准，子痫前期出现大量蛋白尿，终止妊娠的时机可以期待至 37 周以后。但妊娠期高血压疾病诊治指南（2020 版）中特别提出：尽管蛋白尿及其程度不作为终止妊娠的唯一指征，但是评估的重要指标之一，需注意结合母儿整体状况评估。对于新发大量蛋白尿和持续快速增长的尿蛋白量尤其存在少尿的孕妇，要考虑存在肾脏受累或损害，及时终止妊娠。大量蛋白尿导致低蛋白血症、胸腹腔积液或影响心功能时，或者伴发肾功能异常，伴发存在的基础疾病（如自身免疫性疾病的系统性红斑狼疮、肾脏疾病等）应综合分析，以确定终止妊娠的时机，适时终止妊娠，并非必须要期待至 37 周。

2. 重度子痫前期　对于重度子痫前期患者应实行个体化原则，同时兼顾母体和胎盘 - 胎儿因素，进行综合评估确定终止妊娠时机。

对于并发严重胎儿生长受限，无其他严重表现的重度子痫前期，终止妊娠的时机，可参考胎儿生长受限专家共识（2019 版），综合考虑孕周、病因、类型、严重程度、监测指标和当地新生儿重症监护的技术水平等决定。对于孕 34～37 周的胎儿生长受限，单次脐动脉多普勒血流升高不应作为立即分娩的指征。应考虑完善对胎儿健康情况的系统评估，密切随访病情的变化。如胎儿监护情况良好，可期待至孕 37 周以后分娩。>34 周的胎儿生长受限胎儿如果出现停滞生长 >2 周、羊水过少（最大羊水池深度 <2cm）、BPP<6 分、无应激试验频发异常图形或明确的多普勒血流异常，可考虑积极终止妊娠。对于 > 孕 37 周的胎儿生长受限，可以考虑积极分娩终止妊娠。

3. 早发型重度子痫前期　晚发型子痫前期终止妊娠的决策不难做出，但对于早发型重度子痫前期终止妊娠需考虑围产儿存活率。对于早发型重度子痫前期，孕周 <34 周，母儿情况稳定可以期待治疗。随机对照研究显示早发型重度子痫前期有严重临床表现时，期待治疗延长孕周 1～2 周不增加母体的危险，可改善新生儿预后。然而，拉丁美洲的一项研究显示 28～34 周的早发型重度

子痫前期孕妇，合并严重临床表现时，期待治疗无益处。

（1）以母体状况为指征的时机：根据2020年ACOG实践简报，出现以下表现时，应终止妊娠。①血压持续升高，收缩压≥160mmHg或舒张压≥110mmHg，降压治疗无效果；②难以控制的持续性头痛；③上腹部或右上腹部疼痛，经镇痛治疗无效；④视物模糊或偏盲或灵活度改变，脑卒中；⑤心肌梗死；⑥HELLP综合征；⑦新发的肾功能异常或者肾功能恶化（血清肌酐≥1.1mg/dl或超过正常值2倍）；⑧肺水肿；⑨子痫；⑩可疑胎盘早剥或排除前置胎盘的阴道流血。总之，当发生威胁母体生命安全的重要脏器功能受损时，应适时终止妊娠。

（2）以胎儿状况为指征的时机：根据2020年ACOG实践简报，出现以下表现时，应终止妊娠。①胎儿监护异常；②胎儿死亡；③新生儿无法存活（如胎儿致死性畸形、极早早产儿）；④持续脐动脉舒张末期血流反向。Leonoor Van Eerden等研究2000—2014年分娩的238 448孕妇，其中161例早发型重度子痫前期，6例双胎，平均终止妊娠孕周为（244/7±9.4）天。70%孕妇在24周或24^{+3}周终止，74.5%的孕妇为HELLP综合征（96例）、子痫（10例）。64%的孕妇分娩的新生儿体重小于500g，69%的孕妇胎儿预估体重在相应孕周胎儿体重10%以下。113例24周以上终止妊娠孕妇，预估胎儿平均体重495g±113g，新生儿平均出生体重508g±117g。以此得出结论：对于早发型重度子痫前期当胎儿存活概率很低时，不建议期待治疗。妊娠不足26周的孕妇经治疗病情危重者建议终止妊娠。当合并胎儿生长受限时新生儿的预后会更差。但对于某些再次妊娠无望的病例，而且孕妇和家属愿意承担风险，坚决要求继续妊娠者，应充分告知风险，随时终止妊娠的可能性，在期待治疗中要严密监测，及时果断适时停止，避免母体严重事件的发生。妊娠26周至不满28周的孕妇根据母儿情况、家庭对新生儿的期待程度及当地医院母儿诊治能力决定是否可以行期待治疗。研究发现，子痫前期孕24～28周，合并胎儿生长受限时新生儿死亡率为21.8%，颅内出血发生率为32%，坏死性小肠结肠炎发生率为20.5%，呼吸系统合并症发生率为75.6%；不合并胎儿生长受限时，新生儿死亡率为6.1%，颅内出血发生率为19.6%，坏死性小肠结肠炎发生率为8.1%，呼吸系统合并症发生率为41.3%。因此，子痫前期妊娠不满28周，且合并胎儿生长受限时，应向家属充分告知新生儿预后，结合当地医疗技术水平，决定是否期待治疗。妊娠28～34周，如病情不稳定，经积极治疗病情仍加重，应终止妊娠；如病情稳定，可以考虑期待治疗，并建议转至具备早产儿救治能力的医疗机构。

早发型重度子痫前期终止妊娠需综合母体与胎儿的状况，早发型重度子痫前期的靶器官损害存在不平行性，针对不同靶器官的损害，其对母婴的危害程度不同，应个体化分析，针对不同情况，确定终止妊娠时机。对于早发子痫前期孕妇，单纯的血压或蛋白尿达到重度标准，伴或不伴胎儿生长受限，可期待治疗；存在高血压或蛋白尿以外其他系统或重要器官受到累及有必要短时间严密监测下行促胎肺成熟后终止妊娠，如血小板计数$<100\times10^9$/L、肝酶水平轻度升高、肌酐水平轻度升高、羊水过少但NST反应型、胎儿生长受限等，综合考虑终止妊娠时机，在稳定病情和严密监护之下尽量争取给予促胎肺成熟后终止妊娠；存在重度高血压不可控制、高血压脑病和脑血管意外、子痫、心功能衰竭、肺水肿、完全性和部分性HELLP综合征、弥散性血管内凝血、胎盘早剥等严重并发症，需要尽早终止妊娠。

（三）子痫终止妊娠的时机

子痫孕妇抽搐控制后即可考虑终止妊娠。

（四）HELLP综合征终止妊娠的时机

妊娠期高血压疾病诊治指南（2020）建议，HELLP综合征应对孕妇状况的整体评估，适时终止妊娠：绝大多数HELLP综合征孕妇应在积极治疗后终止妊娠；目前不推荐期待治疗；HELLP综合征存在严重并发症时多学科管理和治疗，孕妇情况稳定后积极终止妊娠。只有当胎儿不成熟且母儿病情稳定的情况下方可在三级医疗机构进行期待治疗。

二、终止妊娠的方式

妊娠期高血压疾病诊治指南（2020）建议，妊娠期高血压疾病终止妊娠的方式应注意个体化处理。妊娠期高血压疾病孕妇，如无产科剖宫产术指征，原则上考虑阴道试产；但如果不能短时间内阴道分娩，病情有可能加重，可考虑放宽剖宫产术的指征；对于已经存在如前述的各类孕妇严重并发症，剖宫产术是迅速终止妊娠的手段。

（一）妊娠期高血压或子痫前期终止妊娠的方式

1. 妊娠期高血压　血压控制良好，无严重高血压，应根据产科指征，一般选择阴道分娩。

2. 合并严重临床表现的子痫前期，孕周越小，催产成功率越低，研究发现催产对于低体重儿无不良影响。≤28周的孕妇剖宫产率达97%；28～32周的孕妇剖宫产率为65%。

（1）并发妊娠期高血压疾病性心脏病孕妇：终止妊娠的方式应实行个体化原则，以保障母体安全为关键。对<26周孕妇，以依沙吖啶引产为主要终止妊娠方式；26～<28周，综合孕产妇及当地新生儿抢救能力等多方面因素权衡利弊，选择分娩方式；≥28周后原则上建议剖宫产终止妊娠，如已临产，除非宫口已开全，采用产钳或者胎头吸引术助产，不建议经阴道试产。依据《妊娠合并心脏病的诊治专家共识》（2016版）心功能Ⅲ级以上均不建议阴道试产，对于妊娠期高血压性心脏病孕妇，应根据心脏超声结果提示肺动脉压力及左心射血分数情况评估妊娠风险，妊娠风险在Ⅲ级以上，以尽快稳定病情剖宫产终止妊娠为宜。

（2）并发胎盘早剥终止妊娠的方式：参考《胎盘早剥的临床诊断与处理规范》，同时兼顾子痫前期的处理原则。

1）阴道分娩：①如胎儿已死亡，应首先评估母体状况，胎儿死亡往往提示胎盘早剥面积较大，病情较重。在母体情况稳定，胎盘边缘显性剥离，且面积小，可试行阴道分娩，如果引产过程中，母体状况恶化，需及时剖宫取胎。②胎儿存活者，以显性出血为主，宫口已开大，经产妇一般情况较好，估计短时间内能结束分娩者，人工破膜后可经阴道分娩。分娩过程中密切观察血压、脉搏、宫底高度、宫缩与出血情况，建议全程行胎心电子监护，了解胎儿宫内状况，并备足血制品。

2）剖宫产术分娩：孕32周以上，胎儿存活，胎盘早剥Ⅱ级以上，建议尽快进行剖宫产术，以降低同产儿死亡率。阴道分娩过程中，如出现胎儿窘迫征象或破膜后产程无进展者，应尽快行剖宫产术。近足月的轻度胎盘早剥者。病情可能随时加重，应考虑终止妊娠并建议剖宫产术分娩为宜。

（3）并发脑出血终止妊娠方式：当脑出血诊断明确，有开颅手术的适应证和条件时应及时以剖宫产终止妊娠，与神经外科医生商议开颅手术时机，可在剖宫产术前或术后，或同时进行。虽然风险较大，但尚有一线生机，如盲目继续妊娠，不仅脑出血病情无法控制，孕妇与胎儿的安全也无法保证。

（4）并发HELLP综合征终止妊娠方式：可酌情放宽剖宫产指征当考虑胎儿存活能力较低或死胎者，可在控制病情平稳后，给予引产。应充分评估宫颈成熟度，多数患者宫颈不成熟，可应用宫颈扩展球囊及前列腺素阴道制剂等促宫颈成熟后引产。

（二）子痫终止妊娠的方式

子痫控制后需及时终止妊娠，多选择剖宫产终止妊娠。

三、阴道分娩的监护和管理

妊娠期高血压疾病孕妇阴道分娩过程中具有一定特殊性，除需要加强监护母儿情况，还应密切监测孕妇与妊娠期高血压疾病相关的病情，关注孕妇自觉症状，保持环境安静，避免声、光刺激，给予产妇舒适、安心的分娩环境。

（一）妊娠期高血压疾病病情的监测

分娩过程中血流动力学的改变及缩宫素或麻醉药物等的使用均可能引起血压的波动，因此妊娠期高血压疾病患者在阴道分娩过程中的血压监测是较复杂的一个过程，很难界定一个参考范围。Jonathan等通过前瞻性研究发现，对于不使用分娩镇痛及缩宫素的妊娠期高血压疾病患者，产程中收缩压及舒张压的95%分位数上限分别是160mmHg及101mmHg。产时的缩宫素及宫口进展可能导致收缩压升高，而对于舒张压上升影响不明显。分娩期间和产后2小时内，建议每隔15分钟测量一次血压，如果出现重度高血压（>160/110mmHg），应每隔5分钟重复测量一次，持续15分钟，如果严重血压持续15分钟或更长时间，降压治疗应立即开始。

阴道分娩过程还需密切监测患者头痛、头晕、上腹痛等患者主诉情况，必要时需复查和监测血小板、肝酶及乳酸脱氢酶等指标的变化，动态监测病情变化。

（二）降压药物的使用

产程中继续原口服降压药方案，若因疼痛致血压升高（收缩压≥160mmHg或舒张压≥110mmHg）需要紧急降压，可静脉给药，常用的降压药物及其药理作用和使用方法，见表5-5-1。

（三）硫酸镁的使用

2020年我国妊娠期高血压疾病诊治指南明确

表 5-5-1 妊娠期常用降压药物的药理作用和使用方法

常用降压药物	药理作用	使用方法
拉贝洛尔	α、β 肾上腺素受体拮抗剂，降低血压但不影响肾及胎盘血流，并可以抗血小板聚集，促进胎儿肺成熟	口服：50～150mg 3～4 次 / 日 静脉推注：20mg，10min 若无效降压剂量加倍，最大单次剂量 80mg，每日最大总剂量 220mg
硝苯地平	钙通道阻滞剂，可解除外周血管痉挛，使全身血管扩张，血压下降。特点为降压迅速，不主张舌下含服，紧急时使用	口服：5～10mg，3～4 次 / 日，24 小时总剂量不超过 60mg
尼莫地平	钙通道阻滞剂，其优点在选择性扩张脑血管	口服：20～60mg，2～3 次 / 日 静脉：20～40mg 加入 5% 葡萄糖 250ml，24 小时总剂量不超过 360mg
尼卡地平	二氢吡啶类钙通道阻滞剂	口服：20～40mg 3 次 / 日 静脉推注：1mg/h 起，根据血压变化每 10min 调整
酚妥拉明	α 肾上腺素能受体拮抗剂	静脉：10～20mg，溶于 5% 葡萄糖 100～200ml，以 10μg/min 使用

推荐产时可以持续使用硫酸镁，尤其对于重度子痫前期。硫酸镁半衰期 5 小时，停止泵入硫酸镁可能导致子痫发生率增加。因此建议产时持续使用硫酸镁。虽然理论上硫酸镁可能导致产程延缓，但随机双盲实验提示其对于子痫前期者产程影响有限，仅增加缩宫素的用量。虽然美国儿科学会将硫酸镁列为可能导致新生儿呼吸抑制的药物之一，但是目前研究证实母亲硫酸镁的使用不引起低 Apgar 评分及新生儿入住 NICU 率，并且产时脐血镁离子浓度与新生儿窒息不存在相关性。

（四）液体管理

不建议常规补液，若病情需要补液，建议给予林格液，通常以每小时 60ml 静脉滴注，至多不超过每小时 125ml 的速度给药。在分娩镇痛中，由于使用较低浓度局部麻醉药并控制麻醉平面在胸 10 以下，交感神经阻滞范围有限，对循环影响小，一般也无须进行容量负荷。因呕吐、腹泻或发汗而出现不寻常的液体丢失，或者是分娩时失血过多，需个体化制订补液方案。

（五）胎心监护

建议进入产程后即给予胎心监护，产时胎心监护的标准化处理包括五个胎心率（fetal heart rate，FHR）基本元素评估：基线率、变异性、加速、减速及随时间发生的变化或趋势。如果监护结果为Ⅰ类，后续可参照正常产程进行常规监测，第一产程每 30 分钟进行监护或胎心听诊一次，第二产程每 15 分钟需监测一次。若胎心监护提示Ⅱ类或Ⅲ类胎心监护，建议遵循以下步骤做出相应对策：A（assess），评估氧供通路及寻找其他引起 FHR 改变的因素；B（begin），开始采取吸氧、改变体位、纠正低血压及抑制过强宫缩等相应纠正缺氧处理；C（clear），清除障碍，做好加速分娩准备，包括设备、人员、产妇、胎儿及分娩各方面的准备；D（decision），决定分娩的时间，由负责执行剖宫产医师提前评估如果出现紧急情况需要多长时间完成分娩。

在胎心监护时间间隔方面目前仍存在一定的争议，虽然目前系统评价显示持续胎心监护与间歇性听诊胎心（15 分钟一次）在改善围产结局方面没有统计学差异，但对于妊娠期高血压等高危妊娠，不可一概而论。对于阴道分娩过程中加强胎心监护是非常重要的，尤其是对于早产儿的胎心监护，接近 1/3 的妊娠期高血压疾病患者在阴道分娩过程中可能出现胎儿窘迫而中转剖宫产，并且孕周越小胎儿窘迫发生率越高。这可能与子宫胎盘灌注不良有关，胎儿储备不足，这些胎儿无法承受分娩压力，而早产儿更容易出现分娩过程中的胎儿窘迫。另外，需要注意的是硫酸镁的使用可能影响第二产程的胎心监护，Duffy 等研究提示，产时的硫酸镁使用可以降低胎心基线（平均下降 3 次 /min），减少基线变异水平，但可能同时减少延长减速发生次数。

（六）分娩镇痛

分娩镇痛有助于避免产妇因血压高、儿茶酚胺释放等出现的心脑血管并发症，并有效减轻疼痛，有利于母婴安全。无凝血功能障碍和血小板严重降低的情况下，椎管内麻醉是分娩镇痛的优先选择。硬膜外镇痛可以减轻产妇的疼痛，改善产妇的心、肺功能和新生儿的结局。硬膜外持续自控镇痛的应用更是提高了产妇的满意度和安全性。子痫前期患者，凝血功能正常时放置硬膜外导管，可以避免随后在子痫前期患者病情发展中容易出现的血小板下降而造成硬膜外穿刺风险增加的问题。当存在椎管内镇痛禁忌证时，可采用阿片类药物行静脉镇痛。需要注意的是，硬膜外麻醉所致的血压下降在分娩后期预防严重高血压上并无明显益处，硬膜外镇痛不能治疗高血压。此外，硬膜外镇痛虽然可以消除疼痛，但不能消除分娩时的血流动力学压力。因此分娩过程中需要警惕因为血压降低而给予的过多静脉晶体导致肺水肿。

（七）产程监测

妊娠期高血压疾病孕妇产程管理参照“2014年中国新产程标准及处理专家共识”。产程的时长与产次、胎儿大小、宫缩强弱等均相关。研究显示，妊娠期高血压疾病在产程上具有其独特性，不论经产妇还是初产妇，慢性高血压并发子痫前期、慢性高血压产程更长，而子痫前期、妊娠期高血压产程更短。这提示在产程观察过程中，应当对不同疾病给予不同的预期观察时间，对于子痫前期及妊娠期高血压疾病，产程进展缓慢时特别需要警惕，酌情中转剖宫产，因为产程延长可能导致母亲不良预后。

产程监测过程中如果出现母亲状况恶化，如血压无法控制或严重而持续的母体症状或实验室证据显示母体器官功能恶化或胎儿状况恶化，而不能短期内经阴道分娩时，需考虑剖宫产终止妊娠。在转剖宫产具体指征上，Takashi Shibata 等认为确定妊娠期高血压疾病安全引产标准可以降低中转剖宫产率，下列情况可认为超出安全引产标准：

1. 观察到严重并发症的体征或症状（子痫、脑血管出血、肺水肿、HELLP 综合征、胎盘早剥、肾衰竭、新生儿窒息）。

2. 难治性高血压接受两种最有效的抗高血压药物治疗，收缩压仍≥160mmHg 和 / 或舒张压≥110mmHg。

3. 引产 72 小时宫颈进展不满意或患者情况恶化。

四、剖宫产分娩的监护与管理

目前，国内外报道的子痫前期患者剖宫产率普遍高于阴道分娩率，剖宫产增加产后出血、术后感染、产后高血压危象和血栓等并发症的风险。因此，术前应充分评估，积极术前准备，加强术中监护，重视术后管理。

（一）术前评估

术前应全面评估孕妇及胎儿的情况。

1. 孕妇评估　了解孕妇高血压的病程，根据血压水平判断是否需要进一步控制血压；了解术前使用的降压药物；评估靶器官损害情况，包括心肺功能、肝肾功能、凝血功能、血小板计数、电解质等情况。如伴有其他专科疾病，还需会诊并完善相应检查，必要时行多学科会诊。

2. 胎儿评估　完善胎心监护检查，超声检查评估羊水、脐血流情况、胎儿发育等，在病情允许的情况下，妊娠＜34 周，胎盘功能减退、胎儿尚未成熟者应促胎肺成熟，妊娠＜32 周，应用硫酸镁保护胎儿神经系统。

（二）术前准备

术前孕妇尽量保证充分休息，对于精神紧张、焦虑或睡眠欠佳者可给予镇静剂安定，间断吸氧；围术期评估如发现严重低蛋白血症，术前可给予适当补充白蛋白，逐步纠正低蛋白血症，以提高胶体渗透压来稳定微循环，同时应严密监测病情并给予呋塞米，以免循环血容量增加而诱发心力衰竭或肺水肿等可能；择期剖宫产者，术前 12～24 小时停用低分子肝素，术前 7 天停用阿司匹林；对症处理，如纠正贫血、积极进行降压等治疗，术前血小板减少应考虑输注血小板，使血小板水平维持在 50×10^9/L 以上。

（三）麻醉方式的选择

1. 椎管内麻醉　无禁忌证的情况下，椎管内麻醉是妊娠期高血压疾病孕妇行剖宫产手术的首要选择，与全身麻醉相比，降低反流误吸和困难气道的风险。在椎管内麻醉中，子痫前期患者低血压的发生率和血管活性药物的需求量低于正常产妇。3～5mg 麻黄碱可纠正子痫前期患者的低血压。椎管内麻醉常常通过解剖标志进行定位穿刺，妊娠期高血压疾病孕妇由于水肿和肥胖使这些解剖标志不易触及，增加椎管内麻醉的难度。一些前瞻性研究发现，在腰部硬膜外穿刺前用超声能准确定位穿刺深度和硬膜外腔。穿刺过程中进行实时超声监测更能进一步增加穿刺的准确性。一项纳入 300 名行椎管内麻醉产妇的随机对照研究发现，穿刺前用超声定位可以减少穿刺次数，降低穿破蛛网膜下隙、术后头痛和进入血管的概率。因此，应用超声引导子痫前期患者椎管内麻醉能提高准确性和成功率，减少穿刺并发症的发生。

2. 全身麻醉　存在椎管内禁忌和紧急情况下，如血小板 $<80\times10^9$/L、凝血功能异常、心力衰竭没有得到满意的控制或者合并子痫处于抽搐状态等，宜选用全身麻醉。一项纳入 8 567 例子痫前期患者的人口学调查中发现，全身麻醉下剖宫产的脑卒中发生率高于椎管内麻醉者。因此，麻醉诱导时麻醉医生应选择一些药物减轻插管时的血流动力学变化，如艾司洛尔、芬太尼、阿芬太尼、瑞芬太尼、利多卡因。

（四）术中的监护与管理

1. 腹部切口的选择　妊娠期高血压疾病腹部切口选择尚缺乏可靠的证据。比较腹部横切口与腹部纵切口术，不同之处横行切开皮肤、横行钝性分离皮下脂肪和腹直肌前鞘及两侧筋膜层，所以出血少，打开腹膜以后的手术步骤与纵切口剖宫产相同。腹壁的疼痛感觉主要来自皮肤，由于腹壁横切口，感觉神经切断少，所以疼痛感比纵切口略轻，且横切口相对美观。但两种手术切口选择方式在手术时间、切口愈合及出血等方面在普通孕妇人群研究中并没有显著性差异。但初次横切口后对日后妇产科手术会带来较大的困难和麻烦。因此，对于妊娠期高血压疾病孕妇，推荐根据孕妇病情选择。对于病情比较重，产后出血风险比较高的孕妇，推荐腹部纵切口。

2. 液体管理　无论是分娩镇痛，还是剖宫产术实施麻醉，均涉及孕妇的液体和容量管理问题。由于妊娠期高血压疾病孕妇常常存在有效循环血容量不足，使用晶体或胶体来补充容量不足，会带来心血管参数的一过性改善，然而大样本的临床研究及系统评价均未发现容量扩张具有优势。相反，过多、过快的液体摄入可能导致血压急剧波动及肺水肿等不良结局。因此，不主张通过静脉内液体负荷来进行容量扩张，而要采取液体控制方式来进行液体管理。无发生产后出血，液体输注速度应限制在 80～100ml/h。术中应根据严密的循环监测，包括有创血压、中心静脉压、每搏量变异度、尿量等综合判断输入液体的量，同时注意晶胶结合，必要时补充血浆和白蛋白。

3. 产后出血的防治　妊娠期高血压病是产后出血重要的高危因素，在充分评估病情后，结合临床表现及实验室检查指标，可以在分娩或术前尽早干预，做好应对措施。剖宫产易发生子宫收缩乏力及凝血功能异常，加之低蛋白血症、子宫肌层水肿，术中易发生子宫侧角撕裂，这些情况增加产后出血、阔韧带血肿及筋膜下血肿的风险。因此，手术时应注意解剖组织层次，预防子宫两侧角和下段撕裂，仔细检查是否形成子宫侧角内隧道，给予充分止血，预防阔韧带血肿，必要时放置引流管。

（1）药物治疗

1）宫缩剂：常用宫缩剂的作用机制和注意事项，见表 5-5-2。

表 5-5-2　常用宫缩剂的作用机制和注意事项

特点	卡前列素氨丁三醇	缩宫素	卡贝缩宫素	麦角新碱
起效时间	起效快，子宫肌内注射后 2～3 分钟即起效，30 分钟达到峰值	立即起效	子宫肌注射后 2～3 分钟即起效	注射后 2～5 分钟即起效，60～90 分钟达到峰值，
持续时间	作用长达 2 小时	1～6 分钟	半衰期 40～50 分钟，单次静脉注射与同量持续 16 小时静脉滴注的缩宫素等效	可维持数小时
作用部位	子宫上段和子宫下段均收缩	仅对子宫体有作用，对子宫下段作用差	仅对子宫体有作用，对子宫下段作用差	引起宫体和子宫颈的强直性收缩
适应证	产后出血防治一线用药；中期引产	产后出血防治一线用药	产后出血预防用药，作用和催产素无差异	仅用于产后出血及产后子宫复旧不全
使用时机	胎盘娩出前	胎盘娩出前	胎盘娩出前	可能诱发严重高血压；高血压孕妇禁用；胎盘娩出前禁用
副作用	可能引起其他系统平滑肌收缩，如胃肠道反应，多为一过性；对婴儿安全	有垂体后叶素效应，大剂量应用注意水中毒，尤其对于妊娠期高血压疾病孕妇，应控制滴注速度	个体敏感性差异较大；抗利尿作用	可通过乳汁分泌

2）葡萄糖酸钙：Ca^{2+} 有助于维持子宫平滑肌神经兴奋性，还具有拮抗 Mg^{2+} 的作用；对产前应用了较多量硫酸镁或发生宫缩乏力的产后出血的妊娠期高血压疾病孕妇，及时给予葡萄糖酸钙静脉注射，可加强宫缩并减少缩宫素用量。

（2）血液制品的应用

1）红细胞：并发重度贫血者，可在术前或术中补充，如果孕妇存在自身免疫性溶血性贫血，建议最好术中给予红细胞，以免术前输注造成红细胞破坏增加，加重贫血。

2）血小板：血小板计数 $<50\times10^9/L$ 伴有活动性出血、血小板计数 $<30\times10^9/L$ 伴或不伴有活动性出血时应用。

3）新鲜冰冻血浆：当患者并发弥散性血管内凝血活动性出血，且凝血活酶时间（prothrombin time，PT）和活化部分凝血活酶时间（activated partial thromboplastin time，APTT）延长时，可考虑给予新鲜冰冻血浆，剂量为 10～20ml/kg，根据临床表现及复查的实验室指标决定是否再次输注，以 PT 和 APTT 调整至正常值的 1.5 倍为宜。如果补液量超负荷，不宜输注新鲜冰冻血浆，可给予凝血酶原复合物，用法为 25～30U/kg。需要注意的是，因为只含有维生素 K 依赖的凝血因子，所以凝血酶原复合物改善弥散性血管内凝血的效果有限。另外，临床上使用的是非活化凝血酶原复合物，而活化凝血酶原复合物反而能激活弥散性血管内凝血，对病情无益。

4）纤维蛋白原：尽管纤维蛋白原在 1g/L 水平就足以发挥止血作用，但弥散性血管内凝血时纤维蛋白原消耗极快，所以纤维蛋白原 <2g/L 即应考虑输注。纤维蛋白原通常以冷沉淀物的形式补充，但因其可能存在病毒污染，经过灭菌处理的纤维蛋白原提取物应用逐渐广泛。研究证实，当纤维蛋白原 <1.5g/L 时给予，46% 的患者出血明显减少，避免了手术和栓塞治疗。4g 的纤维蛋白原提取物可以改善血浆中纤维蛋白原水平约 1g/L。

5）重组活化凝血因子：近年有研究显示补充血液制品后，产后出血仍较多时，给予重组活化凝血因子Ⅶa（rFⅦa）可以减少子宫切除的发生，其推荐剂量为 92μg/kg。目前在国外，rFⅦa 被较多地应用在外科手术中，并且有较好的止血效果，但其费用较高，尚不能作为产后出血的常规用药。

（3）子宫按摩和宫腔填塞：子宫按摩、宫腔填塞纱条和子宫腔球囊压迫均可应用于妊娠期高血压疾病产后出血者，特别是并发胎盘早剥产后出血或是存在多个产后出血高危因素者，可在术中及时行宫腔填塞纱条以预防和减少产后出血的发生，术后 24 小时及时取出；也可予子宫腔球囊压迫止血，因导管前端有开口还可以同时监测出血量，有报道子宫腔球囊压迫联合宫颈环扎术对子宫下段出血能发挥更好的止血作用。

（4）手术治疗

1）盆腔血管结扎：推荐实施 3 步血管结扎术法：双侧子宫动脉上行支结扎，双侧子宫动脉下行支结扎；双侧卵巢子宫血管吻合支结扎双侧子宫动脉下行支结扎；双侧卵巢子宫血管吻合支结扎。

2）子宫压迫缝扎术：包括 B-Lynch 子宫缝线术和改良 B-Lynch 子宫缝线术、Hayman 缝线术、Cho 缝线术和子宫下段平行垂直压迫（Hwu）、环状压迫（Hayman）缝扎术。其中 B-Lynch 子宫缝线术和改良 B-Lynch 子宫缝线术手术方法简便易行，术后并发症少（个别子宫坏死），是控制产后出血的有效方法；Cho 缝线术和子宫下段压迫缝扎术有术后子宫内膜粘连的风险，故不作为首选方法，通常会将其联合盆腔血管结扎用于产后止血。

3）子宫动脉栓塞术：除在剖宫产术中运用较为不便外，是治疗子宫收缩乏力导致产后出血的一线方法。如果手术或栓塞后再次发生出血，可以进行二次栓塞。

4）子宫切除：当上述方法无效出血仍然不止时实施，是挽救患者生命最有效的方法。

4. 手术中麻醉注意事项

（1）椎管内麻醉：术中面罩吸氧，提高患者氧合状态，严格控制液体出入量，常规监测心率、无创血压、血氧饱和度；有条件者等各项监测建立后，再进行硬膜外试验量（2% 利多卡因 3m1），需要在平卧后确认患者各项监测指标平稳后再给药，缓慢分次硬膜外给药，避免麻醉平面高于第 6 胸椎。

（2）全身麻醉：术中常规监测心率、无创血压、血氧饱和度等，严格控制液体出入量。使用对心血管抑制较轻的麻醉诱导药和维持药，避免心动过速，尽量保持血压的平稳。

（五）术后管理

1. 术后镇痛　有效的术后镇痛有助于子痫前期患者的早期康复、减少并发症的发生，除传统的硬膜外及静脉术后镇痛外，腹横肌平面阻滞也是剖宫产后多模式镇痛的一部分，可以减轻术后疼痛及减少阿片类药物用量。

2. 术后降压　由于围术期液体输注、血容量及循环状态的改变，均可能导致产后血压波动，发生肺水肿、急性肾功能不全、HELLP 综合征、子痫、心脑血管意外等严重并发症的风险仍持续存在，应每天监测血压情况，当血压持续≥150/100mmHg 时建议降压治疗，可继续应用产前使用的降压药物。因甲基多巴可致产后抑郁，应避免使用。

3. 术后硫酸镁的应用　据不完全统计，约 6% 子痫前期 - 子痫发生于产后或在产后病情加重，因此，重度子痫前期和子痫患者术后应继续静脉滴注硫酸镁至少 24～48 小时，用药期间每日评估病情变化，决定是否继续用药。如出现肾衰竭，应减少硫酸镁剂量。

4. 术后液体管理　研究表明，子痫前期产妇 70% 的肺水肿发生在产后。有文献报道，在妊娠期高血压疾病的治疗中，利尿剂会引起血容量减少使血液浓缩，仅限于全身性水肿和脑水肿、肺水肿、心力衰竭患者。白蛋白可以有效提高血浆胶体渗透压，使组织间隙集聚的液体重新回到血管内，对于严重的低蛋白血症和水肿，在密切监护下积极补充白蛋白并选择呋塞米快速脱水治疗是安全有效的。另有研究表明，利尿治疗可以改善子痫前期剖宫产患者的肺功能，降低急性肺水肿的发生率。

5. 术后抗凝　剖宫产及妊娠期高血压疾病为产褥期深静脉血栓形成的高危因素，术后应注意预防静脉血栓栓塞（venous thromboembolism，VTE）。目前用于术后 VTE 预防的措施包括物理和药物预防。物理预防包括辅助性间歇气动加压和抗血栓弹力袜，但美国妇产科医师学会和英国皇家妇产科学会的指南均认为物理预防仅用于有药物禁忌证者，或联合药物作为预防应用，而不建议单独用于预防孕产妇 VTE。药物预防即应用抗凝药物。目前各指南均推荐首选低分子量肝素（low molecular weight heparin，LMWH）抗凝，具体剂量应根据患者体重进行调整。同时，这些指南也指出，产妇应避免使用新型口服抗凝药，即非维生素 K 拮抗剂类口服抗凝药（non-vitamin K antagonist oral anticoagulants，NOACs）。开始应用抗凝药物预防 VTE 之前，需要评估血小板计数及凝血功能，是否存在产后活动性出血或因获得性或遗传性出血性疾病、活动性消化性溃疡或溃疡性消化道疾病等导致出血的风险。应用 LMWH 期间不需要常规监测抗Xa 因子活性。

总之，妊娠期高血压疾病选择合适的分娩时机非常必要，必须权衡孕产妇和胎儿的风险。终止妊娠的方式需个体化处理，剖宫产并非是妊娠期高血压疾病孕妇终止妊娠的唯一手段，无产科剖宫产指征的孕妇应考虑阴道试产。分娩过程中需加强母儿监护，密切监测病情变化，积极防治相关并发症。

（颜建英　徐　霞　张勤建）

参 考 文 献

1. American College of Obstetricians and Gynecologists Task Force on Hypertension in Pregnancy. Hypertension in pregnancy. Report of the American College of Obstetricians and Gynecologists' Task Force on hypertension in pregnancy. Obstet Gynecol，2013，122（5）：1122-1131.
2. 中华医学会妇产科学分会妊娠期高血压疾病学组. 妊娠高血压期疾病诊治指南（2015）. 中华妇产科杂志，2015，50（10）：721-728.
3. ACOG Committee on Obstetric Practice. Committee Opinion No.623：Emergent therapy for acute- onset，severe hypertension during pregnancy and the postpartum period. Obstet Gynecol，2015，125（2）：521-525.
4. 杨孜，张为远. 妊娠期高血压疾病诊治指南（2020）. 中华医学会妇产科学分会妊娠期高血压疾病学组，中华妇产科杂志，2020，55（4）：227-238.
5. OBATA S，TODA M，TOCHIO A，et al. Fetal growth restriction as a diagnostic criterion for preeclampsia. Pregnancy Hypertension，2020，21：58-62.
6. 中华医学会围产医学分会胎儿医学学组，中华医学会妇产科学分会产科学组. 胎儿生长受限专家共识（2019版）. 中华围产医学杂志，2019，22（6）：361-380.
7. MACDONALD TM，HUI L，ROBINSON AJ，et al. The cerebral-placental-uterine ratio as a novel predictor of late fetal growth restriction：a prospective cohort study. Ultrasound Obstet Gynecol，2019，54（3）：367-375.
8. SIRICO A，DIEMERT A，GLOSEMEYER P，et al. Prediction of adverse perinatal outcome by cerebroplacental ratio adjusted for estimated fetal weight. Ultrasound Obstet Gynecol，2018，51（3）：381-386.
9. GRIVELL RM，A1FIREVIC Z，GYTEGM，et al. Antenatal cardiotocography for fetal assessment. Cochrane Database Syst Rev，2015，（9）：CD007863.
10. LEONOOR VAN EERDEN，MIRIAM F VAN OOSTWAARD，GERDA G ZEEMAN，et al. Terminating pregnancy for severe hypertension when the fetus is considered non-viable：a retrospective cohort study. European Journal of Obstetrics & Gynecology and Reproductive Biology，2016，206：22-26.

11. CHURCHILL D，DULEY L，THORNTON JG，et al. Interventionist versus expectant care for severe pre-eclampsia between 24 and 34 weeks' gestation. Cochrane Database of Systematic Reviews，2013，26(7)：CD003106.
12. LISA STORY，CHAPPELL LC. Preterm pre-eclampsia：What every neonatologist should know. Early Human Development，2017，114：26-30.
13. SIBAI BM. Management of Late Preterm and Early-Term Pregnancies Complicated by Mild Gestational Hypertension/Pre-Eclampsia. Semin Perinatol. 2011，35(5)：292-296.
14. 杨孜，张为远. 妊娠期高血压疾病诊治指南(2015)解读. 中国实用妇科与产科杂志，2015，31(10)：886-893.
15. 杨孜，王伽略. 早发型重度子痫前期的期待治疗. 中国实用妇科与产科杂志，2009，25(4)：251-255.
16. 李力. 子痫前期研究现状与思考. 中国计划生育和妇产科，2014，6(1)：32-34.
17. VIGILDE GRACIA P，REYESTEJADA O，CALLEMINACA A，et al. Expectant management of severe preeclampsia remote from term：the MEXPRE Latin Study，a randomized，multicenter clinical trial. Am J Obstet Gynecol，2013，209(5)：425.e1-8.
18. 彭婷，李笑天. 子痫前期患者合并心脏功能不全防治. 中国实用妇科与产科杂志，2019，35(11)：1213-1217.
19. 中华医学会妇产科学分会产科学组. 妊娠合并心脏病的诊治专家共识(2016). 中华妇产科杂志，2016，51(6)：401-409.
20. 中华医学会妇产科学分会产科学组. 胎盘早剥的临床诊断与处理规范(第1版). 中华妇产科杂志，2012，47(12)：957-958.

第六节 产后管理

妊娠期高血压疾病终止妊娠后，需要全面的产后管理，涉及综合治疗，主要包括平稳降压，预防子痫、血栓、感染，纠正低蛋白血症，保护脏器功能，以及指导母乳喂养。对于伴有严重合并症者，包括心功能不全或衰竭、HELLP综合征、肺水肿，以及多脏器宫内损害的并发症，需要多学科综合诊治。

重度子痫前期产妇产后应继续使用硫酸镁至少24～48小时，预防产后子痫；注意产后迟发型子痫前期及子痫(发生在产后48小时后的子痫前期及子痫)的发生。子痫前期孕妇产后1周内是产褥期血压波动的高峰期，高血压、蛋白尿等症状仍可能反复出现甚至加重，此期仍应监测血压。

2018年，ISSHP推荐所有妊娠期高血压疾病患者降压阈值为诊室血压≥140/90mmHg或家庭血压≥135/85mmHg。血压管理目标值为舒张压85mmHg、收缩压110～140mmHg，以降低发生严重高血压和其他并发症的风险。昆士兰临床指南2021年关于产后血压降压标准，推荐产后血压升高≥140/90mmHg应继续给予降压治疗。关于减压药物的选择，多个指南均推荐哺乳期可继续应用产前使用的降压药物。对于产后血压持续升高要注意评估和排查孕妇其他系统疾病的存在。注意监测及记录产后出血量。孕妇重要器官功能稳定后方可出院。

以下主要就产后血压管理、低蛋白血症的治疗，母乳喂养相关问题作以详细阐述。

一、产后血压管理

(一)产后降压治疗的目的

对于妊娠期高血压疾病产后降压治疗的目的在于预防子痫发生，防治充血性心力衰竭、脑出血、高血压脑病、缺血性心肌梗死、缺血性或出血性脑卒中的发生，降低肾脏损害甚至衰竭等严重并发症的发生率。

(二)产后血压的监测及降压标准

关于降压治疗标准目前仍然存在争议。在产后1周是血压波动较大的时间，可以出现新发的高血压，或者原有高血压加重的情况，因此产后仍然需要规律监测血压。子痫前期产妇需警惕产后子痫，应严密监测血压至少3天。若血压大于160/110mmHg则需要增加监测血压的频率，间隔2～4小时监测血压。妊娠期高血压疾病的产妇产后需产后3个月建议回访测量血压、复查尿常规及其他孕期曾出现异常的实验室指标，如仍有持续的蛋白尿或高血压，建议重新评估血压水平、有无高血压靶器官损害及继发性高血压。2019 NICE妊娠期高血压疾病指南对于孕期血压管理更为积极，推荐如血压>140/90mmHg，应给予药物治疗，降压目标值为血压≤135/85mmHg。除非收缩压<110mmHg或舒张压<70mmHg或出现症状性低血压，建议继续接受已有的安全的降压治疗方案或换用另一种替代降压方案。降压力求平稳降压，推荐使用长效钙通道阻滞剂，同时避免突然停药导致的血压反弹。良好的血压控制有益于脏器功能的保护和避免高血压相关并发症。

(三)产后降压药物的选择

产前应用的降压药物拉贝洛尔、硝苯地平快

速释放片剂、硝苯地平缓释片、尼莫地平均可作为产后降压治疗的药物选择。对于产后短暂难以控制的恶性高血压，可以选择静脉降压药物酚妥拉明、尼卡地平、乌拉地尔、硝酸甘油、硝普钠等药物。尽量避免使用利尿剂或ARB，如果单药控制不理想可硝苯地平（或氨氯地平）联合拉贝洛尔（或普萘洛尔），若两药控制仍不理想或对其中一种药物不耐受可联合依那普利或卡托普利。

1. 拉贝洛尔　拉贝洛尔是一种α和非选择性β受体拮抗剂，可用于备孕期及妊娠期各个阶段。建议作为妊娠期高血压疾病优选降压药物。口服降压，起始剂量100mg，每日2次，降压期间根据血压调整用药剂量，300～400mg，每日3次，最大剂量每日2 400mg。紧急降压时首次静脉用药10mg，如果10分钟血压没有降至目标血压，可以追加20mg，间隔10分钟，可以追加40mg，之后可再间隔10分钟追加40mg剂量。2017 ACOG推荐起始剂量为20mg静脉推注，间隔10分钟如果血压没有达到目标血压，追加40mg，之后间隔10分钟追加80mg。如果血压还是不能达到目标血压，产后严重高血压持续，应考虑使用硝普钠。有支气管哮喘、病态窦房结综合征、心传导阻滞未安装起搏器或慢性心力衰竭病史的孕产妇禁用。

2. 硝苯地平　硝苯地平是一种口服的钙通道阻滞剂，由于可以有效控制妊娠导致的急性高血压，剂型包括硝苯地平片、硝苯地平缓释片。ACOG 2017、NHBPEP工作组（2000）及英国皇家妇产科学会（2006）均推荐紧急降压治疗的首次剂量为10mg硝苯地平（快速释放片剂），间隔20～30分钟，给予10～20mg追加剂量。如果血压不能达到目标血压，建议追加静脉拉贝洛尔降压治疗。短效硝苯地平片起效快，降压幅度大，不良反应包括心搏加快、头痛等。可用于住院妊娠期高血压疾病血压严重升高时紧急降压，不推荐作为常规降压治疗，目前不推荐硝苯地平舌下给药。硝苯地平缓释片可用于备孕期及妊娠期各个阶段，尤其是妊娠中晚期重度高血压。硝苯地平缓释片可用于备孕期及妊娠期各个阶段，尤其是妊娠中晚期重度高血压。随机对照研究比较硝苯地平和拉贝洛尔的降压作用发现，并没有证据表明哪种药物更加有优势，但是硝苯地平降压作用更显迅速、并不增加硫酸镁相关的药物作用。推荐起始剂量每日20～30mg，可增加剂量到每日60～120mg，最大剂量每日120mg。

3. 尼莫地平　尼莫地平为二氢吡啶类钙通道阻滞剂，作用与硝苯地平相似，但其效力弱于硝苯地平。尼莫地平是可选择性地作用于脑血管平滑肌的钙通道阻滞剂，作用于脑血管平滑肌，呈脂溶性，易通过血 - 脑脊液屏障，与中枢神经的特异受体结合，扩张脑血管，增加脑血流量，并可拮抗5-HT、花生四烯酸、TXA2等所致的脑血管痉挛，有效地防止或逆转蛛网膜下腔出血所引起的脑血管痉挛造成的脑组织缺血性损害。对外周血管的作用较小，对缺血性脑损伤有保护作用，尤其对缺血性脑血管痉挛的作用更明显。尼莫地平在增加剂量后，可同时增加冠脉血流量，降低血压，但降压的同时不降低脑血流量。尼莫地平对神经元有直接作用，改变神经元的功能，具有神经和精神药理活性。妊娠期高血压疾病患者若合并脑水肿及颅内压增高、严重心脏疾病、严重低血压者须慎用。

（1）用法与用量

1）口服用法：20～60mg，2～3次/d。

2）静脉滴注：20～40mg加入5%葡萄糖溶液250ml中，每天总量不超过360mg。

（2）不良反应：口服尼莫地平常见的不良反应是低血压，其发生与剂量相关，蛛网膜下腔出血患者使用尼莫地平，有5%出现血压下降。其他心血管不良反应包括水肿、心悸、潮红、出汗和血压升高。胃肠道不良反应有恶心、腹部痉挛，均较轻微。

4. 尼卡地平　尼卡地平为二氢吡啶类钙通道阻滞剂，作用与硝苯地平相似，通过抑制钙离子内流，抑制cAMP磷酸二酯酶使细胞cAMP水平上升，血管扩张，产生明显的血管扩张作用，特别是选择性地作用于脑血管和冠状动脉。主要扩张动脉血管，显著降低心室后负荷，而静脉扩张作用甚微。另外，尼卡地平还有抑制血小板聚集和血栓形成作用。

（1）用法与用量

1）口服用法：初始剂量20～40mg，3次/d。

2）静脉滴注：每小时1mg为起始剂量，根据血压变化每10分钟调整1次用量；高血压急症，用生理盐水或5%葡萄糖溶液稀释后，以盐酸尼卡地平计，0.01%～0.02%（1ml中的含量为0.1～0.2mg）的溶液进行静脉滴注。以每分钟0.5～6μg/kg的滴注速度给予。从每分钟0.5μg/kg开始，将血压降到目标值后，边监测血压边调节滴注速度。

（2）不良反应：较常见有脚肿、头晕、头痛、脸红，均为血管扩张的结果。少数患者有心悸、心动过速、心绞痛加重，常由反射性心动过速引起，减小剂量或加用β受体阻滞药可以纠正。

5. 乌拉地尔　乌拉地尔对突触后膜α_1受体具有阻断作用，并具轻微的β_1受体阻断活性及对突触前α_2受体的阻断作用，兼有类似可乐定的中枢性降压作用，降低外周阻力，降低血压，在降压同时不会引起反射性心动过速，而心排血量略增加或不变，肾、脾脏血流增加。乌拉地尔还能使充血性心力衰竭患者的外周血管阻力，肺动脉压和左室舒张末压降低，每搏指数和心脏指数增加，改善充血性心力衰竭患者的血流动力学。研究表明，乌拉地尔能抑制各种刺激诱发的血小板聚集，尤对肾上腺素诱发的血小板聚集更为有效。乌拉地尔尚可降低心脏前后负荷和平均肺动脉压，改善心排血量，降低肾血管阻力，对心率无明显影响。乌拉地尔主要应用于产后重度高血压患者。

(1) 用法与用量：静脉注射：10～50mg 5分钟缓慢静脉推注，效果不满意5分钟后可重复给药。静脉滴注：250mg溶于5%或10%葡萄糖注射液或0.9%氯化钠注射液，以2mg/min静脉滴注，依据血压情况调整滴速，维持给药速率9mg/h。

(2) 不良反应：表现为出现头痛、头晕、恶心、呕吐、疲劳、出汗、烦躁、乏力、心悸、心律不齐、上胸部压迫感或呼吸困难。过敏反应少见（如瘙痒、皮肤发红、皮疹），极个别病例出现血小板计数减少现象。

6. 酚妥拉明　酚妥拉明是竞争性、非选择性α_1和α_2受体阻滞药，以作用于小动脉为主，静脉次之，结果使体循环和肺循环阻力下降，动脉压降低；通过阻滞α_2受体，则可增加去甲肾上腺素释放，引起心肌收缩力增强和心动过速。酚妥拉明还可降低肾灌注压，引起水钠潴留。它也可对去甲肾上腺素和肾上腺素引起的血管收缩反应产生拮抗作用。静脉给药后，可使全身平均动脉压和全身血管阻力得到暂时的下降。酚妥拉明可增快心率和增加心肌收缩力，因而增加心肌耗氧量，对急性心肌梗死不利。

(1) 用法与用量：酚妥拉明静脉注射2分钟后血药浓度达峰值，作用持续15～30分钟。静脉注射的药物半衰期约为19分钟。紧急降压时，可静脉注射2～5mg，继之以10～20mg加入5%葡萄糖输液泵静脉滴注，间隔10～15分钟监测血压，根据血压调节滴速。酚妥拉明静脉注射对高血压危象常有良效，对嗜铬细胞瘤、单胺氧化酶抑制剂引起的高血压危象疗效更为显著。

(2) 不良反应：主要是动脉血压过低、反射性心动过速、心律不齐、全身静脉容量增大和可能出现休克，这些症状可能伴随头痛、过度兴奋、视觉障碍、出汗、呕吐、腹泻和低血糖。

7. 硝普钠　硝普钠是一种硝基氰酸盐，是可直接作用于动静脉血管床的强扩张剂。该药对阻力和容量血管都有直接扩张作用。降压过程中心率一般不增加，甚至可因血流动力学的改善而减低。其作用机制与硝酸酯类相同，能使血管内皮细胞释放NO及激活鸟苷酸环化酶，增加细胞内cGMP水平，扩张血管。硝普钠的半衰期极短，其作用维持时间仅5～10分钟，故应静脉滴注维持疗效。硝基氰酸盐先由红细胞转变为氰化物，再由肝中硫氰酸酶转化为终末代谢物硫氰酸，硫氰酸由肾排出，肾功能正常者的半衰期是4～7天，肾衰竭患者有蓄积性，若剂量太大，血中的代谢产物硫氰酸盐过高易发生中毒。

对于各种高血压急症如产后难治性的高血压、急进型高血压、高血压危象、高血压脑病或高血压合并主动脉剥离（夹层血肿形成），硝普钠应列为首选；由于该药体内代谢中产生氰化物对胎儿的毒性作用，目前在孕期较少使用，仅在高血压急症其他降压药物治疗无效情况下，可以短时间用药。产后重度子痫前期，建议使用微量泵泵入，硝普钠50μg加入50ml的5%葡萄糖中微量泵泵入，开始按照2～4ml/h的速度泵入，血压稳定后可逐渐减量，后可逐渐使用口服降压，直至完全停用静脉降压药物。

8. 硝酸甘油　主要药理作用是松弛血管平滑肌。硝酸甘油释放一氧化氮（NO），激活鸟苷酸环化酶，使平滑肌和其他组织内的环鸟苷酸（cGMP）增多，导致肌球蛋白轻链去磷酸化，调节平滑肌收缩状态，引起血管扩张。硝酸甘油扩张动静脉血管床，以扩张静脉为主，其作用强度呈剂量相关性。治疗剂量可降低收缩压、舒张压和平均动脉压，有效冠状动脉灌注压常能维持，但血压过度降低或心率增快使舒张期充盈时间缩短时，有效冠状动脉灌注压则降低。使增高的中心静脉压与肺毛细血管楔嵌压、肺血管阻力与体循环血管阻力降低。心率通常稍增快，是血压下降的反射性作用。该药静脉滴注即刻起作用，主要在肝脏代谢，迅速而近乎完全，中间产物为二硝酸盐和单硝酸盐，终产物为丙三醇。由于该药对胎儿损害或者影响生育能力尚不能确定，临床研究较少，故仅当确有必要时方可用于孕妇。该药是否从人乳汁中排泌尚无确切证据，故孕妇和哺乳期静脉用药时应知情告知。

（1）用法与用量：5% 葡萄糖注射液或氯化钠注射液稀释后静脉滴注，开始剂量为 5μg/min，最好用输液泵恒速输入。用于降低血压或治疗心力衰竭，每 3～5 分钟增加 5μg/min，如在 20μg/min 时无效，可以 10μg/min 速度递增，以后可 20μg/min。患者对本药的个体差异很大，静脉滴注无固定适合剂量，应根据个体的血压、心率和其他血流动力学参数来调整用量。

（2）不良反应

1）头痛：可于用药后立即发生，可为剧痛和呈持续性。

2）偶可发生眩晕、虚弱、心悸和其他体位性低血压的表现，尤其在直立、制动的患者。

3）治疗剂量可发生明显的低血压反应，表现为恶心、呕吐、虚弱、出汗、苍白和虚脱。

4）晕厥、面红、药疹和剥脱性皮炎均有报道。

5）过量时的临床表现，按发生率的多少，依次为口唇指甲发绀、眩晕欲倒、头胀、气短、高度乏力、心搏快而弱、发热，甚至抽搐。

9. 肼苯哒嗪　肼苯哒嗪在美国仍然是子痫前期最常用的降压药物，在我国该药应用较少。该药静脉应用初始剂量为 5～10mg，间隔 15～20 分钟，追加 10mg，直至血压控制在目标血压水平。尽管可以使用肼苯哒嗪的第三次剂量，但 2017 年 ACOG 推荐，对于使用第二次剂量后，严重的高血压仍持续不能改善的情况下，建议使用拉贝洛尔降压治疗。产前、产时降压治疗的目标为收缩压 <160mmHg 和舒张压 90～110mmHg，降低舒张压会影响胎盘灌注。该药的起效时间最快在用药后 10 分钟，尽管间隔 15～20 分钟给药理论上可能导致低血压，但在临床实践中，再给予 5～10mg 后并没有出现低血压现象。肼苯哒嗪可以有效降低平均动脉压，有效预防颅内出血的发生。肼苯哒嗪在降压治疗中母体心悸和心动过速的发生率较高。

10. ACEI 类降压药物　ACEI 是作为血管扩张药的抗高血压药，可降低外周血管阻力，抑制血管紧张素转化酶，血管紧张素Ⅱ刺激醛固酮的合成与分泌并通过有力的直接缩血管作用升高血压，ACEI 在血管紧张素Ⅰ转化为血管紧张素Ⅱ的过程起作用。ACEI 与缓激肽原（激肽酶Ⅱ）是同一种物质，缓激肽直接舒张血管并且涉及前列腺素的产生过程。ACEI 也可减少缓激肽的降解，其药理作用主要靠抑制肾素 - 血管紧张素 - 醛固酮系统（RAAS），但在低肾素浓度而发挥降压作用，所以很可能有其他机制在起作用。ACEI 用药后外周血管扩张，总外周阻力降低，血压下降，在降压同时不减少心、脑、肾等重要器官的血流量，不干扰交感神经反射功能，不引起直立性低血压，对高肾素及正常肾素高血压的降压效果显著，对低肾素高血压也有降压效果，长期应用可使左心室肥厚退缩，一般用药 15 分钟见效，1～2 小时达高峰。由于 ACEI 类降压药孕期应用导致的胎儿先天性畸形的风险较高，因此孕期和哺乳期禁用。在暂停哺乳的情况下，可以短暂使用。

二、低蛋白血症

（一）概念

低蛋白血症是指血浆总蛋白和血浆白蛋白的减少，一般认为血浆总蛋白 <60g/L 或白蛋白 <35g/L。低蛋白血症是子痫前期常见的并发症，以血清白蛋白降低为主。低蛋白血症可以影响子痫前期的预后，尤其是重度子痫前期的预后，血清白蛋白水平与病情严重程度和病死率密切相关。

（二）病理生理

在妊娠期高血压疾病发生发展过程中，全身小动脉的痉挛、血管内皮细胞的损伤、炎症反应，以及同种免疫机制等，导致机体内环境中大量炎性因子的释放，通过多种途径导致毛细血管通透性增加，白蛋白向组织间隙漏出增加，血管渗透压发生改变，表现为水肿，严重时可出现胸水、腹水、心包积液、肺水肿等。肾小球毛细血管网的损伤，白蛋白的漏出增加，表现为蛋白尿现象，大量蛋白尿进一步加重低蛋白血症。肝脏组织的小动脉痉挛，导致肝细胞的缺血缺氧改变，肝脏组织蛋白合成功能也受到不同程度影响。这些机制均可导致子痫前期患者出现低蛋白血症。

（三）治疗

对于低蛋白血症的治疗，应以对子痫前期原发病因的治疗为主，在此基础上，对于轻度的低蛋白血症辅助肠内营养治疗，对于营养状态差者可以给予肠外营养治疗。对于严重的低蛋白血症，白蛋白低于 20g/L 者，可给予输注白蛋白治疗。严重低蛋白血症合并有肺水肿的情况，应考虑在纠正低蛋白血症的同时需要积极终止妊娠。近年来针对病因的治疗措施，包括降低炎性反应、改善应激的药物，在低蛋白血症的治疗方面具有一定的作用。

1. 补充营养物质　研究发现，肠外营养配方与肠内营养联合用于低蛋白血症患者，可减轻低蛋白所致的并发症，肺水肿、胸腹腔积液得到改善；患者血浆白蛋白更容易升高，肺部并发症也相对少，也对患者术后康复有益处。肠内营养联合微生态制剂能够安全有效地改善机体的营养状态，提高血浆白蛋白水平，其机制可能为微生态制剂能够减少对肠黏膜屏障功能的损伤、维持肠道微生态稳定、减少机体广泛的炎性反应、减少菌群失调相关的腹泻等肠道反应。肠内营养补充、肠外营养配方治疗至少持续7～10天才能达到改善营养状态的目标。这种治疗措施适用于少量蛋白尿的患者，对于大量蛋白尿的患者，由于蛋白漏出量大，肠外营养的补充很难达到纠正低蛋白血症的目的。

2. 补充血清白蛋白　对于重度低蛋白血症的患者，输注白蛋白的确能增加其血清白蛋白水平。研究表明，只有合并严重低蛋白血症的重症患者外源性补充人血白蛋白有可能是有益的。静脉输注白蛋白也仅为短暂改善严重低蛋白血症，对于重度子痫前期合并严重低蛋白血症者，往往合并有大量蛋白尿的现象，终止妊娠后病情方能得到逐渐的缓解，同时给予短暂的输注白蛋白支持治疗，防止低蛋白血症导致的组织器官低灌注、高凝和内环境水电解质紊乱的出现，但是必须指出，代谢外源性白蛋白加重了肝脏代谢的负担，且并没有改善患者疾病转归；然而对于合并症较多的危重患者，临床上仍然需要视情况给予人血白蛋白。对于子痫前期合并重度低蛋白血症患者，如同时合并心功能不全，在输注人血白蛋白时，应注意预防急性左心衰的出现，在蛋白输注前后给予恰当的利尿治疗，减轻心脏的前后负荷。总之，对于子痫前期并发严重低蛋白血症的患者，临床医生在应用人血白蛋白的决策上应谨慎衡量利弊。

3. 降低炎性反应、改善应激的药物治疗　糖皮质激素、非甾体抗炎药、α_2肾上腺素能受体激动剂、部分麻醉药等可用来治疗炎性反应，从而减轻低蛋白血症。

（1）糖皮质激素：糖皮质激素是目前临床上应用较多的抗炎物质，但糖皮质激素在临床上应用仍需谨慎，因其可加重感染，延缓切口愈合，增加消化性溃疡的风险。

（2）水解酶抑制剂：乌司他丁是临床上应用广泛的水解酶抑制剂，通过减少促炎因子的释放，从而降低炎性反应，同时乌司他丁可调节术后机体蛋白质代谢，减少体内蛋白质消耗。研究发现，乌司他丁可有效降低IL-6、IL-8、TNF-α等炎性因子水平，从而降低术后全身炎症反应综合征的发生，促进患者快速康复。

（3）自由基清除剂：自由基是机体内多种生命活动的中间物质，自由基会对细胞膜、核酸及蛋白质等造成伤害，进而引起炎性反应。螺旋藻可通过激活抗氧化酶减少脂质的过氧化，减少DNA的损伤，同时清除氧自由基，从而起到调节免疫、降低炎性反应的作用。芒果苷通过促进炎性因子的表达产生抗炎作用，通过清除自由基产生抗氧化作用。

（4）非甾体抗炎药：细胞因子、炎性因子刺激炎性细胞产生环氧合酶，促进炎性反应及疼痛的发生，非甾体抗炎药抑制环氧合酶活性，减少炎性疼痛的发生，但应用非甾体抗炎药有增加术后出血、消化道出血的风险，临床上应酌情应用。

（5）中药抗炎作用：研究发现，白虎汤、玉玄颗粒、黄芩、大黄等多种中药均有一定的抗炎作用，能清除自由基，抑制炎性介质释放，抑制脂质的过氧化。

（6）麻醉药物的应用：临床上常用的多种麻醉药物有降低炎性反应的作用，如丙泊酚、依托咪酯及右美托咪定等。α_2肾上腺素能受体激动剂右美托咪啶可有显著减轻应激反应，抑制炎性因子的释放，从而降低炎性反应。

（7）还原性谷胱甘肽（GHS）：GHS通过调控血清炎性因子TNF-α、IL-6、IL-10的水平，降低炎性反应，改善低蛋白血症。

（8）重组人生长激素的应用：有研究发现，重组人生长激素能促进患者体内蛋白质的合成，从而降低低蛋白血症的发生。

三、产后哺乳

母乳对新生儿来说是最佳的营养来源，又是抵御感染的外源性免疫球蛋白的唯一来源，可促进神经认知功能发育、增强免疫功能、降低感染性疾病发生率，因此提倡母乳喂养。妊娠期高血压疾病产后因控制血压需求，必须服用药物，所有药物均可不同程度地转运至人乳，但大多数药物转运至母乳中的量平均不到母亲摄入量的1%，仅有少数药物转运至母乳的量可达到婴儿的临床剂量，故大多数母亲可以在服药期间继续哺乳，对婴儿并无危害。

（一）哺乳期推荐使用的药物

1. β 能肾上腺受体拮抗剂

（1）拉贝洛尔（labetalol）：个体内和个体间产妇血浆和乳汁浓度之间没有一致的联系。拉贝洛尔增加母乳喂养新生儿的低血糖风险，但可被葡萄糖强化配方减弱，使用期间需监测新生儿血糖。

（2）美托洛尔（metoprolol）：少量美托洛尔可进入人体乳汁，新生儿血浆水平在哺乳期很低或在检测限以下。在母体用药3～4小时后哺乳，可进一步减低新生儿的风险。

2. 钙通道阻滞药　硝苯地平可经母乳排泄，乳汁：母体血浆比约为0:3，哺乳期新生儿不可能摄入临床相关剂量。但有学者建议使用速释制剂，且将母乳喂养时间延迟3～4小时。尼卡地平在乳汁中浓度微量，对新生儿没有意义。

3. 血管紧张素转换酶抑制剂　在乳汁中浓度较低或微量，对新生儿影响较小。如喹那普利（quinapril）乳汁：母体乳汁与血浆药物浓度比为0:12，给药后4小时乳药浓度降至检测限以下，故乳儿摄入的药物量通常不会达到足以引起临床药效的水平。但需要定期监测产妇肾功能及血钾水平，需注意早产儿及新生儿肾衰竭者不可用。因该类药物增加胚胎、胎儿和新生儿的发病率和病死率。在孕中晚期可以引起胎儿低血压、颅骨发育不全、肾衰竭、羊水过少、早产、胎儿生长受限、动脉导管未闭等，所以孕期禁用。

（二）不建议哺乳期使用的药物

1. 血管紧张素受体拮抗剂　血管紧张素受体拮抗剂既有致畸作用，又有胎儿毒性，可能引起颅内发育不全、可逆的或不可逆的肾衰竭、羊水过少、无尿、死亡、早产、宫内发育迟缓及动脉导管未闭。尚无哺乳期女性使用该类药物的文献报道。尚不清楚药物是否排泄进入人乳汁。

2. 甲基多巴　甲基多巴可兴奋血管运动中枢的α受体，抑制外周交感神经而降低血压，妊娠期使用效果较好。大多数抗高血压药可透过胎盘屏障，甲基多巴是妊娠期前3个月唯一可以使用的药物。在长期使用甲基多巴后，未见对胎儿或新生儿产生任何长期或短期不良作用。甲基多巴能进入人类乳汁，但是乳汁：母体血浆比很低。使用甲基多巴的妇女分娩并哺乳新生儿的血压正常。但该药可能诱发产后抑郁，且降压作用较弱，需联合用药，每天3～4次，依从性差，产后尽量避免使用。如果在孕期服用甲基多巴治疗慢性高血压，应在分娩后2天内停用并换用替代降压药物。

3. 噻嗪类利尿剂及螺内酯　噻嗪类利尿剂及螺内酯类降压药，尽管经乳汁分泌的浓度很低，但因可能导致新生儿水电解质异常及存在抗雄激素样作用，不作为一线治疗用药。

4. 硝普钠　硝普钠是一种强效血管扩张剂，扩张周围血管使血压下降。由于药物能够迅速通过胎盘进入胎儿体内，并保持较高浓度，其代谢产物（氰化物）对胎儿有毒性作用，不宜在妊娠期使用，分娩期或产后血压过高应用其他降压药物效果不佳时，方考虑使用。

（三）哺乳期降压药物使用注意事项

鉴于降压药物可能会转移到母乳中，应监测婴儿是否出现低血压症状，尤其是早产儿。如果使用单一药物无法控制血压，则考虑硝苯地平（或氨氯地平）联合依那普利进行治疗。若无法耐受或控制不佳，可考虑在联合治疗方案中增加阿替洛尔或拉贝洛尔，或将其中一种药物替换为阿替洛尔或拉贝洛尔。尽量选择每日一次的药物。尽量避免使用利尿剂或ARB类降压药物。使用依那普利要定期监测产妇肾功能及血钾水平。对于产后不计划母乳喂养的女性，用药遵循成人高血压指南。若需抑制泌乳，建议使用卡麦角林，避免使用溴隐亭，有证据表明溴隐亭可能对围产期心肌病有益，但它可能引起高血压。

（王　秀）

参考文献

1. BROWN MA，MAGEE LA，KENNY LC，et al. Thehypertensive disorders of pregnancy：ISSHP classification，diagnosis & management recommendations for international practice. Hypertension，2018，72（1）：24-43.
2. REGITZ-ZAGROSEK V，ROOS-HESSELINK JW，BAUERSACHS J，et al. 2018，ESC guidelines for the management of cardiovascular diseases during pregnancy. Eur Heart J，2018，39（34）：3165-3241.
3. WEBSTER K，FISHBURN S，MAEESH M，et al. Guideline Committee：Diagnosis and management of hypertension in pregnancy：summary of updated NICE guidance. BMJ，2019，9：366-408.
4. CROKE L. Gestational Hypertension and Preeclampsia：A

Practice Bulletin from ACOG. Am Fam Physician，2019，100(10)：649-650.

5. 中华医学会妇产科学分会妊娠期高血压疾病学组．妊娠期高血压疾病诊治指南(2020)，中华妇产科杂志，2020，55：4-10.
6. ACOG Practice Bulletin No. 202：Gestational Hypertension and Preeclampsia. ACOG. Obstet Gynecol，2019，133(1)：1-25.
7. SHARMA KJ，KILPATRICK SJ. Postpartum Hypertension：Etiology，Diagnosis，and Management. Obstet Gynecol Surv，2017，72(4)：248-252.
8. WATSON K，BROSCIOUS R，DEVABHAKTHUNI S，et al. Focused Update on Pharmacologic Management of Hypertensive Emergencies. Curr Hypertens Rep，2018，20(7)：56-68.
9. OLSON CC，SELIGMAN NS. Hypertensive Emergencies in Pregnancy. Crit Care Clin，2016，32(1)：29-41.
10. 中华医学会心血管病学分会女性心脏健康学组，中华医学会心血管病学分会高血压学组．妊娠期高血压疾病管理专家共识．中华心血管病杂志，2020，48(3)：195-205.
11. Committee Opinion No.692：Emergent Therapy for Acute-Onset，Severe Hypertension During Pregnancy and the Postpartum Period. Obstet Gynecol，2017，129(4)：90-95.
12. GARY CUNNINGHA F. Williams Obstetrics，25th ed. 北京：科学技术文献出版社，2019.
13. SHARMA KJ，GREENE N，KILPATRICK SJ. Oral labetalol compared to oral nifedipine for postpartum hypertension：A randomized controlled trial. Hypertens Pregnancy，2017，36(1)：44-47.
14. MEYER CP，RIOS-DOAZ AJ，DALELA D，et al. The association of hypoalbuminemia with early perioperative outcomes-A comprehensive assessment across 16 major procedures. Am J Surg，2017，214(5)：871-883.
15. 王婷婷，张锦．腹部大手术围手术期低蛋白血症的原因及治疗进展．中国医师进修杂志，2020，6(43)：569-572.
16. 周国超，杨大刚．低蛋白血症的研究进展．贵州医学，2015，3(3)：279-281.
17. WU Q，LIU L，MIRON A，et al. The antioxidant，immunomodulatory and anti-inflammatory activities of Spirulina：an overview. Arch Toxicol，2016，90(8)：1817-1840.
18. YASSER YE，ANN EB. Emergent therapy for acute-onset，severe hypertension during pregnancy and the postpartum period. Obstet Gynecol，2017，129(4)：90-95.
19. HILFIKER-KLEEINERER D，HAGHIKIA A，NONHOFF J，et al. Peripartum cardiomyopathy：current management and future perspectives. Eur Heart J，2015，36(18)：1090-1097.

第七节　子痫的处理

一、概述

子痫是子痫前期主要的神经系统并发症，以抽搐或其他意识状态的改变为主要表现，这种表现与之前已存在的神经系统疾病无关，同时排除了其他相关的神经系统疾病。子痫多发作于产后24～72小时内，也可发生在产前至产后15天之内。子痫仍然是导致母体死亡的原因之一，部分伴有颅内出血、短暂性失明，持续数小时至1周不等。对于子痫的处理与强直性痉挛发作是相同的。

二、子痫的临床表现

78%～83%的子痫孕产妇会有不同的前驱症状，如持续性枕部或前额的疼痛、视物模糊、畏光、精神状态改变等。子痫也可发生在无任何前驱表现或症状的孕妇。

子痫的典型临床表现为强制性阵挛发作过程。表现为眼球固定，头偏向一侧，牙关紧闭，伴有口角及面部肌肉的抽搐；数秒钟发展为四肢及躯干肌肉强直，表现出双手紧握，双臂屈曲，抽搐。子痫抽搐症状一般持续1分钟左右，之后全身肌肉松弛，随之呼吸深长，可伴有鼾声。抽搐发作时可出现呼吸暂停，面色发绀，短暂性意识丧失。抽搐过后可恢复意识状态，但频繁抽搐发作或持续时间长者，可陷入昏迷。抽搐过程中可发生舌咬伤，坠床导致骨折，舌后坠造成窒息，以及昏迷中呕吐物造成的吸入性肺炎。

三、子痫的诊断与鉴别诊断

（一）诊断

在子痫前期的基础病变基础上发生的强制性阵挛发作，可伴有昏迷，同时排除了其他引起抽搐的病因，即可诊断子痫。少数子痫病例，也可发生于子痫前期尚未诊断时。

（二）鉴别诊断

妊娠20周以后妇女发生抽搐时，首先应当考虑子痫发作，多数经过基于子痫诊断的相关治疗后，疗效不佳时，需要考虑其他原因引起的抽搐发作。

子痫需与动静脉畸形破裂、动脉瘤破裂、特发性抽搐性疾病、癫痫等疾病相鉴别。在诊断子痫时需要注意以下情况并予以鉴别。

孕20周之前的子痫发作是极少见的，应该考虑其他疾病导致的抽搐，注意排查葡萄胎导致的子痫。对于持续性神经系统改变和难治性病例，建议不考虑是否是子痫为最初的始动病因引起。当面对难以控制的抽搐病例时，特别是用硫酸镁仍不能控制抽搐时，应考虑脑卒中的可能。对于突然发生的神经系统症状和体征，应当考虑脑卒中、广泛性脑损伤、中毒性或代谢性脑病、可逆性脑血管收缩综合征、血栓性血小板减少性紫癜、中枢神经系统感染等疾病。神经症状缺乏的抽搐，可以由代谢异常所引起（低钙血症、低钠血症、低血糖）、毒物（药物或酒精依赖停药症状、药物戒断症状）、感染（脑膜炎、脑炎、脓毒症），或者近期头颅创伤导致。然而，神经功能缺陷并不能排除解剖学脑部异常。妊娠可以诱发许多相关疾病与抽搐。相关疾病包括血栓性血小板减少性紫癜、溶血性尿毒症综合征，这些很难与子痫伴发的HELLP综合征相鉴别，系统性红斑狼疮在妊娠期也可并发神经表现。

总之，当患者出现神经症状、昏迷、抽搐不能控制、持续性视觉改变、20周之前发作的抽搐不伴有妊娠期滋养细胞疾病，同时缺乏癫痫病史等情况下，建议进行深入的影像学和相关实验室检查。

四、子痫的处理

一旦出现子痫抽搐，应立即实施快速干预，控制抽搐，预防复发，降压治疗，预防母胎缺氧。

（一）一般急诊处理

子痫发作时应预防孕妇坠地外伤、唇舌咬伤，须保持气道通畅，维持呼吸、循环功能稳定，密切观察生命体征、留置导尿等。避免声、光等一切不良刺激。

（二）控制抽搐

硫酸镁是预防和控制子痫的首选药物。给予硫酸镁4g，加入5%葡萄糖100ml中静脉滴注，15～20分钟滴完。之后给予地西泮5～10mg缓慢静脉注射，或咪唑安定5～10mg，静脉推注，2～5分钟推完，继之将硫酸镁以1.0g/h的速度持续静脉滴注24小时。

对于在硫酸镁治疗期间子痫再次发作的患者，可给予2g硫酸镁加入5%葡萄糖50ml中静脉推注，5分钟推完，2分钟后可以重复用一次。对于血压增高的患者，应同时给予降压治疗。对于合并有肾功能受损的患者，硫酸镁持续静脉滴注速度应降低，以0.5g/h的速度给药。

在子痫控制中硫酸镁作用评价：系统性回顾分析指出硫酸镁相比较于苯妥英、地西泮或冬眠合剂（氯丙嗪、异丙嗪和哌替啶）更为安全、有效。在预防子痫复发方面，硫酸镁易于给药，同时不易引起嗜睡的副作用。同时硫酸镁可以减少早产儿脑瘫、严重的运动神经功能障碍的发生率。因此硫酸镁推荐用于子痫、HELLP综合征和难以控制的高血压患者。法国麻醉和重症学会（SFAR）推荐子痫发作时或发作后立即给予4g硫酸镁静脉滴注，20～30分钟滴完，继之以1～2g/h速度持续静脉滴注24小时。对于复发的子痫抽搐，建议持续1.5～2.0g/h持续静脉滴注24小时。

（三）子痫控制后的监测

1. 血压、脉搏每5分钟监测一次，直至血压稳定，后每30分钟监测一次。

2. 每小时监测呼吸和膝反射的情况；体温每小时监测1次。

3. 持续心电监护，监测尿量，同时严格控制液体平衡。

4. 应监测心、肝、肾、中枢神经系统等重要器官系统的功能，以及凝血功能和水电解质及酸碱平衡。

5. 基于临床检查，必要时需监测血清镁离子浓度，治疗水平的血清镁离子浓度为1.7～3.5mmol/L。

（四）胎儿心动过缓的处理

胎儿心动过缓经常发生在子痫抽搐的过程中，通过控制母体的抽搐，这种情况多可改善，而不需要立即剖宫产。

（五）控制血压和预防并发症

脑血管意外是子痫孕产妇死亡的最常见原因。当持续收缩压≥160mmHg舒张压≥110mmHg时要积极降压以预防心脑血管并发症。注意监测子痫之后的胎盘早剥、肺水肿等并发症。

（六）适时终止妊娠

子痫孕妇抽搐控制后即可考虑终止妊娠。但对于抽搐控制后意识不清者，在生命体征平稳的情况下，应快速评估中枢神经系统情况，排除颅内出血。

（王　秀）

参考文献

1. BROWN A，LAURA AM，LOUISE CK，et al. Disorders of Pregnancy：ISSHP Classification，Diagnosis，and Management Recommendations for International Practice.

Pregnancy Hypertension，2018，72（1）：24-43.
2. SIBAI BM. Diagnosis，prevention，and management of eclampsia. Obstet Gynecol，2005，105（2）：402-410.
3. SIBAI BM，STELLA CL. Diagnosis and management of atypical preeclampsia-eclampsia. Am J Obstet Gynecol，2009，200（5）：481.e1-7.
4. GARG RK，KUMAR N，MALHOTRA HS. Posterior reversible encephalopathy syndrome in eclampsia. Neurol India，2018，66（5）：1316-1323.
5. HART LA，SIBAI BM. Seizures in pregnancy：epilepsy，eclampsia，and stroke. Semin Perinatol，2013，37（4）：207-224.
6. WALLACE K，HARRIS S，ADDISON A，et al. HELLP Syndrome：Pathophysiology and Current Therapies. Curr Pharm Biotechnol，2018，19（10）：816-826.
7. HARAM K，MORTENSEN JH，MASTROLIA SA，et al. Disseminated intravascular coagulation in the HELLP syndrome：how much do we really know? J Matern Fetal Neonatal Med，2017，30（7）：779-788.
8. MANCINI A，ARDISSINO G，ANAGELINI P，et al. HELLP syndrome and hemolytic uremic syndrome during pregnancy：two disease entities，same causation. Case report and literature review. G Ital Nefrol，2019，36（2）：2019-vol2.
9. PRATT JJ，NIEDLE PS，VOGEL JP，et al. Alternative regimens of magnesium sulfate for treatment of preeclampsia and eclampsia：a systematic review of non-randomized studies. Acta Obstet Gynecol Scand，2016，95（2）：144-156.
10. SHEPHED E，SALAM RA，MANHAS D，et al. Antenatal magnesium sulphate and adverse neonatal outcomes：A systematic review and meta-analysis. PLoS Med，2019，16（12）：e1002988.

第八节　妊娠期高血压疾病的预测

妊娠期高血压疾病严重危及母胎健康，早期预测有利于及时发现疾病的发生与发展，对改善疾病预后和母胎结局具有重要意义。然而，妊娠期高血压疾病的发病原因复杂，尤其子痫前期的致病机制尚未完全明确，为其预测带来一定的困难。目前临床上尚无有效、可靠的预测方法，下列措施有助于疾病的早期预测、诊断，从而防止疾病的发生，控制病情的进展，减少母儿并发症的发生。

一、临床危险因素

妊娠期高血压疾病的高危因素包括：①子痫前期病史，尤其合并不良结局；②多胎妊娠；③慢性高血压；④1 型或 2 型糖尿病；⑤肾脏疾病；⑥自身免疫疾病（如系统性红斑狼疮、抗磷脂综合征）。当患者至少具备其中 1 个高危因素时，子痫前期的发生率约≥8%。

中危因素包括：①初产妇；②肥胖（孕前 BMI>30kg/m^2）；③子痫前期家族史（母亲或姐妹）；④社会人口学特征（种族、社会经济地位低）；⑤年龄≥35 岁；⑥个人既往史（低出生体重儿和 / 或小于胎龄儿分娩史、前次不良妊娠结局、距前次妊娠间隔＞10 年）。符合 1 项以上中危因素有助于妊娠期高血压疾病高危女性的识别。

二、预测方法

（一）血管阻力检测和胎盘灌注

1. 平均动脉压（mean arterial pressure，MAP）　妊娠 18～26 周测血压，计算公式为 MAP＝舒张压＋1/3 脉压。如 MAP≥90mmHg，约 50% 孕妇日后将发生妊娠期高血压疾病；而如 MAP＜90mmHg，约 91.3% 孕妇妊娠晚期不发生妊娠期高血压疾病。MAP 也可作为妊娠合并慢性高血压将来发生子痫前期的早期预警信号。有报道显示，妊娠 18 周 MAP≥95mmHg，收缩压为 130～139mmHg，舒张压为 80～89mmHg，是妊娠合并慢性高血压发生子痫前期的重要危险因素。有学者研究也显示，妊娠 24～28 周 MAP≥105mmHg，妊娠合并慢性高血压发生子痫前期的风险增加 1.8 倍。

2. 血管紧张素Ⅱ试验　因妊娠期高血压疾病倾向的患者对血管紧张素Ⅱ高度敏感，血管紧张素Ⅱ可量化血压升高反应，故通过静脉滴注血管紧张素Ⅱ并逐步加量，观察血压值变化，直到舒张压升高 20mmHg 时，滴注血管紧张素Ⅱ总量应＜8ng/（kg•min）。虽然该方法较其他预测试验相比阳性预测值高，但是由于操作耗时较长、实施困难，至今尚未应用于临床。

3. 翻身试验　当孕妇取仰卧位时，妊娠子宫压迫腹主动脉，血压升高。翻身试验于妊娠 28～32 周进行，血压正常的孕妇取左侧卧位，每隔 5 分钟测量一次血压，血压稳定后让孕妇转为仰卧位，5 分钟后再次测量血压，若舒张压在仰卧位较左侧卧位≥20mmHg，则为翻身试验阳性，提示该孕妇对血管紧张素高度敏感，血管反应性或交感活性增高，提示有发生妊娠期高血压疾病的倾向。翻身试验阳性者有 65% 日后将发生妊娠期高血压疾病，而阴性者91%不会发生妊娠期高血压疾病。

4．等量握拳运动试验（isometric exercise test，IET） 准备两个血压计，在28～30周孕妇取左侧卧位，每隔5分钟测量左手臂血压直至舒张压稳定，再嘱孕妇用右手以最大力量压缩另一预先已经充气的血压计充气袖带30秒，测出其最大压缩力，再以50%的最大压缩力持续挤压充气袖带30秒钟，测出其最大压缩力，再以50%的最大压缩力持续挤压充气袖带3分钟，再测左臂血压，试验过程中避免孕妇做Valsalva运动，因为深吸气可改变心血管的应激状态。如果舒张压上升20mmHg，即为IET阳性。IET阳性是周围血管阻力增加的结果，其舒张压升高代表了血管反应性增强。报道显示，IET阳性者中81%可能发生妊娠期高血压疾病，IET阴性者中91%不会发生妊娠期高血压疾病。

5．子宫动脉波形参数 多普勒超声评估子宫动脉血流波形参数与妊娠期高血压疾病的临床严重性相关，同时为评估胎盘循环提供了有效的非侵入性方法。与健康妊娠女性相比，妊娠期高血压疾病孕妇妊娠中晚期子宫动脉舒张期流速减慢，血流阻力持续升高，表现为明显的高速高阻血流。子宫动脉波形参数主要包括子宫动脉收缩压/舒张压比值（systolic/diastolic ratio，S/D）、子宫动脉搏动指数（uterine artery pulsatility index，UTPI）、阻力指数（resistance index，RI）及子宫动脉舒张期切迹。2018年国际妇产科超声学会（International Society of Ultrasound in Obstetrics and Gynecology，ISUOG）推荐妊娠早期采用UTPI检查子宫动脉阻力作为妊娠期高血压疾病预测的多普勒预测指标（推荐等级：B）。有学者认为，妊娠32～34周UTPI异常的孕妇其患子痫前期的风险增高。子宫动脉血流速度波形（flow velocity waveform，FVW）异常是指UTPI和RI超过相同孕周的第90百分位数。一项针对妊娠早期子宫动脉多普勒血流预测妊娠期高血压疾病的大型荟萃分析显示，未来发生早发型子痫前期的孕妇中有47.8%妊娠早期子宫动脉FVW异常（95%*CI* 39.0-56.8），未发生早发型子痫前期的孕妇中FVW正常者占92.1%（95%*CI* 88.6-94.6），提示FVW异常对早发型子痫前期的预测更有价值。子宫动脉波形参数也可能受母体特征的影响，包括种族、BMI和子痫前期病史，因此，应采用多因素预测模型，而非将其作为独立预测指标。

（二）内皮损伤和氧化应激

1．胎盘生长因子（placental growth factor，PlGF） 是一种主要由胎盘合体滋养细胞合成的糖蛋白同型二聚体，是血管内皮生长因子（vascular endothelial growth factor，VEGF）家族成员，主要在胎盘组织中表达，并通过增强血管内皮生长因子的功能发挥作用。血管内皮细胞和滋养细胞上存在PlGF的特异性受体，PlGF可通自分泌和旁分泌途径发挥促进滋养细胞的增殖、浸润及促进血管生成作用。PlGF水平下降与滋养细胞浸润不足、螺旋动脉重塑不良、血管阻力增高、胎盘血流减少等子痫前期的病理生理改变有关。临床中母体血液循环中PlGF水平可用于评估胎盘功能，其水平在子痫前期发病前9～11周即开始下降。一项对于妊娠早期和妊娠中期单一标志物预测子痫前期发生的荟萃分析显示，包括可溶性FMS样酪氨酸激酶-1（soluble FMs-like tyrosine kinase-1，sFlt-1）、PlGF、血浆妊娠相关蛋白-A（pregnancy-associated plasma protein-A，PAPP-A）、胎盘蛋白13（placental protein 13，PP13）等在内的401种实验室生物标志物中，PlGF是早发型子痫前期的最佳单独预测因子。2019年一项荟萃分析显示，血清PlGF是预测子痫前期发生的有效指标（当临界值为80～120pg/ml时，*OR*＝25，灵敏度和特异度分别为78%和88%）。妊娠22～24周孕妇的血清PlGF水平＜144pg/ml对于预测早发型子痫前期很有价值（*OR*＝18.83，95%*CI* 12.08-22.24，灵敏度和特异度分别为84%、78%）。

由于PlGF分子量小（≈30kD）可被肾小球滤过，因此尿液中的PlGF主要来自外周血液循环，可反映母体的血管生成状态。血压正常孕妇的尿PlGF在妊娠早中期上升，在妊娠29～32周达到峰值，此后开始下降；子痫前期患者发病前于妊娠25～28周尿液中的PlGF开始低于正常孕妇，当出现子痫前期临床症状后，其尿液平均PlGF水平（32pg/ml）明显低于同孕周健康女性（234pg/ml），提示妊娠中期尿PlGF水平的降低与子痫前期的发生密切相关，可能对子痫前期的预测具有一定作用。妊娠22～26周孕妇尿液PlGF/肌酐比值是预测妊娠34周内发生子痫前期及相关不良结局的可靠指标。

2．可溶性FMS样酪氨酸激酶-1 sFlt-1是一种抗血管生成蛋白，主要由胎盘产生，在合体滋养细胞和血管内皮细胞中表达。sFlt-1通过拮抗 VEGF 和 PlGF 的活性，影响血管的生成和浸润过程，引起血管内皮功能失调，导致机体出现高血压、蛋白尿等子痫前期临床症状。子痫前期患者血 sFlt-1 水平在临床诊断子痫前期 5 周前已明显升高，而在分娩后 48 小时内急剧下降，表明 sFlt-1 与子痫前期的发病关系密切。因此，血 sFlt-1 可作为子痫前期发生的预测指标。此外，sFlt-1 e15a 是 sFlt-1 的一种亚型，主要表达于人体的胎盘组织，在子痫前期患者体内其水平升高与血管内皮功能障碍和终末器官损伤有关，因此对 sFlt-1 亚型的检测将有助于对子痫前期的发生进行准确的预测。Lim 等测定妊娠中期孕妇血 sFlt-1 水平，其中 40 例妊娠晚期发生子痫前期，100 例妊娠期血压正常，研究发现，如血 sFlt-1 以 2 705.8pg/ml 为临界值时，ROC 曲线下面积为 0.76，后期发生子痫前期的孕妇中血 sFlt-1＞2 705.8pg/ml 者占 85%，血 sFlt-1＞2 705.8pg/ml 的孕妇发生子痫前期的风险是 sFlt-1≤2 705.8pg/ml 孕妇的 6.9 倍。Sunderji 等对 48 例子痫前期患者和 409 例健康孕妇于妊娠 20～36 周的血 sFlt-1 进行测定，临界值为 14 000pg/ml 时，其预测妊娠 37 周前子痫前期发病的假阳性率仅为 4%（ROC 曲线下面积为 0.98）。孕期 sFlt-1 的重复测量可增强其对子痫前期的预测效果，Wright 等纳入 7 565 例妊娠 19～24 周及 8 264 例妊娠 30～34 周的孕妇进行研究，通过测定其血 sFlt-1 发现，妊娠 30～34 周的血 sFlt-1 联合母亲高危因素（如吸烟、慢性高血压、子痫前期家族史、糖尿病、系统性红斑狼疮等）对后期发生子痫前期并发早产的检出率为 94%（假阳性率 10%），若在此基础上增加妊娠 19～24 周的血 sFlt-1 检测，则子痫前期检出率提升至 99%。

sFlt-1/PlGF 比值：sFlt-1 和 PlGF 均是与胎盘功能密切相关的血管活性物质，sFlt-1 可以强效拮抗 PlGF 的生物学功能。子痫前期患者与健康孕妇相比，其 sFlt-1 在外周血中的浓度增加，而 PlGF 的浓度降低，这可引起血管生成紊乱进而造成胎盘功能障碍，从而导致子痫前期的发病。2004 年，《新英格兰医学杂志》有文章提出 sFlt-1 水平升高和 PlGF 水平降低可以预测子痫前期的发生。sFlt-1/PlGF 比值对于子痫前期的短期预测、鉴别诊断和风险分层具有潜在临床价值。2016 年《新英格兰医学杂志》发表的一项多中心、前瞻性、观察性研究，共在全球 14 个国家招募了 1 050 例具有子痫前期高危因素的孕妇，应用 sFlt-1/PlGF 比值预测受试者短期内是否会发生子痫前期，研究者纳入 500 例受试者的队列，确定了以 38 为 sFlt-1/PlGF 的临界值；在 550 例的验证队列中，当 sFlt-1/PlGF 比值≤38，99.3%（95%*CI* 97.9%-99.9%）孕妇在 1 周内不会发生子痫前期；当 sFlt-1/PlGF 比值＞38，4 周内发生子痫前期的阳性预测值为 36.7%（95%*CI* 28.4%-45.7%），该研究确定并验证了以 38 作为 sFlt-1/PlGF 比值的临界值，可在短期内有效预测或排除具有子痫前期高危因素的单胎孕妇发生子痫前期的风险。Bian 等指出，对于 20～36^{+6} 周且有子痫前期高危因素的孕妇，当 sFlt-1/PlGF 比值≤38 时，可排除 1 周内发生子痫前期（阴性预测值为 98.6%，灵敏度和特异度分别为 76.5% 和 82.1%）；当 sFlt-1/PlGF 比值＞38 时，其预测 4 周内发生子痫前期的效果较低（阳性预测值为 30.3%，灵敏度和特异度分别为 62.0% 和 83.9%）。此外，Sovio 等也指出，在妊娠 28 周检测 sFlt-1/PlGF 比值＞38 时，发生子痫前期并发早产的阳性预测值为 32%；在妊娠 36 周检测 sFlt-1/PlGF 比值＞38 时，有子痫前期高危因素的孕妇发生重度子痫前期的阳性预测值为 20%、低危孕妇的阳性预测值为 6.4%；对于妊娠 36 周时低危孕妇检测 sFlt-1/PlGF 比值≤38 时，发生重度子痫前期的阴性预测值为 99.2%，基本可以排除重度子痫前期发生的可能。血 sFlt-1/PlGF 比值亦可用于早发型子痫前期的预测。Sabrià 等指出，对于有子痫前期症状或体征的单胎妊娠女性，若妊娠 24～34 周时 sFlt-1/PlGF 比值≤38，无须复测即可排除发生早发型子痫前期的可能。血 sFlt-1/PlGF 比值也可预测 37 周前发病的子痫前期（假阳性率仅为 3%）。

3. 可溶性内皮糖蛋白（soluble endoglin，sEng）

sEng 是一种抗血管生成蛋白，主要在血管内皮细胞和胎盘合体滋养层细胞表达。sEng 可以破坏转化生长因子 -β1（transforming growth factor-β1，TGF-β1）与其受体的结合，进而影响滋养细胞的迁移侵袭，导致血管生成不良和通透性增加，同时，其还会抑制 eNOS 依赖性血管舒张功能。从子痫前期发生前 2～3 个月开始，外周血中 sEng 水平明显增加；子痫前期并发早产患者外周血中 sEng 水平（46.4ng/ml）与健康孕妇（9.8ng/ml）相比明显增加；足月子痫前期患者外周血中 sEng 水平（31.0ng/ml）也明显高于健康孕妇（13.3ng/ml）。Lim 等的研究纳入妊娠中期的 40 例后期发生子痫前期的孕妇和 100 例妊娠期血压正常的孕妇，并对其血管生成相关因子进行测定，结果发现以 4 903.6pg/ml 为血 sEng 的临界值时，日后罹患子痫前期的孕妇中 sEng＞4 903.6pg/ml 者占 85%（ROC 曲线下面积为 0.83），在调整了孕妇的年龄、生育史、BMI 及分娩孕周等因素后，血 sEng＞4 903.6pg/ml 的孕妇发生子痫前期的风险是 sEng≤4 903.6pg/ml 孕妇的 7.1 倍。Myatt 等通过在妊娠 15～18 周测定 158 例后期发展为子痫前期和 468 例孕期血压正常孕妇的血 sEng，发现在调整种族、BMI 及血压的影响后，妊娠 15～18 周 sEng 水平异常可较好预测早发型子痫前期的发生（当特异度为 80% 时，ROC 曲线下面积为 0.68，灵敏度为 88.2%）。

4. 同型半胱氨酸（homocysteine，Hcy） Hcy 属于非必需氨基酸，是蛋氨酸和半胱氨酸代谢过程中的中间产物，不参与蛋白质的合成。妊娠期间 Hcy 水平升高与子痫前期的发生有关，可能是由于其对血管内皮功能的影响、促氧化状态和促血栓活性升高所致。日后患子痫前期孕妇其妊娠早期的 Hcy 水平高于血压正常孕妇，但两者妊娠中晚期的 Hcy 水平无明显差异，提示妊娠早期的血 Hcy 异常可用于子痫前期的预测。Maged 等提出妊娠早期的 Hcy 水平（临界值为 5.85μmol/L）联合超声多普勒子宫动脉 RI（临界值为 0.555）预测子痫前期的效果优于单独指标的检测。如两项指标均异常，83.6% 孕妇后期发生子痫前期；如两项指标正常，91.2% 的孕妇后期不会发生子痫前期。

（三）胎儿－胎盘单位的内分泌功能

1. 血浆妊娠相关蛋白 -A（PAPP-A） PAPP-A 属于金属蛋白酶超家族，主要由胎盘合体滋养细胞和蜕膜产生，常用于妊娠早期唐氏综合征的筛查。PAPP-A 的生物学功能尚未完全明确，但其作为胰岛素样生长因子的调节因子，可能参与胰岛素样生长因子介导的滋养细胞的侵袭过程。子痫前期患者妊娠 10～14 周血 PAPP-A 的水平低于正常孕妇，提示妊娠早期的血 PAPP-A 水平可用于子痫前期的筛查，当以 1 831mU/L 为临界值时，后期发生子痫前期的孕妇在妊娠 10～14 周 PAPP-A 水平异常者仅占 42.55%，但不患子痫前期的孕妇 PAPP-A 水平正常者高达 97.82%。

2. 胎盘蛋白 13（PP13） PP13 是半乳糖凝集素家族的成员，主要表达于胎盘的合体滋养细胞层中。妊娠早期在滋养细胞侵袭时，PP13 通过融合或母体血液循环的方式到达蜕膜处，可能进一步促使母体对侵袭的滋养细胞产生免疫耐受，参与胎盘形成过程；而机体内 PP13 呈低水平则会导致母体对胎儿的免疫过激反应，使胎盘形成受到影响，从而引起妊娠期高血压疾病的发生。一项荟萃分析结果显示后期发展为子痫前期组的妊娠早期 PP13 水平低于对照组，并且妊娠早期的 PP13 水平对早发型子痫前期、子痫前期合并早产、子痫前期的检出率分别为 83%、66% 及 47%。因此，妊娠早期 PP13 水平对日后子痫前期的发生具有一定的预测价值，但该指标单独预测的价值仍存在一定的局限性，与其他指标联合运用可提高预测效果。

3. 人绒毛膜促性腺激素（human chorionic gonadotropin，HCG） HCG 是由胎盘滋养细胞产生的一种糖蛋白激素，由 α 和 β 两种亚基组成，其中 α- 亚基的组成和结构与人垂体分泌的促甲状腺激素（thyroid stimulating hormone，TSH）等激素的亚基一致，β- 亚基则具有特异。β-HCG 常用于早孕的诊断和评估，认为 β-HCG 与妊娠早期胎盘的生长和功能状态密切相关。单独 β-HCG 对妊娠期高血压疾病发生的预测作用尚有争议。陈红波等通过对 368 例产妇妊娠 11～12 周的血 β-HCG、TSH 和 PAPP-A 的水平等进行回顾性分析，发现妊娠早期联合应用 TSH 和 β-HCG 对子痫前期具有较高的预测价值（以 TSH≥2.54mIU/L 和 β-HCG≤ 3.96×10^4IU/L 为临界值，此时 ROC 曲线下面积为 0.927，灵敏度为 96.15%，特异度为 81.01%，阴性预测值为 99.22%），联合预测的效果优于 β-HCG 的单独检测。

4. 激活素 A（activin A）和抑制素 A（inhibin A） 激活素 A 和抑制素 A 均属于转化生长因子 β（transforming growth factor-β，TGF-β）超家族成员。在妊娠过程中，激活素 A 和抑制素 A 主要由胎盘产生，并调控胎盘着床和激素合成。在子痫前期发病过程中，慢性胎盘缺氧导致激活素 A 和抑制素 A 释放增加。重度子痫前期患者血清激活素 A［(23.5±2.1) μg/L］和抑制素 A［(1.7±0.2) μg/L］水平高于正常孕妇和轻度子痫前期患者，早发型子痫前期患者的激活素 A［(26.0±2.3) μg/L］和抑制素 A［(1.9±0.2) μg/L］显著高于晚发型子痫前期患者。Li 等研究显示，联合激活素 A、抑制素 A、UTPI 及 PlGF 四个指标对子痫前期具有较好的预测价值。

5. 甲胎蛋白（alpha fetoprotein，AFP） AFP 主要来源于胚胎的肝细胞，可保护肝脏不被母体排斥，在胎儿的生长发育中发挥重要作用。正常妊娠状态下仅有少量 AFP 通过胎盘进入母体血液循环，孕妇血 AFP 水平除了受胎儿体内 AFP 分泌的影响以外，也可能与胎盘血流量改变有关。子痫前期母体全身小动脉痉挛，胎盘的血流量减少，从而导致运送至母体血液循环的 AFP 减少。顾玮等发现妊娠 15～20 周子痫前期组的血 AFP 水平低于正常对照组，并且妊娠中期 AFP 异常对子痫前期发病具有一定的预测价值，当其联合 PAPP-A、游离雌三醇后可增强其预测效果。

（四）肾功能检测

1. 血尿酸　尿酸是嘌呤代谢途径的终产物，最终在人体中经肾脏清除。尿酸被视作氧化应激、肾功能障碍和组织损伤的标志。在妊娠期高血压疾病发病过程中，小动脉痉挛，肾小球滤过率降低，重吸收增加和分泌减少引起尿酸清除率降低，导致血尿酸水平升高；同时，胎盘缺血、缺氧，糖酵解产生乳酸增多，抑制近端肾小管排泄尿酸，引起血尿酸含量增加；此外，妊娠期高血压疾病患者血管内皮受损所致的核酸分解代谢增强也是血尿酸水平升高的原因。血尿酸是妊娠期高血压疾病的预测指标之一，并能客观反映病情进展。与血压正常的妊娠妇女[（4.72±1.58）mg/dl]相比，子痫前期患者平均血尿酸水平明显升高[（6.51±1.53）mg/dl]，血尿酸浓度升高使妊娠期高血压疾病的发生风险增加 1.98 倍。血尿酸的检测可用于子痫前期的预测，Zhao 等通过对 364 例妊娠期高血压患者的血尿酸进行测定，发现血尿酸浓度升高对于预测子痫前期发病的灵敏度为 90.7%，特异度为 69.4%，阴性预测值为 97.7%，阳性预测值为 34.0%，而对早发型子痫前期患者亦具有较高的预测效能（灵敏度为 95.8%，特异度为 86.7%，阳性预测值为 74.2%，阴性预测值为 98.1%），因此，血尿酸可用于监测妊娠期高血压向子痫前期的进展。

2. 尿微量白蛋白　尿微量白蛋白是指尿蛋白为 20～200mg/L 或 30～300mg/24h，此时尿常规检测尿蛋白为阴性。尿微量白蛋白可以对患者肾小球、肾小管的损害程度进行评估，是肾脏早期损伤的指标之一。妊娠期高血压疾病患者在患病早期便会出现一定程度的肾脏受累，表现为肾小球毛细血管通透性增高，微量白蛋白通过基底膜进入尿液的量增加。尿微量白蛋白对于妊娠期高血压疾病的早期发现和及时治疗有着重要意义。但目前关于尿微量白蛋白尿预测子痫前期发生的临床试验结果差异较大（灵敏度在 7%～90%，特异度在 29%～97%），其临床预测价值还需进一步验证。

（五）其他

1. 母体血中游离胎儿 DNA（cell-free fetal DNA，cff DNA）　cff DNA 测定是一种无创性产前诊断方法，在妊娠期高血压疾病患者血中 cff DNA 浓度升高，这可能与子痫前期滋养层侵袭母体螺旋动脉不足导致胎盘缺血，含有 cff DNA 的坏死或凋亡合体滋养层片段释放到母体循环中有关。但 cff DNA 测定有性别局限性，只有与 Y 染色体连锁的序列能被检出。对于孕有男性胎儿的孕妇，以 2.62 作为临界值时，cff DNA 可以预测出 90% 日后患早发型子痫前期的孕妇和 85% 的日后不会发生早发型子痫前期的孕妇。

2. 炎症和免疫相关因子　妊娠期高血压疾病表现为全身过度的免疫炎性反应。妊娠早期胎盘发育不良，滋养细胞分泌大量细胞因子，诱导全身大量免疫炎性因子产生，从而引起全身血管内皮损伤和器官灌注不足，导致妊娠期高血压疾病的发病。妊娠期高血压疾病患者体内的 C 反应蛋白（C-reactive protein，CRP）、高敏 CRP、炎性因子[如白介素（interleukin，IL）-8、IL-16、IL-17、IL-18 等]、单核细胞趋化蛋白 -1 的水平升高，炎症细胞活化，可能有助于反映机体内的炎性反应程度，进一步支持妊娠期高血压疾病的预测。

多项研究通过对胎盘微小 RNA（microRNA，miRNA）微阵列分析，已证实子痫前期孕妇胎盘中 miRNA 的表达谱存在异常，提示 miRNA 作为子痫前期预测和诊断标志分子具有一定的应用前景。另外，基因测序、蛋白质组学、代谢组学和转录组学技术的不断发展，也为寻找预测妊娠期高血压疾病的生物标志分子开辟了新的领域。

（六）联合检测

由于子痫前期的发病原因尚不明确，可能是由多种因素共同导致的疾病，使用单个生物标志物的预测价值有限，使用多种预测手段进行联合预测是目前研究的热点。

2018 年，国际妊娠期高血压研究学会（International Association for the Study of Hypertension in Pregnancy，ISSHP）“国际实践建议：妊娠期高血压疾病的分类、诊断和管理指南”中指出，虽然目前尚无妊娠早期或中期可靠有效的预测子痫前期发病的单独或联合检测方法，但联合母体危险因素（子痫前期病史、慢性高血压、多胎妊娠、孕前糖尿病、BMI＞30kg/m^2、抗磷脂综合征、辅助生殖等）、血压监测、PlGF 和子宫动脉多普勒血流检测可筛选出高危人群，给予阿司匹林（150mg/d）可预防37周之前子痫前期发病，但对足月子痫前期无预防作用。尽管这种筛查方法的成本效益尚待确定，但ISSHP推荐采用这种联合检测的方法在妊娠早期筛查子痫前期的高风险人群。2018年，国际妇产科超声学会（International Society of Ultrasound in Obstetrics and Gynecology，ISUOG）发布了子痫前期的超声筛查和随访指南，其中提出在妊娠11～13周时，母体因素、母体动脉血压、子宫动脉超声多普勒血流和PlGF水平的联合检测可作为筛查子痫前期的最有效模型（B级推荐）。2019年，国际妇产科联合会（The International Federation of Gynecology and Obstetrics，FIGO）关于子痫前期妊娠早期预测与预防实用指南中指出，目前预测妊娠期高血压疾病的最佳方法是胎儿医学基金会（Fetal Medicine Foundation，FMF）提出的贝叶斯模型，即在妊娠早期联合孕妇危险因素（年龄≥35岁、初产妇、子痫前期病史及家族史、妊娠间隔<1年或>6年、肥胖、辅助生殖、糖尿病等其他疾病及种族）、MAP、PlGF、UTPI进行评估，当PlGF和UTPI无法检测时，可选择检测PAPP-A，至少应结合孕妇危险因素和MAP进行预测，利用在线预测计算器计算风险大小，当计算风险值为1/100或更高时，认为孕妇为患子痫前期风险高风险人群。2020年，美国妇产科学会（American College of Obstetricians and Gynecologists，ACOG）在妊娠期高血压和子痫前期指南中指出：在妊娠早期和中期，目前无论是使用生化指标（sFlt-1、PlGF、sEng）或生化指标联合子宫动脉多普勒血流等生物物理学参数，对妊娠期高血压疾病低风险妇女的阳性预测价值均较低（8%～33%），而对预测阳性但最终未发病的孕妇进行预防性干预是否获益仍存在争议。不同疾病类型的预测效果各异，在妊娠早期和中期应用生化指标或结合生物物理参数对早发型子痫前期预测的灵敏度和特异度都优于晚发型子痫前期，但尚需前瞻性研究证实其临床价值。

Chaemsaithong等在一项纳入了10 935例妊娠11～13^{+6}周的亚洲孕妇的前瞻性、多中心研究中，比较FMF贝叶斯模型、ACOG及英国国家卫生与临床优化研究所（National Institute for Health and Clinical Excellence，NICE）推荐的方法，研究预测早发型子痫前期的效果，发现若使用FIGO指南提到的FMF贝叶斯模型即母体因素联合MAP、UTPI和PlGF进行预测早发型子痫前期，当假阳性率分别为5%、10%、15%、20%时，检出率分别达48.2%、64.0%、71.8%及75.8%，优于ACOG（假阳性率为20.4%、检出率为54.6%）及NICE方法（假阳性率为5.5%、检出率为26.3%），证实了在亚洲人群使用FMF贝叶斯模型在妊娠早期预测早发型子痫前期的适用性。

妊娠期高血压疾病的病理变化早于临床症状出现前数月，故研究应更多致力于对疾病的早期预防，对特定人群采用特异性预防或干预措施，以改善疾病的预后，优化母婴结局。因此，妊娠期高血压疾病的早期预测将在疾病的管理中发挥重要的作用，发病前的病理生理变化的数据可能作为有效的预测指标来指导临床决策。目前，妊娠期高血压疾病早期预测的技术正在逐步成熟，母体高危因素、MAP、母体血清学指标和超声子宫动脉多普勒血流对妊娠期高血压疾病，特别是早发型子痫前期的发病有一定预测价值。但目前无论单独检测还是多指标的联合应用，都无法准确预测妊娠期高血压疾病的发生，尚需进一步研究以实现疾病早期有效、可靠的预测。

（韩 姹）

参考文献

1. CUNNINGHAM FG，LEVENO KJ，BLOOM SL，et al. Williams Obstetrics. 25th ed. New York：McGraw-Hill，2018.
2. BORIBOONHIRUNSARN D，PRADYACHAIPIMOL A，VIRIYAPAK B. Incidence of superimposed preeclampsia among pregnant Asian women with chronic hypertension. Hypertension in pregnancy，2017，36（2）：226-231.
3. SOTIRIADIS A，HERNANDEZ-ANDRADE E，DA SILVA COSTA F，et al. ISUOG Practice Guidelines：role of ultrasound in screening for and follow-up of pre-eclampsia. Ultrasound in obstetrics & gynecology：the official journal of the International Society of Ultrasound in Obstetrics and Gynecology，2019，53（1）：7-22.
4. ARRUE M，GARCÍA M，RODRIGUEZ-BENGOA MT，et al. Do low-risk nulliparous women with abnormal uterine artery Doppler in the third trimester have poorer perinatal outcomes? A longitudinal prospective study on uterine artery Doppler in low-risk nulliparous women and correlation with pregnancy outcomes. The journal of maternal-fetal & neonatal medicine：the official journal of the European Association of Perinatal Medicine，the Federation of Asia and Oceania Perinatal Societies，the International Society of Perinatal Obstet，2017，30（7）：877-880.

5. AGRAWAL S, SHINAR S, CERDEIRA AS, et al. Predictive Performance of PlGF (Placental Growth Factor) for Screening Preeclampsia in Asymptomatic Women: A Systematic Review and Meta-Analysis. Hypertension, 2019, 74 (5): 1124-1135.
6. LECARPENTIER E, GRIS JC, COCHERY-NOUVELLON E, et al. Urinary Placental Growth Factor for Prediction of Placental Adverse Outcomes in High-Risk Pregnancies. Obstetrics and gynecology, 2019, 134 (6): 1326-1332.
7. PALMER KR, TONG S, KAITU'U-LINO TJ. Placental-specific sFLT-1: role in pre-eclamptic pathophysiology and its translational possibilities for clinical prediction and diagnosis. Molecular human reproduction, 2017, 23 (2): 69-78.
8. BIAN X, BISWAS A, HUANG X, et al. Short-Term Prediction of Adverse Outcomes Using the sFlt-1 (Soluble fms-Like Tyrosine Kinase 1)/PlGF (Placental Growth Factor) Ratio in Asian Women With Suspected Preeclampsia. Hypertension, 2019, 74 (1): 164-172.
9. SOVIO U, GACCIOLI F, COOK E, et al. Prediction of Preeclampsia Using the Soluble fms-Like Tyrosine Kinase 1 to Placental Growth Factor Ratio: A Prospective Cohort Study of Unselected Nulliparous Women. Hypertension, 2017, 69 (4): 731-738.
10. SABRIÀ E, LEQUERICA-FERNÁNDEZ P, GANUZA PL, et al. Use of the sFlt-1/PlGF ratio to rule out preeclampsia requiring delivery in women with suspected disease. Is the evidence reproducible? Clin Chem Lab Med, 2018, 56 (2): 303-311.
11. GAIDAY AN, TUSSUPKALIYEV AB, BERMAGAMBETOVA SK, et al. Effect of homocysteine on pregnancy: A systematic review. Chemico-biological interactions, 2018, 293: 70-76.
12. SAMMAR M, DROBNJAK T, MANDALA M, et al. Galectin 13 (PP13) Facilitates Remodeling and Structural Stabilization of Maternal Vessels during Pregnancy. Int J Mol Sci, 2019, 20 (13): 3192.
13. XU YT, SHEN MH, JIN AY, et al. Maternal circulating levels of transforming growth factor-β superfamily and its soluble receptors in hypertensive disorders of pregnancy. International journal of gynaecology and obstetrics: the official organ of the International Federation of Gynaecology and Obstetrics, 2017, 137 (3): 246-252.
14. SHAKARAMI A, GHAFARZADEH M, YARI F, et al. Association between maternal serum uric acid and preeclampsia. Archives of physiology and biochemistry, 2020, 10: 1-4.
15. ZHAO X, FREMPONG ST, DUAN T. Uric acid levels in gestational hypertensive women predict preeclampsia and outcome of small-for-gestational-age infants. J Matern Fetal Neonatal Med, 2021, 34 (17): 2825-2831.
16. CUNNINGHAM FC, LEVENO KJ, BLOOM SL, et al. Williams Obstetrics, 25th edition. New York: McGraw-Hill Education, 2018.
17. BROWN MA, MAGEE LA, KENNY LC, et al. The hypertensive disorders of pregnancy: ISSHP classification, diagnosis & management recommendations for international practice. Pregnancy Hypertens, 2018, 13: 291-310.
18. POON LC, SHENNAN A, HYETT JA, et al. The International Federation of Gynecology and Obstetrics (FIGO) initiative on pre-eclampsia: A pragmatic guide for first-trimester screening and prevention. International journal of gynaecology and obstetrics: the official organ of the International Federation of Gynaecology and Obstetrics, 2019, 145 (Suppl 1): 1-33.
19. Gestational Hypertension and Preeclampsia: ACOG Practice Bulletin, Number 222. Obstetrics and gynecology, 2020, 135 (6): 237-260.
20. CHAEMSAITHONG P, POOH RK, ZHENG M, et al. Prospective evaluation of screening performance of first-trimester prediction models for preterm preeclampsia in an Asian population. American journal of obstetrics and gynecology, 2019, 221 (6): 650.e1-.e16.

第九节 妊娠期高血压疾病的预防

妊娠期高血压疾病（hypertensive disorders of pregnancy，HDP）是妊娠期伴随血压升高的一组疾病，常发生在怀孕 20 周后，发生率约为 5%～12%。妊娠期高血压疾病不仅使孕产妇和围产儿的病死率提升，也增加了患者远期的患病风险。因此，妊娠期高血压疾病的预防工作任重而道远，本章节将详细讲述相关内容。

一、加强教育，提高公众对妊娠相关高血压疾病的认识

（一）孕前教育

1. 孕前咨询　孕前计划是高危孕妇成功妊娠结局的基础，建议高危女性在备孕期咨询专科医生来评估妊娠时机、妊娠风险和干预措施的获益。

2. 鼓励健康的饮食和生活习惯　利用各种渠道（如讲座、健康教育画廊、专栏、板报、广播、播放录像、张贴和发放健康教育材料等）鼓励健康的

饮食和生活习惯，如规律的体育锻炼、控制食盐摄入（<6g/d）、戒烟等。

3．提高社区人群对妊娠期高血压疾病及其危险因素的认识　妊娠期高血压疾病特别是重度子痫前期孕妇远期罹患高血压、肾病、血栓形成的风险增加，发生子痫、胎盘早剥、胎儿生长受限、早产等风险增加，应充分告知患者上述风险。

4．提高对孕前体重管理、孕前 BMI 等的认识　鼓励超重孕妇控制体质量：BMI 控制在 18.5～25.0kg/m^2，腹围 <80cm，以减小再次妊娠时的发病风险，并利于长期健康。

5．提高对家庭监测血压及规律产检重要性的认识　加强自我健康管理，规律产检，注意进行包括尿液分析、血肌酐、血糖、血脂及心电图在内的检查。家庭检测血压在慢性高血压的管理中是十分重要的辅助手段，对于白大衣性高血压是强制性要求的。多数自动家用血压设备准确，但约 25% 可能存在误差。因此，在使用该设备之前，所有用户都应检查其家庭血压设备的准确性。

6．通过社区宣传提高对 16 周前高危孕妇口服阿司匹林及钙剂的认识　在某些基层卫生中心，甚至在医生中，关于饮食摄入钙含量低孕妇，其阿司匹林及钙剂的预防性使用知识也很差，并且一部分孕妇可能在 20 周之前不会进行检查。因此，需要基于社区进行预防性用药的教育。

（二）孕期教育

妊娠期高血压患者若有以下情况，应立即联系医护人员：胎动异常、宫缩、腹痛、阴道出血或出现子痫前期的任何症状，其中可包括头痛、视力改变（如视物模糊或闪光）、上腹疼痛等。

二、注意子痫前期发病风险因素筛查

妊娠前和妊娠各期产科检查首诊时都要注意临床风险因素的筛查。包括：病史及家族遗传史：既往子痫前期史，子痫前期家族史（母亲或姐妹），高血压遗传因素等；一般情况：年龄≥35 岁，妊娠前 BMI≥28kg/m^2；有内科疾病史或隐匿存在（潜在）的基础病理因素或疾病：高血压病、肾脏疾病、糖尿病或自身免疫性疾病，如系统性红斑狼疮、抗磷脂综合征等，存在高血压危险因素如阻塞性睡眠呼吸暂停；本次妊娠的情况：初次妊娠、妊娠间隔时间≥10 年；收缩压≥130mmHg 或舒张压≥80mmHg（首次产前检查时、妊娠早期或妊娠任何时期检查时）、妊娠早期尿蛋白定量≥0.3g/24h 或持续存在随机尿蛋白≥（+）、多胎妊娠；本次妊娠的产前检查情况：不规律的产前检查或产前检查不适当（包括产前检查质量的问题），饮食、环境等因素。

三、注意预警信息和评估

对于出现的各种预警信息，需要仔细排查各种原因和予以矫正。要密切监测血压变化，增加产前检查的次数，注意孕妇的自觉症状，必要时住院观察。

（一）子痫前期的预警信息

包括病理性水肿、体重过度增加、血压处于正常高限[也称为高血压前期（prehypertension）：收缩压为 131～139mmHg 和 / 或舒张压 81～89mmHg]、血压波动（相对性血压升高）、胎儿生长受限趋势、血小板计数呈下降趋势及无原因的低蛋白血症等。澳大利亚和新西兰管理指南及昆士兰临床指南均认为：SBP≥患者基线 30mmHg 或 DBP≥患者基线 15mmHg，即血压升高“30-15”并伴有尿酸、蛋白尿或胎儿生长受限，可能需要加强监测。

（二）记录基线血压

识别慢性高血压，记录妊娠前或妊娠早期的血压值非常重要。因为血压在妊娠早期末会出现下降，因此要以妊娠前或妊娠早期的血压作为孕妇的基线血压。在不了解基线血压的情况下，妊娠 12 周后首次测得的血压值即使正常仍有潜在的慢性高血压可能。

（三）注意隐匿性高血压的监测

妊娠早期具有慢性肾病、左心室肥厚或视网膜病变等高血压靶器官受损征兆，但血压无明显升高时，不能排除隐匿性高血压的诊断，24 小时动态血压监测或家庭血压监测可以明确诊断。

（四）注意一过性高血压的监测

孕期应加强一过性高血压孕妇的随访与监测量。

四、子痫前期的预测

妊娠期高血压疾病孕妇发病背景复杂，尤其是子痫前期病因尚不清楚，至今仍未能建立有效且特异性高的子痫前期预测方法。FIGO 认为目前最好的综合预测包括孕产妇危险因素、平均动脉压、血清胎盘生长因子（PLGF）和子宫动脉搏动指数（UTPI）。如果无法测量 PLGF 和 / 或 UTPI，则应筛查孕产妇危险因素联合平均动脉压，而不是仅仅筛查孕产妇危险因素。

在血清学标志物方面，目前认为 PLGF 在预测 PE 方面优于其他生物标志物。PLGF 是滋养细胞分泌的糖基化二聚体糖蛋白，是血管内皮生长因子（VEGF）家族的一部分，它与 VEGF 受体 1（VEGFR-1）结合，具有血管生成功能，在正常妊娠中起重要作用。研究表明，在 9% 的假阳性率的条件下，仅母体 PLGF 的浓度就可以在检出 56% 的 PE。胎儿医学基金会（FMF）标准化测量方案：记录母体危险因素，测量平均动脉压、平均子宫动脉搏动指数（UTA-PI）和母体血清胎盘生长因子（PlGF），妊娠早期筛查（11～13 周）中进行子痫前期预测和预防是识别早发型子痫前期的最有效方法。sFlt-1/PlGF 比值对短期预测子痫前期具有临床价值，sFlt-1/PlGF 比值≤38 时阴性预测值（排除 1 周内的子痫前期）为 99.3%；sFlt-1/PlGF 比值＞38 时阳性预测值（预测 4 周内的子痫前期）为 36.7%。NICE 倡导基于 PlGF 的预测，以辅助排除子痫前期，而 ACOG 则认为由于 79% 的 PIGF 筛查阳性的患者未发展为妊娠期高血压疾病，因此 ACOG 认为 PIGF 阳性预测值（21.2%）较低，未将 PIGF 纳入临床实践。

关于生物学标志物预测子痫前期及如何结合其他生物物理参数的联合应用，需结合中国国情开展前瞻性、大样本量的多中心研究以制定中国的方案。孕妇风险因素仍是妊娠早期排查和筛选高危群体的重要临床指标。

五、预防措施

（一）阿司匹林是目前推荐用于预防子痫前期的唯一药物

阿司匹林是一种非甾体抗炎药，其作用是通过防止花生四烯酸转化为血栓烷和前列腺素（包括 TXA2 和 PGI2），非选择性且不可逆地抑制 COX，从而产生抗血小板和抗炎作用。阿司匹林还通过抑制 COX-1 来抑制子痫前期，从而抑制缺氧诱导的 sFlt-1 过表达。

我国妊娠期高血压疾病诊疗指南推荐对存在子痫前期复发风险如存在子痫前期史，尤其是较早发生的子痫前期史或重度子痫前期史的孕妇，对有胎盘疾病史如胎儿生长受限、胎盘早剥病史，对存在肾脏疾病及高凝状况等子痫前期高危因素者，可以在妊娠早中期（妊娠 12～16 周）开始每天服用小剂量阿司匹林（50～150mg），依据个体因素决定用药时间，预防性应用可维持到妊娠 26～28 周。但是，仍需注意对孕妇的基础疾病和前次子痫前期发病因素进行排查；对于存在基础疾病如自身免疫性疾病等的孕妇，并非仅仅给予小剂量阿司匹林，应建议妊娠前在专科做病情评估，以便能获得针对性药物的及早治疗和子痫前期预防的双重目的。FIGO 建议对早产型子痫前期进行筛查和评估，高危女性应在妊娠 11～14^{+6} 周开始接受阿司匹林预防，剂量约 150mg，每晚服用，直至妊娠 36 周（分娩时）或当诊断出子痫前期时。美国预防服务工作队（USPSTF）和美国妇产科学院（ACOG）均建议使用阿司匹林预防罹患该疾病的高风险女性，应在妊娠 12～28 周开始，一直持续到分娩。目前，尚无研究比较不同剂量阿司匹林的效果。

一些专家主张在怀孕期间普遍使用阿司匹林，因为在整个妊娠期间，阿司匹林的成本较低，其在孕产妇和新生儿中的安全性得到了充分研究，并且具有减轻子痫前期负担的潜力，改善孕妇和胎儿的结局，并降低医疗费用。但这种方法尚未得到美国专业协会的认可。

最后，在怀孕期间使用阿司匹林似乎是安全的，因为多项研究未能发现妊娠期间使用低剂量阿司匹林与胎盘早剥、产后出血、脊髓血肿、先天性异常、新生儿持续性肺动脉高压、动脉导管过早闭合、新生儿出血并发症或颅内出血。妊娠期阿司匹林暴露后，随访至 18 岁，也没有明显的新生儿或儿童不良后果。

（二）补钙

对于低钙摄入人群（＜600mg/d），推荐口服钙补充量至少为 1g/d 以预防子痫前期。低剂量钙可持续降低子痫前期风险，包括：仅低剂量钙女性（RR＝0.36；95%CI 0.23-0.57）；低剂量钙加亚油酸（RR＝0.23；95%CI 0.09-0.60）；低剂量钙加维生素 D（RR＝0.49；95%CI 0.31-0.78）；低剂量的钙加抗氧化剂（RR＝0.24；95%CI 0.06-1.01）。总体结果与仅使用低剂量钙的单项试验一致（RR＝0.30；95%CI 0.06-1.38）。对于基线钙摄入量低的女性（RR＝0.36；95%CI 0.20-0.65）和高风险的女性（RR＝0.22）预防效果最大。

（三）提高产前检查的质量

对于妊娠期高血压，仔细询问孕妇有无头痛、眼花、胸闷、上腹部不适或疼痛及其他消化系统症状、下肢和 / 或外阴明显水肿，检查每次产检血压及尿蛋白的动态变化、体重、尿量变化，注意胎动、胎心和胎儿生长趋势。

（四）进行足够的饮食营养管理

饮食营养是贯穿妊娠期的重要发病影响因素，应保证蛋白质摄入；蛋白质摄入不足增加了妊娠期高血压疾病的发生风险，低蛋白血症患者妊娠期高血压疾病发生率较高。因此，备孕期及妊娠期妇女应遵守膳食平衡原则，补充优质蛋白，如奶、蛋、鱼、虾、植物蛋白等，其中豆类蛋白最佳，以免发生低蛋白血症。相关研究提示，孕期增加膳食中的奶类、谷类、鱼类等的摄入，可以预防或减少妊娠期高血压疾病的发生。

（五）运动

妊娠期间应该适量运动以保持健康、维持适当的体重。妊娠期适度运动可能对预防妊娠期高血压、控制孕妇体重、减少巨大儿有益。一项随机对照研究显示，孕 9～11 周至孕 38～39 周，每周 3 次，每次 50～55 分钟的运动，可减少体重增加，同时降低妊娠高血压及子痫前期的发生。

（六）提高孕妇自身依从性

必须告知高危妇女治疗依从性的重要性，并在每次产前检查时评估其依从性。

（七）其他措施

WHO 建议不要采取几种尚未能降低先兆子痫风险的干预措施：包括在家中休息或严格卧床休息，限制盐分摄入或补充维生素 D。肝素、维生素 C 和维生素 E、镁、叶酸、二甲双胍及他汀类药物用于预防早产 PE 尚无可靠证据，仅将其用于预防妊娠早产 PE 既不合理也不推荐。

妊娠期高血压疾病尚无治愈手段，唯一有效方法为终止妊娠，因此预防手段极其重要。应把提高公众对妊娠相关高血压疾病的认识、注意子痫前期发病风险因素筛查、预警信息评估、预测及预防几方面联合起来，改善妊娠期高血压疾病的预后。

（陈　叙）

参 考 文 献

1. WEBSTER K，FISHBURN S，MARESH M，et al. Diagnosis and management of hypertension in pregnancy：summary of updated NICE guidance. BMJ，2019，366：l5119.
2. 中华医学会妇产科学分会产科学组. 妊娠期高血压疾病诊治指南（2020）. 中华妇产科杂志，2010，5（4）：227-238.
3. BROWN MA，MAGEE LA，KENNY LC，et al. The hypertensive disorders of pregnancy：ISSHP classification，diagnosis & management recommendations for international practice. Pregnancy Hypertens，2018，13：291-310.
4. LOWE SA，BOWYER L，LUST K，et al. SOMANZ guidelines for the management of hypertensive disorders of pregnancy 2014. Aust N Z J Obstet Gynaecol，2015，55（5）：1-29.
5. ZHONG Y，ZHU F，DING Y. Serum screening in first trimester to predict pre-eclampsia，small for gestational age and preterm delivery：systematic review and meta-analysis. BMC Pregnancy Childbirth，2015，15：191.
6. ZEISLER H，LLURBA E，CHANTRAINE F，et al. Predictive Value of the sFlt-1：PlGF Ratio in Women with Suspected Preeclampsia. N Engl J Med，2016，374（1）：13-22.
7. POON LC，SHENNAN A，HYETT JA，et al. The International Federation of Gynecology and Obstetrics（FIGO）initiative on pre-eclampsia：A pragmatic guide for first-trimester screening and prevention. Int J Gynaecol Obstet，2019，145（Suppl 1）：1-33.
8. ACOG Practice Bulletin No. 202：Gestational Hypertension and Preeclampsia. Obstet Gynecol，2019，133（1）：1-25.

第六章 妊娠期高血压疾病的综合管理

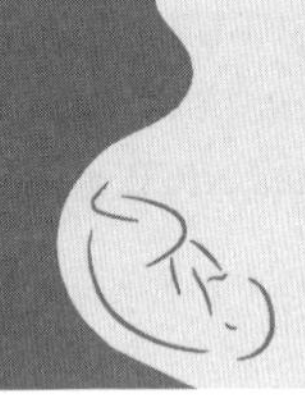

第一节 妊娠期高血压疾病妊娠期管理

妊娠期高血压疾病发生在妊娠不同时期，其管理侧重也有所不同，但都离不开对疾病的早期发现与诊断、对病情细致有效的评估，转至包含相关学科专业医护（如心血管内科、肾内科、神经内科、重症医学、麻醉科、新生儿科等）在内的高危管理团队进行孕期管理以及定期质控；同时还应对患者进行细致的相关健康教育，使患者主动关注和参与相关医疗活动，以期获得最佳管理效果。

一、疾病的早期发现与诊断

妊娠期高血压疾病患者在临床诊断或发病前常出现警示因素：血压轻度升高及血压波动，还包括高血压前期和相对性血压升高，例如舒张压增高至 81～89mmHg；未达诊断标准或间断出现的蛋白尿，伴或不伴血压改变升高改变；胎儿生长延缓趋势，虽未达到胎儿生长受限诊断标准，但胎儿增长速率缓慢；血小板进行性下降趋势和血小板降低、低蛋白血症；例如发生较早（如妊娠 28 周之前）的水肿或水肿进行性加重；体重过度增加（每周体重增加超过 1kg 甚至更多）等。

诊室血压升高（≥140/90mmHg）但在家庭或工作时血压正常（<135/85mmHg）的“白大衣高血压”中约有 30%～50% 的可发展为妊娠高血压，8%～14% 发展为子痫前期。

发现潜在警示因素的孕妇应缩短产前检查间隔，严密监测孕妇血压、尿蛋白，注意血常规、肝脏、肾脏、心脏功能及胎儿状况的定期监测；同时应当对存在潜在警示因素的患者进行健康教育，除每日监测警示因素变化外（如水肿、体重增加、尿量、尿液性状等情况），还可以家庭血压监测（home blood pressure monitoring，HBPM）以了解血压真实状况，以便及早发现病情变化。ISSHP（2018）也推荐采用 24 小时动态血压监测（ambulatory BP monitoring，ABPM）监测血压变化。

对于出现警示因素的孕妇及时监测，必要时进一步完善相关检查、检验，早期发现、早期干预，以期减少或延缓妊娠期高血压疾病及其严重并发症的发生。

二、病情评估与监控

妊娠期高血压疾病患者的诊疗，取决于对孕妇及胎儿安危状况细致有效的评估和监控。监控要随病情变化动态进行。非重度子痫前期可以在门诊加强管理或住院进行母儿状况评估；重度子痫前期应在高危产科病房进行严密监测，监测项目和频度应当依据具体病情进行增减；病情进展和实验室检查项目有异常者，应缩短监测间隔、动态监测。

（一）临床和实验室监控

孕妇除临床不适症状的询问（如有无头痛、视物模糊、上腹疼痛、胸闷憋气等）和生命体征的监测（每日 3 次及以上的血压监测，体重增加、病理神经反射、出入量，以及尿蛋白定性、24 小时尿蛋白总量测定等）外，应仔细定期评估高血压疾病各靶器官损害的动态监控，包括心脏、血管、肝脏、肾脏、血液与凝血系统、眼底、呼吸系统、中枢神经系统、代谢方面等，根据病情完善血化验（如血常规、凝血、肝肾功能、心肌酶及心肌损害标志物、溶血、血气等各项指标）及各种影像学检查（胸腹部超声、ECG、UCG、眼底照相，必要时 CT、MRI 检查）。同时积极查找发病高危因素及病因，注意隐匿性自身免疫性疾病、甲状腺疾病、糖尿病等的筛查。

胎儿监测除每日的胎心率和胎动计数外，依据病情变化增减胎心监护（宫缩及胎心）频率，尤

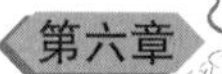

其是对于存在脐血流异常的病例应加强胎心电子监护。定期超声检查胎儿发育、脐带胎盘血流、胎盘回声、大小等情况。

只有经过仔细评估孕妇状况及胎儿生长发育良好，没有并发症发生的情况下，方可在门诊进行严密随访监测，随诊时间缩短至2～3天；否则应入院监测和治疗。

（二）并发症的监控

妊娠期高血压疾病尤其是重度子痫前期，在诊治过程中应严密监控是否发生子痫、心衰肺水肿、高血压脑病、脑血管意外、胎盘早剥等严重并发症，及时处理。

1. 子痫临床监控要点　子痫发作常有前驱症状，约有50%～75%的患者子痫发作前可出现头痛，还可以出现视觉模糊、畏光、上腹部疼痛、反射亢进和意识障碍等。出现前驱症状应当预防子痫抽搐发作。

2. 心衰及肺水肿临床监控要点　存在明显的水肿或体重增加较快、贫血和低蛋白血症的患者，应注意有无咳嗽、胸闷憋气、夜间不能平卧等不适主诉，并格外注意患者的液体出入量和心肺体征。有症状者应持续心电监测，包括血氧饱和度、血气等。

3. 高血压脑病和脑血管意外临床监控要点　常见于严重高血压未得到有效控制，或血压波动过大、情绪过度激动或反复子痫抽搐时。应仔细辨别患者临床症状，出现头痛明显加重不缓解、神经系统、听觉、视力异常时高度警惕，仔细进行神经系统查体，必要时做影像学检查；并与神经内科和/或神经外科等专科医生共同诊治和监控。

4. 胎盘早剥临床监控要点　注重临床症状监测，对于反复出现无明显原因的胎心异常、不明原因的自发早产、子宫张力高、阴道持续少量流血等临床症状，以及B超检查发现胎盘厚度增加而无明显胎盘后液性暗区，应高度怀疑胎盘早剥的发生。注意监测血红蛋白、血小板和凝血功能及弥散性血管内凝血筛选实验等，在胎盘微血栓阶段进行阻断干预。

三、组建妊娠期高血压管理团队

由于妊娠期高血压疾病尤其是子痫前期-子痫综合征的基本病理生理改变是各种原因导致血管内皮细胞损伤、全身小动脉痉挛、凝血系统激活，可导致全身各系统靶器官血流灌注减少而造成损害，出现不同系统脏器功能障碍，不同个体脏器损害程度及临床表现也不相同。

在发生不同的脏器功能障碍时，产科还需要及时请相关专业医生协助进行诊疗，例如发现心衰肺水肿需要心内科、呼吸科协助，神经系统异常应请神经内科和/或神经外科诊疗，高危儿分娩后需要新生儿科参与救治，危急重症孕妇可能需要重症医学专业进行高级生命支持等，因此有必要组建多学科妊娠期高血压专业团队进行专业管理。

在高危产科内建立妊娠期高血压亚专业组，本医疗机构内联合相应专业专科医生及医政管理部门，组建妊娠期高血压专业管理团队，将患者转至专业管理团队进行诊治与随访。团队定期进行学术交流与质控，以促进孕期及围分娩期管理。

四、患者健康教育

妊娠期高血压疾病如果未经及时诊治，可能对母儿造成严重甚至不可挽回的危害。如果医生和患者都能及早发现，许多严重并发症可以得到预防。许多子痫前期的患者对疾病过程了解甚少，或者很少能获得适于非医学相关人士阅读理解的疾病相关信息。

大量研究已经显示对高血压患者进行相关健康教育，可以提高患者高血压知识水平，有效控制血压，减轻高血压相关并发症发生。同理，增加孕妇对子痫前期症状和体征的相关认识，可能会使患者更早地寻求适当的医疗护理；针对妊娠期高血压患者实施妊娠高血压相关知识教育，使患者主动参与疾病预防、监测及治疗等相关医疗活动，可改善疾病预后和患者自身健康。

（王伽略　顾询可　赵扬玉）

第二节　妊娠期高血压疾病再次妊娠的临床问题

前次妊娠罹患子痫前期是再发子痫前期的高危因素。无子痫前期病史的女性子痫前期发生率为0.7%～1.8%，有1次子痫前期病史孕妇的再发率升至26.8%～28%，而有2次子痫前期病史的孕妇再发子痫前期的概率则为31.9%。其原因可能与第一次子痫前期的高危因素如遗传因素、肥胖、低社会经济状况等，一些潜在基础疾病在再次妊娠时往往持续存在，并且随着母亲年龄的增加，子痫前期的发生风险也在增加，故子痫前期的患者再发子痫前期的风险明显增加。

一、再发子痫前期的危险因素

子痫前期患者再发子痫前期的高危因素包括妊娠前BMI、前次妊娠发病情况、两次妊娠间隔时间、是否更换性伴侣等。性伴侣的更换对子痫前期的复发是保护性因素。两次妊娠间隔时间对再发子痫前期也有影响，国内外研究认为两次妊娠间隔时间超过5～7年或妊娠间隔＞8年则子痫前期再发风险增加，虽各文献对间隔时间划分不尽相同，但大量的数据显示两次妊娠间隔时间越长，子痫前期复发风险增加。此外，前次子痫前期程度越重、发病孕周越早，再发子痫前期的风险越高，如当前次妊娠为34周前发病时，再发子痫前期的风险高达25%，而当前次妊娠为28周前发病，再发风险甚至高达65%。若前次妊娠合并严重并发症，如合并HELLP综合征时再发风险为19%，合并子痫时再发风险为22%，若合并胎盘早剥或胎死宫内等，则风险会进一步增高。

孕前高BMI与再发子痫前期有较强的相关性，超重或肥胖孕妇比正常BMI孕妇子痫前期的再发风险增加2～4倍，且随着BMI升高风险亦增加，原因可能与胰岛素抵抗，或是氧化应激、血液循环中炎症因子增加使血管内皮功能受损有关。

值得庆幸的是，再发子痫前期通常病情不及初次患病严重，如平均升高血压与初次患病相比略低（27.0±18.9）mmHg和（34.3±19.3）mmHg，$P=0.021$（1mmHg＝0.133kPa）。尿蛋白少（≥++；36.0%和58.5%，$P=0.004$），以及新生儿体重较重等（2 909.1±895.5）g和（2 551.1±933.0）g，$P=0.017$。

二、再发子痫前期的预测

目前尚未有明确的指标可以对子痫前期的复发起到预测作用。在现有的研究中，血清中血小板衍生因子（PDGF-BB）水平联合可溶性fms酪氨酸激酶1（sFlt-1）与胎盘生长因子（PIGF）比值可作为子痫前期再发的预测因子。早孕期超声监测孕妇子宫动脉血流搏动指数（UTPI）对复发性子痫前期也有一定的预测作用，当UTPI＜1.0MOM时，子痫前期复发率为0.2%～0.3%，1.0＜UTPI 1.49MOM时，复发率为2.1%～2.8%，而UTPI≥1.50MOM时，复发率为5.4%～14.3%。但这些若广泛应用，都仍需进一步研究与验证。

三、子痫前期患者再妊娠的管理

对于前次患有子痫前期的孕妇而言，再次妊娠的管理则格外重要。通过评估再发子痫前期的风险因素，在孕前使母体状况达到最佳，孕期针对性地进行母儿监测，早期干预子痫前期的复发，早期发现并治疗产科并发症及合并症，从而使妊娠结局达到最佳。

（一）孕前管理

对于有子痫前期病史的妇女，应从孕前即开始管理，全面评估子痫前期的再发风险。需要先详细了解前次妊娠病史，如发病孕周、终止妊娠孕周、母体并发症及靶器官损害程度（如HELLP综合征、胎盘早剥、肾损伤、心衰等）、围产儿并发症（如胎儿生长受限、胎死宫内等）、前次妊娠至发病期间存在的母体不良因素（如饮食、环境、孕期产检情况等），同时还需评估目前母体的基础状况，如慢性高血压、肾病、糖尿病、自身免疫性疾病和代谢性相关的疾病等，本次妊娠存在的高龄、肥胖、配偶改变及基础血压等危险因素，以期早干预、早预防。对于超重或肥胖的患者，建议营养门诊咨询减重，在孕前达到合适的BMI（18.5～23.9kg/m^2），调整生活方式，适当锻炼，在孕前将母体状态调整至最佳。

（二）孕期监测

对于前次妊娠患有子痫前期的孕妇，应由有经验的医生进行个体化管理，适当增加产检频次，24～32周最多3周产检1次，32周后最多2周产检1次，评估子痫前期情况，并根据患者因素及病情变化调整频率制定个体化产前检查时间表，针对存在的危险因素者进一步主动查找根源，如自身免疫指标的评估、糖脂代谢水平的评估等，及时发现潜在的隐匿疾病；对于既往存在基础疾病的患者，还需全面评估合并症的病情、器官损伤的情况，并采取相应措施。产检中要做到早期发现子痫前期发病前的预警信息，包括水肿、异常体重增加、临界高血压、血小板下降趋势、胎儿生长速度减缓等，目的是在临床症状出现前加以干预，及早做出诊断并积极治疗。

（三）早期干预

对于既往存在子痫前期病史的孕妇，孕期需要严格管理体重，妊娠期间体重合理的增长范围是10～12kg，对于肥胖或偏重者，孕期体重增加应控制在7～8kg。子痫前期孕妇血钙含量明显低于正常孕妇，妊娠期钙剂补充可以降低子痫前期风险已成共识，对于钙摄入量＜600mg/d的孕妇，建议每日补充1g的钙。近些年来，小剂量阿司匹林用于预防子痫前期是较为肯定的预防方法之一，已广泛出现在各国的指南中，虽然在实际应用中各国的指南给出的建议不一，其应用剂量范围为25～150mg，可以起始于孕前、早孕期，甚至早中孕期，可以停止于妊娠36周或是终止妊娠前1周，这对临床应用造成了困难。但这点困难恰恰提醒我们，子痫前期是多因素、多致病通路、多机制的疾病，基础疾病程度不同，致病途径的不同，则阿司匹林启用时间、剂量和维持时限理应不同。小剂量阿司匹林只是预防途径中的一环，不应过度宽泛使用，也不应过度依赖而固化思维，强调个体病例具体分析，进行个体化的综合分析和管理，才是子痫前期管理的重中之重。对于合并易栓症的孕妇，应用低分子肝素以预防子痫前期得到了肯定。但对于不合并有易栓症的孕妇，及低分子肝素是否适用于所有子痫前期高危人群，仍有争议。

（王伽略　顾询可　赵扬玉）

第三节　妊娠期高血压疾病的远期影响及子代相关性疾病风险

子痫前期综合征孕妇远期罹患心血管疾病、肾脏疾病、神经血管疾病及代谢性疾病（例如糖尿病、高血脂、肥胖）等的风险升高；并且许多发病因素在子痫前期发生之前就已经存在，因此对妊娠期高血压疾病患者应当进行充分的健康教育，以及产后定期随访和评估，根据病情严重程度不同可从产后2～6周即开始。

一、心血管疾病

尽管不同类型的妊娠期高血压疾病对心血管疾病患病风险的影响有所差别，但大量流行病学研究都显示任何一种妊娠期高血压疾病的孕妇远期心血管系统发病率和死亡率都较正常人群增高。实验研究也证实子痫前期妊娠可引起不可逆的心肌肥厚和纤维化结构改变等病理性心脏重构，可能与晚年心血管风险增加有关。妊娠期高血压疾病应被视为心血管事件的高危因素。

约有20%的子痫前期患者在产后26个月时仍然患有高血压，即使血压很快恢复正常，患者远期心血管疾病发病的风险仍高于普通人群。一项以英国人口数据库为基础的涵盖20年内130万妇女的队列研究显示，与没有妊娠期高血压疾病的妇女相比，子痫前期妇女患慢性高血压的危险比为4.47，心脏动脉粥样硬化事件为1.67，外周血管事件为1.82，心力衰竭为2.13，心房颤动为1.73，心血管疾病导致死亡为2.12；其他类型妊娠期高血压疾病患者，心血管疾病和慢性高血压患病风险增加模式也相似；而因子痫前期早产的患者，心血管疾病的患病风险较其他妊娠期高血压患者更高。另一项基于24年间加拿大人群的队列研究（1993—2017年）显示：相对于无子痫前期女性心血管疾病发病风险（7.5/10 000人•年），有子痫前期病史妇女的风险较高（16.0/10 000人•年，校正危险比1.17），其中因子痫前期需要早产的妇女心血管疾病发病风险更高（21.5/10 000人•年，校正危险比1.44）。一项纳入27项研究的荟萃分析结果发现：子痫前期病史和无子痫前期病史妇女在左心室射血分数、等容舒张时间或减速时间方面虽然没有显著差异，但是有子痫前期病史的妇女左心室质量指数和相对壁厚较高，心脏结构和功能有改变的趋势。

子痫前期，尤其是子痫前期需要早产的妇女心血管疾患的发生率更高可能与其病情更重有关。妊娠期高血压患者，尤其是因子痫前期需要早产的妇女，在分娩后应当积极进行心血管疾病的筛查、预防与随访。

二、肾脏疾病

尽管部分子痫前期患者本身可能妊娠前就存在潜在慢性肾脏病变，子痫前期仍是慢性肾脏病（chronic kidney disease，CKD）和终末期肾病（end-stage renal disease，ESKD）的相关危险因素。约有13.7%的子痫前期患者在产后持续蛋白尿、肾小球滤过率（GFR）下降，主要与蛋白尿有关，至少需要每年监测一次肾功能，1.4%的患者为肾功能恶化的高危人群。产后注意评估蛋白尿，以确定哪些妇女需要进一步监测及长期随访肾脏功能变化。

一项基于瑞典40年出生人口登记的包含136万余妇女的队列研究显示，子痫前期与终末期肾病之间存在相关性；子痫前期且首次怀孕前没有主要合并症的妇女患终末期肾病的风险比没有子痫前期的妇女高5倍；与没有子痫前期的妇女相比，因子痫前期早产的妇女（校正风险比9.191）和两次罹患子痫前期的妇女（校正风险比7.13）患终末期肾病的风险最高。子痫前期应被视为继发终末期肾病的重要危险因素。一项荟萃分析(2020年)纳入了23项相关研究，结果发现暴露于妊娠高血压和子痫前期，与慢性肾脏病、终末期肾病和肾脏疾病相关住院的风险显著增加相关；因子痫前期早产与终末期肾病的风险增加相关(校正风险比5.66)。而另外一些研究则未发现子痫前期会增加慢性肾脏病风险。一项荟萃研究结果显示子痫前期后终末期肾病风险显著增加(荟萃分析风险比6.35)；子痫前期后蛋白尿和慢性肾脏病的风险增加，但未达到统计学意义。一项美国2017年基于人群的病例对照研究也得出了相似的结果。

目前，还缺乏足够的数据来证明子痫前期和慢性肾脏病之间的关系，需要进一步的前瞻性研究。

三、中枢神经系统疾病

子痫前期-子痫综合征引起的脑血管功能障碍，可引发母亲大脑的长期变化，包括白质病变(white matter lesions，WML)和认知变化，在妊娠期和分娩后都会增加脑卒中的风险。

在对子痫前期及子痫病史妇女进行的长期研究中，MRI检查分别发现34%～37%和41%有白质病变，明显高于有正常妊娠史的妇女(17%～21%)。与迟发子痫前期(>37孕周)病史的妇女相比，有早发子痫前期(<37孕周)病史的妇女在随访中出现白质病变的可能性明显更高。研究还发现子痫前期病史妇女大脑皮质灰质体积减少，尽管在无子痫前期病史的妇女中也存在脑白质病变，但在子痫前期病史妇女中变化更广泛：颞叶白质病变增加，显微结构完整性改变，并延伸至枕叶和顶叶。

大脑中白质病变病灶增加与认知能力下降之间存在相关性。一些子痫前期-子痫病史的妇女在随访中报告了认知功能障碍症状，如注意力、记忆力和完成任务的能力受损。与对照组相比，有子痫前期-子痫病史的妇女认知困难更多，生活质量更差。然而Postma和Brusse等人的客观数据发现，有子痫病史患者与对照组相比，在持续注意力和执行功能方面没有显著差异。

与血压正常的孕妇相比，妊娠期出现子痫前期会使脑卒中风险增加4～5倍，而且出血性脑卒中比缺血性脑卒中更常见，占子痫前期相关脑卒中的89%。一项亚洲人群的子痫前期-子痫相关脑卒中的研究显示：出血性脑卒中与缺血性脑卒中在产后3天内风险度分别为6.45和34.71；产后3天至6周为5.61和11.23；产后6周至6个月内为11.76和11.60；产后6～12个月内分别为19.90和4.35，子痫前期-子痫患者在产后第一年发生脑卒中的风险明显增高。这些结果表明，子痫前期-子痫妇女即使在分娩后也应密切监测。子痫前期不仅增加年轻妇女脑卒中风险，对中年女性也有类似影响：一项包括了110万中年女性(平均年龄56岁)的妊娠期高血压疾病与脑卒中的研究显示：有妊娠期高血压妇女与无病史妇女相比，缺血性卒中发病风险比为1.29，出血性卒中为1.14(1.07～1.21)，主要与这些妇女在50～60岁左右时患有高血压有关。子痫前期也会使终生脑卒中风险增加1.8～1.9倍。

研究还发现尽管子痫病史妇女远期癫痫发作的绝对危险性极低(约1次发作/2 200人•年)，但子痫前期-子痫病史仍然增加癫痫发作的可能：粗略估计子痫后发生癫痫发作的可能性约6倍于没有妊娠期高血压疾病的妇女，子痫前期病史妇女发生癫痫的风险增加了1倍。

四、代谢异常

与正常妊娠妇女相比，子痫前期-子痫病史的妇女中远期血糖血脂代谢状况更差。子痫前期患者远期发生2型糖尿病和甲状腺功能减退的风险分别增加了3.68倍和2.42倍，子痫前期也是晚期糖尿病视网膜病变和视网膜脱离的危险因素。有子痫前期病史的妇女代谢综合征的发病率也较高。

五、子代近期及远期影响

大量的流行病学研究表明子痫前期病史与子代远期心血管疾病和代谢性疾病发病率增加有关。

子宫内暴露于妊娠期高血压疾病的个体会有长期的心血管后遗症。一项对2 868名年轻人进行20年的前瞻性出生队列研究发现，子宫内暴露于妊娠期高血压疾病会使临床高血压发病率增加，20岁即罹患高血压的患者中有30%出生前母亲患有妊娠高血压。遗传和与母亲共有的环境因素有可能在其中起重要作用。

一项赫尔辛基出生队列的60年随访发现母亲患有子痫前期的人群中，各种形式脑卒中的粗略危险比为1.9；母亲患有妊娠高血压的人群中，各种形式脑卒中的粗略危险比为1.4，可能由于子宫内胎儿大脑生长减少或受损导致大脑血管的局部紊乱。

子痫前期患者的后代更容易发生远期内分泌疾病，特别是肥胖。暴露于子痫前期足月出生的儿童患多种疾病的风险增加，如内分泌、营养和代谢疾病（发病率比为1.6；95%*CI* 1.5-1.7）。

其他一些研究还显示子痫前期可能对子代的神经发育有持久的影响。一项包括980 560名足月出生儿童队列研究发现，宫内暴露于子痫前期的儿童患多动症、自闭症、癫痫、智力残疾和脑瘫的风险都有较明显增加。

（王伽略　顾询可　赵扬玉）

第四节　妊娠期高血压疾病的转诊

子痫前期，尤其是早发型重度子痫前期常伴发较高的母儿病率及病死率，及时、有效、安全地将子痫前期高风险孕产妇以及子痫前期 - 子痫患者转诊至医疗条件更好且新生儿重症监护治疗病房（neonatal intensive care unit，NICU）及器官支持能力更强的医疗单位，可以明显改善母儿预后。转诊可分为门诊转诊及住院患者的转诊，住院患者的转诊应强调转诊指征、转运人员、转运前评估、转运中监护及转运后交接等各个方面。

一、子痫前期高风险孕妇的门诊转诊

临床医生需严格按照《孕产妇妊娠风险评估表》开展孕产妇妊娠风险评估，并在妊娠期间，对孕产妇妊娠风险进行动态评估，发现孕产妇健康状况有变化时及时调整妊娠风险评估和管理。按照《孕产妇妊娠风险评估表》，重度子痫前期、慢性高血压并发子痫前期、子痫、HELLP综合征等患者的妊娠风险评估为较高风险 / 高风险，需在三级助产机构 / 危重孕产妇抢救指定医院进行建档及产前保健。当首次发现重度子痫前期的患者时，应在孕产妇保健手册封面上做“高危”标识并登记，告知孕妇高危妊娠的不良结局，依据转诊网络及流程，及时将患者转诊至指定医院进行产检及救治。

二、子痫前期转诊指征

对于非重度子痫前期孕妇，若病情平稳，可根据当地医疗条件及交通条件等决定居家或住院治疗。当病情进展至重度子痫前期（包括重度妊娠期高血压）和子痫时，必需及时转运患者至三级医疗机构进行救治。目前，我国尚无统一的子痫前期住院转诊标准。个人认为，当母体和胎儿出现或预计会出现超过现有医疗救治能力的病情时就应考虑转运。如母体方面：血压控制不满意、子痫、胎盘早剥、脏器功能损害；胎儿方面：有证据提示胎儿宫内慢性缺氧、胎儿生长受限、早产不可避免等。

（一）转运人员和设备

拥有经过专门培训的转运人员来进行转运能够改善预后，降低病死率和并发症的发生率。我们建议对于生命体征平稳的患者，转运的人员应至少包括一名熟悉子痫前期抢救流程的高年资医师和高年资护士，如有条件可以配备一名新生儿医生。而对于生命体征不稳定的患者，尽量避免转运，或纠正至病情相对平稳时再行转运，若必须进行转运，转运中应该由一个专业复苏的重症医学专家陪同。转运救护车需至少要有心电监护仪、胎心监护仪、输液泵、氧气，同时车上需备有急救药品，如硫酸镁、吗啡、地西泮、冬眠合剂、拉贝洛尔、血管活性药物、利多卡因等。

（二）转运前评估

转运前患者病情严重程度的评估可严重影响患者预后。在转运前做好充分的评估，充分纠正患者的一般状况，待病情相对平稳再行转运，以使患者可以安全度过转运。子痫前期患者转运前需评估母体病情严重程度、胎儿宫内状况，以及是否临产等，包括母体的生命体征、意识情况、体格检查、胎儿的胎动和胎心监护情况、宫缩情况、宫颈扩张情况等。对于患者意识不清、生命体征不平稳、严重的心肺功能损伤、胎盘早剥、子痫抽搐等情况，不宜进行转运，应就地处理，待病情平稳后再决定是否转运。在转运前使子痫前期患者的病情处于相对稳定状态，可以有效避免转运引起的不良结局。在决定转运之前，需将目前疾病病情危重程度、治疗效果、转诊目的及必要性、不良预后可能等告知患者及家属，取得同意并签署知情同意书。同时需整理患者的病历资料、相关检查结果、血压及出入量监测记录等用于与转入医院进行交接，以提高医疗的安全性。

（三）转运中监护

子痫前期患者转运中的监护为整个转运过程的关键。转运中的监护包括母体监护和胎儿监护两方面。转运过程中由于环境的改变和患者精神状况的紧张，其意识及血压会发生相应的改变，除进行连续的生命体征监测及记录以外，还需应用

降压药维持血压稳定并应用硫酸镁持续滴注以预防子痫的发生，一旦发生子痫抽搐，则进行相应的控制子痫处理。对于重度子痫前期患者容易发生胎盘早剥，而转运过程中患者的搬运及血压的变化都增加早剥风险。故而，转运过程中要注意患者主诉的变化、下腹痛及阴道出血的症状、子宫松弛情况等，一旦高度怀疑胎盘早剥，应给予积极的处理。对于转运途中患者的生命体征及病情变化及处理，需要做到详细的记录，并在监测产妇病情的同时，随时与转入医院保持联系，根据孕妇病情变化通知接收医院做好相关检查及抢救的准备。

（四）转运后交接

子痫前期患者转运到达目的地后，要向转入医院就患者病史、转运指征、转运前病情评估情况、转运途中的患者病情变化、生命体征、胎儿宫内状况改变，以及转运途中处理等以详细的文书形式交接及汇报。

总之，子痫前期孕妇应当在不同级别的医疗机构内进行分级管理，转出医疗机构需在积极治疗的同时联系上级医院，在保证安全的情况下进行转诊，途中有医务人员护送，做好病情资料的交接。接受转诊的医疗机构需要有多学科联合救治能力，抢救人员、设备、物品需配置合理、齐全。及时、有效、安全地进行子痫前期孕产妇的转运，是改善母儿结局、降低孕产妇及围产儿病死率的重要方法。

（王伽略　顾询可　赵扬玉）

第五节　妊娠期高血压疾病诊治的质量控制和监测指标

妊娠期高血压疾病及其严重并发症是孕产妇及围产儿死亡和严重病率的重要原因。值得注意的是，孕产妇严重病率（severe maternal morbidity）除与妊娠期高血压疾病自身严重程度有关外，还与疾病诊治过程一些影响因素有关：例如孕期保健未能有效筛查高危因素，用于预防的药物处方率低，产前检查的次数不充足和质量不高，疾病诊断较晚、病情监测不足，硫酸镁在预防子痫中的使用不充分，以及产后随访不良等。为加强医疗保健机构对妊娠期高血压疾病的产科专业质量管理，降低疾病相关孕产妇和围产儿的死亡率，减少孕产妇和围产儿严重病率，有必要在医疗机构内建立妊娠期高血压疾病的诊治质量控制体系。

一、建立妊娠期高血压疾病专业组，定期人员培训与考核

在前述妊娠期高血压疾病的孕期管理中已经提到过，建议应当建立以产科为主包括多个其他相关专业在内的妊娠高血压专业诊治团队。有条件的医疗机构应当建立产科重症监护室（ICU），并将重症患者转入产科 ICU 管理，或与其他综合 ICU（例如外科 ICU）联合共同管理。

在相关多学科支持下，接受定期妊娠期高血压的常规培训，以及针对更严重、更紧急的产科状况处理方面的培训与考核。由医疗机构或产科质量控制部门定期考核妊娠高血压诊治各项过程及终点指标，反馈进一步改进项目并定期复核。

二、建立妊娠期高血压疾病相关高危因素筛查与管理流程

1. 医疗机构内应建立妊娠高血压高危因素筛查流程　在产前咨询、产前保健、产后随访的门诊以及住院患者中，应当全部进行子痫前期相关高危因素的筛查，识别高危孕妇，进入高危管理流程。

2. 产科建立妊娠期高血压疾病的管理流程　发现高危因素孕妇转入相应高危门诊，根据高危因素行进一步检查并决定预防方法；适当缩短产前检查间隔，尤其是在出现子痫前期 - 子痫发病警示因素，甚至疾病首发症状时；及时由高危门诊转至住院评估及治疗。

三、建立妊娠期高血压疾病及其严重并发症的诊治流程

针对出现妊娠期高血压疾病警示因素或首发症状时，以及获得妊娠期高血压疾病和 / 或其严重并发症的诊断后，应当建立相应规范诊治流程，严密的监测和监管、早干预可以阻抑子痫前期的发展，延长妊娠时间，减少重症患者的发生，降低母儿损害。

四、建立妊娠期高血压疾病的产后随访流程

罹患妊娠期高血压疾病尤其是子痫前期 - 子痫的孕产妇在产后一段时间内仍然有可能出现病情加重、反复，或者出现疾病相关严重病率的增长，建议医疗机构的产科建立针对妊娠期高血压

疾病的随访机制、新生儿科建立高危新生儿的随访机制。产妇至少随访至产后6周。随访内容除包括产后生殖系统复旧及母乳喂养情况等之外，还应侧重于患者病情恢复状况：

1. 根据血压监测情况与心血管内科协同控制血压。

2. 监测尿蛋白情况。

3. 根据病情监测心、肝、肾、凝血等相关脏器功能，根据病情及时与相关专业科室协同处理。

4. 根据随访情况，给出生育相关建议，包括避孕、再次妊娠前寻求医疗咨询等。

五、建立孕产妇宣教流程

作为降低妊娠高血压相关孕产妇和围产儿死亡率的重要组成部分，在医疗机构中积极动员孕产妇主动参与孕妇学校及妊娠期高血压疾病相关宣教课程，包括妊娠期、分娩期和产后的高危因素筛查，疾病的早期临床表现和体征，以及在发现高危因素后如何寻求医疗帮助等。

六、监测指标

除《产科专业医疗质量控制指标（2019年版）》中包含的质量控制监测指标外，在这里试行提出一些妊娠期高血压疾病预防及诊治的医疗过程以及围产结局的监测指标，作为医疗机构对单个疾病医疗质量监测指标的补充。既往笔者中心的研究已经显示一些医疗过程指标与妊娠期高血压疾病围产结局指标密切相关。反馈并改进这些过程指标是否可以真正改善疾病围产结局等终点指标，尚有待在大样本多中心的数据验证。

七、过程指标

1. 妊娠期子痫前期-子痫临床风险因素筛查率　妊娠期子痫前期-子痫临床风险因素筛查人数/医疗机构建档分娩人数（%）。

意义：反映子痫前期-子痫高危孕妇在医疗机构内临床风险因素筛查情况。

2. 有指征使用预防药物的应用比率　子痫前期-子痫高危孕妇预防用药人数/子痫前期-子痫高危孕妇人数（%）。

意义：一定程度上反映子痫前期-子痫高危孕妇在医疗机构内一级预防情况。

3. 子痫前期-子痫患者诊断前产前检查次数

意义：一定程度上反映子痫前期-子痫高危孕妇在医疗机构内一级和二级预防情况。

4. 出现子痫前期-子痫首发症状（包括单纯血压升高、单纯蛋白尿，血小板降低、病理性水肿或胎儿生长受限，低蛋白血症）至获得诊断间隔时间。

意义：一定程度上反映子痫前期-子痫高危孕妇在医疗机构内二级预防情况。

5. 重度子痫前期患者降压药及硫酸镁的使用比率　应用降压药及硫酸镁预防子痫发作人数/重度子痫前期患者人数（%）。

意义：一定程度上反映子痫前期-子痫患者在医疗机构内三级预防及诊治情况，是子痫前期-子痫诊治质量的重要过程指标。

6. 无严重并发症重度子痫前期患者产后住院时间

意义：一定程度上反映子痫前期-子痫患者在医疗机构内诊治情况。

7. 包含妊娠期高血压疾病相关健康宣教的孕妇学校参与比率　包含妊娠期高血压疾病相关健康宣教的孕妇学校参与人数/医疗机构内建档分娩人数（%）。

意义：反映妊娠期高血压疾病健康宣教在医疗机构内普及情况。

八、终点指标

1. 子痫前期患者入院时已经发生子痫前期相关严重并发症比率　子痫前期患者入院时已经发生严重并发症人数/子痫前期患者人数（%）。包括子痫、胎盘早剥、弥散性血管内凝血、心衰肺水肿、高血压相关脑病、HELLP综合征、肺栓塞等。

意义：反映医疗机构内子痫前期患者疾病严重程度，是子痫前期诊治质量的重要终点指标。

2. 子痫前期患者入院后子痫前期相关严重并发症比率　无并发症子痫前期患者入院后发生子痫前期相关严重并发症人数/无并发症子痫前期患者入院人数。包括子痫、胎盘早剥、弥散性血管内凝血、心衰肺水肿、高血压相关脑病、HELLP综合征、肺栓塞等。

意义：反映子痫前期患者疾病严重程度以及在医疗机构内诊治情况，是子痫前期诊治质量的重要终点指标。

3. 因子痫前期相关严重并发症入住ICU比率　因子痫前期相关严重并发症入住ICU人数/子痫前期患者人数（%）。

意义：反映子痫前期-子痫患者疾病严重程度

以及在医疗机构内诊治情况，是子痫前期 - 子痫诊治质量的重要终点指标。

4. 子痫前期患者出院后再次入院比率 子痫前期患者出院后因子痫前期相关疾病再次入院人数 / 子痫前期患者出院人数(%)。

意义：一定程度上反映子痫前期 - 子痫患者在医疗机构内诊治情况，是子痫前期 - 子痫诊治质量的重要终点指标。

5. 子痫前期早产（小于 34 孕周）发生率 因子痫前期在妊娠 34 周前分娩或终止妊娠人数 / 子痫前期患者人数。

意义：反映医疗机构内子痫前期患者疾病严重程度，以及在医疗机构内诊治情况。

6. 妊娠期高血压疾病相关早产儿病死率 妊娠期高血压疾病早产儿死亡人数 / 妊娠期高血压疾病早产儿人数。

意义：反映子痫前期 - 子痫患者疾病严重程度以及在医疗机构内诊治情况，是子痫前期 - 子痫诊治质量的重要终点指标。

（王伽略 顾询可 赵扬玉）

参考文献

1. 宋颖，杨孜，沈洁，等. 规律产前检查子痫前期患者早期临床发病特点分析. 中国实用妇科与产科杂志，2014，30(6)：457-461.
2. BROWN MA，MAGEE LA，KENNY LC，et al. Hypertensive Disorders of Pregnancy. Hypertension，2018，72(1)：24-43.
3. 刘英，罗丽琼，张桂丽，等. 再发性子痫前期的临床病理特征及远期母子预后的单中心临床研究. 中国生育健康杂志，2017，28(5)：470-471.
4. 范俊丽，许德清，陈蕾. 前次子痫前期临床特征对再发子痫前期的影响. 中国计划生育学杂志，2020，28(3)：420-423.
5. ZAKI M，BASHA W，BASSYOUNI HT，et al. Evaluation of DNA damage profile in obese women and its association to risk of meta bolic syndrome，polycystic ovary syndrome and recurrent preeclampsia. Genes Dis，2018，5(4)：367-373.
6. CUNNINGHAM MJ，LAMARCA B. Risk of cardiovascular disease，end-stage renal disease，and stroke in postpartum women and their fetuses after a hypertensive pregnancy. Am J Physiol Regul Integr Comp Physiol，2018，315(3)：521-528.
7. OHKUCHI A，HIRASHIMA C，ARAI R，et al. Temporary hypertension and white coat hypertension in the first trimester as risk factors for preeclampsia. Hypertension Research，2019，42(12)：2002-2012.
8. KRÄKER K，O DRISCOLL JM，SCHÜTTE T，et al. Statins Reverse Postpartum Cardiovascular Dysfunction in a Rat Model of Preeclampsia. Hypertension，2020，75(1)：202-210.
9. LEON LJ，MCCARTHY FP，DIREK K，et al. Preeclampsia and Cardiovascular Disease in a Large UK Pregnancy Cohort of Linked Electronic Health Records：A CALIBER Study. Circulation，2019，140(13)：1050-1060.
10. LANGLOIS AWR，PARK AL，LENTZ EJM，et al. Preeclampsia Brings the Risk of Premature Cardiovascular Disease in Women Closer to That of Men. Canadian Journal of Cardiology，2020，36(1)：60-68.
11. REDDY M，WRIGHT L，ROLNIK DL，et al. Evaluation of Cardiac Function in Women With a History of Preeclampsia：A Systematic Review and Meta-Analysis. Journal of the American Heart Association，2019，8(22)：e13545.
12. KHASHAN AS，EVANS M，KUBLICKAS M，et al. Preeclampsia and risk of end stage kidney disease：A Swedish nationwide cohort study. PLOS Medicine，2019，16(7)：e1002875.
13. BARRETT PM，MCCARTHY FP，KUBLICKIENE K，et al. Adverse Pregnancy Outcomes and Long-term Maternal Kidney Disease. JAMA Network Open，2020，3(2)：e1920964.
14. BEHBOUDI-GANDEVANI S，AMIRI M，RAHMATI M，et al. Preeclampsia and the Ten-Year Risk of Incident Chronic Kidney Disease. Cardiorenal Med，2020，10(3)：188-197.
15. COVELLA B，VINTURACHE AE，CABIDDU G，et al. A systematic review and meta -analysis indicates long-term risk of chronic and end-stage kidney disease after preeclampsia. Kidney international，2019，96(3)：711-727.
16. ALONSO-VENTURA V，LI Y，PASUPULETI V，et al. Effects of preeclampsia and eclampsia on maternal meta bolic and biochemical outcomes in later life：a systematic review and meta -analysis. Meta bolism，2020，102：154012.
17. WANG L，QU B，XU P，et al. Preeclampsia exposed offspring have greater body mass index than non-exposed offspring during peripubertal life：A meta -analysis. Pregnancy Hypertension，2020，19：247-252.
18. SUN BZ，MOSTER D，HARMON QE，et al. Association of Preeclampsia in Term Births With Neurodevelopmental Disorders in Offspring. JAMA Psychiatry，2020，77(8)：1-7.
19. 中华医学会妇产科学分会妊娠期高血压疾病学组. 妊

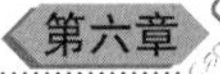

娠期高血压疾病诊治指南（2020）. 中华妇产科杂志，2020，55（04）：227-238.

20. 杨孜，张为远. 妊娠期高血压疾病诊治指南（2020）解读. 中华妇产科杂志，2020，55（06）：425-432.

21. WEN T，YU VX，WRIGHT JD，et al. Postpartum length of stay and risk for readmission among women with preeclampsia. J Matern Fetal Neonatal Med，2020，33（7）：1086-1094.

第二篇

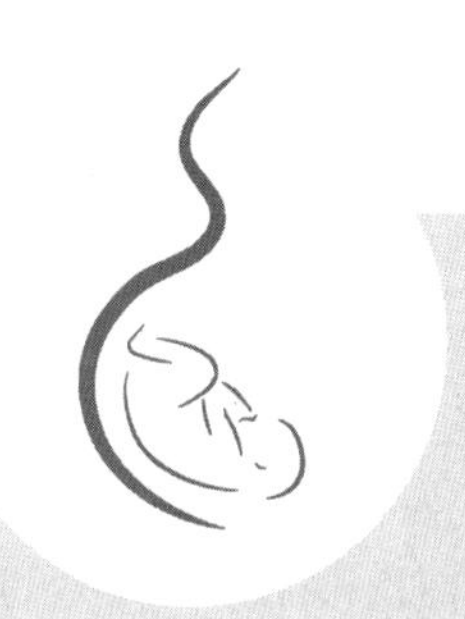

并发症与合并症

第七章 子痫前期并发症

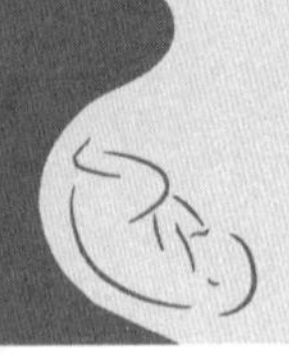

第一节　脑血管意外

一、概述

妊娠期高血压疾病并发脑血管意外，主要包括脑出血、脑梗死、短暂性脑缺血发作、高血压脑病及颅内静脉窦血栓形成等。脑出血是重度高血压致死的第一位原因，较少见。

二、病理生理机制

妊娠期高血压疾病的基本病理改变为全身小动脉痉挛，故而脑血管亦出现痉挛，血管通透性增高。在此基础上进一步发展可出现：

1. 脑血管自动调节功能丧失　正常情况下脑灌注血流增多时，脑血管收缩，血流量减少；脑灌注血流减少时，脑血管扩张，血流量增加。平均动脉压≥130mmHg时，脑血管的自动调节功能丧失，收缩的小血管被迫扩张，脑灌注压升高。尤其在体循环血压骤升时，极易使脑血管内皮细胞缺血、缺氧，发生缺血性出血及血管破裂出血。

2. 血管内皮损伤　小动脉痉挛，细胞毒性因子增加和保护因子下降，导致氧负荷/抗氧化剂平衡失调，血管内皮细胞发生坏死，管壁胶原纤维暴露，致血小板黏附和血小板因子的释放，激活外源性凝血途径，出现血管内凝血。

3. 高凝状态　毛细血管通透性增加，血浆白蛋白外渗，胶体渗透压下降，血管内外液体交换失衡，血液浓缩，红细胞及血小板聚集、黏附，血液呈异常高凝状态。

4. 血-脑屏障损伤　在HELLP综合征患者中观察到脑灌注压异常增高，推测血管内皮损伤，破坏了正常的血-脑屏障，使已经紊乱的脑调节机制迅速恶化，出现脑血管压力骤升。

三、常见症状及鉴别

1. 头痛　头痛可能是发生子痫的前兆。既往有头痛病史者，发生子痫前期时可能会进一步发展。所有子痫前期患者都应询问可能存在的疾病或之前所患疾病。

需与以下情况鉴别：

（1）血管搏动性头痛或紧张性头痛：在儿童期常见，反复发作是其特点。

（2）偏头痛：常有数分钟或数小时的前驱症状或前兆。血管或精神性头痛典型症状为日间发生，逐渐加重，与抑郁相关，用药后易反弹。

（3）颅内出血：前驱症状为剧烈的头痛或意识模糊。育龄期妇女发生颅内出血常因为动静脉畸形（arterial venous malformation，AVMs）或动脉血管瘤。脑血管畸形在青年女性常见，而动脉血管瘤在年龄偏大的育龄妇女中更常见。动静脉畸形可能存在前驱中枢神经系统症状，常表现为单侧恶性头痛或进行性神经症状紊乱。妊娠期血容量增加、心输出量增加、微动脉胶原重新机化可能加重动静脉畸形。

（4）脑静脉血栓形成：亦可引起头痛，常反复发作，意识模糊，易发生在产褥期，少数发生在妊娠期。

（5）颅内肿瘤：其所致头痛可能在妊娠期才出现首发症状，最常发生于妊娠早期。此种头痛反复发作且常受体位的影响。

2. 意识改变　子痫前期-子痫患者可发生短暂性或可逆性意识改变。子痫抽搐后脑血管缺血再灌注、给予过量的硫酸镁药物治疗及预防子痫，均可能发生意识改变。前者将于若干分钟内苏醒；后者如果存在硫酸镁极度过量或孕妇存在肾脏疾病时，苏醒可能需要较长时间。

颅内出血可导致重度子痫前期或子痫时的意

识改变。如意识改变持续存在，头颅CT检查可协助诊断。

3. 视物模糊　需与应用硫酸镁后发生的视觉模糊鉴别。硫酸镁不仅可引起视觉模糊、复视，还可引起眼睑下垂、对光反射及辐辏反射减弱、反应低下等。

4. 抽搐　子痫前期发生抽搐即可诊断为子痫，此诊断需排除其他原因。需与以下疾病鉴别：

（1）癫痫：癫痫可于妊娠期首发，如患者存在妊娠期大抽搐或癫痫病史，诊断不难。发作常有诱因，如灯光、声音、睡眠不足等，可协助诊断。癫痫抽搐不合并高血压、蛋白尿或其他微血管病变。

（2）脑静脉血栓：孕妇存在生理性高凝状态，易发生该病。当孕妇存在微血管病变、外伤或感染时，发病危险性增加。临床表现取决于病变的定位及范围，脑血栓可增加颅内压，导致多灶性缺血或脑梗死。上矢状窦血栓时常为全身抽搐或局部抽搐，常见单侧肢体或双侧肢体运动障碍。这些患者常合并发热、头痛、视乳头水肿及眼科症状，如视野缺损等。

5. 神经传导障碍　需与以下疾病鉴别：

（1）血管炎：可发生高血压、蛋白尿及抽搐。

（2）系统性红斑狼疮：狼疮者血压极度升高时可发生抽搐。

（3）其他：无蛋白尿、高血压者，首次发生抽搐考虑头颅外伤、中枢神经系统感染、代谢障碍或血管病变。

6. 颈强直　颈强直并非子痫前期的特异性症状。如存在，考虑颅内出血或感染的可能。

7. 视野缺损　视野缺损首先需与复视鉴别。鉴别要点包括覆盖一只眼对硫酸镁治疗的反应和/或颅内压升高情况。

四、临床表现

1. 脑出血　多急性发作，患者突然出现剧烈头痛，喷射性呕吐，血压急剧上升至200/110mmHg以上，瞳孔可不等大或呈针尖样，出现不同程度的偏瘫或偏身感觉障碍。重者出现癫痫大发作或癫痫持续状态，于数分钟后陷入昏迷。

2. 脑血栓　病程呈亚急性或慢性起病，常在发病后1～2天出现典型症状和体征，其特点为全脑症状轻，意识障碍不明显，多为非均等性偏瘫。

3. 短暂性脑缺血　短时间出现局限性神经功能缺失。尤其是发生在椎-基底动脉系统上的短暂性脑缺血，可有特殊的临床表现，如跌倒发作、短暂性全面遗忘、暂时性皮质盲（主要是双侧大脑后动脉及其分支痉挛或阻塞，导致脑皮质受损，患者瞳孔对光反射良好，眼底正常）。

4. 高血压脑病　起病急，进展迅速，病程可经历数分钟至48小时不等。主要表现为颅压升高和抽搐发作，可伴意识模糊、偏瘫或感觉障碍，重者出现昏迷。

5. 颅内静脉窦血栓形成　首发症状多为严重头痛伴喷射性呕吐，颅内压增高症状明显，常有局灶性神经功能缺损、癫痫样发作、意识障碍。

五、辅助检查

1. 脑脊液检查　子痫前期时脑脊液检查无意义，但可用于鉴别诊断。脑脊液分析可用于鉴别及诊断脑膜炎、蛛网膜下腔出血或多系统硬化症（多克隆细胞增殖）。

2. CT检查　颅脑CT扫描常是颅内出血检查的首选检查方法，当考虑颅内出血时立即行颅脑CT扫描，当发生脑血管血栓时可见线性高密度影，增强扫描发现充盈缺损。

3. MRI检查　此技术可明确血管病变及空间占位病变。脑血管造影磁共振显影可协助诊断脑静脉血栓。

4. 数字减影血管造影　系脑血管疾病检查的金标准，为有创性检查，且具有放射性，可与其他血管成像技术互补。

六、诊断

依据病史及典型临床表现不难做出诊断，但因表现常无特异性，需必要的辅助检查。

七、治疗

1. 药物治疗　Belfort等研究硫酸镁和尼莫地平预防子痫抽搐的效果，发现硫酸镁效果优于尼莫地平。研究证实，尼莫地平可舒张脑血管及增加脑灌注压，而硫酸镁可减少抽搐，提示硫酸镁可降低脑灌注压，缓解高血压脑病。还有研究发现硫酸镁对N-甲基-D-天冬氨酸受体结合发挥重要的作用。尽管硫酸镁的使用已经超过了100余年，但其用于治疗子痫及子痫前期疾病的机制仍不清楚，但此药是目前治疗的最有效药物。有研究表明，拉贝洛尔应用于子痫前期患者可降低脑灌注压，有利于预防高血压脑病。

2. 并发脑血管意外的处理　需要妇产科和神经外科密切合作，协同处理。处理原则：治疗原发病的基础上处理脑血管意外。

（1）一般处理：保持安静，减少搬动及干扰，头部抬高、敷冰袋，保持局部低温，减少出血及降低局部脑代谢率。保持呼吸通畅，防止误吸，给予氧疗，监测血氧饱和度。保持水、电解质平衡，急性期因脑水肿、出血，入量不宜过多，根据心肺功能及尿量决定入量，一般为1 500～2 000ml，发病4小时内禁食。

（2）解痉、镇静及降压治疗：同妊娠期高血压疾病。

（3）产科处理：妊娠32周前，如孕妇发生脑血管意外，若母体及胎儿状态良好，有神经外科手术指征应尽早手术。无论是剖宫产还是阴道分娩，应禁用催产素以防血压升高加重脑出血，在分娩过程中不做神经外科的处理或手术，但是因血肿致脑疝者应紧急开颅手术。

（4）脑出血治疗

1）止血：可用一般止血药如维生素K、卡巴克络等，如出现凝血功能障碍则需补充纤维蛋白原、凝血酶原及血小板等凝血物质。

2）手术治疗：手术目的在于清除血肿，降低颅内压，尽量恢复神经细胞功能，防止和减轻继发性损害，提高生存质量。无论是产前还是产后的脑出血，只要具备手术指征，应尽早手术。手术方式：①血肿清除术：适用于一般情况良好，内科治疗效果差，心、肾功能无明显障碍，或病情恶化，颅内压增高，脑病的早期；②血肿穿刺引流：适用于血肿大，且不宜手术清除者；③脑室引流：适用于脑室出血或有阻塞性脑积水时，发生脑疝者应急诊手术。

3）及时终止妊娠：当脑出血诊断明确，有开颅手术的适应证和条件时应及时剖宫产终止妊娠，手术时机应由产科与神经外科、ICU医生共同选择。

（5）脑血栓、脑梗死治疗

1）扩血管治疗：应早期应用脑血管扩张剂，尽早应用疗效较好，能立即改善局部缺血，有利于侧支循环的建立。在发病3周以上，脑水肿消退，脑局部仍有缺血，仍可应用脑血管扩张剂。药物可选低分子右旋糖酐或复方丹参。复方丹参有改善微循环，扩张脑血管，增加脑血流量，促进侧支循环建立的药理作用，低分子右旋糖酐可增加血容量，改善微循环，降低血液黏稠度，减少血小板凝集性。有学者建议“短程大剂量”应用糖皮质激素，如地塞米松20～60mg，每天1次，持续3～5天，有降低颅内压的作用。

2）抗凝、溶栓治疗：低分子量肝素的应用及介入溶栓治疗，但应注意其引起的出血倾向。同时，由于介入治疗对胎儿的影响，一般妊娠期不用。

（方　燕　马玉燕）

参考文献

1. 苟文丽. 妊娠期高血压疾病. 北京：人民卫生出版社，2011.
2. 谢幸，孔北华，段涛. 妇产科学. 9版. 北京：人民卫生出版社，2018.
3. 中华医学会妇产科学分会妊娠期高血压疾病学组. 妊娠高血压期疾病诊治指南（2020）. 中华妇产科杂志，2020，55（4）：227-238.
4. CUNNINGHAM FG，LEVENO KJ，BLOOM SL，et al. Williams Obstetrics. 25th ed. New York：McGraw-hill Medical Publishing Division，2019.
5. BROWN MA，MAGEE LA，KENNY LC，et al. International Society for the Study of Hypertension in Pregnancy（ISSHP）. The hypertensive disorders of pregnancy：ISSHP classification，diagnosis & management recommendations for international practice. Pregnancy Hypertens，2018，13：291-310.
6. ACOG Practice Bulletin No.202. Gestational Hypertension and Preeclampsia. Obstet Gynecol，2019，133（1）：1.
7. CHAIWORAPONGSA T，CHAEMSAITHONG P，YEO L，et al. Pre-eclampsia part 1：current understanding of its pathophysiology. Nat Rev Nephrol，2014，10（8）：466-480.
8. BELFORT MA，ANTHONY J，SAADE GR，et al. Nimodipine Study Group. A comparison of magnesium sulfate and nimodipine for the prevention of eclampsia. N Engl J Med，2003，348（4）：304-311.

第二节　HELLP综合征

一、概述

HELLP综合征（hemolysis，elevated liver enzymes，and low platelets count syndrome，HELLP syndrome）是妊娠期高血压疾病的严重并发症。1982年Weinstein首次提出来HELLP综合征之概念，HELLP综合征即溶血、肝酶升高及血小板降低三联征。HELLP综合征是妊娠期高血压疾病的严重并发症，可以发生在无血压升高或无蛋白尿的情况下，也可发生在子痫前期临床症状出现之后。它严重威胁孕产妇及围产儿健康，发病率及死亡率分别为24%及40%，围产儿病率及死亡率高达60%。HELLP综合征多发生在妊娠晚期，多见于妊娠27～37周，很少发生于妊娠24周之前，但发病越早，病情越严重。早诊断、早治疗可明显改善母婴预后，正确有效的治疗可使孕产妇死亡率降至1%。有学者报道，子痫前期-子痫患者中HELLP综合征发病率约为10%。1993年Friedman等分析了442例重度子痫前期患者，发现HELLP综合征的发病率为20%。HELLP综合征的高危因素有多次产妇、年龄>25岁和既往不良妊娠史等。

二、病理生理机制

HELLP综合征发病机制尚不清楚。如果该病是一种重度子痫前期，则可能是源于胎盘发育异常和功能异常。将其作为独立疾病看待时，原因可能是胎盘形成异常，这与子痫前期类似，但肝脏病变与凝血系统的激活程度都强于子痫前期。本病的主要病理改变与妊娠期高血压疾病相同，如血管痉挛、血管内皮损伤、血小板凝集与消耗、纤维蛋白沉积和终末器官缺血等，但发展为HELLP综合征的具体机制尚不清楚。血管内皮细胞损伤可引起管腔内纤维蛋白沉积，管腔中流动的有形物质与损伤部位接触后被破坏，血小板被激活释放出缩血管物质，包括血栓素A2、内皮素等，导致血管收缩，促使血管内皮进一步损伤，促进血小板凝集，血小板消耗增加，血小板减少；红细胞通过内皮损伤的血管和纤维蛋白网沉淀物时变形、破坏而发生溶血；血管内皮损伤，末梢血管痉挛，在门脉周围和/或肝实质形成局灶性肝细胞坏死、出血和玻璃样物质沉积，肝窦内也有大片纤维素样物质沉着，甚至出现肝包膜下或肝实质内出血，引起肝酶升高和肝区疼痛，偶可导致肝包膜破裂。

HELLP综合征的发生可能与自身免疫机制有关，研究表明，该病患者血中补体被激活，过敏毒素、C3a、C5a及终末C5b-9补体复合物水平升高，可刺激巨噬细胞、白细胞及血小板合成血管活性物质，使血管痉挛性收缩，内皮细胞损伤引起血小板凝集、消耗，导致血小板减少、溶血及肝酶升高。

三、对母亲胎儿的影响

（一）对孕产妇的影响

HELLP综合征孕妇可并发肺水肿、胎盘早剥、体腔积液、产后出血、弥散性血管内凝血（disseminated intravascular coagulation，DIC）、肾衰竭、肝破裂等，手术产率高，死亡率明显增高。资料表明，多器官功能衰竭及弥散性血管内凝血是HELLP综合征最主要的死亡原因。

（二）对胎儿的影响

因胎盘供血、供氧不足，胎盘功能减退，导致胎儿生长受限、死胎、死产、早产。

四、临床表现

多为非特异性症状，常见有右上腹或上腹部疼痛、恶心、呕吐、全身不适等，少数可有轻度黄疸，体征有右上腹或上腹部腹肌紧张。如凝血功能障碍严重可出现血尿、消化道出血。90%患者有不适，87%患者有蛋白尿，85%患者有血压升高，40%～90%患者有右上腹部或剑突下疼痛，29%～84%患者有恶心、呕吐，33%～60%患者有头痛，10%～20%患者有视力改变。多数患者有重度妊娠期高血压疾病的基本特征，20%患者血压正常或轻度升高，15%孕妇可既无高血压也无明显的蛋白尿。Nazer等对112名重度子痫前期-子痫合并HELLP综合征患者进行研究发现，31%患者舒张压低于110mmHg，15%患者低于90mmHg。

本病可发生于妊娠中期至产后数天的任何时间，70%以上发生于产前，产后发生HELLP综合征伴肾衰竭和肺水肿者危险性更大，多发生于产后24～48小时。

有些不典型病例需引起重视。Roopa等报道一例非典型HELLP综合征，首发症状为麻醉时硬膜外腔出血，因为缺乏高血压、蛋白尿等，没有及时诊断，随后很快出现多器官功能障碍，产后出血、肾衰竭、肺水肿、弥散性血管内凝血。笔者也曾多次诊治非典型病例，有些患者仅表现为低蛋白血症或严重继发性贫血、少尿，缺乏典型的重度子痫前期表现，应警惕此非典型HELLP综合征。

五、诊断

本病表现多为非特异性症状，对有右上腹或上腹部疼痛、恶心、呕吐的妊娠期高血压疾病患者应考虑HELLP综合征可能，确诊需通过实验室检查。

（一）血管内溶血

血清乳酸脱氢酶（lactate dehydrogenase，LDH）升高，是诊断血管内溶血的敏感指标，常早于血红蛋白降低及血清非结合胆红素升高。血红蛋白轻度降低，外周血涂片中见异常变形、裂片红细胞、球形红细胞等。血清总胆红素 >20.5μmol/L（即 1.2mg/dl），以非结合胆红素为主。血细胞比容 <0.30，网织红细胞 >0.015。提示存在微血管性溶血性贫血。扫描电子显微镜显示：HELLP 综合征患者中，红细胞通过有血栓形成的受损的血管时可发生微血管病溶血。

（二）肝酶升高

丙氨酸转氨酶（alanine aminotransferase，ALT）≥40U/L 或天冬氨酸转氨酶（aspartate aminotransferase，AST）≥70U/L。Emamian 等研究发现约 21% 的 HELLP 综合征患者有 AST 升高，而 AST 或 ALT 升高提示肝脏受损。

（三）血小板减少

Lockwood 研究提示血小板减少症的发生率为 12%。妊娠期血小板减少的定义为血小板计数 $<100\times10^9/L$。子痫前期时血小板减少可继发于外周血小板破坏。Romero 等对 353 名合并子痫前期患者进行了回顾性调查研究发现，以血小板计数 $<100\times10^9/L$ 为标准，根据血小板减少程度，将 HELLP 综合征分 3 级：①Ⅰ级：血小板计数 $\leq50\times10^9/L$；②Ⅱ级：血小板计数 $(50\sim100)\times10^9/L$；③Ⅲ级：血小板计数 $(100\sim150)\times10^9/L$。动态监测血小板变化趋势，有利于判断疾病严重程度及评估严重并发症的发生风险，及时给予对症处理。

除血小板计数外，门冬氨酸转氨酶和血乳酸脱氢酶水平与该病的严重程度也有密切关系，国外有研究将 AST>2 000U/L 及 LDH>3 000U/L 称为暴发型（fulminant type），暴发型死亡率接近 100%。

反映凝血功能的指标，如凝血酶原时间（prothrombin time，PT）、部分凝血酶时间（activated partial thromboplastin time，APTT）、纤维蛋白原及出血时间在未合并胎盘早剥或胎死宫内的 HELLP 患者中，大多数值正常。

HELLP 患者实验室检查结果的异常多在产后很快恢复正常；但亦有特殊情况。在产后最初的 24～48 小时，血小板减少和肝功能受损的表现可能为一过性加重，无合并症者在产后第 4 天，血小板计数有升高的趋势，LDH 有下降的趋势。Martind 等对在美国密西西比医学中心就诊的 158 名 HELLP 综合征患者进行了产后恢复评估，血小板计数 $<50\times10^9/L$ 的患者在产后 11 天恢复至正常值，即 $>100\times10^9/L$，血小板计数在 $(50\sim100)\times10^9/L$ 者，产后第 6 天恢复至正常值。若在 72 小时内血小板计数未明显恢复的 HELLP 综合征患者，还应考虑合并血栓性血小板减少性紫癜的可能。

实验室检查结果异常程度与病情严重程度呈正相关。

六、鉴别诊断

HELLP 综合征与重度子痫前期、子痫、溶血性尿毒症性综合征、血小板减少性紫癜、妊娠期急性脂肪肝有极相似的临床表现和实验室结果，应予鉴别（表 7-2-1）。警惕 HELLP 综合征伴有抗磷脂综合征时，需保证多学科的管理和积极的抗凝、免疫治疗。右上腹的症状和体征尚需和胆囊炎、肝炎、胃肠炎、胰腺炎等疾病相鉴别。

七、治疗

（一）积极治疗妊娠期高血压疾病

以解痉、镇静、降压及合理扩容、必要时利尿为治疗原则。

表 7-2-1 HELLP 综合征的鉴别诊断

项目	HELLP 综合征	血小板减少性紫癜	溶血性尿毒症性综合征	妊娠期急性脂肪肝
主要损害系统	肝脏	神经系统	肾脏	肝脏
妊娠期	中、晚期	中孕	产后	晚孕
血小板	↓	↓	↓	正常 / ↓
PT/APTT	正常	正常	正常	↓
溶血	+	+	+	+/−
血糖	正常	正常	正常	↓
纤维蛋白原	正常	正常	正常	↓↓
肌酐	正常或↑	↑	↑	↑↑
转氨酶	↑	正常	正常	↑

（二）控制出血、输注血小板

血小板计数 > 50×10^9/L，同时无过度失血或血小板功能异常时，不建议预防性输注血小板或剖宫产术前输注血小板。若血小板计数 < 50×10^9/L 且计数迅速下降或者存在凝血功能障碍时，可考虑备血。血小板计数 < 20×10^9/L 或有出血时，应输浓缩血小板、新鲜冰冻血浆。注意预防性输血小板并不能预防产后出血的发生。

（三）肾上腺皮质激素

目前对于肾上腺皮质激素的应用仍存争议，但仍是 HELLP 综合征的治疗方法之一。有研究发现，大剂量静脉应用肾上腺皮质激素，可显著提高血小板计数，改善 LDH、肝功能等各项实验室指标，并能延长孕周 26～56 小时，尿量增加，平均动脉压下降，并可促使胎儿肺成熟。妊娠期每 12 小时静脉滴注地塞米松 10mg，产后应继续应用 3 次，以免出现血小板再次降低、肝功恶化、少尿等危险。但也有研究表明，不应用肾上腺皮质激素治疗，只应用解痉、扩容等治疗 HELLP 综合征症状明显改善；另有研究发现倍他米松可能导致胎心率变异减少，使手术产率增加。

（四）血浆置换

必要时可给予血浆置换。用新鲜冰冻血浆置换患者血浆，去除毒素、免疫复合物、血小板凝集抑制因子，降低血液黏稠度，补充血浆因子等，对改善 HELLP 综合征临床症状及降低围生期病死率有效，但对纠正暴发型 HELLP 综合征无效。

（五）产科处理

1. 终止妊娠的时机　应根据具体情况处理。孕龄≥34 周或胎肺已成熟、胎儿窘迫、先兆肝破裂及病情恶化者，应给予积极治疗后终止妊娠；孕龄 < 34 周或胎肺不成熟、胎儿情况良好及病情稳定者，可考虑在三级医疗机构行期待治疗，并尽早终止妊娠。

2. 分娩方式　HELLP 综合征不是剖宫产指征，可酌情放宽指征，分娩方式依产科因素而定。

3. 麻醉选择　因血小板减少，有局部出血危险，故阴部阻滞和硬膜外麻醉禁忌，阴道分娩宜采用局部浸润麻醉，剖宫产多采用全身麻醉。

八、预后

HELLP 综合征患者异常的实验室检查结果多在产后很快恢复正常，但亦有特殊情况。

HELLP 综合征患者可能并发胎盘早剥、急性肾衰竭、肝血肿及腹水等。Nazer 及 Pritchard 报道胎盘早剥的发病率为 7%～20%。与正常妊娠比较，HELLP 综合征患者发生胎盘早剥的概率高 20 倍，HELLP 综合征发生胎盘早剥常预示胎儿死亡及严重的凝血功能障碍。

（杨秋红　马玉燕）

参考文献

1. 苟文丽. 妊娠期高血压疾病. 北京：人民卫生出版社，2011.
2. 谢幸，孔北华，段涛. 妇产科学. 9 版. 北京：人民卫生出版社，2018.
3. 中华医学会妇产科学分会妊娠期高血压疾病学组. 妊娠高血压期疾病诊治指南（2020）. 中华妇产科杂志，2020，55（4）：227-238.
4. CUNNINGHAM FG，LEVENO KJ，BLOOM SL，et al. Williams Obstetrics. 25th ed. New York：McGraw-hill Medical Publishing Division，2019.
5. BROWN MA，MAGEE LA，KENNY LC，et al. International Society for the Study of Hypertension in Pregnancy（ISSHP）. The hypertensive disorders of pregnancy：ISSHP classification，diagnosis & management recommendations for international practice. Pregnancy Hypertens，2018，13：291-310.

第三节　血栓性疾病

一、概述

妊娠期血栓性疾病的首位危险因素是血栓病史，高血压对于血栓性疾病发生发展有重要影响。妊娠期形成的血栓中约有 20% 为动脉血栓，80% 为静脉血栓。静脉血栓多在下肢和盆腔部位的深静脉形成，其他为上肢或颈部血栓及肺部血栓。在深静脉血栓中，最常见是左下肢深静脉血栓，推测其可能的原因为增大的子宫对左侧髂总静脉的压迫导致左下肢的血液淤积。

二、病理生理机制

妊娠期女性凝血及纤溶系统发生的生理性改变，除了有利于保护分娩后胎盘剥离面和减少会阴部裂伤出血，同时也增加了动静脉血栓形成的风险。围产期妇女发生血栓性疾病的风险大约是非孕妇女的 5 倍。孕妇凝血系统的改变主要表现为凝血因子Ⅶ、Ⅷ、Ⅹ，血管性血友病因子及纤维蛋白原含量明显增加，而游离蛋白 S、蛋白 C 等抗凝物质浓度降低。这一高凝状态可持续到产后 8 周。

由于生理性的高凝状态以及其他一些因素，如高龄、血栓病史的影响，血栓性疾病的发生风险增加。近年来，逐渐认识到妊娠及产褥期血栓性疾病是引起孕产妇死亡的主要原因之一，因此，临床医生应重视妊娠期血栓性疾病的诊断与治疗。

三、临床表现

1. 深静脉血栓　妊娠期深静脉血栓患者的临床表现十分重要，80% 以上患者常见的有两个首发症状：①患侧肢体的疼痛和肿胀，轻者仅感局部沉重，站立和行走时疼痛加剧，抬高下肢可以缓解症状；②全身症状可有低热，体温一般不超过 39℃，可有轻度心动过速等症状。

若考虑是新发的深静脉血栓，首选的检查是对近端静脉行加压超声检查；当超声结果为阴性且不怀疑髂静脉血栓时，可以进行常规检测，在 3 天后再次检查；如超声检查结果不明确且怀疑髂静脉血栓形成时，需进一步行磁共振成像检查。D- 二聚体的检测主要用于诊断非孕期静脉血栓，其阴性预测值可用于排除血栓疾病。D- 二聚体水平在妊娠期会升高，并随孕周增加而增加。早产、子痫前期和胎盘早剥等疾病可使 D- 二聚体水平明显升高，其敏感性不强。

2. 肺栓塞　肺栓塞的临床表现缺乏特异性。最常见的症状是突发原因不明的呼吸困难，其次是心绞痛或心肌梗死样疼痛，可向肩部或腹部放射。仅有不足 30% 的患者可表现出典型的胸痛、咯血及呼吸困难三联征。若患者出现烦躁不安、惊恐、濒死感、出冷汗、血压下降、休克、晕厥等症状，应考虑到急性肺栓塞发作的可能，需高度重视。

诊断肺栓塞的金标准是肺血管造影，但该检查是有创的，仅用于不能做出诊断或非创伤性检查不能排除诊断者。其他的辅助诊断方法包括血气分析和心电图检查等。妊娠期新发肺栓塞的诊断与非妊娠期相似，但妊娠期的诊断最优策略目前尚未确定。对于病情稳定患者主诉急性胸痛，多层螺旋 CT 扫描是诊断肺动脉栓塞的一种快捷、无创、安全、可靠的影像学诊断方法，可清楚显示血栓部位、形态及其与血管壁关系和内腔受损情况。

四、处理

1. 深静脉血栓　对于新确诊的深静脉血栓并存在血流动力学不稳定、有大的凝血块或母体有合并症者，需住院进行抗凝治疗。可选择的药物有普通肝素和低分子肝素。低分子肝素相较于普通肝素可以降低血小板减少症及骨质疏松性骨折的风险。应用下腔静脉安装滤器也越来越广泛，从颈静脉、股静脉放置，一般放置 10 天取出，亦可长期放置。

2. 肺栓塞　肺栓塞患者的急救处理措施：稳定患者血流动力学，治疗已发生的血栓栓塞和防止栓塞再发生。临床诊断为肺栓塞的危重患者，应立即开始溶栓治疗，不宜等待核素扫描和肺动脉造影等检查结果明确诊断，同时严密监测呼吸、脉搏、血压等生命体征，患者需绝对卧床 2～3 周，吸氧，抗休克治疗，胸痛重者可给予止痛剂，避免便秘，排便勿用力，应用抗生素预防感染，记录 24 小时出入量。对症治疗包括止痛、解痉、抗心衰、解除支气管痉挛和控制心律失常等。

肺栓塞患者的治疗药物，目前常用的有肝素和华法林。抗凝治疗 1～4 周，肺动脉血栓完全溶解者为 25%，4 个月后为 50%。普通肝素和低分子肝素不能通过胎盘，对胎儿没有致畸作用。孕期的肝素使用量较非孕期高 10%～20%。发生血栓后的肝素应采用治疗剂量，需要监测抗 Xa 浓度（0.2～0.4U/ml 水平起效），预防剂量的肝素不用监测抗 Xa 浓度。华法林为双香豆素类药物，因可通过胎盘，孕早、中期使用可引起胎儿发育障碍和畸形，产前使用还存在争议，一般用于产后。在妊娠 6 周内使用华法林被认为是安全的。使用该药的母亲，孕期任何时间都可发生胎儿出血，但在心脏置换机械瓣膜的孕妇、接受足够剂量肝素治疗仍有血栓复发风险的孕妇和有肝素应用禁忌证的孕妇，可以在不考虑妊娠的情况下采用华法林治疗。

溶栓疗法主要用于 2 周内的新鲜血栓栓塞患者。溶栓疗法出血发生率为 5%～7%，致死率约为 1%，可迅速溶解血栓，恢复肺组织灌注和逆转右心衰竭，增加肺毛细血管血容量，降低栓塞复发率和病死率。溶栓疗法的指征：①大块肺栓子；②肺栓塞伴休克；③原有心肺疾病的次大块肺栓子引起循环衰竭者。

五、预防

由于缺乏孕期使用抗凝药物疗效的数据，孕期使用抗凝剂的建议源自非孕患者的研究数据，妊娠期首选的抗凝药物为肝素类。

对可能需要在妊娠期抗凝治疗的妇女应该于孕前（至少要在妊娠早期）进行评估。孕期预防性抗凝治疗的适用人群包括：既往有血栓病史的妇女，易栓症（获得性和遗传性）高危的妇女。对于存在机械心脏瓣膜、慢性血栓栓塞性肺动脉高压、充分抗凝后复发性血栓形成史、心肌梗死病史等处于血栓性死亡率高风险的妇女，不建议妊娠。

接受抗凝治疗的妇女在妊娠后应继续进行抗凝治疗，根据孕期的情况适当调整治疗方案和剂量，并持续至整个妊娠期至产后6～12周，分娩后再重新开始既往采取的抗凝治疗方案。建议对有深静脉血栓史及有高危因素易栓症患者使用调节剂量的抗凝剂；如果孕妇以前有复发性静脉血栓病史或有威胁生命的血栓形成，或在接受抗凝治疗时发生血栓的患者，应该接受调节剂量的抗凝剂治疗；对以前曾有静脉血栓病史但低血栓前状态风险的孕妇建议使用小剂量的抗凝剂预防；持续抗磷脂抗体阳性增加孕期及产褥期静脉血栓的发生风险，建议对没有血栓病史的抗磷脂综合征孕妇采用低剂量肝素预防方案，对有血栓病史的抗磷脂综合征孕妇采用调节剂量的肝素预防方案；对已知有血栓形成倾向但没有发生过静脉血栓的孕妇的产前干预仍然有争议，尚无建议对该类人群采用低剂量抗凝剂预防的证据，但如果有明显的静脉血栓家族史（尤其是年轻时发病的）可以考虑给予小剂量预防性抗凝治疗。

分娩期抗凝治疗是一个棘手的问题，临产后一般停用肝素，也有临产后使用小剂量肝素的报道。产后恢复抗凝治疗的最佳时间尚不清楚。为减少出血并发症，可考虑阴道分娩后4～6小时或剖宫产术后6～12小时恢复抗凝治疗。剖宫产术后发生静脉血栓的风险比阴道分娩更高（特别是急诊剖宫产术）。对剖宫产术后是否进行抗凝治疗，需根据患者存在的危险因素进行临床评估。对有中度静脉血栓风险的患者建议在剖宫产时及产后使用弹力裤袜，对有高度静脉血栓风险的患者同时加用普通肝素或低分子量肝素预防。

妊娠期血栓性疾病是导致孕产妇和围产儿死亡的重要原因之一，临床上应引起产科医生的高度重视，及早发现高危和可疑病例，及时诊断和有效的治疗，可减少不良妊娠结局的发生。

六、风险评估

早期识别与动态评估孕产期静脉血栓栓塞症（vein thromboembolism，VTE）的风险，是减少VTE发生的关键。由于不同孕产妇的危险因素不同，且每个因素的危险程度也不同，因此建议评估孕产妇发生VTE的风险，根据评估结果采取相应的管理措施。另外，孕产期不同阶段的危险因素也有差别，需要进行动态评估。

目前国内尚未发布孕产期VTE风险评估的指南或专家共识。国外已经发布的一些指南，对于VTE的风险评估的主要建议包括：①所有孕妇应在孕期接受VTE危险因素的标准化评估。②评估应在确诊妊娠后尽早进行。如果孕产妇因任何原因住院或合并其他并发症，应重新进行风险评估。③分娩时或产后需立即重新进行风险评估。值得注意的是，部分VTE患者并无明显临床表现。对于否认有VTE病史，但有VTE家族史或易栓症等的高危人群，完善下肢静脉多普勒超声可能检出陈旧性血栓，这也提示既往VTE病史，应警惕静脉血栓复发。

（张　迅　马玉燕）

参考文献

1. 刘彩霞，李雪．重视产科血栓性疾病的预防和处理．中国实用妇科与产科杂志，2016(12)：1152-1154.
2. ELISABETH M，BATTINEL LI，MARSHALL A. The Role of Thrombophilia in Pregnancy. Thrombosis，2013，2013：516420.
3. BATES SHANNON M，GREER IAN A，MIDDELDORPSASKI A，et al. VTE，thrombophilia，antithrombotic therapy，and pregnancy：Antithrombotic Therapy and Prevention of Thrombosis，9th ed：American College of Chest Physicians Evidence-Based Clinical Practice Guidelines. Chest，2012，141：691-736.
4. 王晨虹，张铨富．孕产妇肺栓塞的诊断和急救．实用妇产科杂志，2004，20(4)：196-196.
5. STEVEN L，CLAR K，GARY DV. Hankins. Preventing Maternal Death 10 Clinical Diamonds. Obstetrics and Gynecology：Journal of the American College of Obstetricians and Gynecologists，2012，119(2)：360-364.
6. BAGARIA SJ，BAGARIA VB. Strategies for diagnosis and prevention of venous thromboembolism during pregnancy. Journal of pregnancy，2011，2011：206858.

第四节 胎盘早剥

一、概述

胎盘早剥是子痫前期 - 子痫常见的严重并发症，妊娠期高血压疾病患者胎盘早剥发生率较正常妊娠高 5 倍。妊娠期胎盘早剥发病率为 1%，其中 1/4 患者合并高血压。在子痫前期、慢性高血压及子痫中，胎盘早剥的发生率分别为 2%、10% 及 24%。

二、病理生理机制

子痫前期并发胎盘早剥的病理生理机制：妊娠期高血压疾病患者因子宫底蜕膜层小动脉痉挛而发生动脉粥样硬化，管腔变窄，导致子宫螺旋小动脉、远端毛细血管缺血缺氧而发生梗死，毛细血管缺血坏死而破裂出血，血液流到底蜕膜层，蜕膜坏死、脱落及出血引起胎盘血管血栓形成，形成胎盘后血肿，血肿逐渐增大，使胎盘与子宫壁剥离，引起胎盘早剥发生。如剥离面小，张力增大可压迫止血使血液很快凝固而出血停止，临床可无症状或症状轻微。如继续出血，胎盘剥离面也随之扩大，形成较大的胎盘后血肿，血液可冲开胎盘边缘及胎膜经宫颈管流出，表现为外出血，称为显性剥离（revealed abruption）。如胎盘边缘或胎膜与子宫壁未剥离，或胎头进入骨盆入口压迫胎盘下缘，使血液积聚于胎盘与子宫壁之间而不能外流，则无阴道流血，称为隐性剥离（concealed abruption）。由于血液不能外流，胎盘后出血越积越多，可致子宫底升高，当出血达到一定程度，压力增大，血液冲开胎盘边缘和胎膜经宫颈管流出，即为混合性出血（mixed type）。有时胎盘后血液可穿破羊膜而溢入羊膜腔，形成血性羊水。

血液积聚于胎盘与子宫壁之间，随着胎盘后血肿压力的增加，血液浸入子宫肌层，引起肌纤维分离、断裂，甚至变性，当血液渗透至子宫浆膜层时，子宫表面呈现紫蓝色瘀斑，称为子宫胎盘卒中（uteroplacental apoplexy），又称库弗莱尔子宫（Couvelaire uterus）。严重的胎盘早剥可以引发一系列病理生理改变。从剥离处的胎盘绒毛和蜕膜中释放大量组织凝血活酶，进入母体血液循环，激活凝血系统，导致弥散性血管内凝血，肺、肾等脏器的毛细血管内微血栓形成，造成脏器缺血和功能障碍。随着胎盘早剥持续时间延长，促凝物质不断进入母血，激活纤维蛋白溶解系统，产生大量的纤维蛋白原降解产物（fibrinogen degradation product，FDP），引起继发性纤溶亢进。发生胎盘早剥后，消耗大量凝血因子，并产生高浓度 FDP，最终导致凝血功能障碍进一步加重。

三、临床表现

妊娠期高血压疾病合并胎盘早剥，并非一定发生在重症子痫前期，在轻症亦可发生，其症状除妊娠期高血压疾病的表现外，尚有胎盘早剥症状。典型的重度胎盘早剥，诊断多无困难。但剥离面小的轻型病例，临床仅表现为下腹部坠胀、腰部酸痛等非特异性症状，易被忽视，加之因胎盘早剥本身致宫腔压力改变引起胎膜早破，诱发宫缩，易误诊为先兆早产。

四、分类

1. 根据病情严重程度 Sher 将胎盘早剥分为 3 度

Ⅰ度：多见于分娩期，胎盘剥离面积小，患者常无腹痛或腹痛轻微，贫血体征不明显。腹部检查子宫软，大小与妊娠周数相符，胎位清楚，胎心率正常。产后检查见胎盘母体面有凝血块及压迹方可诊断。

Ⅱ度：胎盘剥离面为胎盘面积 1/3 左右。主要症状为突然发生持续性腹痛、腰酸或腰背痛，疼痛程度与胎盘后积血量成正比。无阴道流血或流血量不多，贫血程度与阴道流血量不相符。腹部检查见子宫大于相应的妊娠周数，子宫底随胎盘后血肿增大而升高。胎盘附着处压痛明显（胎盘位于后壁则不明显），宫缩有间歇，胎位可触清楚，胎儿存活。

Ⅲ度：胎盘剥离面超过胎盘面积 1/2。临床表现较Ⅱ度重。患者可出现恶心呕吐、面色苍白、四肢湿冷、脉搏细数、血压下降等失血性休克症状，且休克程度大多与阴道流血量不成正比。腹部检查子宫硬如板状，在宫缩间歇时不能松弛，胎位扪不清，胎心消失。若患者无凝血功能障碍属Ⅲa度，有凝血功能障碍属Ⅲb度。

2. 在临床上推荐按照胎盘早剥的 Page 分级标准评估病情的严重程度

0 级：分娩后回顾性产后诊断。

Ⅰ级：外出血，子宫软，无胎儿窘迫。

Ⅱ级：胎儿宫内窘迫或胎死宫内。

Ⅲ级：产妇出现休克症状，伴或不伴弥散性血管内凝血。

出现胎儿宫内死亡的患者胎盘剥离面积常超过50%；接近30%的胎盘早剥会出现凝血功能障碍。

五、辅助检查

1. 彩色多普勒超声检查　典型声像图显示胎盘与子宫壁之间，出现边缘不清的液性低回声区，胎盘异常增厚或胎盘边缘"圆形"裂开。同时可监测胎儿状况，胎儿是否存活，并可排除前置胎盘。需要注意的是，超声检查阴性结果不能完全排除胎盘早剥。张书予等总结了胎盘早剥超声声像图，可表现为以下几种：

（1）胎盘边缘血肿：胎盘边缘见类圆形、扁圆形或不规则形液性暗区，可伴弱点状回声，胎盘边缘附着处与宫壁分离。CDFI检测其内无血流信号，而与之相连的胎盘见丰富的血流信号，此类剥离面积多在1/3以下。

（2）胎盘后血肿：胎盘与宫壁间见局部低回声区或高回声区，与胎盘之间有不同的回声界限，胎盘呈等回声，血肿回声多偏低少部分偏高，有时低回声区内见细密光点。CDFI检测胎盘内有血流信号，而血肿内无血流信号。此类剥离面积与血肿大小成正比关系。

（3）胎盘增厚：剥离部位胎盘呈局部增厚，厚度大于50mm以上，甚至可达100mm以上，绒毛板向羊膜腔内隆起，增厚的胎盘中间多呈高回声或伴不规则光点分布。此类剥离面积多在1/3～2/3之间。

（4）混合性团块：正常胎盘回声很少，大部分为混合性回声，内见细密光点悬浮，有的几乎见不到正常的胎盘回声，CDFI检测无明显血流信号。此类见于严重的胎盘早剥，剥离面积在2/3以上或完全剥离，多合并死胎。

（5）羊水中血凝块：羊水中可见形态不规则的高回声团块，与胎盘某一局部相连或羊水中漂浮，CDFI检测内无血流信号。

（6）胎盘后条状液性暗区：胎盘基底部与宫壁间局部见条状液性暗区，多位于胎盘边缘处，使胎盘与宫壁局部分离，CDFI检测条状暗区内无血流信号。

2. 实验室检查　包括全血细胞计数及凝血功能检查。Ⅱ度及Ⅲ度患者应检测肾功能及二氧化碳结合力，并做弥散性血管内凝血筛选试验，包括血小板计数、凝血酶原时间、血纤维蛋白原测定。结果可疑者，进一步做纤溶确诊试验，包括凝血酶时间、优球蛋白溶解时间和血浆鱼精蛋白副凝试验。血纤维蛋白原<250mg/L为异常，<150mg/L对凝血功能障碍有诊断意义。情况紧急时，可抽取肘静脉血2ml于一干燥试管中，轻叩管壁，7分钟后若无血块形成或形成易碎的软凝血块，提示有凝血功能障碍。

六、诊断与鉴别诊断

胎盘早剥属急症，合并子痫前期时，症状常典型而容易诊断。但少数病例，仅有轻微腹痛及少量阴道流血，或子宫张力大，不易放松，特别是伴发子痫前期者，应怀疑胎盘早剥，立即行超声检查，判断有无胎盘后血肿，以排除胎盘早剥。妊娠期高血压疾病患者出现腹痛或伴阴道流血，须判断是否临产。

关键应了解病情严重程度，了解有无肝、肾功能异常及凝血功能障碍，并与以下晚期妊娠出血性疾病进行鉴别。

1. 前置胎盘往往为无痛性阴道流血，阴道流血量与贫血程度成正比，通过超声检查可以鉴别。

2. 先兆子宫破裂应与重型胎盘早剥相鉴别。可有子宫瘢痕史，常发生在产程中，由于头盆不称、梗阻性难产等使产程延长或停滞，子宫先兆破裂时，患者宫缩强烈，下腹疼痛拒按，胎心异常。可有少量阴道流血，腹部可见子宫病理缩复环，伴血尿。

七、并发症

1. 弥散性血管内凝血　胎盘早剥是妊娠期发生凝血功能障碍最常见原因，伴有死胎时约1/3患者可发生。临床表现为皮肤、黏膜及注射部位出血，子宫出血不凝或凝血块较软，甚至发生血尿、咯血和呕血。一旦发生弥散性血管内凝血，病死率较高，应积极预防。

2. 产后出血　胎盘早剥发生子宫胎盘卒中时，影响子宫肌层收缩导致产后出血，经治疗多可好转。若并发弥散性血管内凝血，产后出血的可能性更大且难以纠正。大量出血导致休克、多脏器功能衰竭、脑垂体及肾上腺皮质坏死。

3. 急性肾衰竭　主要原因是大量失血，加之肾血管痉挛，使肾灌注严重不足，导致肾皮质或肾小管缺血坏死，出现急性肾衰竭。胎盘早剥多发生于妊娠期高血压疾病、慢性高血压、慢性肾脏疾病等，肾脏功能更易受损。

4. 羊水栓塞 胎盘早剥时，羊水可经剥离面开放的子宫血管进入母体血液循环，引起急性肺栓塞、过敏性休克、弥散性血管内凝血、肾衰竭或猝死等。

5. 胎儿宫内死亡 如胎盘早剥面积大、出血多，胎儿可因缺血缺氧而死亡。

八、处理

妊娠期高血压疾病合并胎盘早剥严重威胁到母儿的健康，因此，妊娠期高血压疾病并发胎盘早剥一旦确诊，应尽快终止妊娠，争取在胎盘早剥症状发生6小时内终止妊娠，及早剖宫产是抢救胎盘早剥母婴生命的有效措施。妊娠期高血压疾病并发胎盘早剥的病情危重，诊断应及时，处理应迅速、果断，以降低孕产妇、围产儿病死率。

1. 纠正休克 对处于休克状态的危重患者，开放静脉通道，迅速补充血容量，改善血液循环。休克抢救成功与否，取决于补液量和补液速度。最好输新鲜血，既可补充血容量，又能补充凝血因子，应使血细胞比容提高到0.30以上，尿量>30ml/h。

2. 及时终止妊娠 胎盘早剥母儿预后与诊断及处理是否及时密切相关。胎儿未娩出，子宫不能充分收缩，胎盘继续剥离，出血难以控制，距分娩时间越久，病情越严重，并发凝血功能障碍等并发症概率越大。因此，一旦确诊，应及时终止妊娠，终止妊娠方式依患者病情而定。

(1) 阴道分娩：以外出血为主，Ⅰ度胎盘早剥患者一般情况良好，宫口已扩张，估计短时间内能结束分娩，可考虑经阴道分娩。人工破膜使羊水缓慢流出，缩小子宫腔容积，用腹带裹紧腹部压迫胎盘，使其不再继续剥离，必要时静脉滴注缩宫素缩短第二产程。产程中应密切观察心率、血压、子宫底高度、阴道流血量及胎儿状况，一旦发现病情加重或出现胎儿窘迫征象，应行剖宫产结束分娩。

(2) 剖宫产：适用于：①Ⅱ度胎盘早剥，特别是初产妇，不能在短时间内结束分娩者；②Ⅰ度胎盘早剥，出现胎儿窘迫征象，需抢救胎儿者；③Ⅲ度胎盘早剥，产妇病情恶化，胎儿已死，不能立即分娩者；④破膜后产程无进展者。剖宫产取出胎儿与胎盘后，立即宫体及静脉注射缩宫素20U，40～50℃热盐水加纱垫湿敷并按摩子宫，亦可给予米索前列醇口服，缩宫素重复应用等处理，多可奏效。发现有子宫胎盘卒中，配以按摩子宫和热盐水纱垫湿热敷子宫，多数子宫收缩转好。若发生难以控制的大量出血，可在输新鲜血、新鲜冰冻血浆及血小板的同时，进行子宫次全切除术。有学者认为，在切除子宫前行子宫动脉或髂内动脉结扎效果不佳，因为此时的子宫处于血液微循环供应不良状态，表现为宫缩乏力，所以临床处理以改善子宫的血供恢复子宫收缩为主。

3. 并发症的处理

(1) 凝血功能障碍：必须在迅速终止妊娠、阻断促凝物质继续进入母体血液循环的基础上，纠正凝血功能障碍。

1) 补充凝血因子：及时、足量输入新鲜血浆及血小板，是补充血容量和凝血因子的有效措施。同时输纤维蛋白原更佳。每1L新鲜冰冻血浆含纤维蛋白原3g，补充4g可使患者血浆纤维蛋白原浓度提高1g/L。

2) 肝素的应用：弥散性血管内凝血高凝阶段主张及早应用肝素，禁止在有显著出血倾向或纤溶亢进阶段应用肝素。

3) 抗纤溶药物的应用：应在肝素化和补充凝血因子的基础上，应用抗纤溶药物。常用药物有氨基乙酸、氨甲环酸等。

(2) 肾衰竭：患者尿量<30ml/h，提示血容量不足，应及时补充血容量；血容量已补足而尿量<17ml/h，可给予20%甘露醇500ml快速静脉滴注，或呋塞米20～40mg静脉推注，必要时可重复用药，通常1～2天尿量可恢复正常。短期内尿量不增且血清尿素氮、肌酐、血钾进行性升高，二氧化碳结合力下降，提示肾衰竭。出现尿毒症时，应及时行透析治疗。

(3) 产后出血：胎儿娩出后立即给予子宫收缩药物，如缩宫素、麦角新碱、米索前列醇等；胎儿娩出后人工剥离胎盘，持续子宫按摩等。若仍有不能控制的子宫出血，或血不凝、凝血块较软，应快速输新鲜血补充凝血因子，同时行子宫次全切除术。

4. 积极治疗妊娠期高血压疾病。

（肖钰鑫 马玉燕）

参考文献

1. 苟文丽. 妊娠期高血压疾病. 北京：人民卫生出版社，2011.
2. 陈颖，张建平. 胎盘早剥的早期诊断. 中国实用妇科与产科杂志，2011，27(06)：420-422.

3. ELSASSER DA, ANANTH CV, PRASAD V, et al. Diagnosis of placental abruption: relationship between clinical and histopathological findings. Eur J Obstet Gynecol Reprod Biol, 2010, 148(2): 125-130.
4. ANANTH CV, OYELESE Y, PRASAD V, et al. Evidence of placental abruption as a chronic process: Associations with vaginal bleeding early in pregnancy and placental lesions. Eur J Obstet Gynecol Reprod Biol, 2006, 128(1-2): 15-21.
5. NAGY S, BUSH M, STONE J, et al. Clinical significance of subchorionic and retroplacental hematomas detected in the first trimester of pregnancy. OrvHetil, 2005, 146(42): 2157-2161.
6. SALIHU HM, WILSON RE. Epidemiology of prenatal smoking and perinatal outcomes. Early Human Development, 2007, 83(11): 713-720.

第五节 心脏损伤与功能衰竭

一、概述

妊娠期高血压疾病的孕妇，以往无心脏病史及体征，而突然发生以左心衰竭为主的全心衰竭，称为妊娠期高血压疾病性心脏病，约占妊娠合并心脏病的4%～5.7%，重度子痫前期患者妊娠期高血压疾病性心脏病发病率为4%，因发病隐匿，病情危重，是妊娠期高血压疾病患者及胎儿死亡的主要原因之一，早期诊断、及时处理极为重要。

二、病理生理机制

1. 妊娠期生理改变 妊娠期孕妇的总血容量与心排出量较非妊娠期增加，一般于妊娠第6周开始，32～34周达高峰，较妊娠前增加30%～45%，持续至分娩；同时全身外周血管舒张，并对血管紧张素等血管升压剂抵抗，形成高排低阻型的生理状态。妊娠期血液处于高凝状态，凝血功能增强，而纤溶活性受到抑制，形成生理性的高凝，加重心脏负担。但大多数孕妇心功能正常。

2. 妊娠期高血压疾病的病理改变 全身小血管包括冠状动脉广泛痉挛，外周血管阻力增加，致左心室与左心房的射血阻力增加，即后负荷加重，心输出量明显减少；而冠状动脉痉挛，可引起心肌缺血、血管内皮细胞通透性增加，导致心肌细胞间质水肿、心肌损伤，心肌收缩功能减退。此外，肾素-血管紧张素-醛固酮系统平衡失调和交感神经系统过度兴奋，导致外周血管阻力增加，一系列神经内分泌因子的激活，出现水钠潴留，内皮细胞活化使血管壁通透性增加，肺毛细血管壁通透性增加导致肺水肿，亦加重心肌损伤，严重时导致心力衰竭。加之子痫前期患者常伴有不同程度的贫血、低蛋白血症，使血浆胶体渗透压降低，心血管系统此时处于低排高阻状态，易发展为急性左心衰竭。研究发现，妊娠中晚期可有轻度生理性舒张功能受限，而妊娠期高血压疾病的孕妇中，早期即可出现左室舒张功能受限。

三、临床表现

1. 早期表现 早期一般无特异性表现，或仅出现乏力、疲倦、头昏、心悸等非特异性改变。

2. 心力衰竭和肺水肿 劳力性、夜间阵发性呼吸困难，端坐呼吸，咳粉红色泡沫状痰、发绀；交替脉；叩诊左心室扩大；听诊心率增快；肺动脉瓣第二心音亢进；心前区舒张早期奔马律；两肺底固定性细小湿啰音，可伴有哮鸣音。

通常重度子痫前期控制不佳或治疗不及时可以并发心衰，但少数患者以心衰为重度子痫前期的首发表现，并且发病凶险。当患者出现下述症状和体征，应考虑为早期心力衰竭：①轻微活动后即出现胸闷、心悸、气短；②安静休息时心率超过110次/min，呼吸超过20次/min；③夜间睡眠时憋醒，需坐起呼吸，或到窗口呼吸新鲜空气方能缓解；④肺底部出现细小湿啰音，持续性存在，位置固定，咳嗽后不消失。

四、辅助检查

超声心动图和心电图是辅助诊断的主要手段，也是鉴别妊娠期高血压性心脏病与其他心脏病的主要方法。心电图示低电压、T波低平或倒置、ST-T段抬高等，轻者仅有T波改变；超声心动图表现出射血分数的降低，左室舒张充盈异常，心腔扩大、心肌增厚，以左房、左室为主，可有心包积液。胸片显示心影扩大，肺水肿。肌钙蛋白、心肌酶学和B型利钠肽(brain natriuretic peptide，BNP)异常升高是提示心肌受损的敏感指标，可以在临床心衰表现出现前帮助早期诊断妊娠期高血压性心脏病。

五、诊断及鉴别诊断

依据病史，既往无慢性高血压和心脏病史，本次妊娠并发妊娠期高血压疾病，尤其是重度子痫前期。常伴有贫血、低蛋白血症及明显水肿或体重增加过快，在妊娠晚期、分娩时或产后10天发生以心肌损害为特征的心力衰竭。妊娠期高血压性心脏病妊娠前无心脏病史及心脏器质性的改变，故与先天性心脏病和妊娠合并风湿性心脏病不难鉴别。主要需与围生期心肌病鉴别。

围生期心肌病是指发生于妊娠期晚期至产后6个月内的扩张性心肌病。表现为心肌收缩功能障碍和充血性心力衰竭。病理改变为心肌纤维变性、断裂、心肌纤维化，无血管改变。围生期心肌病可无血压升高，但心脏显著扩大，可伴有严重的心律失常，严重时可有全心衰；终止妊娠后，心脏改变可持续较长时间。

六、处理

治疗原则：扩张血管，降血压，强心利尿，对症支持治疗，控制心衰后及时终止妊娠。

（一）降血压治疗

2019年ACOG指南建议当收缩压≥160mmHg或舒张压≥110mmHg时，使用降压药物治疗。收缩压140～150mmHg和/或舒张压90～100mmHg不建议治疗，但对并发脏器功能损伤者可考虑降压治疗。当重度高血压（收缩压≥160mmHg或舒张压≥110mmHg，或两者兼有）急性发作持续15分钟或以上时，需在30～60分钟内紧急降低血压，目标血压应控制在收缩期血压140～150mmHg，舒张期血压90～100mmHg，以防止母体器官和胎儿低灌注。并发脏器功能损伤者，则收缩压应控制在130～139mmHg，舒张压应控制在80～89mmHg。

1. 肼屈嗪　肼屈嗪是国外治疗重度妊娠期高血压或急性发作的首选药物。对于大多数患者肼屈嗪能有效地控制血压至理想水平（160～130/110～80mmHg）。首次剂量给予5mg，静脉注射或肌内注射，严密监测血流动力学变化。如果效果不明显，间隔20～40分钟后可再次静脉注射5～10mg，直至累计剂量为20mg。高剂量或频繁使用肼屈嗪可引起孕妇低血压、头痛及胎心异常。当最大剂量仍未控制血压时（20mg静脉注射或30mg肌内注射），应更换另一种降压药物。

2. 钙通道阻滞剂　硝苯地平作为二氢吡啶钙通道阻滞剂，通过舒张动脉血管平滑肌降压。如存在严重高血压危象时，首剂给予10～20mg口服，可在20分钟后重复给药；如需要，可每2～6小时口服10～20mg，每日最大剂量为180mg。如作为慢性高血压孕妇口服降压药物，则可给予硝苯地平缓释片30～120mg，每天一次，每次30～60mg。可有潮红、周围水肿、反射性心动过速、头痛等副作用，使用时需监测血压。勿舌下含服，一般不与硫酸镁同用。

3. β受体拮抗剂　拉贝洛尔兼有α、β肾上腺素受体拮抗作用，通过降低外周血管阻力降压。降压作用温和，不引起血压过低或反射性心动过速，降压作用不受体位影响；心率减慢的同时降压，心率降到一定程度后渐趋于平稳，无反跳现象，无其他血管扩张药引起反射性心率增快现象；对抗血小板凝集，促进胎儿肺成熟；不影响肾、脑及子宫胎盘灌注量，有研究表明拉贝洛尔能增加子宫胎盘灌注及降低子宫血管阻力。拉贝洛尔可用于妊娠期高血压急性发作期血压控制，首剂静脉给予20mg，随后每10～30分钟注射20～80mg，最大累积剂量为300mg；或持续静脉输注1～2mg/分钟。拉贝洛尔亦可作为妊娠期高血压疾病的口服降压药物，200～2 400mg/天，每天两次，每次100～200mg。拉贝洛尔治疗妊娠期高血压有良好的效果，但因其有支气管收缩的作用，故禁用于哮喘患者和心动过缓患者。拉贝洛尔的其他副作用包括疲劳和直立性低血压。

4. α受体拮抗剂　如酚妥拉明，扩张小动脉、肺动脉；增加胎盘血流量；相对兴奋β受体，增强心肌收缩力。根据患者的反应调整药物浓度和滴速。常用20～40mg加入250ml葡萄糖注射液中静脉滴注。

5. 硝酸甘油　起效快，半衰期短，降压有效。硝酸甘油主要舒张静脉血管平滑肌，低剂量时，降低前负荷，大剂量时可降低后负荷。Cotton等用有创性血流动力监测发现，其控制血压的效果取决于血容量；当血容量增加时需要更大药物剂量，药物在发挥舒张作用前需水化才能更平稳、有效地控制血压。硝酸甘油起始以5～10μg/min通过输液泵给药，此后可每5分钟加倍，至维持计量20～50μg/min。若患者动脉氧饱和度正常，但出现发绀应考虑高铁血红蛋白血症。

6. 硝普钠（sodium nitroprusside）　强有力的速效血管扩张剂，扩张周围血管使血压下降。由于药物能迅速通过胎盘进入胎儿体内，并保持较高浓度，其代谢产物（氰化物）对胎儿有毒性作用，不宜在妊娠期使用。仅在妊娠期高血压危象，分娩期或产后血压过高应用其他降压药效果不佳时，方考虑使用。50mg 加于 5% 葡萄糖注射液 1 000ml 内，缓慢静脉滴注。其稀释后可通过输液泵给药，0.25μg/(kg•min)，此后每 5 分钟增加点滴量 0.25μg/(kg•min)。氰化物中毒的早期征象是代谢性酸中毒，故应该检测动脉血气。用药不宜超过 72 小时。在非妊娠期，以低于 2μg/(kg•min)的滴速使用若干小时也不会产生毒副作用。用药期间，应严密监测血压及心率。为避免严重低血压的发生，在给予硝普钠前应纠正低血容量。

（二）强心利尿

1. 强心药　正性肌力药物应在扩张血管容量的基础上进行，为避免加重心肌耗氧，首选正性肌力和电生理作用的毛花苷丙 0.4mg 加入 50% 葡萄糖 20ml 静脉推注，2～4 小时可重复给药，每天总量最高达 1.2mg。

2. 利尿药　袢利尿剂如呋塞米，静脉注射起效快、作用强，首选负荷剂量 20～40mg，可以重复静脉注射或静脉滴注，总量不超过 200mg/d。待病情稳定可改用口服利尿剂，如氢氯噻嗪 25～50mg，每日 2～3 次；呋塞米 20～40mg，每日 2～3 次；螺内酯 20～40mg，每日 3～4 次；氨苯蝶啶 50mg，每日 3 次。反复应用利尿剂时要防止发生低血钾。不主张常规应用利尿剂，仅适用于肺水肿、急性心衰等情况。

（三）急性肺水肿的基本治疗处理

包括供氧及限制液体输入。监测血氧饱和度，考虑存在液体过量时，给予呋塞米 10～40mg 静脉推注，给药时间大于 1～2 分钟。如 1 小时内利尿效果不明显，可再次给予 80mg。需保持尿量 2 000～3 000ml/24h。对于血流动力学严重异常患者，为了能合理评估利尿程度，应进行精确的血流动力学评估，可用肺动脉导管来测定相关参数。当缺氧持续存在时需机械通气，以纠正潜在的异常，应严密监测动脉血气及出入量，保证液体平衡；每小时测留置尿管中的尿比重，使用利尿剂患者，可动态监测电解质，以防止电解质平衡紊乱。

当子痫前期患者存在以下情况时可考虑使用肺动脉导管：对治疗反应效果差，液体过多、左室功能衰竭。不推荐在无合并症的重度子痫前期患者中使用肺动脉导管，因并未降低死亡率。

（四）慎用硫酸镁

解痉虽是妊娠期高血压疾病的基础治疗，但并发心衰时各重要器官包括肾脏已有不同程度的损害，镁离子排泄降低、蓄积，与钙离子拮抗，一定程度上可抑制心肌收缩，中毒时导致心脏传导阻滞。且一旦发生心衰，已属于急重症，治疗措施重在改善心功能，心衰一旦控制，终止妊娠是根本措施。因此硫酸镁解痉要慎用，也有学者认为属禁用。

（五）产科处理

本病是妊娠的特发性疾病，一旦控制心衰应及时终止妊娠。如胎肺尚未成熟，可给予糖皮质激素促胎肺成熟治疗。阴道分娩过程中，子宫收缩、屏气时腹压增加及全身肌肉收缩使回心血量增加，加重心脏负担，胎儿娩出后血流动力学剧烈改变，可能再次诱发心衰，因此以剖宫产终止妊娠为宜。

（刘玉芳　马玉燕）

参考文献

1. 苟文丽. 妊娠期高血压疾病. 北京：人民卫生出版社，2011.
2. 谢幸，孔北华，段涛. 妇产科学. 9 版. 北京：人民卫生出版社，2018.
3. ACOG Practice Bulletin No. 203 Summary：Chronic Hypertension in Pregnancy. Obstetrics and gynecology，2019，133(1)：215-219.
4. Report of the National High Blood Pressure Education Program Working Group on High Blood Pressure in Pregnancy. American Journal of Obstetrics and Gynecology，2000，183(1)：1-22.
5. MOISEEVA IE. Hypertension in pregnancy in general practice. Russian Family Doctor，2019，23(2)：15-20.
6. 马国珺，林建华. 妊娠期高血压性心脏病的防与治. 中国实用妇科与产科杂志，2018，34(05)：515-519.
7. SIBAI BM. Management of Late Preterm and Early-Term Pregnancies Complicated by Mild Gestational Hypertension/Pre-Eclampsia. Seminars in Perinatology，2011，35(5)：292-296.

第六节　肾脏损伤与功能衰竭

一、概述

妊娠期高血压疾病是一种多器官损害疾病，肾脏较易受损，严重时可导致急性肾衰竭（acute renal failure，ARF）。ARF 发生率低，国内报道合并 ARF 的发生率为 1.40%～5.06%。但当并发 HELLP 综合征、急性脂肪肝、胎盘早剥、产后溶血性尿毒症时，ARF 发生风险增加。所有能在一般人群中引起急性肾损伤（acute kidney injury，AKI）的疾病均可导致妊娠期 AKI，是指肾功能的突然丧失，导致尿素和其他含氮废物潴留以及细胞外容积失调和电解质紊乱。每个妊娠阶段所特有的并发症也可能与肾损伤相关。子痫前期是妊娠期急性肾损伤 AKI 最常见的原因。慢性高血压病史和高龄与 AKI 发生率成正相关。不合并慢性高血压时，远期预后良好。

二、病理生理机制

妊娠期高血压疾病时肾小动脉痉挛，加之微血栓栓塞肾小血管，导致肾脏血液灌注不足，肾小球滤过率（glomerular filtration rate，GFR）下降，表现为肾小球扩张，血管内皮细胞肿胀，纤维素沉积于内皮细胞。与正常妊娠比较，妊娠期高血压疾病患者 GFR 减少 30%～40%。研究发现，肾脏改变主要是肾小球内皮增生，表现为肾小球增大、扭曲及阻塞，并伴有囊内细胞肥大。从而导致肾小球滤过率下降，肾血流量下降，以及非选择性蛋白尿。内皮增生比较局限且较轻时，临床表现为不伴有蛋白尿的妊娠期高血压；当弥漫性内膜增生时，临床表现为伴有蛋白尿的子痫前期。肾脏功能不全主要表现为两阶段：第一阶段主要为肾小管功能受损，临床上表现为尿酸清除率下降并出现高尿酸血症；第二阶段为肾小球滤过率受损，表现为中间型选择性蛋白尿及严重蛋白尿（>5g/24h）。少尿（尿量<500ml/24h）可能是由于肾脏血流灌注量下降，如果持续存在少尿情况，要考虑出现急性肾小管坏死（acute tubular necrosis，ATN）。子痫前期 - 子痫中，83%～90% 的肾衰竭是由于肾前性和肾性（急性肾小管坏死）因素所致，多数在产后恢复。但约 10%～29% 的妊娠期肾衰竭表现为双侧肾皮质坏死，易发生于慢性高血压并发子痫前期、原发性肾脏疾病、胎盘早剥或弥散性血管内凝血患者，病情严重，易导致孕产妇和围生儿死亡。当子痫前期伴有 HELLP 综合征的特征时，AKI 更常见。一些研究提示，3%～15% 子痫前期合并 HELLP 综合征的患者会出现 AKI。在此类病例中 AKI 往往由多种因素造成，因为除了子痫前期特征性的肾脏改变外（如内皮细胞肿胀和损伤），还伴有凝血障碍，可导致出血、胎盘早剥和急性肾小管坏死。原发性弥散性血管内凝血和严重肾缺血（导致内皮损伤及继发性纤维蛋白沉积）都很可能导致肾皮质坏死。一般情况下，内皮损伤时一氧化氮（内皮源性舒张因子）的局部释放可通过减少血小板聚集尽可能地减轻血栓形成的程度。然而，如果内皮功能障碍很严重以致于一氧化氮释放受损，则会加速血栓形成的倾向。肾皮质坏死患者在遭遇产科灾难事件后会突然出现少尿或无尿，通常伴有肉眼血尿、腰痛和低血压。

三、临床表现

妊娠期高血压疾病的典型表现是高血压、蛋白尿、水肿，可出现以大量蛋白尿（>5g/24h）、低蛋白血症（血浆白蛋白<30g/L）、高脂血症及明显水肿为特征的肾病综合征。严重时出现少尿、氮质血症及水、电解质和酸碱平衡紊乱，甚至肾衰竭。

四、辅助检查

1. 尿液检查　是指 24 小时尿液中蛋白含量≥300mg 或者相隔 6 小时的两次随机尿液蛋白浓度 30mg/L（定性 +）。蛋白尿的多少可以衡量肾功能的损害程度。24 小时内蛋白尿的量是有明显变化的，尿液做定量检查对于评估肾功能损伤非常重要。根据尿蛋白定量和定性结果可以把蛋白尿分为：①轻度蛋白尿：24 小时尿蛋白定量为 0.3～2g，定性（+）；②中度蛋白尿：24 小时尿蛋白定量为 2～5g，定性（++）；③重度蛋白尿：24 小时尿蛋白定量>5g，定性（+++～++++），尿比重≥1.20 提示尿液浓缩。

2. 肾功能检查　血尿素氮、血肌酐升高，血肌酐升高与病情严重程度呈正相关。尿微量白蛋白和血清胱抑素 C 可作为早期肾损害的敏感指标，能早期、准确地反映出肾小球滤过率变化及反映肾功能的轻微损伤。

3. 随机尿蛋白与肌酐比值　尿蛋白 / 尿肌酐比值是一种更加准确、快捷、稳定的评估肾功能的新方法，正常值<30mg/g。此方法的重要缺陷是敏感性有限，受到采样时肾脏代谢状态的影响巨大（差异可达 36%），而且尿蛋白的产生有一定的生理节律性，最好在每天的同一时间点采集标本进行检测。

4. 尿酸　尿酸产物增加表明体内已形成低氧血症、局部酸中毒、组织崩解增加、伴肾功能下降及氧化应激反应增强，血尿酸反映早期肾功能损伤比较灵敏。子痫前期患者出现高尿酸血症时，表明危险程度增加，尿酸升高与子痫惊厥发作相关。

5. 检测肝功能、血脂等指标　检测血红蛋白水平和血小板计数加外周血涂片来评估微血管病性溶血和血小板减少；检测总胆红素、直接胆红素、间接胆红素浓度、触珠蛋白及 LDH 来评估溶血。

6. 超声检查　肾脏超声检查可协助排除肾脏实质性疾病（发育不良、多囊肾、肾积水等）、肾结石和/或肾上腺疾病等。

7. 肾脏活检　进一步明确肾病的类型，更准确的治疗对经产妇及妊娠早期诊断有无法比拟的优势。妊娠时行肾活检的最佳时间窗口在 32 周之前。光镜下显示肾小球内皮增生；免疫荧光镜下最显著的特征为广泛纤维素沉积，一些重度子痫前期患者可见低水平肾小球免疫球蛋白沉积，也有报道为非免疫物质沉积；电镜下显示内皮细胞细胞质水肿、液体与脂质沉积毛细血管阻塞，系膜细胞也有相同改变。

患者的尿液检查结果符合肾小球肾炎时，可能还需要接受提示其他非妊娠相关 AKI 的实验室检查，如补体蛋白 C3 和 C4、抗核抗体（antinuclear antibody，ANA）和抗中性粒细胞胞质抗体（anti-neutrophil cytoplasmic antibody，ANCA）。患者确定有溶血和血小板减少时，还需要进行其他检查来评估有无血小板减少性紫癜（thrombocytopenia purpur，TTP）或溶血性尿毒症综合征（hemolytic uremic syndrome，HUS），如测定补体蛋白和血管性血友病因子裂解酶水平。

五、诊断

并发子痫前期常发生于已存在原发性或继发性肾病的妊娠女性，在已存在肾病的妊娠女性中，高血压和蛋白尿恶化也可能是基础疾病恶化或妊娠的生理效应。妊娠前半期发病提示基础肾病恶化，而非子痫前期。子痫前期并发严重肾功能受损的常见症状是水肿、少尿，少尿的标准为尿量少于 17ml/h，或 24 小时少于 400ml。必要的辅助检查可协助诊断，血清肌酐、尿素氮、尿酸升高，肌酐的升高与病情严重程度相平行。

肾脏受损程度需依靠肾活检。Fisher 等肾活检研究提示，初次妊娠并发生子痫前期者肾脏存在特征性改变，而多次妊娠者发生子痫前期的肾活检结果提示 38% 存在特征性改变，26% 存在潜在性肾脏损害，24% 存在慢性高血压疾病。

六、鉴别诊断

主要与妊娠晚期发生急性肾小球肾炎鉴别，两者均存在高血压、蛋白尿及水肿。链球菌培养/快速检测阳性、链球菌 O 抗体滴定升高、补体 C3 或 C4 降低可协助诊断。当发现变性的红细胞或血尿时应考虑肾小球性出血（下泌尿道出血时红细胞形态正常）。出现肾功能损害还应考虑急性脂肪变性疾病、HUS 或 TTP 等。这些疾病在症状和实验室异常方面存在大量重叠，但通过仔细考虑患者的临床表现并结合实验室异常模式，通常可以做出准确诊断。

七、处理

控制血压、治疗原发病的基础上处理肾脏功能受损，如发生急性肾衰竭，应及时终止妊娠。

1. 积极治疗原发病　当肾功能受损时，肾脏对药物清除率降低，用药剂量和间隔时间要随之调整。特别是慢性肾病合并子痫前期的孕妇及子痫前期所致肾功能损害者。降压及解痉药物的选择，应考虑药物肾脏清除率及对肾脏血流量的影响。

（1）肼屈嗪：肼屈嗪在血容量不足时，因迅速扩张血管，使肾脏灌注急剧减少，增加肾损害风险，因此建议在用药前先补足血容量。

（2）β-受体拮抗剂：如拉贝洛尔，该药控制血压的用量不足以影响肾功能。经肾脏代谢后的代谢物无活性，肾功能受损者此类药物清除不受影响。

（3）钙通道阻滞剂：主要由肝脏代谢，无效代谢产物通过尿液排泄，因此肾功能损害时不会显著影响其药理作用。

（4）甲基多巴：中枢性的肾上腺素受体激动剂，甲基多巴并不减少肾小球滤过率或肾血流量，但严重肾功能损害时肾清除药物能力下降，药物剂量和间隔时间需做相应调整。

（5）硫酸镁：主要在肾脏代谢，肾功能受损时，应根据血镁浓度来调节静脉输注速率，以防镁中毒。

（6）糖皮质激素：妊娠时孕妇由于生理学变化血液多呈高凝状态，激素可能加重高凝状态，因此是否要使用激素，关键在于患者的肾脏病理类型。通常妊娠患者出现肾病综合征时，原则上可使用糖皮质激素治疗。但应谨慎使用激素，大剂量不宜使用时间过长，如尿蛋白转阴后两周要减量。

2. 功能性肾衰竭的处理　首先解除血管痉挛，

适当扩充血容量，循环血容量正常而尿量少可给予利尿剂。临床应用较多的利尿药物为呋塞米，用量可达60～200mg/d，同时可给予酚妥拉明或氨茶碱，以降低血压，扩张血管，增加肾血流量。

3. 器质性肾衰竭的处理

（1）少尿期：维持水、电解质平衡，严格计算24小时出入量，采用“量出为入，宁少勿多”的补液原则；利用留置导尿管测定尿量，正常值应≥100ml/4h；控制输液量，补液量为出量加500ml；当出现持续少尿时考虑使用呋塞米，呋塞米40～100mg，每6小时可重复应用；禁用甘露醇，因其先扩容后利尿的作用，快速静脉滴注后易出现急性心衰、肺水肿；控制蛋白质和钾的摄入；纠正代谢性酸中毒；防治感染；透析疗法为治疗急性肾衰竭最有效的方法。

（2）多尿期：饮食可逐渐增加蛋白质；尿量增至≥500ml/d时，入液量应改为尿量的2/3；连续监测血电解质浓度，必要时适当补钾；血尿素氮、肌酐接近正常，或停用透析24～48小时不再上升，可考虑停止透析。

（3）恢复期：用药剂量和种类仍需加以控制。

4. 重度子痫前期是尽快分娩的指征　子痫前期相关AKI是终止妊娠的指征。对于合并肾功能异常的子痫前期患者应加强液体出入量、血清电解质及酸碱平衡的监护，以实时评估肾脏灌注和肾小球滤过情况。若发生子痫前期合并肾前性少尿，容易造成患者产后远期慢性高血压疾病。绝大多数的子痫前期患者病情将随着胎儿、胎盘的娩出而逐渐好转。子痫前期患者肾脏的典型病理损伤将在分娩数天（如内皮下物质沉积）至数周（如内皮细胞肿胀和肾小球增大等）后开始好转，光镜下的改变约40天可有明显恢复，肾脏病理完全恢复需3～6个月，肾小球滤过率将随着血压的下降在分娩后1个月内迅速好转。严重的蛋白尿（高于5g/24h）也可于分娩后数月内转阴，且大多数均无远期肾功能障碍，但微量白蛋白尿可持续数年。出现子痫前期的女性以后发生终末期肾病（end-stage renal disease，ESKD）的风险可能增加，但绝对风险仍较小。

子痫前期患者产后应该建立系统、完整的管理制度，积极治疗高血压、蛋白尿，监测并控制血糖，预防心血管疾病的发生并延缓严重并发症的出现，提高生活质量。

（高　娜　马玉燕）

参考文献

1. 苟文丽. 妊娠期高血压疾病. 北京：人民卫生出版社，2011.
2. 谢幸，孔北华，段涛. 妇产科学. 9版. 北京：人民卫生出版社，2018.
3. CUI C，MA S，QIAO R，et al. Prenatal Plasma Fibrinogen Level Predic ts Postpartum Hemorrhage of Patients With HELLP Syndrome. Clin Appl Thromb Hemost，2020，26：1076029619894057.
4. LAMARCA BD，ALEXANDER BT，GILBERT JS，et al. Pathophysiology of hypertension in response to placental ischemia during pregnancy：A central role for endothelin. Gender Medic ine，2008，5（Suppl A）：133-138.

第七节　肝脏损伤与功能衰竭

一、概述

约有15%的子痫前期孕妇伴有肝损害，妊娠期黄疸病例中约5%由子痫前期引起，肝脏受累占子痫前期死亡原因的15%～20%。重度子痫前期及子痫死亡患者中70%尸检中有肝损害的组织学证据。肝功能损伤会造成一系列器官和功能障碍，严重者可危及胎儿和孕妇生命。

二、病理生理机制

子痫前期患者还没出现肝脏的实验室或组织学变化时，肝窦内壁先出现纤维蛋白沉积。最常见的肝功能异常表现是轻度血清转氨酶升高。妊娠期高血压疾病患者因肝小动脉痉挛，肝脏供血不足；出现缺血、缺氧、水肿，肝细胞坏死，肝大，少数因血清总胆红素升高出现黄疸，肝功能检查主要表现为溶血性黄疸，血清结合胆红素与非结胆红素皆升高，而结合胆红素占总胆红素的50%以上。发生严重的肝血管收缩可导致微血管性溶血、血小板活化及凝聚，因此血小板减少、溶血是病情加重的标志。

Susan等用多普勒超声监测证明约30%子痫前期患者出现肝功能异常，主要表现为肝脏血管床血管收缩。约21%患者表现为转氨酶升高，肝细胞内线粒体膜通透性升高，转氨酶释放，血浆中各种转氨酶和碱性磷酸酶升高。

妊娠期高血压疾病患者除微血管病性溶血、弥散性血管内凝血是黄疸形成的主要因素外，肝细胞损害、肝内胆汁淤积、肾脏排泄结合胆红素功能下降等也参与黄疸的形成。血浆白蛋白多明显降低，除与妊娠期肝内合成减少，血容量增多致血浆稀释有关，大量蛋白尿与腹水形成所致蛋白外漏也是低蛋白血症的重要原因之一。患者肝脏损害影响白蛋白合成，有消化道症状进食少，都可加重低蛋白血症。另外，重度子痫前期患者，血浆内蛋白代谢不同于正常妊娠，血浆内游离脂肪酸和胆固醇的浓度增加，影响细胞膜脂质与血浆内脂质成分交换，从而诱发红细胞裂解、变形、棘形红细胞增多，肝细胞膜受损，肝酶由细胞内释放。肝细胞肿胀，肝细胞膜通透性增加，故可有肝区疼痛，严重者甚可致肝被膜下出血及肝破裂发生。

三、临床表现

患者有妊娠期高血压疾病的典型表现，同时出现上消化道症状，如恶心、呕吐、厌食、黄疸、右上腹部不适，严重者可有右上腹部持续性疼痛或剧痛及其他器官功能进行性障碍。HELLP 综合征的典型临床表现为乏力，右上腹或上腹部疼痛不适。近期出现黄疸、视物模糊。患者常因子痫抽搐、牙龈出血和右上腹严重疼痛及血尿而就诊，也有呕吐或伴上消化道出血及便血者。90% 发病前数日有全身不适，45%～86% 主诉有恶心、呕吐及非特异性病毒感染症状，严重者可出现肺水肿、急性肾衰竭。

四、辅助检查

子痫前期及子痫患者肝脏损害时转氨酶可升高至 200～300U/L，但通常低于 500U/L。胆红素可轻度升高（2～3mg/dl，偶至 5mg/dl），以间接胆红素升高为主，尿胆红素为阴性，常合并溶血、乳酸脱氢酶升高、外周血涂片发生特征性改变。子痫前期时发生的高胆红素血症很少超过 5.0mg/dl，通常低于 2～2.5mg/dl。超声检查可用于诊断肝包膜下（通常是膈肌下肝右叶）或肝内出血。肝穿刺活检可明确肝损伤类型，一般不用于妊娠期诊断。

光镜下常见病变为汇管区周围出现纤维素沉积及肝细胞坏死。汇管区周围的纤维素沉积可蔓延至小叶内，导致肝实质血窦的闭塞。汇管区毛细血管中也可发生血栓。次常见的病变为毛细胆管和小胆管区胆汁栓、大泡性和小泡性脂肪变及汇管区淋巴细胞、浆细胞浸润。

五、诊断及鉴别诊断

诊断主要依据为在原发病症状的基础上出现消化道症状以及肝功能的实验室检查。

需与以下疾病鉴别：

1. 妊娠期肝内胆汁淤积　系妊娠中晚期特发性疾病，以皮肤瘙痒、血清总胆汁酸升高为特征，病因不明。瘙痒多首发生于手掌或足底，可渐向肢体近端延伸甚至面部，常在夜间加重，多于分娩后 24～48 小时缓解。实验室检查血清胆酸升高，AST、ALT 轻、中度升高，为正常水平的 2～10 倍，一般不超过 1 000U/L，ALT 较 AST 更敏感；部分患者血清胆红素轻、中度升高，很少超过 85.5μmol/L，其中结合胆红素占 50% 以上。分娩后肝功能可于 4～6 周内恢复。

2. 妊娠期急性脂肪变性　系多系统疾病，以明显的消化道症状、肝功能异常及凝血功能障碍为特征，包括妊娠晚期出现腹痛、上腹部不适、意识模糊或神经系统症状、高血压及蛋白尿等。与子痫前期患者相比，这些患者存在明显的黄疸及严重的肝细胞功能异常，如转氨酶升高、明显的凝血异常及低血糖。肝穿刺活检有助于诊断，妊娠期急性脂肪肝（acute fatty liver of pregnancy，AFLP）表现为弥漫性肝细胞小泡样脂肪变性。

3. 肝脏梗死　肝脏梗死的临床表现包括右上腹痛、发热及肝酶显著升高，血清转氨酶通常 1 000～2 000U/L 或更高，LDH 通常在 10 000～20 000U/L。肝脏影像学检查可以确立诊断。产后影像学检查随访可以见到梗死病灶好转。

4. 肝破裂　肝缺血可引起肝内出血及包膜下血肿，患者通常有腹痛、重度血小板减少、肩部疼痛、恶心和呕吐，进而可发生破裂引起休克，甚至死亡。包膜下血肿常发生于肝脏的前叶及上叶。采用超声、放射性核素扫描，计算机体层摄影术（CT）、磁共振（MRI）及选择性血管造影术来诊断肝血肿。Beinder 等肝破裂孕妇死亡率为 39%。破裂处附近的肝脏组织学检查显示门静脉周围出血、纤维素沉积及中性粒细胞浸润，提示肝性子痫前期。转氨酶通常中度升高，有时也可以高达 4 000～5 000U/L。

六、处理

1. 积极治疗原发病。

2. 积极给予保肝治疗，可给予多烯磷脂酰胆碱 20ml 静脉滴注，每天 1 次。

3. 积极防治HELLP综合征。

4. 如出现肝包膜下血肿，为预防发生血肿破裂，应立即行剖腹探查及剖宫产术结束妊娠。产后疑为包膜下肝血肿时，如血流动力学稳定及血肿不扩大者，宜选择保守治疗，但应严密检测超声图像改变，如怀疑肝破裂或血肿扩大，应及时处理。止血方法有压迫、单纯缝合、局部促凝剂、动脉栓塞、网膜蒂结扎、肝动脉结扎或肝叶切除，具体方法取决于肝脏损伤的程度。研究表明，止血效果最可靠的是填塞及引流。Smith等报道了1978—1990年Baylor医学院的处理经验，在Baylor医学院提供的数据中，每145次分娩发生1次肝破裂。填塞及引流法与手术切除肝叶的孕妇存活率存在明显差异(82%及25%)。Bitondo及Feliciano等对1 000名肝脏外伤患者的连续观察，建议此种情况时保守性手术比较可取，肝脏扩大切除术或选择性血管韧带肝叶切除术的死亡率为34%，而保守性手术(填塞及引流和/或局部应用促凝药)的死亡率为7%。关于肝破裂后继续妊娠的报道较少。大多数病例妊娠终止，仅1例妊娠继续，原位肝移植可能挽救生命。

(李桂阳　马玉燕)

参考文献

1. 苟文丽. 妊娠期高血压疾病. 北京：人民卫生出版社，2011.
2. 谢幸，孔北华，段涛. 妇产科学. 9版. 北京：人民卫生出版社，2018.
3. LIU J，GHAZIANI TT，WOLF JL. Acute Fatty Liver Disease of Pregnancy：Updates in Pathogenesis，Diagnosis，and Management. Am J Gastroenterol，2017，112(6)：838-846.
4. TRAN TT，AHN J，REAU NS. ACG Clinical Guideline：Liver Disease and Pregnancy. Am J Gastroenterol，2016，111(2)：176-194.
5. ARMALY Z，JADAON JE，JABBOUR A，et al. Preeclampsia：Novel Mechanisms and Potential Therapeutic Approaches. Front Physiol，2018，9：973.

第八节　子痫前期与胎儿生长受限

一、概述

胎儿生长受限(fetal growth restriction，FGR)是指经超声评估的胎儿体重低于相应孕周应有胎儿体重的第10百分位数。胎儿生长受限可致死胎、早产、低出生体重、胎儿宫内窘迫、新生儿窒息、新生儿缺血缺氧脑病、胎粪吸入综合征、新生儿红细胞增多症等，远期可能带来不良结局，如影响神经行为发育、肥胖、心脑血管疾病、2型糖尿病等。子痫前期患者全身小动脉出现痉挛，可导致子宫血流量、胎盘流血量降低，影响母体向胎儿输送营养，进而导致胎儿在宫内所需求的氧气供给量、营养运输量降低，胎儿发育延迟，并随着孕周的增大表现越发明显，从而发生胎儿生长受限。

胎儿生长受限根据其发生时间、胎儿体重及病因可分为：

1. 内因性均称型胎儿生长受限　一般发生在胎儿发育的第一阶段，因胎儿在体重、头围和身长三方面均受限，头围与腹围均小，故称均称型。其病因包括基因或染色体异常、病毒感染、接触放射性物质及其他有毒物质。

2. 外因性不均称型胎儿生长受限　胚胎早期发育正常，至妊娠晚期才受有害因素影响，如妊娠期高血压疾病等所致的慢性胎盘功能不全。在这种情况下，由于葡萄糖转运和肝脏储存减少使肝细胞变小，因此反映肝脏大小的胎儿腹围会出现减小。同时，由于妊娠期高血压疾病使胎盘供血减少，循环再分配机制使血液优先供应大脑发育，因此出现与腹围不成比例的大头部尺寸(双顶径和头围)。研究发现如果存在胎儿生长受限，同时伴有循环再分配机制的胎儿在出生后多种神经行为评分显著降低，说明存在严重的脑损伤。

3. 外因性均称型胎儿生长受限　为上述两型的混合型。其病因有母儿双方因素，多因缺乏重要生长因素，如叶酸、氨基酸、微量元素或有害药物影响所致，在整个妊娠期间均产生影响。

二、病因

1. 母体血管病变引起的子宫胎盘灌注不良占胎儿生长受限病因的25%～30%。任何增加母体血管病变或影响子宫胎盘灌注的妊娠合并症均有可能导致胎儿生长受限的发生。

2. 抗磷脂综合征(antiphospholipid syndrome，APS)和系统性红斑狼疮(systemic lupus erythematosus，SLE)等自身免疫性疾病会增加胎儿生长受限的发生风险。在APS孕妇中，胎儿生长受限的发生率达10%～30%，发生风险增加6.2倍。在APS孕妇中，与单一抗体阳性组比较，多个抗体阳性组胎儿生长受限的发生风险增加2.3倍。

3. 胎儿生长受限胎儿染色体异常率为15%～20%。因此，如果胎儿生长受限可疑胎儿畸形，超声软指标阳性但无明显胎盘血流灌注不足证据者，建议行胎儿染色体核型分析排除染色体异常。

4. 严重胎儿生长受限的胎儿感染率可高达5%～10%，应进行弓形虫、风疹病毒、巨细胞病毒、单纯疱疹病毒、梅毒及艾滋病的筛查。

三、诊断方法

1. 与胎儿生长受限相关的母体危险因素　包括母体年龄≥40岁、初产妇、体重指数<20kg/m^{2}或>25kg/m^2、2次妊娠间隔过短、药物滥用、吸烟、子宫畸形、每天高强度运动等。不良妊娠史包括胎儿生长受限妊娠史、子痫前期史、胎盘早剥史和死胎死产史等。妊娠合并症和并发症包括糖尿病合并血管病变、肾功能中重度受损（尤其是合并高血压时）、APS、慢性高血压、严重的慢性贫血、严重的早孕期出血史等。

2. 核实孕周　胎儿生长受限的诊断基于准确的孕周计算，核实孕周包括核实孕母月经史、辅助生育技术的信息，以及妊娠早、中期的超声检查。

3. 宫底高度　宫高指耻骨联合上缘至宫底的距离。推荐妊娠24周之后每次产前检查时应测量宫底高度，随孕周增加，宫高对胎儿生长受限的筛查价值增加，敏感性低，但特异性高。其诊断价值有限，但对于基层检查条件不完备地区，描记宫高曲线可有助于检出胎儿生长受限胎儿。

4. 超声检查　超声检查评估是目前较为认可的诊断胎儿生长受限的指标，能区分均称型还是非均称型胎儿生长受限。动态超声监测，包括系统超声筛查（有无胎儿畸形）、胎盘形态、胎儿大小及脐动脉血流阻力、羊水量等，有助于明确潜在病因。超声的其他评估内容还应包括胎儿生物物理评分。

5. 子宫动脉血流筛查　早孕期（孕11～14周）子宫动脉血流预测胎儿生长受限的准确度低于中孕期。无论高危或低危人群，在中孕期用子宫动脉血流预测胎儿生长受限尽管特异性较高，但敏感性均较低。建议将子宫动脉血流用于早、中孕期胎儿生长受限的常规筛查。

四、胎儿生长受限的预防

1. 阿司匹林　对于有胎盘血流灌注不足疾病史（如胎儿生长受限、子痫前期、抗磷脂综合征）的孕妇，可以从孕12～16周开始服用小剂量阿司匹林至36周。存在1项高危因素的孕妇，也建议于妊娠早期开始服用小剂量阿司匹林进行预防，其中高危因素包括肥胖、年龄>40岁、孕前高血压、孕前糖尿病（1型或2型）、辅助生殖技术受孕病史、胎盘早剥病史、胎盘梗死病史等。

2. 戒烟　妊娠期应停止吸烟。

3. 低分子肝素　抗凝治疗能改善胎盘功能障碍疾病（如子痫前期、胎儿生长受限、死产史等）的预后，对于高危孕妇预防胎儿生长受限有一定疗效，但目前缺乏有关不良反应及新生儿长期预后方面的证据支持，亦没有充分证据支持其预防应用。

4. 吸氧　虽然有研究发现吸氧可以增加胎儿体重，降低围产期病死率，但目前仍缺乏充分证据支持孕妇常规吸氧来治疗胎儿生长受限。

5. 其他　增加饮食、补充孕激素或静脉补充营养无法治疗或预防胎儿生长受限。

五、胎儿生长受限的监测

胎儿生长受限一经确诊，应立即开始严密监测。目前较为理想的胎儿生长受限监测方案是联合评估，即综合多普勒超声、羊水量、生物物理评分、胎儿电子监护和胎儿生长情况。

1. 脐动脉多普勒　脐动脉多普勒是胎儿生长受限最重要的监测方法，监测指标包括最大峰值血流速度/舒张末期血流速度、阻力指数和搏动指数。正常妊娠时，脐动脉舒张末期压力随孕周逐渐增加，但在胎儿生长受限胎儿中，上述指标均会不同程度地升高。目前证据认为，对于高危妊娠而言，脐动脉多普勒超声监测可降低围产儿病死率，但对于低危、正常发育的胎儿，不能降低围产儿病死率。因此，不推荐正常妊娠孕妇常规行脐动脉血流监测。脐动脉多普勒结果正常时，需每1～2周复查，但对严重的胎儿生长受限需适当增加监测频率。

2. 大脑中动脉多普勒　监测大脑中动脉（middle cerebral artery，MCA）的搏动指数或阻力指数/脐动脉搏动指数（大脑-胎盘血流比）。若大脑中动脉舒张期血流速度增加，则该值降低，反映了胎儿生长受限中的“大脑保护效应”，是胎儿生长受限胎儿宫内缺氧的征兆。脐动脉多普勒正常的足月胎儿生长受限胎儿，大脑中动脉多普勒异常（搏动指数<第5百分位数），提示酸中毒可能，应及时终

止妊娠。此外，大脑中动脉多普勒也可用于评估胎儿贫血。

3. 静脉导管多普勒　静脉导管是连接腹腔内脐静脉和下腔静脉的一支小静脉，通常有三相血流特征，直接反映胎儿右心房的压力。大部分胎儿生长受限胎儿中，静脉导管多普勒的恶化发生在生物物理评分恶化之前。若胎儿生长受限胎儿静脉导管多普勒在心房收缩时血流速度消失或反向，1 周内胎死宫内的风险显著增加，预测 1 周后胎死宫内的敏感性和特异性分别高达 100% 及 80%，围产结局更差。

4. 羊水量监测　超声可通过最大羊水池深度或羊水指数评价羊水量，但两者均与实际羊水量有所差异。超声测量羊水量有助于胎儿生长受限的鉴别诊断及发现胎盘血流灌注不足。

5. 胎儿电子监护　目前，尚无明确证据证实产前胎儿电子监护可降低胎儿生长受限的围产儿病死率。因此，虽然无应激试验可以反映胎儿健康状况，但不应该作为监测胎儿生长受限胎儿宫内状况的唯一手段。

6. 生物物理评分(biophysical profile，BPP)　生物物理评分正常，则 1 周内胎死宫内的发生率较低，但生物物理评分对于预测妊娠<32 周、胎儿体重<1 000g 的胎儿生长受限的效果并不理想。

六、胎儿生长受限终止妊娠的时机

胎儿生长受限终止妊娠时机，必须综合考虑胎儿生长受限的病因、监测指标异常情况、孕周和当地新生儿重症监护的技术水平。

1. 对于孕龄<24 周或胎儿估测体重(estimated fetal weight，EFW)<500g 的胎儿，如果存在明确生长受限的表现，应建议到当地的产前诊断中心接受专业咨询和评估，排除胎儿遗传疾病。如伴发胎儿多普勒血流异常，建议和孕妇仔细沟通胎儿的预后，明确孕妇对胎儿的态度(是否继续妊娠)，帮助决定进一步诊疗计划。

2. 对于孕 24～28 周或 EFW 为 500～1 000g 的胎儿，在出现明确的脐动脉多普勒血流异常(舒末期血流缺失或反向)时，如果孕妇和家属要求积极救治，则建议在具备一定的极低出生体重儿救治能力的医疗中心进行产前监护和分娩。在病情稳定的情况下，基层医院可以和转诊中心协调沟通，争取宫内转运的机会。

3. 对于孕 28～32 周的胎儿生长受限，如脐动脉血出现异常(舒张末期血流缺失或反向)同时合并静导管 a 波异常(缺失或反向)，建议尽快完成糖皮质激素促胎肺成熟后，积极终止妊娠。如果是单纯脐动脉血流舒张末期反向，而没有其他胎儿窘迫的证据(如异常电子胎心监护图形、静脉导管 a 波异常等)，可期待妊娠至不超过孕 32 周。对于孕 32 周之前分娩的胎儿生长受限，应使用硫酸镁保护胎儿和新生儿的中枢神经系统。

4. 对于孕 32～34 周的胎儿生长受限，如存在单纯的脐动脉舒张末期血流缺失，而没有其他胎儿窘迫的证据(如异常电子胎心监护图形、生物物理评分<4 分、静脉导管 a 波异常等)，可期待妊娠至不超过孕 34 周。对于预计在孕 34 周之前分娩的胎儿生长受限，建议产前使用糖皮质激素。

5. 对于孕 34～37 周的胎儿生长受限，单次脐动脉多普勒血流升高不应作为立即分娩的指征。应考虑完善对胎儿健康情况的系统评估，密切随访病情的变化。胎儿如果出现停滞生长>2 周、羊水过少(最大羊水池深度<2cm)、生物物理评分<6 分、无应激试验频发异常图形或明确的多普勒血流异常，可考虑积极终止妊娠。预计 7 天内有早产风险，且孕期未接受过糖皮质激素治疗的，也建议产前使用糖皮质激素。如胎儿监护情况良好，可期待至孕 37 周以后分娩。

6. 对于孕龄>37 周的胎儿生长受限，可以考虑积极分娩终止妊娠。如果继续期待观察，需要和家属沟通期待观察与积极分娩的利弊。如果胎儿生长受限在妊娠 32 周之前出现脐动脉舒张末期血流消失或反向且合并静脉导管多普勒异常，当胎儿可以存活并完成糖皮质激素治疗后，应建议终止妊娠，但必须慎重决定分娩方式。

七、胎儿生长受限的分娩方式

1. 剖宫产　单纯的胎儿生长受限并不是剖宫产的绝对指征。若胎儿生长受限伴有脐动脉舒张末期血流消失或反向，须行剖宫产尽快终止妊娠。

2. 阴道分娩　胎儿生长受限的孕妇自然临产后，应尽快入院，行持续胎儿电子监护。胎儿生长受限若脐动脉多普勒正常，或搏动指数异常但舒张末期血流存在，仍可以考虑引产，但剖宫产率明显升高。若胎儿生长受限已足月，引产与否主要取决于分娩时的监测情况而定，而剖宫产与否也应主要根据产科指征而定。

(陈月芬　王鸿雁　马玉燕)

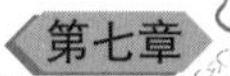

参考文献

1. 苟文丽. 妊娠期高血压疾病. 北京：人民卫生出版社，2011.
2. 谢幸，孔北华，段涛. 妇产科学. 9版. 北京：人民卫生出版社，2018.
3. 中华医学会围产医学分会胎儿医学学组，中华医学会妇产科学分会产科学组. 胎儿生长受限专家共识(2019版). 中华围产医学杂志，2019(06)：361-380.
4. American College of Obstetricians and Gynecologists' Committee on Practice Bulletins—Obstetrics and the Society for Maternal-Fetal Medicin. ACOG Practice Bulletin No. 204：Fetal Growth Restriction. Obstetrics & Gynecology，2019，133(2)：97-109.
5. MARTINS JG，BIGGIO JB，ABUHAMAD A. Society for Maternal-Fetal Meine Consult Series #52：Diagnosis and management of fetal growth restriction：(Replaces Clinical Guideline Number 3，April 2012). American Journal of Obstetrics and Gynecology，2020，223(4)：2-17.
6. GROOM KM，DAVID AL. The role of aspirin，heparin，and other interventions in the prevention and treatment of fetal growth restriction. American Journal of Obstetrics and Gynecology，2018，218(2S)：829-840.

第九节 严重低蛋白血症

一、概述

机体蛋白质缺乏称为低蛋白血症，以血浆蛋白减少、胶体渗透压降低、全身性水肿为特征。低蛋白血症以血浆白蛋白＜30g/L为标准，＜20g/L为重度低蛋白血症。胎儿在宫内发育过程中，需摄入较多母体蛋白，易造成低蛋白血症，尤其在晚孕期较为明显。在人体蛋白质成分中，血清白蛋白发挥着重要的作用，低蛋白血症影响着患者的预后。

二、发生原因

子痫前期是妊娠期严重并发症，可导致机体各脏器受损。子痫前期患者滋养细胞抗体与肾脏交叉反应导致免疫复合物沉淀于肾小球毛细血管壁上，使肾脏毛细血管受损，肾血管痉挛导致肾组织缺血、缺氧，内皮细胞受损，通透性增加，血浆蛋白自肾小球漏出形成蛋白尿，造成低蛋白血症。有研究发现，血浆白蛋白与24小时尿蛋白间并不平行，这与肝的血管痉挛、肝细胞缺血缺氧、肝细胞受损程度、蛋白合成功能有关。以白蛋白减少为主的多种营养缺乏与先兆子痫的发生、发展有明显关系。因此，低蛋白血症与子痫前期可能互为因果关系。

三、临床表现

1. 体液和电解质改变　在重度子痫前期的患者，水肿的细胞外液的体积通常比正常孕妇大得多。造成病理性体液潴留的机制是内皮损伤。除了全身性水肿和蛋白尿，这些妇女还表现为低血浆胶体渗透压。这种降低造成了过滤失衡，并进一步将血管内液体转移至周围间质中。与正常孕妇相比，子痫前期的妇女电解质浓度无明显改变。但子痫发作后，由于乳酸酸中毒和二氧化碳的代偿性呼吸，血清酸碱度和碳酸氢盐浓度降低。

2. 液体渗漏　血清蛋白降低导致血浆渗透压下降和内皮活化导致血管内液体向细胞外空间的内皮间外渗是导致水肿的原因。平均体型的女性血液容量约为3 000ml。在正常妊娠的最后几周，平均为4 500ml。但在子痫的情况下，大部分或所有预期的1 500ml的过量都会丢失。丢失的液体分布于全身血管外间质中，造成全身各个脏器的水肿，同时伴有器官功能障碍和血液浓缩。血液浓缩不一定与子痫前期的严重程度呈正相关。

(1) 水肿：从足开始的往上蔓延的皮下水肿是子痫前期患者最常见的症状。尤其是随着尿蛋白的增加，血清蛋白的下降，皮下水肿逐渐加重，甚至出现颜面部水肿。

(2) 胸腹水：部分子痫前期患者水肿以胸腹水为主，肢体水肿可能表现不明显。合并严重低蛋白血症的胸腹水常常表现为胸闷、憋气，甚至不能平躺；腹胀、肠管水肿可造成排气不畅、嗳气等。

(3) 脑水肿：临床发现脑水肿在子痫前期患者中广泛存在。症状从昏睡、视物模糊到昏厥和昏迷不等。在大多数情况下，症状时好时坏，精神状态的变化与影像学(MRI或CT)检查的变化相关。这些妇女易受血压突然变化的影响，使已经广泛存在的血管源性水肿急剧恶化。因此，小心控制血压是至关重要的。如果出现子痫考虑用甘露醇或地塞米松治疗。

(4) 肺水肿：由于肺组织疏松且血管丰富，伴有严重低蛋白血症的子痫前期的患者容易出现肺水肿。

四、对妊娠的影响

合并有低蛋白血症的子痫前期患者病情重，常合并脏器受损及严重并发症，早产儿发生率提高，围生儿死亡率增加。发病孕周和终止孕龄是影响分娩结局的主要因素。母体大量蛋白质丢失，使胎儿摄取蛋白质等营养物质明显减少，可导致胎儿生长发育过早受到影响。血浆中白蛋白降低是导致出生婴儿体重降低原因之一。

五、治疗

对于子痫前期的患者一旦出现低蛋白血症应积极采取措施，如加强营养、休息、适当补充白蛋白等。通过口服优质蛋白（蛋清、鸡肉等）补充白蛋白时要注意检测肾脏功能（尿素氮、肌酐等），以免过度加重肾脏负担引起不可逆性肾损伤。出现严重低蛋白血症且难以纠正时，若胎儿可以存活，应在促肺成熟后及时终止妊娠，提高围生儿存活率；胎儿难以成活者应予引产，以减少母亲并发症出现。

子痫前期妇女分娩后需要至少 72 小时解除血管痉挛，恢复正常血流动力学状态，因此需要严密观察尿量，并适当补充白蛋白并辅助利尿剂，避免产后子痫的发生。

（宋宁宁　马玉燕）

参考文献

1. 苟文丽. 妊娠期高血压疾病. 北京：人民卫生出版社，2011.
2. 谢幸，孔北华，段涛. 妇产科学. 9 版. 北京：人民卫生出版社，2018.
3. 史峻梅，杨孜，李凤秋，等. 血清白蛋白水平预警子痫前期发病的初步研究. 中华妇产科杂志，2020，055（001）：29-35.
4. MORIKAWA M，MAYAMA M，SAITO Y，et al. Hypoproteinemia as a parameter of poor perinatal/neonatal outcomes in women with pre-eclampsia diagnosed as hypertension plus proteinuria. Pregnancy Hypertension，2020，21：111-117.
5. GÓMEZ-CANTARINO S，AGULLÓ-ORTUO M，DIOS-AGUADO MD，et al. Prevalence of Hypoproteinemia and Hypoalbuminemia in Pregnant Women from Three Different Socioeconomic Populations. International Journal of Environmental Research and Public Health，2020，17（17）：6275.
6. HNGER PE. Albumin Meta bolism in Preeclampsia. Scandinavian Journal of Clinical & Laboratory Investigation，2011，22（3）：177-184.
7. TAKAHASHI H，HISANO M，SAGO H，et al. Hypoproteinemia in the second trimester among patients with preeclampsia prior to the onset of clinical symptoms. Hypertension in Pregnancy，2014，33（1）：55-60.
8. KINOSHITA H，WATANABE K，AZMA T，et al. Human serum albumin and oxidative stress in preeclamptic women and the mechanism of albumin for stress reduction. Heliyon，2017，3（8）：e00369.

第十节　肺　水　肿

一、概述

肺水肿在子痫前期患者较为常见，尤其是合并低蛋白血症的患者。初期可表现为喘憋、呼吸困难，查体表现为氧饱和度下降和双肺湿啰音，逐渐加重可表现为无法平卧，咳粉红色泡沫样痰，高流量吸氧无法改善其症状。血气分析可表现为氧分压的下降、血 pH 值降低等；胸片可表现为双侧胸腔积液及双肺间质性改变。尤其是子痫发作后不久或数小时后可能会出现严重肺水肿。这可能是由于呕吐时吸入胃内容物引起的吸入性肺炎、麻醉或过度吞咽而导致。

部分子痫前期患者终止妊娠后有 72 小时左右的病情进展期，可能由于分娩后回心血量增加，但动脉痉挛尚未解除所导致。此阶段最易出现肺水肿的症状，需要与羊水栓塞相鉴别。羊水栓塞同样可以表现为憋喘、呼吸困难、顽固性氧分压下降，但双肺湿啰音不常见，病情进展快，如有机会行肺血管造影则对诊断有一定的帮助。由于肺水肿和羊水栓塞治疗原则完全相反，需根据病情进行初步鉴别后再行治疗，以免出现恶性不良事件。

二、病理生理

发生肺水肿原因有三种：肺毛细血管通透性水肿、心源性水肿或两者兼有。

1. 肺毛细血管通透性水肿　子痫前期妇女常出现肺泡内皮 - 肺泡壁渗漏，并由于合并低血清蛋白浓度引起的血浆渗透压降低而加重肺水肿。

2. 心源性肺水肿　导致妊娠肺水肿的心室衰竭通常与妊娠高血压有关，可能是由于严重高血压引起的后负荷增加所导致。这种由于心室衰竭引起的肺水肿在肥胖女性及慢性高血压的患者中更常见。在这些女性中，急性收缩期高血压会加剧舒张功能障碍并导致肺水肿。超声心动图检查可以发现，虽然通过射血分数测量的心脏收缩功能正常，但仍可以发现舒张功能的异常。BNP 在妊娠妇女中的监测尚未引起足够的重视。这种神经激素由心室肌细胞和成纤维细胞分泌，心力衰竭时可见明显升高。非妊娠患者，小于 100pg/ml 的值具有极好的阴性预测价值，而大于 500pg/ml 则具有极好的阳性预测价值。但在 100～500pg/ml 之间则不易分析。氨基末端脑钠肽前体（N-terminal pro-brain natriuretic peptide，NT-proBNP）和心房钠尿肽（atrial natriuretic peptide，ANP）的值都随着子痫前期的病情加重而升高。

三、治疗

1．心源性急性肺水肿　需要紧急处理。呋塞米 20～40ml 静脉注射与控制严重高血压的治疗同步进行。进一步的治疗取决于妇女是产前还是产后。活胎禁止使用可能迅速降低外周阻力并严重减少子宫胎盘循环的心脏活性药物。通过超声心动图分析心源性心衰的原因有助于对治疗起指导作用。急性肺水肿本身不是急诊剖宫产的指征。反而，如果出现心衰或心源性肺水肿，在心内科充分评估的基础上，尤其是胎儿出生后存活率不高的情况下，可以首先进行改善心功能的治疗。因为胎儿的娩出会造成孕妇血流动力学的极大变化，衰竭的心脏极可能无法承受此种改变，出现难治性心衰，甚至心搏骤停。

2．液体管理　肺水肿和高血压都会受过度静脉内给液的影响而进一步恶化，提示整个子痫前期和子痫治疗过程中液体管理的重要性。

（1）限制性输液：除出现因呕吐、腹泻或发汗、失血过多等造成体液流失，补液速度一般为每小时 60～125ml。重度子痫前期常出现少尿，因此容易出现错误的补液治疗。但对于患有重度子痫前期的妇女来说，需优选控制性、保守性液体给药方式，因这些妇女已经有过多的细胞外液体，这些液体异常的分布在血管外空间。如果大量液体注入则会增加分布不均，从而增加肺水肿和脑水肿的风险。因此，对于先兆子痫伴少尿或无尿的妇女，可以给予小剂量的递增计量补液，以维持每小时 30ml 以上的尿量。

（2）有创血流动力学监测：适用于合并少尿或肺水肿的子痫前期。研究发现，在大多数情况下，对少尿的积极治疗导致了肺水肿。The Task Force（2013）建议不要常规进行有创血流动力学监测，适应证为子痫前期伴有心脏病、肾病或两者兼有或伴有顽固性高血压、少尿和肺水肿的妇女。

（3）扩容：由于子痫前期伴随血液浓缩，人们开始研究不同胶体液对血容量的扩张作用，如淀粉聚合物、白蛋白或其衍生物、合成物等。研究证明扩容并不能改善子痫前期的母儿结局，包括孕周延长、活产率、HELLP 综合征发生率、新生儿呼吸窘迫发生率等。

3．对症支持治疗　主要是与提高氧饱和度和改善肺通气相关的支持治疗。包括适当抬高床头、吸氧（鼻导管或面罩吸氧）维持氧饱和度在 90% 以上。

4．终止妊娠　对于子痫前期的患者，肺水肿可能仅是全身症状的一个表现。终止妊娠的时机应当根据孕周、检查检验结果、胎心监护、患者一般情况、所属医院新生儿科救治水平等多方面考虑。当母儿任何一方处于危险之中，都应当尽快终止妊娠。终止妊娠的方式不一定必须剖宫产，尤其是胎儿不足 24 周，低于目前国内新生儿普遍救治水平时，根据患者及家属的意见可以选择引产，但全程必须密切监护患者生命体征。

（王鸿雁　马玉燕）

参考文献

1. CUNNINGHAM FG，LEVENO KJ，BLOOM SL，et al. Williams Obstetrics. 25th ed. New York：McGraw-hill Medic al Publishing Division，2019.
2. DENNIS AT，CASTRO J，CARR C，et al. Haemodynamics in women with untreated pre-eclampsia. Anaesthesia，2012，67（10）：1105-1118.
3. KATSI V，SKALIS G，VAMVAKOU G，et al. Postpartum Hypertension. Curr Hypertens Rep，2020，22（8）：58.
4. DENNIS AT，SOLNORDAL CB. Acute pulmonary oedema in pregnant women. Anaesthesia，2012，67（6）：646-659.
5. SEROR J，LEFEVRE G，BERKANE N，et al. B-type natriuretic peptide measurement for early diagnosis of acute pulmonary edema during pregnancy. Acta Obstet Gynecol Scand，2014，93（12）：1317-1319.

第八章　妊娠期高血压疾病合并症

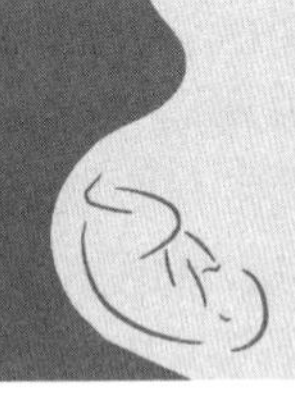

妊娠期高血压疾病（HDP）作为妊娠期特有一种系统性疾病，是母体、胎盘、胎儿等众多因素参与的综合结果，严重损害母婴健康，成为围产儿、孕产妇病死率升高的主要原因之一，国内尚缺乏大数据病例的流行病学调查报道。早预防、早预警、早识别、早干预、早转诊对降低母儿损害十分重要。

近年来，随着研究的不断深入，人们的精力大部分聚焦在怀孕后如何预防子痫前期的发生，对于母体的基础状况关注不足，分娩时的状态以及产后风险的关注也尚待加强。本章将从母体基础状况及并发症，在 HDP 发生中的作用综合分析，以便提前预防，减少 HDP 重症的发生，降低对母儿损害。

第一节　免疫系统疾病与妊娠期高血压疾病

妊娠对母体的免疫系统而言是一个巨大的挑战——母体免疫系统既要加强免疫，好帮助胎儿和母体自身抵抗外界病原体的入侵；又要发挥免疫耐受，以避免对胎儿父体抗原成分产生同种异体免疫排斥反应而造成组织损伤。作为母胎界面的门户，胎盘是调节免疫反应、建立免疫平衡状态的关键部位。包括对母体固有免疫和获得免疫的精准调控，并涉及众多免疫细胞和免疫分子的作用。患有免疫系统疾病的妊娠妇女则无法完全顺利地度过这一挑战：异常的免疫反应或免疫成分将不同程度地影响母胎界面免疫平衡的建立，导致包括子痫前期在内的一系列妊娠并发症的发生。因此，妊娠合并免疫系统疾病正逐渐引发人们的广泛关注。

免疫系统疾病由免疫机制异常或缺失所导致，其中最常见的类别是自身免疫性疾病，即一类由自身抗体或免疫效应细胞攻击机体正常组织成分导致的免疫系统疾病。自身免疫性疾病发病率逐年上升，其中的多种疾病女性发病率显著高于男性。目前这一现象的内在机制尚不清楚，很可能与性激素对免疫系统发育及免疫活动的调节相关。据统计，很多罹患自身免疫性疾病的女性正值育龄期（15～49 周岁），且多数患者生育能力正常。

自身免疫性疾病共有四十余种，其中与 HDP 有着密切关联的包括系统性红斑狼疮（systemic lupus erythematosus，SLE）、抗磷脂综合征（antiphospholipid syndrome，APS）、原发性干燥综合征（Sjögren’s syndrome，SS）及类风湿关节炎（rheumatoid arthritis，RA）。例如，子痫前期在一般妊娠中的平均发病率为 2%～8%，而在 APS 妊娠中子痫前期发病率达到 17.3%，在 SLE 妊娠中甚至高达 22.5%。各种免疫系统疾病与 HDP 具体有着怎样的关联，如何预测患有上述自身免疫性疾病的妊娠妇女 HDP 的发生，如何通过有效的孕前咨询、孕期监测以及多学科合作背景下的疾病管理等措施改善这些患者的妊娠结局，是本节的重点讨论内容。

一、系统性红斑狼疮

（一）概述

1．特点　系统性红斑狼疮（SLE）是一种以产生细胞组分自身抗体为主要特征的自身免疫性疾病，包括抗核抗体、抗心磷脂抗体、抗 C1q 抗体等自身抗体。SLE 患者的固有免疫及获得免疫系统均被激活，而临床表现由轻到重不等，轻者仅在实验室检查中发现异常，严重者累及全身多个器官系统，可造成器官炎症反应与急性衰竭。

2．流行病学　据最近文献报道，我国 SLE 的发病率约为万分之三，女性患病率约为男性的 9～10 倍，且女性发病高峰年龄集中在育龄期。

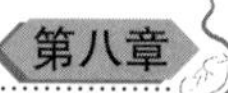

3．妊娠期并发症与合并症　SLE 患者妊娠期并发症的发病率显著高于健康孕妇：早产、子痫前期与子痫、HELLP 综合征的发病率分别为 25%～35%、10%～15%、1.0%～1.5%，流产、胎儿宫内生长受限（intrauterine growth restriction，IUGR）、紧急剖宫产及新生儿狼疮等不良妊娠结局发生率也明显增加。系统性红斑狼疮合并抗磷脂综合征或狼疮肾炎在临床上多见。

（二）发病与危险因素

1．SLE 合并妊娠增加子痫前期发病率　最新发表在《英国医学期刊》（*British medical Journal*）上的一项关于子痫前期临床危险因素的大样本多中心队列研究荟萃分析明确指出，妊娠合并系统性红斑狼疮是子痫前期重要的独立危险因素，在其影响下，子痫前期的发病风险升高 14%。该项分析涉及 27 个国家（地区）、92 项队列研究、2 500 万余次妊娠，具有极高的参考价值。

2．SLE 并发子痫前期的危险因素　子痫前期是严重的产科并发症，而妊娠合并 SLE 显著加大了子痫前期发病率，因此对狼疮妊娠并发子痫前期风险的预测尤为关键。综合由多中心合作进展的预后性队列研究 PROMISSE 的一系列研究成果，对于妊娠合并 SLE 的患者，下列危险因素可以用于预测发生子痫前期的风险：①狼疮的高活动性：包括妊娠前狼疮活动性评分、妊娠期狼疮复发、狼疮肾炎病史或妊娠期活动性肾炎；②狼疮抗凝物（lupus anticoagulant，LA）的存在；③种族差异：非西班牙裔白人发病率最低，非裔美国人发病率最高；④社会经济地位（socioeconomic status，SES）低；⑤目前使用降压药物；⑥血小板减少；⑦补体旁路途径异常激活：妊娠早期血液中检测出补体活化标志物（Bb 和 sC5b-9），并在后期持续升高；⑧ SLE 相关转录改变，包括干扰素 -1（IFN-1）及浆细胞相关转录本；⑨血管生成因子失衡。

（三）围产期管理

【孕前保健】　妊娠过程中性激素的变化与组织器官负荷加重对 SLE 患者而言是一项巨大的挑战。通过孕前咨询、病情评估与控制、孕前预防妊娠并发症、确定合适妊娠时机及科学避孕等措施实现计划内的妊娠，对预防 SLE 加重或复发以及改善母儿结局均有重大意义。

1．患者宣教　鉴于 SLE 患者妊娠的特殊性与危险性，产科医师与风湿免疫科医师有必要向育龄期女性患者宣传教育疾病发展的相关知识，告知妊娠风险，强调避孕以及孕前咨询的重要性，并取得患者及家属的理解与配合。

2．病情监测与评估　根据欧洲抗风湿病联盟（EULAR）于 2016 年发布的《对于患系统性红斑狼疮和抗磷脂综合征女性健康与计划生育、辅助生殖、妊娠和更年期管理的建议》（以下简称《建议》），SLE 患者孕前的一系列指标对预测孕期病情复发或加重、子痫前期及其他不良妊娠结局具有很高价值。产科与风湿免疫科医师有针对性地监测这些指标并对患者妊娠风险进行危险度分层，是孕前管理的关键环节。

（1）妊娠期狼疮复发或加重的预测指标：近 6～12 个月有狼疮活动，狼疮肾炎病史，血清学指标如 C3/C4、抗 dsDNA 抗体滴度。

（2）并发子痫前期的预测指标：近 6～12 个月有狼疮活动，抗磷脂抗体（anti-phospholipid antibody，aPL）谱，特别是有抗磷脂抗体持续性中到高滴度、狼疮抗凝物及多种 aPL 阳性。

（3）其他不良妊娠结局的预测指标：近 6～12 个月有狼疮活动，狼疮肾炎病史，血清 C3/C4、抗 dsDNA 抗体滴度，抗磷脂抗体谱，高血压。

3．妊娠并发症孕前预防策略　EULAR 在 2016 年《建议》指出，SLE 患者孕前预防的关键措施：①监测血压；②应用妊娠安全的药物控制病情；③限制糖皮质激素使用。其中，常见抗风湿药物与妊娠安全性的对照，见表 8-1-1。

4．计划妊娠

（1）避孕措施：SLE 患者的妊娠必须有计划，育龄期患者均需采取严格的避孕措施。医师需要综合患者的个体因素、疾病活动性、血栓形成风险等给患者提供合适避孕方式的建议。

1）宫内节育器（intrauterine device，IUD）：含铜 IUD 适用于除小剂量糖皮质激素（泼尼松 15mg/d 或相当剂量以下）外不服用免疫抑制剂的所有无 IUD 妇科禁忌证的 SLE 患者。

2）口服避孕药：适用于病情稳定、aPL 阴性、无肾病综合征、没有血栓病史的患者，推荐使用以含孕激素为主的口服避孕药。

3）工具避孕：所有 SLE 患者均可以采用工具避孕，但通常单独的工具避孕达不到严格避孕的效果，应配合其他避孕措施共同使用。

（2）妊娠时机：根据中国系统性红斑狼疮研究协作组专家组制定的《中国系统性红斑狼疮患者围产期管理建议》，为 SLE 患者确定妊娠时机可以参

表 8-1-1 常见抗风湿药物的妊娠安全性

类别	药物	对妊娠是否安全
免疫抑制剂	硫唑嘌呤(azathioprine)	是
	环孢素(cyclosporine)	是
	他克莫司(tacrolimus)	是
	环磷酰胺(cyclophosphamide)	否,孕前3～6个月停用
	甲氨蝶呤(methotrexate)	否,孕前3～6个月停用
	霉酚酸酯(mycophenolatemofetil)	否
	来氟米特(leflunomide)	否,推荐考来烯胺洗脱并停用3～6个月
抗疟药	羟氯喹(hydroxychloroquine)	是,推荐孕前孕期全程使用
	奎纳克林(quinacrine)	否
糖皮质激素	泼尼松(prednisone)	建议使用不含氟的剂型,维持剂量≤相当于泼尼松15mg/d
免疫球蛋白	静脉注射免疫球蛋白(IVIG)	
非甾体类抗炎药	对乙酰氨基酚 环氧合酶2抑制剂 小剂量阿司匹林	是

考以下内容。SLE患者必须同时满足下述条件才可以考虑妊娠：

1）病情不活动且保持稳定至少6个月。

2）糖皮质激素的使用剂量为泼尼松15mg/d（或相当剂量）以下。

3）24小时尿蛋白定量为0.5g以下。

4）无重要脏器损害。

5）停用免疫抑制药物，如环磷酰胺、甲氨蝶呤、雷公藤、吗替麦考酚酯等至少6个月，对于服用来氟米特的患者，建议先进行药物清除治疗再停药6个月后才可以考虑妊娠。

（3）妊娠禁忌证

1）严重的肺动脉高压（估测肺动脉收缩压>50mmHg，或出现肺动脉高压的临床症状）。

2）重度限制性肺部病变（用力肺活量<1L）。

3）心功能衰竭。

4）慢性肾衰竭（血肌酐>2.8mg/L）。

5）既往有严重的子痫前期或即使经过阿司匹林和低分子肝素治疗仍不能控制病情的HELLP综合征。

6）过去6个月内发生过脑卒中。

7）过去6个月内有严重的狼疮病情活动。

【孕期保健】 SLE患者在妊娠期间需要产科与风湿免疫科医师的密切配合，以最大限度地改善妊娠结局。通过定期随诊及时发现危险因素、严密监测胎儿状态、采用安全有效的药物控制SLE病情是孕期保健的重点内容。

1. 产科与风湿免疫科随诊

（1）产科随诊内容与频率：在确定妊娠后，需要进行胎儿B超检查以明确胎儿的确切胎龄。随诊内容包括常规产科检查、血压监测、胎心监测；在妊娠16周后应每个月进行1次胎儿B超检查，以监测胎儿的生长情况，以及是否有畸形。如果出现胎儿发育迟缓或子痫前期表现，则应该缩短随诊间隔；在妊娠28周后应每两周进行1次脐动脉血流多普勒检查，监测胎儿血供情况，每两周进行胎儿监测。如有异常可每周进行脐动脉血流多普勒检查和胎儿监测。推荐妊娠28周前每4周随诊1次，自妊娠28周始每2周随诊1次；而患者在孕28周后病情变化较快，因此实际的随诊间隔应由产科医师根据具体情况确定。

（2）风湿免疫科随诊内容与频率：一旦确定妊娠，SLE患者需要同时到风湿免疫专科随诊。每次随诊的内容包括详细的病史与体格检查，以及全面的实验室检查，包括血常规、尿常规、24小时尿蛋白排泄定量、肝功能、肾功能、生化及电解质水平检测、血糖、血尿酸水平、血清补体、免疫球蛋白定量、抗ds-DNA抗体水平等；对合并APS的患者，还应定期监测抗心磷脂抗体（ACL）、狼疮抗凝物（LA）及抗β_2糖蛋白-1抗体（抗β_2GP-1抗体）水平。随诊频率与产科一致；对于临床表现或血清学检查提示有病情复发可能时，应缩短随访间隔。

2. 胎儿监护

（1）常规超声筛查：①妊娠早期（11～14周）

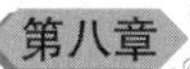

胎儿常规；②妊娠中期（20～24 周）脐动脉与子宫动脉超声多普勒血流监测：对子痫前期、IUGR 等胎盘相关性妊娠并发症具有较好的阴性预测价值与中等的阳性预测价值。

（2）妊娠晚期每隔 1 个月的特殊监测：①超声多普勒监测脐动脉、子宫动脉、静脉导管、大脑中动脉血流，特别适用于对诊断为早期（孕 34 周前）IUGR 胎儿的监护；②多普勒监测胎儿腹围增长速度、大脑胎盘比率有助于预测晚期 IUGR（孕 34 周后诊断）的围产期胎儿结局。

3. 妊娠期间药物使用

（1）抗风湿药物：常见抗风湿药物的妊娠安全性，见表 2-1。①羟氯喹（HCQ）：是经临床经验证实为安全的药物，孕前与孕期全程使用对控制 SLE 病情、预防复发或加重有确切作用。对于抗磷脂抗体阳性的患者，在妊娠后应使用 HCQ 以减少血栓形成的风险；同样建议抗 SSA 或抗 SSB 阳性的 SLE 患者服用 HCQ 以降低胎儿心脏传导阻滞的发生率，推荐剂量为 200mg，每日两次。②小剂量阿司匹林（LDA）：小剂量阿司匹林对早产和重度子痫前期的保护作用已在非自身免疫性疾病患者中得到证实。具有子痫前期高风险因素的 SLE 妊娠患者，特别是伴有狼疮肾炎或 aPL 阳性的患者，可以从 LDA 治疗中获益，并且给药时间最好始于孕前或不晚于妊娠 16 周。

（2）降压药物：伴有高血压的 SLE 患者可以使用的降压药物包括 β 受体拮抗剂（如阿替洛尔、美托洛尔）、中枢性 α 受体拮抗剂（如甲基多巴、可乐定），扩血管药物（如尼非地平、氨氯地平）及利尿药物（如呋塞米）。禁用血管紧张素转化酶抑制剂或血管紧张素转化酶受体拮抗剂。

（3）其他：SLE 患者妊娠期间同样需要补充钙剂、维生素 D 与叶酸，特别是孕早期循环血中 25-(OH) 维生素 D 水平低，以及接受糖皮质激素或肝素等具有骨质破坏作用药物治疗的患者。

【产时处理】 SLE 妊娠患者分娩时机与方式的选择需要综合考虑母亲与胎儿的状况。《中国系统性红斑狼疮患者围产期管理建议》给出建议如下：

（1）分娩方式：对于在整个妊娠过程中病情稳定的患者，可以采取自然分娩的方式结束妊娠；但对于病情不稳定或出现产科并发症的患者，可以采取剖宫产。

（2）终止妊娠时机：对于病情平稳的患者，如果胎龄已满 38 周，胎儿已发育成熟时，建议终止妊娠。应及早终止妊娠的情况：①妊娠前 3 个月即出现明显的 SLE 病情活动；②孕妇 SLE 病情严重，危及母体安全时，无论孕期大小都应及早终止妊娠；③孕检发现胎盘功能低下，危及胎儿健康，经产科与风湿免疫科治疗后无好转；④出现重度妊娠高血压、精神和 / 或神经异常、脑血管意外、弥漫性肺部疾病伴呼吸衰竭、重度肺动脉高压、24 小时尿蛋白排泄定量 3g 以上等并发症时。

【产后保健】 产后 1 个月，患者仍需要在产科及风湿免疫科随诊。鉴于母乳喂养对母亲和新生儿有诸多益处，SLE 患者如果身体与用药条件允许，最好采用母乳喂养。口服泼尼松或甲泼尼龙、HCQ、非甾体抗炎药（包括阿司匹林）以及使用肝素治疗的患者都可以进行母乳喂养，但对于服用泼尼松剂量超过 20mg/d 或相当剂量者，应弃去服药后 4 小时内的乳汁，并在服药 4 小时后再进行哺乳；而服用环磷酰胺、霉酚酸酯、甲氨蝶呤、来氟米特、硫唑嘌呤、环孢素 A、他克莫司的患者不宜哺乳。

二、抗磷脂综合征

（一）概述

1. 特征　抗磷脂综合征是以机体存在抗磷脂抗体（anti-phospholipid antibody，aPLs）为特征的自身免疫性疾病。抗磷脂抗体（aPLs）是一组以磷脂和 / 或磷脂结合蛋白为靶抗原的自身抗体总称，主要包括狼疮抗凝物、抗心磷脂抗体及抗 β_2- 糖蛋白 1 抗体。临床上，反复动脉或静脉血栓形成、病理妊娠和抗磷脂抗体持续阳性是抗磷脂综合征的病理生理学特点。

2. 抗磷脂抗体与抗磷脂综合征　存在抗磷脂抗体（aPL）是抗磷脂综合征（APS）的主要特点，然而，aPL 阳性的患者并非都诊断为 APS。抗磷脂抗体除 APS 以外，还出现在有血栓病史或产科并发症的患者体内、患有其他自身免疫性疾病如 SLE 的患者体内，甚至存在于健康人群体内。

3. 抗磷脂综合征妊娠的合并症与并发症　APS 妊娠可能合并系统性红斑狼疮、慢性肾脏疾病、病态肥胖症等疾病；APS 最常见的严重并发症是静脉血栓及动脉血栓，静脉血栓以下肢深静脉血栓最常见，动脉血栓发生的部位迥异，发生在大脑中动脉可导致脑卒中，也可能并发短暂性脑缺血发作或一过性黑矇，血栓甚至可以发生在不典型部位，如视网膜动脉、锁骨下动脉、指动脉、肱动脉等。妊娠期、产褥期血栓形成的风险显著增高：大规模队列研究显示，总体APS患者血栓事件中有25%发生在妊娠期间或产后，而APS妊娠患者在妊娠期或产后有5%～12%的概率形成血栓。除血栓形成之外，40%～50%的抗磷脂综合征患者并发自身免疫性血小板减少。除此之外，产科并发症还有复发性流产、早期胎儿丢失、子痫前期、胎儿宫内生长受限、死产等。

（二）发病机制

1. APS妊娠增加子痫前期发病率　BMJ最新刊登的一项多中心大样本队列研究荟萃分析证明，患有抗磷脂综合征的妊娠女性子痫前期的发生率显著增加。APS是子痫前期的临床危险因素，APS妊娠患者并发抗磷脂抗体相关子痫前期的比例高达10%～20%。有11%～17%的子痫前期患者抗磷脂抗体阳性，并且重度早发型子痫前期（未到妊娠34周）与抗磷脂抗体的关联性最强。

2. APS参与子痫前期发病的机制　妊娠合并APS患者发生子痫前期主要由胎盘功能不全造成。抗磷脂抗体通过抑制绒毛膜外滋养细胞对胎盘螺旋动脉的重塑以及诱发母胎界面的炎症反应，损伤胎盘功能。具体机制有：

（1）抗磷脂抗体识别滋养层细胞上表达的β_2-糖蛋白1，通过低密度脂蛋白受体相关蛋白8的作用，促进抗血管生成因子产生，减少滋养细胞的增殖与迁移，导致螺旋动脉重塑不良、胎盘血运减少从而发生缺氧损伤。

（2）通过激活Toll样受体及炎症途径，刺激炎性细胞因子与趋化因子的分泌。

（3）激活细胞表面的补体，活化中性粒细胞及单核细胞，释放活性氧成分、肿瘤坏死因子、抗血管生成因子及组织因子等。

（三）妊娠结局的预测方法

1. 超声多普勒测定子宫动脉血流　研究证明，孕20～24周子宫动脉舒张末期血流正常是妊娠结局良好的一项有力的预测指标；而超声多普勒测得子宫动脉血流减少则间接提示有胎盘功能不全和/或子痫前期。因此，对合并APS的孕妇应检查产科超声，评估胎儿生长及羊水量，在孕中期做超声多普勒检查，评估子宫动脉舒张末期血流。欧洲抗风湿病联盟（EULAR）目前已将子宫动脉超声多普勒检查列入其针对妊娠合并SLE和/或APS患者的管理指南中。

2. 其他预测子痫前期的危险因素

（1）高危抗磷脂抗体谱。EULAR于2019年发布的《成人抗磷脂综合征管理建议》中说明，高危抗磷脂抗体谱是指狼疮抗凝物持续阳性（两次检测时间间隔至少12周），或狼疮抗凝物、抗心磷脂抗体与抗β_2-糖蛋白1抗体三者中任意组合的双阳性，或三种抗体均阳性，或抗磷脂抗体持续高滴度。

（2）合并患有其他自身免疫性疾病，尤其是SLE。

（3）既往血栓事件史。

（4）既往子痫前期等不良孕产史。

（5）补体水平降低或低补体血症。

（6）IgG抗磷脂抗体（而不是IgM）。

（四）抗磷脂综合征患者妊娠管理

1. 孕前保健

（1）孕前危险度分层：产科医生及风湿免疫科医生需要为患有APS的女性提供备孕前的详细咨询，通过收集病史、检测抗磷脂抗体组成等方式对患者孕后发生子痫前期等不良妊娠结局的风险进行危险度分层。如前述，危险因素包括高风险的抗磷脂抗体组成，同时患有系统性红斑狼疮、血栓性APS病史及不良妊娠结局病史等。

对于APS患者血栓形成以及妊娠期出现并发症的风险，用全球抗磷脂综合征评分（Global Anti-Phospholipid Syndrome Score，GAPSS）可以进行有效预测（表8-1-2）。

表8-1-2　全球抗磷脂综合征总体评分

项目	分值
抗心磷脂抗体（IgG或IgM）	5分
抗β_2-糖蛋白抗体	4分
狼疮抗凝物	4分
抗凝血酶原/磷酯酰丝氨酸复合物抗体（IgG或IgM）	3分
高脂血症	3分
高血压	1分

（2）计划妊娠：抗磷脂综合征患者应避免使用含雌激素的口服避孕药，仅含孕激素的口服避孕药以及含左炔诺喹酮的宫内节育器需要在权衡血栓形成风险的基础上，经由产科或风湿免疫科医师指导使用。

有妊娠计划时，应当做好孕前检查，在医生指导下怀孕。

2. 孕期管理

（1）孕期随访与监测：国外风湿免疫科相关专家小组在2019年发布的《抗磷脂综合征诊断和治

疗共识》中提出，抗磷脂综合征患者妊娠期采用常规产科随访即可，而状况特殊的患者则需要加强随访的频率及内容，包括APS合并系统性红斑狼疮、慢性肾脏疾病、病态肥胖症、有妊娠期血栓事件史，以及aPL三重阳性的患者。考虑到APS妊娠的并发症，产科随访强调胎儿生长以及高血压相关妊娠并发症的监测，包括血压监测、抗磷脂抗体检测、胎儿常规超声及子宫动脉超声多普勒检查等。尤其在孕晚期，胎儿超声及多普勒监测有助于早期发现胎儿生长受限或其他胎盘相关并发症，以确定分娩时机，改善妊娠结局；在孕20～24周进行脐动脉及子宫动脉血流多普勒超声检查对于胎盘相关妊娠并发症具有良好的阴性预测价值。

（2）妊娠期治疗方案：欧洲抗风湿病联盟于2019年发表的《成人抗磷脂综合征管理》指南及2016年发表的《建议》、2019年国外风湿免疫科相关专家小组推出的《抗磷脂综合征诊断和治疗共识》、美国妇产科医师协会于2012年发布的《抗磷脂综合征实践公告》等指南或专家共识给出了APS妊娠的治疗推荐或建议。

1）单独应用小剂量阿司匹林：对于有高风险抗磷脂抗体谱，但没有血栓史或妊娠并发症史，合并或者不合并系统性红斑狼疮的患者，考虑用LDA预防。

2）小剂量阿司匹林联合低分子肝素治疗

A. LDA联合预防剂量LMWH：推荐对有≥3次的孕10周前复发性自然流产史或有孕10周后胎儿丢失史的APS妊娠患者给LDA加预防剂量LMWH；对于因子痫、重度子痫前期或胎盘功能不全表现而在妊娠34周前终止妊娠的患者，建议根据患者的抗磷脂抗体谱、心血管危险因素、制动状态等个体化评估，给LDA或LDA加预防剂量的LMWH；对非标准产科抗磷脂综合征患者，同样建议根据个体的aPL谱、是否合并SLE、孕产史以及其他造成妊娠丢失或血栓的危险因素，应用LDA或LDA加预防剂量的LMWH。目前，研究尚未证明LDA联合预防剂量LMWH相比于单独LDA对活产率有明显提高，临床医生需要通过风险评估，为患者制订个体化的用药方案。另外，国外风湿免疫科相关专家小组建议在开始LMWH治疗后，每隔10～14天需要计数血小板以排除肝素诱导的血小板减少症。

B. LDA联合治疗剂量LMWH：对于应用LDA联合预防剂量LMWH后仍然复发妊娠并发症的标准产科抗磷脂综合征患者，可以尝试加大LMWH剂量到治疗量；对于孕前已进行治疗性抗凝的APS妊娠患者，孕后应采用治疗剂量LMWH联合LDA；存在血栓性抗磷脂综合征病史的女性，未来发生血栓事件或产科并发症的概率较高，因此推荐对此类患者在妊娠期给予LDA加治疗剂量的LMWH。考虑到此类患者孕前多服用维生素K拮抗剂类抗凝药（vitamin K antagonist，VKA），而以华法林为代表的该类药物对胎儿有致畸作用，因此一旦确定妊娠，需要立即将VKA更换为治疗剂量LMWH，并且最好在妊娠6周前完成过渡，以免对胎儿产生不良影响。采用治疗剂量LMWH的患者需要定期监测抗Ⅹa因子水平，至少每3个月监测一次。

3）其他辅助治疗：少数APS妊娠患者在接受LDA联合LMWH治疗后，妊娠期仍发生严重并发症，即难治性产科抗磷脂综合征。以下是临床实践中针对难治性产科抗磷脂综合征、预防子痫前期等可能有帮助的药物。①羟氯喹：近来有多项研究发现，羟氯喹对改善APS妊娠的结局有帮助，可以一定程度上提高活产率；②小剂量泼尼松；③静脉注射免疫球蛋白（intravenousimmunoglobulin，IVIG）；④他汀类药物：在标准治疗方案基础上加用普伐他汀（pravastatin），可能对预防子痫前期的发生与进展有重要作用。

3．产时处理　抗磷脂综合征妊娠患者的分娩时机与分娩方式主要由孕妇的妊娠期高血压疾病程度、抗凝状态及胎儿情况决定，需要产科医师结合APS病情，以及子宫动脉超声多普勒、胎儿超声与多普勒血流监测等生物物理参数做出判断。

4．产后保健　产后6周同样是抗磷脂综合征妊娠患者发生血栓栓塞的高危阶段，因此需要酌情对患者继续采用预防性抗凝治疗。妊娠期间使用预防剂量LMWH的患者，产后6周仍需要应用相同剂量的肝素，以预防产后血栓；有血栓事件病史的APS患者，大多数专家推荐在产后6周继续采用肝素预防性抗凝治疗，或者用华法林等香豆素类抗凝药代替肝素。

三、原发性干燥综合征

（一）概述

1．特点　干燥综合征（Sjögren's syndrome，SS）是一种侵犯外分泌腺体及上皮并伴有内脏受累的慢性全身性自身免疫性疾病，主要累及泪腺与唾液腺，多数患者表现为疲劳、肌肉酸痛、干燥性角结膜炎和口腔干燥。患者可有多器官、多系统损害，受累的器官组织中有大量淋巴细胞浸润，血清中含有以抗 Ro/SSA 和抗 La/SSB 抗体为主的多种自身抗体。干燥综合征进一步分为原发性干燥综合征（primary Sjögren's syndrome，pSS）和继发性干燥综合征，其中原发性指该疾病单独存在，而继发性指干燥综合征在其他自身免疫性疾病存在的基础上发生。

2. 合并症与妊娠并发症　干燥综合征患者可能合并自身免疫性甲状腺疾病、炎症性肠病及原发性胆汁性肝硬化。患干燥综合征的孕妇发生复发性流产的风险增加，尤其是抗 Ro/SSA 或抗 La/SSB 抗体阳性的患者。在此类抗体阳性的患者中，围产期并发新生儿狼疮与先天性心脏传导阻滞（congenitalheartblock，CHB）的风险较高，且对于前次妊娠发生过新生儿先天性心脏传导阻滞的患者，后续妊娠再次并发 CHB 的风险高达 17%。干燥综合征患者妊娠并发胎盘植入、子痫前期及胎儿宫内生长受限的风险也高于正常孕产妇。

（二）流行病学

根据研究数据，我国原发性干燥综合征的发病率约为 0.45%，发病高峰年龄在 40～50 岁，其中女性的发病率是男性的 2 倍。

最新一项大样本回顾性队列研究表明，妊娠合并干燥综合征的发病率在逐年上升，而这些患者并发子痫前期的风险明显高于未合并干燥综合征的孕妇。队列研究发现，妊娠合并干燥综合征的患者同时存在其他自身免疫性疾病的可能性更大，包括多发性硬化、系统性红斑狼疮、桥本甲状腺炎及类风湿关节炎等。该队列研究的数据来源于北美最大的住院患者数据库 HCUP-NIS，1999—2014 年共计 1 450 多万例妊娠，其中妊娠合并干燥综合征者约 2 000 例。干燥综合征合并子痫前期主要与胎盘功能不全相关。干燥综合征的抗体可能损害胎盘功能，而患者常常合并的其他自身免疫性疾病对胎盘功能也有不同程度影响。因此，对妊娠合并 SS 的患者进行超声筛查，对早期发现子痫前期、改善妊娠结局有益。

（三）妊娠管理

英国风湿病学会（British Society for Rheumatology，BSR）于 2017 年发布《成人原发性干燥综合征管理指南》，其中给出了干燥综合征患者妊娠期管理建议：

1. 考虑从早孕期开始使用小剂量阿司匹林，以降低胎盘植入、子痫前期和胎儿宫内生长受限的发生率。

2. 定期进行超声监测，特别对抗 Ro/SSA 和/或抗 La/SSB 阳性的患者需要加强监测，以及时发现胎盘功能异常或胎儿异常。推荐在妊娠 18～24 周进行胎儿多普勒超声心动图检查，测定房室传导间隔时间，早期发现胎儿心脏传导阻滞的问题，必要时转诊到上级医院。

3. 患者确定怀孕后，由产科医师与风湿免疫科医师评估病情，调整孕期与哺乳期用药。羟氯喹在妊娠期与哺乳期均可安全使用，其可能对改善干燥综合征患者的妊娠结局有帮助。

四、类风湿关节炎

（一）概述

1. 特点　类风湿关节炎（RA）是常见的病因不明的慢性多系统疾病。类风湿关节炎的临床表现多种多样，其中以滑膜关节炎为主要特征，常对称性地累及周围关节。

2. 流行病学　类风湿关节炎在全球总体的发病率约为 0.5%～1%，在中国的发病率约为 0.28%。其中女性患病率是男性的 3 倍。

（二）子痫前期与类风湿关节炎

与健康孕妇相比，患有类风湿关节炎的孕妇发生子痫前期的风险增高。而类风湿关节炎的疾病活动性对预测妊娠并发子痫前期具有重要意义。因此，在孕前通过专家咨询评估病情、应用相应药物治疗，妊娠期应用妊娠安全的药物控制病情，对避免子痫前期发生具有一定益处。

（乔　宠）

参考文献

1. MARDER W. Update on pregnancy complications in systemic lupus erythematosus. Curr Opin Rheumatol，2019，31（6）：650-658.
2. LI R，SUN X，LIU X，et al. Autoimmune diseases in China. Adv Immunol，2019，144：173-216.
3. ANDREOLI L，BERTSIAS GK，AGMON-LEVIN N，et al. EULAR recommendations for women's health and the management of family planning，assisted reproduction，pregnancy and menopause in patients with systemic lupus erythematosus and/or antiphospholipid syndrome. Ann Rheum Dis，2017，76（3）：476-485.
4. BARTSCH E，MEDCALF KE，PARK AL，et al. High Risk of Pre-eclampsia Identification Group. Clinical risk

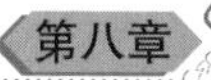

factors for pre-eclampsia determined in early pregnancy: systematic review and meta -analysis of large cohort studies, BMJ, 2016, 353: 1753.
5. BUYON JP, KIM MY, GUERRA MM, et al. Predic tors of Pregnancy Outcomes in Patients With Lupus: A Cohort Study. Ann Intern Med, 2015; 163(3): 153-163.
6. 中国系统性红斑狼疮研究协作组专家组，国家风湿病数据中心. 中国系统性红斑狼疮患者围产期管理. 中华医学杂志，2015，95(14): 1056-1060.
7. Committee on Practice Bulletins—Obstetrics, American College of Obstetricians and Gynecologists. Practice Bulletin No. 132: Antiphospholipid syndrome. Obstet Gynecol, 2012, 120(6): 1514-1521.
8. SCHREIBER K, SCIASCIA S, DE GROOT PG, et al. Antiphospholipid syndrome [published correction appears in Nat Rev Dis Primers, 2018, 4: 18005.
9. TEKTONIDOU MG, ANDREOLI L, LIMPER M, et al. EULAR recommendations for the management of antiphospholipid syndrome in adults. Ann Rheum Dis, 2019, 78(10): 1296-1304.
10. LIMPER M, DE LEEUW K, LELY AT, et al. Diagnosing and treating antiphospholipid syndrome: a consensus paper. Neth J Med, 2019, 77(3): 98-108.
11. LEFKOU E, MAMOPOULOS A, DAGKLIS T, et al. Pravastatin improves pregnancy outcomes in obstetric antiphospholipid syndrome refractory to antithrombotic therapy. J CLIN INVEST, 2016, 126(8): 2933-2940.
12. HO CTK, MOK CC, CHEUNG TT, et al. Hong Kong Society of Rheumatology. Management of rheumatoid arthritis: 2019 updated consensus recommendations from the Hong Kong Society of Rheumatology. Clin Rheumatol, 2019, 38(12): 3331-3350.
13. ELLIOTT B, SPENCE AR, CZUZOJ-SHULMAN N, et al. Effect of Sjögren's syndrome on maternal and neonatal outcomes of pregnancy. J Perinat Med, 2019, 47(6): 637-642.
14. ZBINDEN A, VAN DEN BRANDT S, ØSTENSEN M, et al. Risk for adverse pregnancy outcome in axial spondyloarthritis and rheumatoid arthritis: disease activity matters. Rheumatology(Oxford), 2018, 57(7): 1235-1242.

第二节　凝血系统疾病与妊娠期高血压疾病

一、概述

止血由三个过程组成。初级止血过程依赖于血小板的激活，形成血小板栓子（白色血栓）；次级止血过程依赖于凝血机制的参与，形成纤维蛋白凝块（红色血栓）；纤维蛋白溶解（纤溶）过程在于清除纤维蛋白，恢复正常的血流。影响血液凝固的有血管壁、血小板、凝血、抗凝、纤溶及血液流变学系统。机体凝血与抗凝血之间的动态平衡维系着健康与生命，当这种平衡紊乱时，就可能发生血栓形成、止凝血功能障碍或弥散性血管内凝血(DIC)。血栓形成的发病机制主要与血管内皮细胞损伤、血液凝固性增高、纤溶活性降低及血液流变学改变有关，可造成脑卒中、心肌梗死等。止、凝血功能障碍的发病机制主要是血液凝固性降低及纤溶亢进，可导致出血。机体凝血与抗凝系统、血栓形成与纤溶系统互相制约，保持动态平衡、血流畅通。

妊娠是一种特殊的生理状态，为了适应妊娠、分娩过程，机体在止血的各个过程进行了适应性调节，凝血与纤溶活性均有增强，保持在高水平的平衡状态，因此也认为妊娠期间机体处于高凝状态。肝脏、骨髓、脾脏参与了凝血因子、血小板的生成与破坏过程，它们相互协调，保证了正常的凝血机能。凝血机制障碍与子痫前期的关系已经越来越受到关注，尤其是与早发型子痫前期的发生发展和并发严重并发症密切相关。子痫前期为多因素致病，促凝和抗凝机制的失平衡是其发病机制的影响因素之一。

常见的凝血功能异常疾病包括出血性疾病、血栓性疾病、紫癜性疾病、凝血障碍性疾病等，其中血小板减少症与易栓症是临床上常见的与子痫前期合并发生的疾病。

二、妊娠期母体凝血功能改变

（一）血小板

正常妊娠时，血小板数目会发生变化。有研究发现，妊娠期妇女血小板平均为 213×10^9/L，而非妊娠期妇女血小板平均为 250×10^9/L。妊娠期血小板浓度的下降一方面是血液稀释造成的，另一方面与血小板消耗增加有关。血栓素 A 在孕中期后稳步增加，它的作用是使血小板聚集。加之妊娠期脾脏增大，也会使血小板数目减少，而血液中新生血小板、大血小板的比例增加。

（二）凝血与纤溶系统

正常妊娠状态下，凝血与纤溶活性均增强，使得出、凝血处于平衡。在多胎妊娠的情况下，凝血与纤溶活性将进一步增强。即便在妊娠期血浆容量增加、血液稀释的情况下，除凝血因子Ⅺ、ⅩⅢ因子外，所有的凝血因子浓度都有所增加。凝血酶生成的水平和速度也在整个孕期逐渐增加。唯一没有明显变化的是凝血时间。

健康的非妊娠妇女，血浆纤维蛋白原浓度大约为2～4g/L（平均3g/L）。正常妊娠期间，纤维蛋白原的浓度大约增加50%，到妊娠晚期时可达3～6g/L（平均4.5g/L）。高分子量纤维蛋白原的比例未变。这些使得血红细胞沉降率明显增快。

妊娠期纤溶系统的研究结论不一，大多数认为妊娠期的纤溶活性是下降的。例如妊娠期间，tPA活性逐渐下降，纤维蛋白原激活物抑制因子增加，纤维蛋白降解受到抑制。

（三）调节蛋白

血液中天然的抗凝因子包括蛋白C、蛋白S和抗凝血酶。这些调节蛋白的缺乏会造成易栓症。活化蛋白C及其辅因子蛋白S、Ⅴ因子，通过中和促凝血的Ⅴa因子和Ⅷ因子而发挥抗凝作用。妊娠过程中，抗活化蛋白C的作用逐渐增强，同时，游离蛋白S减少，Ⅷ因子增加。从早孕期到晚孕期，活化蛋白C的浓度从2.4U/ml下降到1.9U/ml，游离蛋白S的浓度从0.4U/ml下降到0.16U/ml。口服避孕药也可以使蛋白S的浓度下降。抗凝血酶的水平在整个妊娠期间保持相对稳定。

子痫前期凝血机制障碍引起的临床表现复杂多变，从单纯的血小板减少，到尚处于代偿期高凝状态的HELLP综合征，直至失代偿期纤溶亢进，产后严重出血等一系列严重产科并发症。其发生机制在于，子痫前期在妊娠晚期高凝状态及潜在疾病引起凝血障碍基础之上，在多种致病因素作用下发生血管内皮细胞损伤，小动脉痉挛，引起血小板聚集、活化并且破坏和消耗增加，激活大量凝血因子，启动内、外源性凝血途径；胎盘功能障碍、绒毛破坏释放大量凝血活酶，进一步加重凝血功能障碍，呈慢性弥散性血管内凝血状态。在胎盘早剥、产后出血等严重情况时，大量凝血因子被消耗，发生急性弥散性血管内凝血，甚至多脏器功能损伤。

三、血小板减少症合并子痫前期

血小板，和红细胞及白细胞一样在骨髓中生成，是在末梢血中出现的血液成分之一，血管壁受损时在伤口集合凝聚防止出血，起到止血的作用。血小板的数量太少就会有出血倾向，即使血小板数量正常但当它的功能发生异常也会有出血倾向。另一方面，血小板的数量如果过多容易形成血栓，这也是造成心肌梗死和脑梗死的原因。血小板减少症是指血小板的数量越来越少的状态，遗传性血小板功能发生异常的称之为血小板功能异常。

血小板减少的病因可分为骨髓生成血小板的能力低下、末梢血小板利用及破坏的亢进；血小板在体内器官分布异常这三个原因，先天性（遗传性）血小板功能异常可以伴随血小板减少一同发生。妊娠合并血液系统疾病中，血小板减少的发病率位于前列，其发病率约为7%～12%，但妊娠合并血小板减少的临床表现及辅助检查缺乏一定的特异性。对于其病因的分类诊断及鉴别诊断方面尚存在一定的局限性。妊娠合并血小板减少的发病因素较多，不同病因导致的血小板减少的临床特点、治疗、预后不同，及早识别不同类型的血小板减少疾病并进行相应的处理，对围生期母儿结局有重要意义。

（一）妊娠期血小板减少的常见原因

血小板减少一般是由于血小板破坏增加或生成减少所致。在妊娠期，多数血小板减少是由于血小板破坏增加所导致。血小板破坏增加可能是源于大量出血或血管异常，导致免疫性破换、异常的血小板活化或血小板消耗。妊娠期血小板生成减少不太常见，通常与骨髓相关疾病或营养缺乏有关。在妊娠期间，最常见的血小板减少是妊娠期血小板减少症，其约占妊娠期合并血小板减少的80%。

1．妊娠期血小板减少症　妊娠期血小板减少症围生期的发生率约为3.6%～8.3%，可因血液稀释和血小板破坏导致。血小板计数一般大于70×10^9/L，低于50×10^9/L者罕见。

妊娠期血小板减少症的诊断标准包括：

（1）出现轻微无症状的血小板减少。

（2）无血小板减少的既往史（除以前妊娠中可能出现外）。

（3）出现于妊娠晚期。

（4）与新生儿血小板减少无关。

（5）分娩后自愈。

2．特发性血小板减少性紫癜（idiopathic thrombocytopenic purpura，ITP）合并妊娠　育龄妇女中ITP的发病率约为（1～2）∶10 000。ITP的诊断标准包括：

（1）多次化验血小板数$<100\times10^9$/L。

（2）骨髓检查巨核细胞增多或正常，有成熟障碍。

（3）脾脏不大或轻度增大。

（4）下列几点中具备任何一点：泼尼松治疗有效、血小板相关抗体（PA IgG）增多、切脾有效、血小板寿命测定缩短。

（5）排除其他继发性血小板减少症。

慢性 ITP 约 30%～40% 在诊断时无任何症状，也可表现为不同程度的皮肤和黏膜出血，出血症状常呈持续性或反复发作。一般出血症状与血小板计数相关。皮肤紫癜及瘀斑可发生于全身任何部位，以四肢远端多见。PA IgG 水平不是 ITP 诊断的特异性指标，但在 ITP 的诊断中具有重要参考价值，并且它能够反映临床征象、疾病的严重程度，当治疗有效时随着血小板数量上升，PA IgG 下降或降至正常。

3. 血栓性血小板减少性紫癜（TTP）合并妊娠　TTP 是一组以 Coombs 试验阴性微血管性溶血性贫血、血小板减少性紫癜和神经系统症状为特征，病理变化有小血管广泛透明血栓引起小血管栓塞的综合征。与溶血尿毒症综合征（HUS）是的病理变化相似，统称为血栓性血小板减少性紫癜-溶血尿毒症综合征（TTP-HUS），区别只是 TTP 常表现较严重的神经系统异常，而 HUS 则有较严重的肾功能损害。ITIP-HUS 的典型综合征包括微血管病性溶血性贫血、血小板减少、中枢神经系统症状、发热和肾脏病变。微血管病性溶血是所有 TTP 患者的必有表现，约有 40% 的患者具有全部五联征，96%～100% 的患者具有血小板减少。神经症状以头痛和意识模糊最为常见。血涂片发现破碎红细胞、血清 LDH 升高及病理检查发现微血管内透明样血小板血栓形成等为重要的实验室诊断指标。

4. 妊娠并发症所致的血小板减少　重度子痫前期所致血小板减少约占妊娠期血小板减少的 20%，其中 5% 血小板低于 $50 \times 10^9/L$，约 10% 可因 HELLP 综合征而引起。重度子痫前期可引起血小板内皮细胞激活，产生抗磷脂抗体和抗血管内皮细胞抗体，累及血小板，但抗血小板抗体并不存在。因胎盘早剥、子痫、胎死宫内、羊水栓塞、感染等导致的弥散性血管内凝血，血小板短时间内呈进行性下降，同时活化部分凝血活酶时间（APTT）、凝血酶原时间（PT）、凝血酶时间（TT）和纤维蛋白原均有明显的改变。

5. 药物因素　有些药物可以通过抑制血小板生成、免疫机制或直接导致血小板减少，停药后血小板可以恢复正常，再次用药血小板又减少。孕期常用的可以导致血小板减少的药物有肝素、阿司匹林、吲哚美辛、安定、抗感染药物（青霉素）、丙基硫氧嘧啶。停药 3～7 天后血小板开始上升，2 周内可完全恢复正常。

（二）妊娠期血小板减少的处理

1. 合并 ITP 的孕妇，当血小板 $< 50 \times 10^9/L$ 时可给予下列治疗：

（1）肾上腺皮质激素：泼尼松通常剂量为（0.75～1）mg/（kg·d），一般在治疗 1～3 天内即开始有所好转，5～10 天可出现明显的效果，2～3 周后可逐渐减至维持量。

（2）大剂量丙种球蛋白（HD-IgG）：剂量为 400mg/（kg·d），静脉滴注连续 3～5 天，适用于对激素无反应者或孕晚期血小板 $< 10 \times 10^9/L$、或血小板介于（10～30）$\times 10^9/L$ 且有出血者。可使 2/3 病例血小板升高至 $> 50 \times 10^9/L$，可维持数天至数十天，停药后有反跳现象，治疗后 1 个月内约 70% 的患者血小板又回到治疗前水平，可间歇、重复治疗。

（3）大剂量 HD-IgG 与皮质激素联合治疗：两者可能有协同作用，前者可阻断巨噬细胞的 Fc 受体，后者可抑制免疫活性，减少血小板的破坏和抗体的产生。用于危重病例，或单独使用 HD-IgG 或皮质激素无效者。

（4）支持疗法：可给予止血药物或加用维生素 C（可使血小板寿命延长），因血小板抗体的存在会引起血小板反跳性下降，所以原则上不主张输血小板，只作为应急措施，如血小板 $< 10 \times 10^9/L$ 或分娩前、剖宫产术前准备。

（5）脾切除：是治疗 ITP 的有效方法，但因手术可造成胎儿流产或孕妇死亡，孕期一般不采用，目前仅用于难治病例。但对于皮质激素治疗 2～3 周无反应者、需要大剂量才能维持血小板数目或频繁发作的患者，有切除脾脏的指征。约 60% 的患者由于脾脏破坏血小板减少和抗体的减少而明显改善。一般主张孕中期进行。

2. 合并 TTP 的孕妇，血浆置换是治疗 TTP-HUS 综合征的首选治疗方法，每日 1 次，每次置换 40～60ml/kg，直到神经症状消失、血清 LDH 降至正常、血小板计数达（100～150）$\times 10^9/L$ 以上，持续 2～3 天，再逐渐减少血浆置换的次数。因为输注血小板会引起重要脏器的微血栓形成，加重病情，输注血小板是 TTP 的禁忌证，除非有危及生命的出血。

（三）产科处理

1．孕前咨询　既往认为血小板低于 $50 \times 10^9/L$ 的患者不宜妊娠。如已发生早孕应及时考虑终止妊娠。近年来也有学者认为，对于血小板高于 $20 \times 10^9/L$ 的患者，在密切监护下有部分病例能够维持妊娠至足月，并不发生严重的母儿危害。因此，对于有迫切生育需求，血小板计数无进行性降低，且无明显出血倾向的患者，应在充分医患沟通的前提下予以密切的医学监护，并继续维持妊娠。对于孕前已经罹患严重病情的患者，应考虑暂缓妊娠。如早孕期发现血小板快速降低并有出血征象者，应终止妊娠。在早孕期如确诊 TTP-HUS 综合征，应终止妊娠。

2．中晚孕期管理　拟维持妊娠的患者，以积极支持治疗为主，严密监测血常规、凝血项及血清学指标，并注意胎儿生长发育情况，一旦发生妊娠并发症，应及时评估、积极处理。

3．分娩管理　分娩方式主要取决于产科指征。血小板计数低于 $30 \times 10^9/L$ 并有出血倾向，或有脾切除病史者，应以剖宫产终止妊娠。分娩前应将血小板计数提高至 $50 \times 10^9/L$ 以上。如合并贫血需积极纠正。产时出血是血小板减少症产妇最大的风险，分娩前应审慎制订分娩计划，产时或剖宫产时可应用皮质激素，充分准备全血或血液制品。如以阴道分娩终止，应避免产程延长或复杂的阴道助产方式，尤其不应行胎头吸引术。

4．产后管理　孕期应用糖皮质激素治疗者，产后应继续维持治疗，根据血小板计数水平的回升程度逐渐减量。血小板减少症并非母乳喂养的禁忌因素，但母乳喂养期间应监测母体病情及新生儿血小板计数，目前尚无法排除母乳中血小板抗体对新生儿止血凝血系统的影响。应重视产后随访，尤其是妊娠期首发血小板的患者。

5．新生儿管理　分娩后应立即监测新生儿脐血血小板计数，并动态观察，及时处理。新生儿血小板一般在出生 2～5 天降至最低，颅内出血一般发生于分娩后 24～48 小时，血小板计数低于 $50 \times 10^9/L$ 的新生儿应进行头颅 CT 检查。如血小板持续降低，有出血倾向，可给予人免疫球蛋白（1g/kg）、浓缩血小板输注或糖皮质激素等治疗。新生儿被动免疫性血小板减少症一般病程较短，表现为皮肤出血点、黄疸等，不需特殊处理，极少出现颅内出血。

四、子痫前期相关的血小板减少症

重度子痫前期和 HELLP 综合征患者血小板减少的机制在于血管内皮细胞损伤引起管腔内纤维蛋白沉积，使管腔中流动的有形物质和损伤部位接触后遭到破坏，血小板被激活释放出缩血管物质，包括血栓素 A2（thromboxane A2，TXA2）、内皮素（endothelin，ET）等，导致血管收缩，促使血管内皮进一步损伤，促进血小板凝集，增加了血小板消耗而使血小板减少。由于子痫前期的根本病理生理改变只有在分娩后才能得到解决，因此妊娠合并重度子痫前期或 HELLP 综合征的孕妇血小板减少症的主要治疗方法是终止妊娠。终止妊娠的指征和时机应根据产科病情个体化确定。

大出血在子痫前期患者中并不常见，但少量出血，如手术部位渗出，在剖宫产中是常见的。对于血小板计数低于 $50 \times 10^9/L$ 或疑似弥散性血管内凝血的患者，有时需要进行血小板输注以改善止血效果。血小板输注的时机是剖宫产术前，输注的目标是使产妇的血小板数增加到 $50 \times 10^9/L$ 以上。血小板计数通常在分娩后 24～48 小时内下降，随后迅速恢复。大多数患者在分娩后 2～6 天内血小板计数可达 $100 \times 10^9/L$。虽然罕见，但血小板减少症可能会持续很长一段时间。通常与其他病理条件有关。

【产科患者血小板输注的适应证及注意事项】

近年来，预防性输注血小板的标准已从过去的血小板计数 $<20 \times 10^9/L$ 降为血小板计数 $<10 \times 10^9/L$ 的水平，但对于凝血功能紊乱、机械损伤或肝素用量过多的患者输注的标准仍至少应为 $<20 \times 10^9/L$。血小板输注的适应证包括：

1．预防性，临床虽无活动性出血，但血小板计数 $\leq 10 \times 10^9/L$。

2．有多种出血危险因素存在（恶性肿瘤、感染、应用易引起出血的药物），血小板 $\leq 20 \times 10^9/L$。

3．外伤或手术前血小板 $\leq 50 \times 10^9/L$，或特大手术、易造成出血的手术，血小板 $\leq 70 \times 10^9/L$。

输入的血小板剂量应视病情而定，一般输入 $2.5 \times 10^9/L$ 血小板，外周血小板数可升高 $50 \times 10^9/L$ 水平，并可有止血效果。在输注血小板前及输注后 1 小时分别测定血小板数是判定血小板输注效果最简单与最直接的方法。24 小时后再测定血小板数，通常比输注 1 小时后低 20%。对于自身免疫性血小板减少患者，输注速度尽量缩短。在孕晚

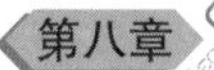

期，根据血小板的多少和孕周，决定终止妊娠时间和分娩方式。血小板 $>50\times10^9/L$ 的孕妇可考虑阴道分娩，血小板 $<50\times10^9/L$ 时，应在血源准备充分的情况下行剖宫产术。

五、易栓症合并妊娠期高血压疾病

血栓性疾病是复杂的多基因 - 环境因素疾病，能够破坏血液凝血与抗凝平衡的因素均可导致血栓性疾病的发生。遗传因素决定了不同个体对血栓形成有着不同的易感性，而这种易感性是终生伴随的，在一种或多种获得性因素的诱导下容易导致血栓形成。易栓症（thrombophilia）是指存在抗凝蛋白、凝血因子、纤溶蛋白等遗传性或获得性缺陷，或者存在获得性危险因素而具有高血栓栓塞倾向。易栓症的血栓栓塞类型主要为静脉血栓栓塞症（VTE）。易栓症一般分为遗传性和获得性两类。遗传性易栓症包括抗凝蛋白缺陷，抗凝血酶缺陷症、蛋白 C 缺陷症、蛋白 S 缺陷症等；凝血因子缺陷，如活化蛋白 C 抵抗症（因子 V Leiden 突变）、凝血酶原 G20210A 突变、异常纤维蛋白原血症等；纤溶蛋白缺陷，如异常纤溶酶原血症、组织型纤溶酶原激活物（t-PA）缺陷症、纤溶酶原活化抑制物 -1（PAI-1）增多等；代谢缺陷，如高同型半胱氨酸血症（MTHFR 突变）等；凝血因子水平升高，如因子Ⅷ、Ⅸ或Ⅺ活性水平升高等。获得性易栓症包括获得性易栓疾病和易栓因素两类。获得性易栓症如抗磷脂综合征、肿瘤性疾病、骨髓增殖性肿瘤、阵发性睡眠性血红蛋白尿症、急性内科疾病（充血性心力衰竭、严重呼吸疾病等）、炎性肠病等；获得性易栓因素：手术或创伤、长期制动、高龄、妊娠及产褥期、口服避孕药及激素替代治疗、肿瘤治疗、获得性抗凝蛋白缺陷等。

遗传性和获得性易栓症均可导致一系列的不良妊娠结局，包括复发性流产、胎儿生长受限、子痫前期、子痫等。易栓症孕妇出现子痫前期大多为早发型，由于发病孕周早，远离足月，对母胎的预后影响很大，因此，对易栓症合并子痫前期的孕妇需进行早期识别、早期干预、孕期加强监护。

（一）易栓症与早发型子痫前期的关系

易栓症患者的高凝和外周多发小血栓状态，是早发型子痫前期的诱因。在正常生理状态下，促进和抑制血液凝固的物质相互作用与制约构成了凝血过程的自我稳态。在易栓症前提下，血液浓缩、血液凝固的活化状态，抗凝相对不足，呈现类似慢性弥散性血管内凝血的血液改变。合并抗磷脂综合征的患者，自身抗体作用于血管内皮，小动脉痉挛，进一步促成了子痫前期的发生。无易栓症病史的子痫前期患者，在血管内皮损伤、小动脉痉挛的子痫前期病理基础上，在妊娠期生理性血液浓缩的背景下，也形成不同程度的血栓形成倾向。

（二）易栓症导致子痫前期对母儿的影响

1. 对母亲的影响　易栓症患者早孕期即存在病理的血液高凝状态，抑制滋养细胞的趋化、增殖和分化，进而影响其浸润，导致滋养细胞浸润不良、胎盘浅着床，构成了子痫前期的发病基础。随着妊娠的进展，凝血因子和纤维蛋白原的水平逐渐上升，血液高凝状态进一步加重，多个脏器的缺血也进一步加重，导致子痫前期临床表现较非易栓症患者更趋明显；易栓症患者自身抗体波动较大，再次妊娠子痫前期复发的风险较高，研究发现 40%～72% 发生子痫前期的妊娠妇女存在至少一项促进血栓形成倾向的因素，而未发生子痫前期的妊娠妇女仅有 8%～20%。易栓症的多系统累及特点，使子痫前期的多脏器病情进一步加重。

2. 对胎儿的影响　子痫前期患者子宫微循环障碍，引起胎盘梗死，出现子痫前期的一系列临床表现。凝血系统功能紊乱是导致静脉血栓形成的最主要原因。获得性易栓症与各种危险因素常交互影响，产生不良妊娠结局。胎盘微血栓、绒毛梗死及蜕膜血管纤维素样坏死，导致胎盘灌注量的下降，引发严重影响母胎健康的并发症。易栓症患者常见胎儿生长受限的发生。

（三）易栓症孕妇的特殊检查

1. 遗传性易栓症的实验诊断　抗凝蛋白缺陷是中国人群最常见的遗传性易栓症，建议筛查的检测项目包括抗凝血酶、蛋白 C 和蛋白 S 的活性。存在抗凝蛋白活性下降的个体，有条件时应进行相关抗原水平的测定，明确抗凝蛋白缺陷的类型。哈萨克、维吾尔等高加索血统的少数民族人群除了筛查上述抗凝蛋白，还应检测活化蛋白 C 抵抗症（因子 V Leiden 突变）和凝血酶原 G20210 突变。上述检测未发现缺陷的 VTE 患者，建议进一步检测血浆同型半胱氨酸，因子Ⅷ、Ⅸ、Ⅺ和纤溶蛋白缺陷等。

2. 获得性易栓症的检测建议　建议具有下列情况的患者接受抗磷脂抗体检测：无明确诱发因素的特发性 VTE；既往多次发生病理妊娠（流产、胎儿发育停滞、死胎等）；年龄 <50 岁的缺血性脑

卒中；血栓事件伴不能解释的血小板减少和/或体外依赖磷脂的凝血试验（如APTY、PT）凝固时间延长。

抗磷脂抗体检测包括狼疮抗凝物（LA）、抗心磷脂（aCL）抗体和抗β糖蛋白Ⅰ（β-GPⅠ）抗体。LA的检测应在抗凝治疗前或停用口服抗凝药至少1周后进行。抗磷脂抗体作为抗磷脂综合征的诊断条件之一，应至少一项抗磷脂抗体两次检测阳性，且两次检测至少间隔12周。

3. 隐匿性肿瘤　不推荐在妊娠期VTE患者进行撒网式的肿瘤筛查，仅在病史、体格检查及辅助检查提示有肿瘤可能性时，再进行肿瘤排查。

4. 骨髓增殖性肿瘤　推荐腹腔内脏静脉血栓形成（如布加综合征、门静脉血栓等）的患者筛查*JAK2 V617F*基因突变，除外早期的真性红细胞增多症或特发性血小板增多症。

（四）孕期评估和监测

1. 孕前指导　易栓症者孕前应戒烟，调整生活方式，孕前禁止服用避孕药，积极处理高血压、糖尿病及脂质代谢异常等对血液高凝状态有影响的原发病。妊娠前应进行产科咨询，接受孕前教育，高危者应进行抗凝治疗。

2. 孕期管理　加强孕产妇管理，减少医源性易栓症的发生，积极处理产科感染和产科出血。

3. 超声检查　中孕期应进行超声检查，监测子宫动脉舒张期血流切迹。胎盘血管有广泛的微血栓形成致血管阻力增高时，表现为子宫动脉舒张期切迹。因此，对易栓症合并妊娠的患者在孕13～16周时观察子宫动脉舒张期血流切迹可作为胎盘功能受累的早期评估。

4. 母胎状态的评估　孕期动态监测母体凝血、抗凝及纤溶系统的变化，预防栓塞性疾病的发生。孕妇自数胎动，动态进行胎盘功能的监测，胎儿生物物理评分；彩色多普勒超声胎儿脐血流测定。孕期每2～4周超声评估胎儿发育情况，一旦出现胎儿生长受限，需个体化处理。

（五）抗凝药物的应用

1. 预防子痫前期的发生　所有遗传性易栓症的患者都应接受个体风险评估，此评估结果可能会改变预防VTE的管理决定。当VTE风险≥3%时采取预防措施，但每例患者可接受风险的程度不同，针对每个病例需要单独讨论抗凝治疗的风险和益处。对于妊娠期的易栓症患者，由于胎盘血栓形成可导致严重的胎儿生长受限，甚至胎儿丢失。为防止和最大程度减少易栓症孕妇出现子痫前期的严重并发症，对胎盘血栓形成者采取预防措施，对改善其妊娠结局至关重要，抗凝治疗能够有效预防易栓症相关不良妊娠的发生。

患者孕前即在风湿免疫科医师指导下使用抗凝药物，早孕期继续用药，可以单独应用阿司匹林或低分子量肝素，亦可两者合用，具体用药剂量根据孕前风湿免疫科的医嘱。

有用药指征的孕妇，比如孕前既有血栓史的孕妇，如果早孕期未用药，可于中孕期开始口服小剂量阿司匹林（<100mg/d），贯穿整个妊娠期；亦可单独应用低分子量肝素，4 000U/d。联合用药还是单独用药，目前还缺乏大样本的统计结论。如单独用药，具体选择阿司匹林还是低分子量肝素，医师应与患者沟通。

无症状的单纯抗磷脂抗体阳性患者一般无须特殊治疗，可观察或给予小剂量阿司匹林50～75mg/d，但当出现产科并发症如产后大出血、胎盘早剥或严重感染时，将进一步增加产后血栓栓塞风险，应预防性给予肝素抗凝。

初次妊娠为抗磷脂综合征妇女，如无血栓形成病史可暂不行预防性抗凝，但既往有过流产史的抗磷脂综合征妇女再次妊娠时应持续给予低分子量肝素治疗。在孕前及孕早期，及时应用抗凝治疗，通过改善血液流变特性，减少血小板聚集，可以在子痫前期发病机制的层面上预防子痫前期的发生。

在2013年版基础上，2018年ACOG发布了《妊娠期遗传性易栓症指南》，对易栓症筛查的妊娠期管理提出了建议和指导意见，表8-2-1为针对不同临床情况的遗传性易栓症给出的孕期管理建议。

2. 纠正高凝状态　对已经发生子痫前期的易栓症患者，及时抗凝治疗可改善高凝状态，延长孕周。建议阿司匹林和低分子量肝素联合应用，阿司匹林在终止妊娠前1周停用，低分子量肝素在终止妊娠前24小时停用。抗凝治疗过程中应注意监测出血和凝血指标，应用低分子量肝素使D-二聚体维持于0.3～0.5mg/L，当D-二聚体<0.3mg/L应停药。同时控制凝血酶原时间为正常值的1.5～2.0倍、凝血酶原活动度在35%～50%，国际标准化比值为1.5～2.0。服用阿司匹林的病例还应注意监测血小板计数及血小板聚集试验等趋势并及时调整用药剂量。表8-2-2为ACOG 2018年指南建议的抗凝用药方案。

表 8-2-1 妊娠合并遗传性易栓症推荐的孕期血栓预防

临床情况	孕期管理
低风险易栓症，无既往史	监测，不抗凝治疗
低风险易栓症，有家族 VTE 史（直系亲属）	监测，不抗凝治疗或预防性 LMWH、UFH
低风险易栓症，有过 1 次血栓前状态，并且没有经过长时间抗凝治疗	预防性或中等剂量 LMWH、UFH
高风险易栓症，先前没有 VTE	预防性或中等剂量 LMWH、UFH
高风险易栓症 4)，既往仅出现 1 次 VTE 或直系亲属患病史，没有接受长期抗凝治疗	预防性、中等或调整剂量 LMWH、UFH
易栓症伴有 2 次或多次出现 VTE，没有接受长期抗凝治疗	中等或调整剂量 LMWH、UFH
易栓症伴有 2 次或多次出现 VTE，接受长期抗凝治疗	调整剂量 LMWH、UFH

注：LMWH：低分子肝素；UFH：普通肝素；①产后治疗程度需要和分娩前治疗相等；②低风险易栓症：FVL 杂合子、凝血酶原 G20210A 杂合子、蛋白 C 或者蛋白 S 缺乏；③直系亲属有血栓史或者其他主要的血栓形成的风险因素（如肥胖、长时间不运动、剖宫产）；④高风险易栓症，包括 FVL 纯合和凝血酶原 G20210A 纯合突变；FVL 杂合和凝血酶原 G20210A 突变，或者抗凝血酶缺乏

表 8-2-2 抗凝用药方案

方案	治疗剂量
预防性 LMWH	依诺肝素 40mg，s.c.，1 次 /d；或达肝素 5 000U，s.c.，1 次 /d；或亭扎肝素 4 500U，s.c.，1 次 /d；或那屈肝素 2 850U，s.c.，1 次 /d
中等剂量 LMWH	依诺肝素 40mg，s.c.，1 次 /12h；达肝素 5 000U，s.c.，1 次 /12h
调整（治疗）剂量 LMWH	依诺肝素 1mg/kg，s.c.，1 次 /12h；或达肝素 200U/kg，s.c.，1 次 /d；或亭扎肝素 175U/kg，s.c.，1 次 /d；或达肝素 100U/kg，s.c.，1 次 /12h；在距最后 1 次注射 4h 后，以 0.6～1.0U/ml 中抗Ⅹa 水平为目标时采用 2 次 /d 方案；在 1 次 /d 方案中可能需要略高剂量
预防性 UFH	妊娠早期 5 000～7 500U，s.c.，1 次 /12h；妊娠中期 7 500～10 000U，s.c.，1 次 /12h；妊娠晚期 10 000U，s.c.，1 次 /12h，除非 APTT 被提升
调整剂量（治疗剂量）的普通肝素	10 000U 或者更多，s.c.，1 次 /12h；注射 6h 后，目标 APTT 在有效血药浓度范围（1.5～2.5 倍的对照）
产后抗凝治疗	预防性、中等、调整剂量 LMWH 6～8 周；根据计划治疗持续时间、哺乳期、患者偏好考虑产后使用口服抗凝剂
监测	临床观察和合理的调查发现有疑似深静脉血栓形成或肺栓塞的女性，应该在妊娠前和早孕期进行 VTE 风险评估，且当并发症发展时应该反复评估，尤其是那些有必要住院治疗或长期不动者

注：s.c.，皮下给药：①在体重极端情况下需要调整剂量；②也被称为体重调整，全治疗剂量

（六）易栓症合并子痫前期的处理

由于易栓症合并子痫前期发病孕周早、病情重，所以在处理上应争取做到以下几点：

1. 加强孕期监测，早期发现，全程管理。

2. 早期对症支持治疗，包括抗凝治疗、针对子痫前期的治疗、促胎肺成熟治疗等。

3. 根据产科指征选择终止妊娠的时间和方式。

4. 注重产后随访观察，继续关注易栓症及抗凝相关问题。

（韩 健 李 力）

参考文献

1. American College of Obstetricians and Gynecologists' Committee on Practice Bulletins-Obstetrics. ACOG Practice Bulletin No. 197: Inherited Thrombophilias in Pregnancy. Obstetrics & Gynecology，2018，132（1）：18-34.
2. LAMBERT MP，GERNSHEIMER TB. Clinical updates in adult immune thrombocytopenia. Blood，2017，129（21）：2829-2835.
3. CUKER A，GEORGE JN. Treatment of Immune Thrombocytopenia in Adults：Version 2019. Mayo Clinic Proceedings，2019，94（11）：2161-2163.

4. 王伽略，杨孜．妊娠期高血压疾病相关危重症诊治——子痫前期并发凝血机制障碍监测及处理．中国实用妇科与产科杂志，2011，27（12）：886-890.
5. 董艳玲，漆洪波．ACOG“妊娠期遗传性易栓症指南（2018）”解读．中国实用妇科与产科杂志，2019，35（3）：298-303.
6. 赵扬玉．易栓症与早发型子痫前期．中华产科急救电子杂志，2014（2）：102-105.
7. 刘晓巍，吴连方．对妊娠期血小板减少的认识和矫治．中国实用妇科与产科杂志，2007，23（3）：178-180.
8. 周希亚，刘俊涛．妊娠期凝血机能的调节．实用妇产科杂志，2016，32（9）：643-645.
9. 中华医学会血液学分会血栓与止血学组．易栓症诊断中国专家共识（2012 年版）．中华血液学杂志，2012，33（11）：982-982.
10. ACOG Practice Bulletin No. 202: Gestational Hypertension and Preeclampsia. Obstet Gynecol，2019，133（1）：1-25.
11. 中华医学会妇产科学分会妊娠期高血压疾病学组．妊娠期高血压疾病诊治指南（2020 年版）．中华妇产科杂志，2020，55（4）：227-238.

第三节 甲状腺疾病与妊娠期高血压疾病

一、妊娠期间甲状腺功能的生理变化

妊娠是一个从受孕至分娩的生理过程，人体各个系统通过调节来适应这个过程，包括下丘脑 - 垂体 - 甲状腺系统。美国甲状腺疾病诊治指南指出，妊娠期间游离甲状腺素（FT_4）在孕早期分泌最多，之后下降，在孕中晚期相对稳定；促甲状腺素（TSH）在孕早期最低，而后升高，在孕中晚期维持相对稳定。原因如下：

1．从妊娠 6 周开始，高水平的雌激素刺激肝脏合成更多的甲状腺结合球蛋白（thyroxine-binding globulin，TBG），同时降低其清除率，使得 TBG 水平显著升高，该变化可持续至分娩。

2．人绒毛膜促性腺激素与 TSH 具有类似的结构，因而可产生相似的生理作用，在孕早期甲状腺激素分泌增多使 TSH 受抑制。

3．孕期胎盘分泌脱碘酶，使游离甲状腺素脱碘，影响体内甲状腺素水平。

4．孕妇体内碘相对匮乏，原因是肾脏排泄一部分，转运给胎儿一部分。

甲状腺素具有促进母婴钙磷代谢和胎儿生长发育的重要作用，妊娠合并甲状腺疾病最常见的是甲状腺功能亢进症与妊娠期的甲状腺功能减退。甲状腺功能异常将会导致早产、流产、胎儿窘迫等不良妊娠结局。

二、妊娠期甲状腺功能减退症与妊娠期高血压疾病

妊娠期母体及胎儿对甲状腺激素需求量增加使甲状腺系统代偿能力下降，因此妊娠妇女容易发生甲状腺功能减退。妊娠期甲状腺疾病以甲状腺功能减退多见，表现为低甲状腺素血症。研究证实，妊娠期女性甲状腺功能减退症与妊娠期高血压的发病关系密切，妊娠期女性甲状腺功能紊乱的严重程度直接影响妊娠期高血压的发生和发展。

国内外的许多研究显示，甲状腺功能减退是妊娠期高血压疾病发生的高危因素。妊娠高血压、轻度子痫前期及重度子痫前期的 TSH 明显高于正常妊娠，同时，伴随妊娠期高血压病情的加重，TSH 水平依次升高，妊娠期高血压疾病的严重程度与 TSH 呈正相关。

Harshvardhan 研究结果显示子痫前期患者与健康孕妇之间，虽然 FT_3 和 FT_4 水平无差异，但在 TSH 和 TPOAb 上存在着明显的差异。Procopciuc 发现子痫前期患者 TSH 和 FT_4 水平升高，FT_3 水平降低。携带至少一个 2 型脱碘酶 Thr92A1a 等位基因者发生妊娠期高血压、子痫前期的风险增加。在重度子痫前期患者中，2 型脱碘酶 Thr92A1a 等位基因携带者与非携带者相比，TSH 和 FT_4 水平更高，FT_3 水平更低，分娩孕周更早，新生儿出生体重更低。这说明 2 型脱碘酶 Thr92A1a 基因多态性与子痫前期的严重程度和妊娠结局相关，还影响甲状腺激素水平。2 型脱碘酶 Thr92A1a 基因可影响去碘效应而引起甲状腺功能减低。Ashoor 发现子痫前期患者在妊娠 11～13 周时平均动脉压（mean arterial pressure，MAP）、子宫动脉血流搏动指数（pulsatility index，PI）的中位数倍数（multiple of the normal median，MoM）都显著高于对照组。晚发型子痫前期患者 TSH 的 MoM 明显升高，FT_4 的 MoM 降低。Logistic 回归分析显示 TSH 的 MoM 有助于预测晚发型子痫前期。TSH 联合 MAP 和子宫动脉血流 PI 可作为预测子痫前期的有效指标。Kumar 检测了 82 例子痫前期患者和相应数量健康孕妇的孕晚期甲状腺功能，结果显示子痫前期患者血清 TSH 水平升高，但 FT_3 和 FT_4 水平与

对照组相似。TSH 水平异常与子痫前期有关联性。Mecacci 检测了早期妊娠丢失、胎死宫内、子痫前期和健康对照孕妇的抗甲状腺抗体，阳性率分别为 37.9%、40.9%、33.3% 和 14.5%，存在着明显的统计学差异，其中胎死宫内组中 TGAB 和 TPOAB 的阳性率最高。在抗甲状腺抗体阳性与阴性患者中，抗磷脂抗体的阳性率无差异，分别为 26.9% 和 34.9%。在合并与未合并甲状腺自身免疫性疾病的患者中，发生亚临床甲状腺功能改变的比例存在明显差异，分别为 53.8%（合并）和 16.2%（未合并）。Başbuğ 的研究发现，甲状腺激素水平轻度降低伴随 TSH 水平升高与子痫前期 / 子痫严重程度及内皮素水平增高之间存在着关联。子痫前期 / 子痫引起甲状腺功能改变可能是继发性下丘脑 - 脑垂体 - 甲状腺轴功能障碍的结果。Khaliq 检测了子痫前期患者和健康孕妇孕晚期的甲状腺功能。结果显示子痫前期患者的 TT_3 和 TT_4 水平显著降低，THS 水平明显升高。孕妇的年龄和孕产次对甲状腺功能无影响。此外，TT_3 和 TT_4 水平降低与血清白蛋白水平升高存在明显的相关性。Kaya 检测了 37 例子痫前期、8 例子痫患者和 45 例健康孕妇的孕晚期甲状腺功能，发现 TT_4、TT_3、TBG、游离甲状腺指数与子痫前期 / 子痫患者新生儿出生体重存在显著相关性，但在健康孕妇中无此相关性。此外，不管是子痫前期 / 子痫患者还是健康孕妇的 FT_4、FT_3、T_3 摄取率和 TSH 水平与新生儿出生体重均无相关性。这说明 TT_4、TT_3 水平降低可以反映子痫前期的严重程度。Lao 研究了 24 例尿蛋白阳性子痫前期患者和 24 例健康孕妇，发现子痫前期患者 TT_4、FT_4 和 TBG 水平显著低于对照组，TSH 水平显著高于对照组，TT_3 水平与对照组无差异。子痫前期患者中 33.3% 和 29.2% 分别有低 TT_4 和低 TT_3 血症。子痫前期患者中 TT_4/TT_3 比例低者尿酸水平明显升高。甲状腺激素水平可以作为反映子痫前期严重程度的指标。

国内学者也发现重度子痫前期孕妇常伴随甲状腺功能的改变，且以亚甲状腺功能减退多见，提示有必要对重度子痫前期孕妇行甲状腺激素水平及其抗体检查；重度子痫前期孕妇血清中 FT_3 和 FT_4 水平降低及 TSH 水平升高、TPOAB 及 TGAB 阳性与重度子痫前期发生密切相关。还发现重度子痫前期孕妇合并甲状腺功能减退或亚甲状腺功能减退可影响肾功能，合并甲状腺功能减退孕妇的血清尿酸、尿素和肌酐水平均明显高于 TSH 水平正常的单纯重度子痫前期者；重度子痫前期合并甲状腺功能减退或亚甲状腺功能减退孕妇血清 FT_3 水平与肌酐水平呈负相关；密切监测重度子痫前期孕妇的甲状腺功能，可及时发现肾功能损害。

妊娠期甲状腺功能减退患者容易发生子痫前期可能与甲状腺功能减退引起患者血浆蛋白、血脂代谢及血管功能异常等方面因素有关。杨淑莉等研究指出，甲状腺激素促进肝脏合成及分泌各种蛋白，例如清蛋白、载脂蛋白及部分球蛋白，因此，妊娠期甲状腺功能减退症时，肝脏合成蛋白的能力降低，使得血浆胶体渗透压降低，血容量增加，从而引起血压升高。甲状腺激素具有促进脂肪分解、降低血中总胆固醇的功能，而血脂紊乱、胰岛素抵抗、动脉粥样硬化的形成又与妊娠期高血压的发生密切相关。甲状腺功能减退患者心率减慢、心输出量降低使得正常回流心脏的血液减少，易使血压升高。因此，可以认为甲状腺功能减退促进了妊娠期高血压疾病的发生与发展。

Levine 发现子痫前期患者 TSH 水平较基础值升高 2.42 倍，相对健康孕妇升高 1.48 倍，两者比率为 1.64（95%*CI* 1.29-2.08）。子痫前期患者 FT_3 较对照孕妇降低，两者比率为 0.96（95%*CI* 0.92-0.99）。子痫前期患者中 TSH 水平升高者比例明显高于对照孕妇（调整 *OR*＝2.2，95%*CI* 1.1-4.4）。研究报道，可溶性 FMS 样酪氨酸激酶 -1（soluble FMS-like tyrosine kinase-1，sFlt-1）与血管内皮生长因子（vascular endothelial growth factor）和胎盘生长因子（placental growth factor）结合会引发子痫前期，这些细胞因子浓度升高一般发生在临床症状出现前 5 周。Levine 报道在子痫前期患者和对照孕妇中，TSH 水平升高与高浓度 sFlt-1 存在强相关性。既往有子痫前期史孕妇 TSH 水平升高的比例也高于其他孕妇（调整 *OR*＝1.7，95%*CI* 1.1-2.5）。尤其是，这类孕妇更有可能出现高水平 TSH 但 Tpoab 阴性（调整 *OR*＝2.6，95%*CI* 1.3-5.0），提示为非自身免疫性甲状腺功能减退。子痫前期患者血清 sFlt-1 水平升高与妊娠期亚临床甲状腺功能减退有关。Levine 认为子痫前期患者发生亚临床甲状腺功能减退可能与继发于循环中高浓度抗血管生成因子 sFlt-1 导致的甲状腺内血管损伤有关。这种损伤的持续存在会对甲状腺功能产生长期影响。动物研究和血管内皮生长因子抑制剂用于治疗肿瘤的临床Ⅰ期试验支持这种假设。在最近的一个临床Ⅰ期试验中，26 例肾癌患者接受贝伐单抗（一种针对血管内皮生长因子的单克隆抗体）和舒尼替尼（酪氨酸激酶抑制剂）治疗后，11 例发展为甲状腺功能减退。此外，Levine 还发现在子痫前期患者和正常孕妇中，TPOAB 阳性率相似，说明这类自身抗体不参与子痫前期与亚临床甲状腺功能减退的发病。

但是也有一些学者认为甲状腺功能异常与子痫前期之间没有明显的关联。Khadem 的研究结果显示子痫前期患者与健康孕妇的 FT_3（1.38pg/ml *vs.* 1.41pg/ml，$P=0.803$）、FT_4（0.95pg/ml *vs.* 0.96pg/ml，$P=0.834$）和 TSH（3.51μIU/ml *vs.* 3.10μIU/ml，$P=0.386$）水平上无明显差异，该研究结果不支持甲状腺功能异常是子痫前期病因的假设。Dekker 发现子痫前期和 / 或 HELLP 综合征患者和正常孕妇的 TSH 水平无差异（1.62mU/L *vs.* 1.80mU/L），甲状腺功能减退和甲状腺功能亢进的发生率也无差异（3.3% *vs.* 6.1% 和 0 *vs.* 7.7%），TPOAb 阳性率也无明显差异（6.1% *vs.* 7.7%）。子痫前期和 / 或 HELLP 综合征与甲状腺功能异常之间无关联性。Qublan 检测了 27 例重度子痫前期患者和 26 例血压正常健康孕妇的甲状腺功能，发现两者之间的 FT_4、FT_3 和 TSH 水平无明显差异，认为甲状腺功能在重度子痫前期患者上无明显改变，不能作为反映子痫前期严重程度的指标。

甲状腺激素与胎儿神经系统、能量代谢、骨骼及肌肉的正常发育密不可分，胎儿以及幼儿时期甲状腺激素的缺少会使大脑组织受到损害，进而出现智力发育迟缓及身体结构的畸形。甲状腺功能减退易使孕妇血脂代谢异常，体内胆汁淤积，极易造成新生儿黄疸，国外相关研究显示妊娠期甲状腺功能减退发生胎盘早剥以及 34 周前分娩的危险性显著升高，易并发流产、早产、低体重儿、胎儿窘迫等不良妊娠结局。倪莉佳等研究指出，妊娠期高血压疾病的孕妇患甲状腺功能异常者早产、低体重儿和新生儿窒息等不良妊娠结局的发生率远大于单纯患妊娠期高血压疾病者。

相关研究报道指出孕前或孕早期，甲状腺功能减退的孕妇若服用 LT_4，将大大降低妊娠期高血压疾病的发生率，改善母婴妊娠结局，反之，如果治疗不及时将导致血脂代谢紊乱、肝肾功能损害，加重妊娠期高血压疾病。因此，应对高危人群进行早期筛查，早期发现妊娠期甲状腺功能减退症，及时服药，定期检查甲功，使甲状腺功能恢复正常。

三、甲状腺功能亢进症与妊娠期高血压疾病

妊娠期甲状腺功能亢进临床发病率为 0.1%～0.4%，低于甲状腺功能减退，甲状腺功能减退发病率为 0.3%，亚临床甲状腺功能减退为 2%～5%。妊娠合并甲状腺功能亢进包括孕前已确诊的甲状腺功能亢进以及在妊娠期初次诊断的甲状腺功能亢进。由于甲状腺功能亢进所表现的许多症状在妊娠剧吐和子痫前期中也能见到，所以，孕期的诊断和处理可能会比较困难。孕期垂体激素和甲状腺激素水平的生理性变化可能会干扰甲状腺疾病的诊断，而在处理可疑或已确诊的妊娠期甲状腺疾病时也必须考虑到上述妊娠期生理性的变化。

导致甲状腺功能亢进的可能病因最常见的是 Graves 病，其他包括结节性甲状腺肿伴甲状腺功能亢进（多结节性毒性甲状腺肿）、自主性高功能性甲状腺腺瘤、碘甲状腺功能亢进症（碘甲状腺功能亢进）、垂体性甲状腺功能亢进、hCG 相关性甲状腺功能亢进（多胎妊娠、妊娠剧吐等）、医源性甲状腺功能亢进。

Korevaar 研究显示出现甲状腺功能亢进伴高水平 HCG 的孕妇发生子痫前期的风险不高于甲状腺功能正常者。相反，甲状腺功能亢进伴低水平 HCG 者发生子痫前期的风险升高 3.4～11.1 倍。如果这些孕妇再伴有高 BMI，则发生子痫前期的风险进一步增大。低水平 HCG 伴低水平 TSH（<0.10mU/L）孕妇发生子痫前期的风险升高 3.2～8.9 倍。但是 HCG 水平本身与子痫前期无关联。提示我们低水平 HCG 的甲状腺功能亢进是发生子痫前期的风险因素，检测 HCG 水平可以区分甲状腺功能亢进孕妇是否是发生子痫前期的高危孕产妇。子痫前期患者甲状腺功能改变和甲状腺自身抗体阳性情况还存在着争议。Elhaj 研究显示子痫前期患者 TSH 水平明显降低，FT_3 和 FT_4 水平明显升高；在轻度和重度子痫前期患者之间，TSH 水平无明显差异；与轻度子痫前期相比，重度者 FT_3 水平更高，FT_4 水平更低。子痫前期患者的 TPOAb 阳性率更高，TGAb 阳性率更低；与轻度子痫前期相比，重度者 TPOAb 阳性率更高，TGAb 阳性率更低。线性回归分析显示，子痫前期与 TSH、FT_3、FT_4 水平显著相关。Procopciuc 研究发现子痫前期患者 FT_3 水平降低，FT_4 水平升高。重度子痫前期与 D1-C785T 纯合子 T/T 基因型存在强相关性

($OR=6.57$，$P=0.029$)。伴有 D1-C785T 等位基因突变的子痫前期患者比 D1-C/C 基因型者 FT_3 水平降低、FT_4 水平升高的程度更明显。重度子痫前期中该基因变异者 FT_3 水平下降比无突变者更显著。重度子痫前期患者中 T785 等位基因突变者比无突变者的分娩孕周更早、新生儿出生体重更轻。说明甲状腺激素水平和 / 或 D1-C785T 基因多态性与子痫前期的严重程度存在相关性。D1-C785T 基因多态性影响着重度子痫前期患者的妊娠结局。Vojvodić 回顾性研究了 183 例子痫前期合并甲状腺疾病的孕妇。甲状腺功能亢进和减退患者发生子痫前期的概率明显升高，分别为 26.0% 和 26.8%。研究者同期发现在孕晚期，与健康孕妇相比，甲状腺功能正常的子痫前期患者的 TT_4 和 FT_4 水平较低，TSH 水平略高。相似的变化也发生在甲状腺功能减退患者上。在甲状腺功能亢进和子痫前期患者中，TT_3 和 TT_4 水平升高，TSH 水平降低，甲状腺激素水平可作为预测子痫前期发病的风险因子。

综上所述，妊娠期高血压疾病与甲状腺功能异常密不可分，且都严重影响妊娠结局。临床工作中要重视对甲状腺功能异常者子痫前期的筛查与预防，定期动态监测甲状腺功能指标，这对判断病情变化、及时调整治疗方案减少严重并发症，保障母婴安全有重要意义。

四、孕前甲状腺疾病保健要点

（一）针对高危人群进行甲状腺功能筛查

包括：

1. 妊娠前已服用甲状腺激素制剂者。

2. 有甲状腺功能亢进、甲状腺功能减退、产后甲状腺炎、甲状腺部分切除及 ^{131}I 治疗史者。

3. 有甲状腺病家族史者。

4. 已知存在甲状腺自身抗体者。

5. 甲状腺肿大者。

6. 提示存在甲状腺功能减退症状或体征者。

7. 患有 1 型糖尿病患者。

8. 患有其他自身免疫疾病者。

9. 曾有颈部不适病史者。

10. 不良孕产史或不育病史者。

（二）处理

1. 甲状腺功能减退　甲状腺功能减退患者常以不孕或流产为主诉就诊，这些患者应推迟怀孕直到药物水平达到维持量再考虑受孕。缺碘地区孕妇适当补碘，以防止胎儿甲状腺功能减退发生。准备妊娠时应调整左甲状腺素钠（levothyroxine sodium，LT_4）剂量，使血清 TSH 控制在 0.1～2.5mU/L 范围内再考虑妊娠，妊娠期间密切监测甲状腺功能。

2. 甲状腺功能亢进　如果患者正在接受抗甲状腺药物治疗，血清 TT_3 或 FT_3、TT_4 或 FT_4 达到正常范围，停抗甲状腺药物或应用抗甲状腺药物最小剂量，可以妊娠，一般建议保持甲状腺功能正常 3 个月再妊娠。病情未经控制或服用放射性碘剂治疗期间，应采取避孕措施，治疗后至少 6 个月内不适宜怀孕。

五、产时处理原则及注意事项

（一）甲状腺功能减退

甲状腺功能减退孕妇常易合并过期妊娠，40 周后应开始引产。分娩时，给予产妇氧气吸入，鼓励进食，产程中行胎心监护。第二产程时，先天性甲状腺功能减退孕妇多数有腹直肌力量不足，不能很好增加腹压，必要时应用器械助产。做好新生儿复苏准备，产时留脐带血检查甲状腺功能。注意产后出血，给予宫缩剂。产后随访甲状腺功能指标并继续进行甲状腺素治疗，甲状腺素基本不通过乳汁，可以母乳喂养。

（二）甲状腺功能亢进

妊娠合并甲状腺功能亢进治疗得当，多数孕妇能顺利达足月，但如果合并甲状腺功能亢进性心脏病、子痫前期等严重合并症，应考虑终止妊娠。妊娠晚期要密切监测胎儿宫内情况及胎盘功能，积极防治早产、子痫前期。

由于引产、产程和分娩、剖宫产手术等可引起甲状腺功能亢进患者病情恶化，事先应做好预案，包括服用丙硫氧嘧啶、准备碘剂、引产及分娩过程中适当应用镇静药，以防产程中甲状腺功能亢进危象。如无产科指征尽量经阴道分娩，注意产程管理，避免产程过长。

六、产后处理及随访

（一）甲状腺功能减退

产褥期甲状腺功能变化较大，应及时调整药物剂量。抗甲状腺抗体阳性患者产后可能会有病情加重，亚临床状态转为临床阶段。临床甲状腺功能减退孕妇产后 LT_4 剂量应减少到妊娠前水平，并在产后 6 周复查甲状腺功能，指导调整 LT_4

剂量。亚临床甲状腺功能减退孕妇产后可以停用 LT_4，产后 6 周评估血清 TSH 水平。服用 LT_4 不影响母乳喂养，也不会影响婴儿甲状腺功能。

（二）甲状腺功能亢进

注意产后休养，因产后甲状腺功能亢进有复发倾向，宜加大抗甲状腺药物剂量。抗甲状腺药物会通过乳汁，但丙硫氧嘧啶在乳汁中含量极低，仅为产妇服用量的 0.007%～0.077%，一般不影响婴儿甲状腺功能，故产后服丙硫氧嘧啶者仍可继续哺乳。建议母亲应该在哺乳完毕后服用抗甲状腺药物，间隔 3～4 小时后再行下一次哺乳。甲巯咪唑乳汁中浓度较高，不适于哺乳期应用。哺乳期避免使用放射性碘制剂，一旦应用需停止哺乳。

（三）新生儿注意

凡母亲有甲状腺功能异常者，尤其孕期服药治疗者，其新生儿除一般护理外还需要关注甲状腺功能情况。

1. 甲状腺功能减退　新生儿先天性甲状腺功能减退筛查应在出生后 72 小时至 7 天进行。足跟血（滤纸干血斑标本）TSH 切点值是 10～20mU/L。LT_4 治疗应在出生后 2 个月内尽早开始。治疗目标是维持血清 TSH＜5mU/L，FT_4、TT_4 在参考范围上 1/2 水平。

2. 甲状腺功能亢进　胎儿心动过速是怀疑胎儿甲状腺功能亢进的最早体征。心率＞170 次 /min，持续 10 分钟以上。另外一个重要体征，发生在心动过速之前。新生儿甲状腺功能亢进的症状和体征通常在生后 10 天左右出现。具有甲状腺功能亢进高危因素的新生儿，应密切监测甲状腺功能。

（徐　亮　程蔚蔚）

参 考 文 献

1. ALEXANDER EK，PEARCE EN，GREGORY AB，et al. 2017 Guidelines of the American Thyroid Association for the Diagnosis and Management of Thyroid Disease During Pregnancy and the Postpartum. Thyroid，2017，27（3）：315-389.
2. KOREVAAR TI，DE RIJKE YB，LAYAL C，et al. Stimulation of Thyroid Function by Human Chorionic Gonadotropin During Pregnancy：A Risk-Factor for Thyroid Disease and a Mechanism for Known Risk Factors. Thyroid，2017，27（3）：440-450.
3. HERNANDEZ M，LOPEZ C，SOLDEVILA B，et al. Impact of TSH during the first trimester of pregnancy on obstetric and foetal complications：Usefulness of 2.5mIU/L cut-off value. Clinical endocrinology，2018，88（5）：728-734.
4. TAKAOKA S，ISHII K，TAGUCHI T，et al. Clinical features and antenatal risk factors for postpartum-onset hypertensive disorders. Hypertens Pregnancy，2016，35（1）：22-31.
5. 董春艳. 甲状腺功能减退与妊娠期高血压疾病关系探讨. 世界最新医学信息文摘，2016，16（57）：214.
6. PROCOPCIUC LM，CARACOSTEA G，HAZI G，et al. D2-Thr92Ala，thyroid hormone levels and biochemical hypothyroidism in preeclampsia. Gynecological Endocrinology，2017，33（2）：136-140.
7. HARSHVARDHAN L，DARIYA SS，SHARMA A，et al. Study of Association of Thyroid Hormone in Pre-Eclampsia and Normal Pregnancy. Observational Study J Assoc Physicians India，2017，65（11）：44-46.
8. PROCOPCIUC LM，CARACOSTEA G，GEORGETA-HAZ I，et al. D2-Thr92Ala，thyroid hormone levels and biochemical hypothyroidism in preeclampsia. Gynecol Endocrinol，2017，33（2）：136-140.
9. 周佳任，李威，杜鹃，等. 重度子痫前期合并甲状腺功能减退症孕妇的甲状腺激素水平变化与肾功能的相关性. 中华妇产科杂志，2014，49（11）：811-815.
10. UDOVCIC M，PENA RH，PATHAM B，et al. Hypothyroidism and the Heart. Methodist Debakey Cardiovasc J，2017，13（2）：55-59.
11. 杨淑莉，贾妍，孙晓春，等. 妊娠期甲状腺功能减退症与妊娠期高血压关系的研究. 中国实验诊断学，2017，21（9）：1573-1575.
12. MIN H，DONG J，WANG Y，et al. Maternal Hypothyroxinemia-Induced Neurodevelopmental Impairments in the Progeny. Molecular Neurobiology，2016，53（3）：1613-1624.
13. 王艳，李阳，查文慧. 妊娠期甲状腺功能减退症与妊娠期高血压疾病相关性研究进展. 中国实验诊断学，2018，22（11）：2038-2040.
14. 杨东群，崔建玲. 妊娠期高血压疾病孕妇妊娠晚期甲状腺功能异常的状况分析. 中国妇幼保健，2016，31（1）：43-45.
15. MORCHILADZE N，TKESHELASHVILI B，GAGUA T，et al. Prognostic risk of obstetric and perinatal complications in pregnant women with thyroid dysfunction. Georgian Med News，2017，264：21-25.
16. 倪莉佳，伊芳. 甲状腺功能对妊娠期高血压孕妇妊娠结局的影响. 中国妇幼健康研究，2015，26（6）：1248-1250.
17. YANG J，GUO H，DING SG，et al. Effect of the treatment acceptance on the perinatal outcomes in women with subclinical hypothyroidism，positive thyroid gland peroxidase antibody in early pregnancy. Zhonghua Fu Chan Ke

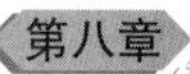

Za Zhi，2015，50（9）：652-657.
18. WANG Y，SUN XL，WANG CL，et al. Influence of screening and intervention of hyperthyroidism on pregnancy outcome. Eur Rev Med Pharmacol Sci，2017，21（8）：1932-1937.
19. TIM IM KOREVAAR，ERIC AP STEEGERS，LAYAL-CHAKER，et al. The Risk of Preeclampsia According to High Thyroid Function in Pregnancy Differs by hCG Concentration. J Clin Endocrinol Metab，2016，101（12）：5037-5043.
20. ELHAJ E，ADAM I，ALIM A，et al. Thyroid Function/Antibodies in Sudanese Patients with Preeclampsia. Front Endocrinol（Lausanne），2015，11（6）：87.

第四节 糖尿病与妊娠期高血压疾病

一、概述

妊娠合并糖尿病为产科最常见的妊娠合并症，世界范围内报道的发病率在 1%～25% 不等，在我国有逐年升高的趋势。妊娠合并糖尿病有两种情况：一种为孕前糖尿病（pregestational diabetes mellitus，PGDM）的基础上合并妊娠，又称糖尿病合并妊娠；另一种为妊娠前糖代谢正常，妊娠期发生的糖尿病，又称妊娠糖尿病（gestational diabetes mellitus，GDM）。妊娠合并糖尿病中 90% 为妊娠糖尿病，10% 为糖尿病合并妊娠。

研究认为妊娠期高血压疾病与妊娠合并糖尿病具有完全不同的病理生理过程。妊娠期高血压疾病的病理生理基础为全身小血管痉挛和内皮系统损伤；糖尿病则是以 β 细胞减少或功能受损为基础，导致胰岛素分泌不足或调控葡萄糖代谢能力下降为主要特征。但目前国内外已有研究证实，糖尿病会增加子痫前期的风险，反之血压升高会加重糖尿病孕妇病情，导致预后不良。两种疾病间是否存在共同的发病机制目前尚不明确，但联合发病对母儿危害极大，且孕妇将来罹患 2 型糖尿病、慢性高血压病和心血管疾病的风险大大增加，值得我们关注。

二、发病机制

妊娠过程可加重孕妇胰岛素抵抗（insulin resistance，IR），所引起的一系列病理生理变化是 GDM 和 2 型糖尿病发病的关键机制，而孕晚期胰岛素抵抗加重易导致血压升高。因此，胰岛素抵抗被认为是糖尿病孕妇诱发子痫前期最主要的因素。其次，内皮功能紊乱及炎症反应是妊娠期高血压疾病的病理生理基础，其在 GDM 发病过程中的作用亦不可忽视。大量研究结果显示，妊娠期高血压疾病与糖尿病有着千丝万缕的联系，但至今对于两种疾病发病是否存在共同通路尚无明确定论。

（一）胰岛素抵抗

胰岛素抵抗是一种病理生理状态，指对胰岛素敏感的细胞或靶细胞对胰岛素敏感程度降低，导致对胰岛素介导的葡萄糖的摄取及处置能力下降。胰岛素受体与胰岛素结合后，其 β- 亚基酪氨酸激酶被激活，使特定部位酪氨酸残基磷酸化，胰岛素受体与胰岛素受体底物与细胞内多种下游信号蛋白发生作用，引发细胞内级联反应从而调节胰岛素各种生理功能。其中磷脂酰肌醇 -3- 激酶（phosphatidylinositol-3-kinase，PI3K）/ 蛋白激酶 B（Akt）通路的活化对胰岛素生理功能的调节起到关键作用。正常情况下，胰岛素通过 PI3K/Akt 通路激活一氧化氮合酶（nitricoxidesynthase，NOS），刺激内皮细胞产生 NO，进而舒张血管。激活后的 PI3K 还可以催化 4，5- 二磷酸磷脂酰肌醇（PIP2）生成 PIP3，PIP3 作为第二信使激活 Akt，通过调节包括 GSK3 在内的一系列下游分子增加糖原的生成，抑制葡萄糖 -6- 磷酸酶及磷酸烯醇式丙酮酸羧激酶的表达及糖异生，最终降低血糖。胰岛素抵抗使蛋白酪氨酸磷酸酯酶过分活化，催化酪氨酸的脱磷酸反应，导致 PI3K/Akt 通路受损，阻碍胰岛素作用信号下传，从而使血糖、血压同时升高。

随着孕龄增大，机体胰岛素的抵抗程度逐渐增加，导致体内胰岛素水平逐步上升，交感神经激活程度也随之增强。当 GDM 孕妇碳水化合物摄入增加时，血糖水平的小幅度增加可激起胰岛素水平的显著升高，增强葡萄糖代谢，使下丘脑与脑干交感中枢的旁路抑制功能减弱甚至消失，造成交感神经脉冲增加，交感兴奋过度，导致血压进一步升高甚至多器官功能损害，促使子痫前期的发生。

胰岛素抵抗的加剧使妊娠期高血压疾病孕妇更易合并 GDM。妊娠期高血压疾病与 GDM 同时发病，刺激微血管、微神经病变，加大氧化应激，加重血管内皮功能障碍。Alsnes 等的研究表明，患子痫前期的妇女在怀孕前、早孕期和分娩后数年中胰岛素抵抗较血压正常的孕妇更强。

（二）血管内皮系统失衡

GDM 的孕妇体内非对称性二甲基精氨酸的水

平异常升高，加剧内皮细胞功能紊乱，更易加重子痫前期致使多器官功能损害加重。McLaughlin 等研究表明，人体内血糖水平与非对称性二甲基精氨酸的水平呈正相关。血糖升高使非对称性二甲基精氨酸下调 NOS mRNA 水平，抑制一氧化氮合酶作用，影响 NO 的合成，从而导致血管内皮功能障碍。内皮功能障碍使血管收缩与舒张功能失衡，导致内皮细胞减少及 NO、前列环素 I2 类血管舒张物质的合成减少，而内皮素、血栓素 A2 等血管收缩物质合成增加，致使全身小血管痉挛，通透性异常增加，蛋白和体液漏出，最终导致孕妇血压升高、全身水肿、肾小球通透性增加与肾小管重吸收功能减退等一系列多器官功能障碍，形成子痫前期。此类孕妇内皮细胞的再生能力降低，更加剧多器官功能障碍。同时胎盘“浅着床”及子宫螺旋动脉受损及痉挛，使胎盘灌注减少，还可引起胎儿宫内缺氧、生长受限甚至胎死宫内等。

可溶性血管内皮生长因子受体 -1（soluble fms-like tyrosine kinase-1，sFlt-1）是血管内皮生长因子（vascular endothelial growth factor，VEGF）的可溶性形式，因缺乏跨膜区和胞内结构域、不能有效转录信号而成为一种抗血管生成因子。sFlt-1 被证明与血管内皮功能相关疾病的发病机制中发挥重要作用。SFlt-1 与 VEGF 蛋白结合后，可通过减少与跨膜受体的互相作用以减弱 VEGF 所介导的信号，进一步导致血管生成障碍和血管通透性增加。研究表明，妊娠 25 周前，sFlt-1、可溶性内皮胶原蛋白（soluble endoglin，sEng）和胎盘生长因子（placental growth factor，PGF）在患子痫前期的糖尿病孕妇和未患子痫前期的糖尿病孕妇之间没有统计学差异。妊娠 25 周后的研究结果却是矛盾的。一些报告证实子痫前期的孕妇中 PGF 水平降低而 sFlt-1 和 sEng 升高，也有研究发现 PGF、sFlt-1 和 sEng 没有统计学差异。sFlt-1 在妊娠期高血压疾病中的作用有待进一步研究证实。

（三）炎症因子

妊娠期间炎症因子会随着孕周的增长而增加，被认为与促胎肺成熟及促宫颈成熟有关。TNF-α 是重要的免疫因子和炎症因子，与细胞上受体结合后，可激活细胞内一种丝氨酸 / 苏氨酸蛋白激酶，使胰岛素受体及底物上丝氨酸 / 苏氨酸残基磷酸化而干扰胰岛素信号的转导，使胰岛素敏感降低，从而导致胰岛素抵抗。

TNF-α 还可刺激脂肪组织产生游离脂肪酸，促使血脂水平增高。血脂水平过高易导致氧化应激及毒性产物的增加，抗氧化物质无法完全清除，促使内皮细胞功能和数量受到影响，导致内皮细胞平衡破坏，引起内皮功能紊乱。TNF-α 通过降低过氧化物酶体增殖物激活受体 γ（peroxisome proliferators activated receptor-γ，PPAR-γ）mRNA 的表达，促使胰岛内巨噬细胞活化释放 IL-6。IL-6 具有强烈的致炎特性，可诱发胰岛素抵抗；可促进炎症细胞迁移、黏附在血管内皮细胞上损伤内皮细胞，改变血管通透性，促进血管活性物质合成和释放亢进，导致全身小动脉痉挛，使血压升高。

（四）肾素 - 血管紧张素 - 醛固酮系统

血管紧张素Ⅱ（AngⅡ）干扰胰岛素信号转导通路，抑制 PI3K/Akt 通路活性，使胰岛素抵抗加重；胰岛局部 RAAS 的激活导致胰岛细胞加速凋亡，使胰岛素合成减少，加重体内循环物质累积；AngⅡ诱导氧化应激，损害 β 细胞功能，使胰岛素分泌下降及敏感性降低。同时，高血糖可以导致循环 AngⅡ活性增强，而 AngⅡ活性增强又加重胰岛素抵抗。AngⅡ具有强烈的缩血管作用，使循环中血管收缩物质增加，促使血管痉挛加重；AngⅡ刺激肾上腺皮质合成和分泌醛固酮，导致水钠潴留，加重组织水肿；使肾血流量减少，肾小球血管通透性增加，肾小管重吸收功能降低，出现蛋白尿，使肾功能损害加重；血管收缩物质增加使心脑血管收缩及痉挛，导致孕期心脑血管意外风险增加。AngⅡ物质增加所导致的一系列病理生理变化，促使全身小动脉痉挛以及循环物质增加，使全身各器官组织水肿，功能损害加重，促使子痫前期发生。

三、高危因素

（一）GDM

妊娠期高血压疾病和 GDM 有着许多共同的危险因素，包括高龄产妇、初产妇、双胎或多胎妊娠、种族因素和孕前肥胖等。GDM 为妊娠期胰岛素抵抗所致，而妊娠期进行性胰岛素抵抗进一步导致内皮系统损伤和炎症因子分泌增加，使血压进行性上升。德国、加拿大和瑞典都进行了相同的回顾性调查，均发现即使控制年龄、国籍、工作强度、吸烟、孕产次、多胎妊娠、孕前体重状况和妊娠期体重增加等高危因素，GDM 妇女患子痫前期的概率也会增加，证实 GDM 是子痫前期的独立危险因素。

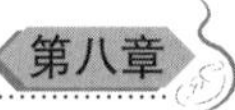

（二）肥胖

肥胖（尤其是孕前）容易引起代谢异常，可使循环中的瘦素、葡萄糖、胰岛素和脂质等物质异常增加，导致胰岛素抵抗增加和内皮系统损害。肥胖女性孕前子宫内膜和螺旋动脉血流减少，对子宫胎盘-胎儿血管重构和子宫-胎盘循环血流有不利影响，导致胎盘增大、增厚以及质量增加，从而导致胎盘腔内的微绒毛增多、拥挤，可导致胎盘内缺血缺氧。其累积效应容易引起子痫前期发生。Dandona等认为肥胖可通过以下途径导致高血压：非对称性二甲基精氨酸和氧化应激增加，导致扩血管物质的NO降低；交感神经张力增加；脂肪组织中血管紧张素原的表达增加。这三种病理生理表现相互作用导致孕妇血管发生痉挛，导致全身血管高阻力状态，从而出现临床上高血压的状态。因此，肥胖孕妇更易患妊娠期并发症，如子痫前期、血栓栓塞、GDM以及心血管和代谢紊乱等疾病。

（三）孕期体重增长过快

肥胖和孕期血糖控制不佳是疾病发生的风险因素，但应注意的是孕期体重增长过快同样不可忽视。孕前体重指数（body mass index，BMI）正常的女性可能因为宗教、传统文化等因素致使孕期营养过剩而导致不合理的体重增长。当孕妇BMI指数处于肥胖阶段时更容易诱发子痫前期和GDM。Barquiel等的研究表明，子痫前期在孕期体重增长过多的肥胖孕妇中发病比例较高，其发病率为41%。控制体重增长并未明显降低子痫前期发病率，但体重每周增加0.45kg，子痫前期的发病概率增加1.8倍。

（四）糖尿病史

糖尿病史是子痫前期的重要危险因素。根据国外研究数据，非糖尿病孕妇子痫前期发病率相对较低（2%～7%），1型糖尿病孕妇中有15%～20%同时患有子痫前期，2型糖尿病孕妇该比例为10%～14%。

四、糖尿病对妊娠的危害

妊娠合并糖尿病对母儿的影响取决于糖尿病的严重程度及控制情况。妊娠加重胰岛素抵抗可使糖尿病患者病情加重或无糖尿病的孕妇患GDM，因此对母儿危害极大。

（一）对孕妇的影响

1. 妊娠期高血压疾病　HAPO的研究表明，BMI高的GDM孕妇发生子痫前期的风险可为BMI低的女性的8倍。许多研究均已表明，GDM患者发生子痫前期的风险增加。

2. 母体长期的代谢紊乱　研究发现GDM患者高血糖状态如未经控制或者控制不佳，远期患T2DM的风险增加。在一项荟萃分析中研究发现，患有GDM的女性发生2型糖尿病的可能性是未患有GDM的孕妇的7.43倍。

3. 肩难产　糖尿病合并妊娠孕妇发生巨大儿可能性增加，从而导致肩难产发生，严重时甚至可能出现死产的可能。根据国际糖尿病协会妊娠研究组2019年数据，妊娠糖尿病孕妇发生肩难产风险较正常孕妇增加50%。不仅如此，巨大儿还可能导致产程延长、产道损伤等风险。

4. 剖宫产率增加　因巨大儿增加阴道试产失败概率、产道损伤、肩难产风险或因并发症严重等情况导致糖尿病孕妇剖宫产率增加。剖宫产术后其他并发症，如感染、出血、血栓形成和伤口裂开等风险增加。HAPO研究表明，GDM患者首次剖宫产率为16.0%，二次剖宫产率为7.7%，高于无GDM的孕妇。

（二）对胎儿的影响

1. 早产和流产　妊娠早期高血糖状态将导致胚胎发育异常从而导致流产。妊娠中晚期易并发子痫前期、胎儿窘迫等因素导致医源性早产的可能。根据国际糖尿病协会妊娠研究组2019年最新数据，妊娠糖尿病孕妇早产风险增加50%。

2. 巨大儿　由于胎儿长期暴露于母体的高血糖环境，糖尿病孕妇巨大儿发生率为25%～42%。因此增加难产、死产、胎儿窘迫、产道损伤等相应风险，且剖宫产率增加。HAPO研究中解释为，孕妇高血糖及脐带C肽水平与新生儿出生体重的增加有关。

（三）对新生儿的影响

1. 新生儿低血糖　新生儿低血糖是由于胎儿长期暴露于母亲的高血糖环境，引起胎儿高胰岛素血症所造成的最常见的并发症。接受胰岛素治疗的孕妇和未接受胰岛素治疗的孕妇相比，新生儿低血糖的发生没有显著差异。在HAPO研究中，2.1%的受试者新生儿发生了新生儿低血糖，并与OGTT后产妇血糖升高有关，但与空腹血糖水平无关。

2. 新生儿高胆红素血症　新生儿高胆红素血症可能与孕妇高血糖和胎儿高胰岛素血症引起的耗氧量降低刺激胎儿红细胞量增加有关，GDM新生儿高胆红素血症发病率为3%，而PGDM新生儿发病率为11.2%。

3．新生儿低钙血症　新生儿低钙血症考虑与低镁血症相关，发生率较低，考虑与GDM孕妇维生素D缺乏有一定联系，但目前仍有待进一步研究。

4．新生儿呼吸窘迫综合征　母体高血糖状态刺激胎儿胰岛素分泌增加，拮抗糖皮质激素促进肺泡Ⅱ型细胞合成和释放表面活性物质，延迟胎肺成熟。

5．远期效应　宫内高血糖状态对胎儿的细胞肥大和脂肪组织以及后代肥胖和T2DM的晚期发展的影响的基础。患有GDM的女性所生的孩子在19～27岁时患糖尿病或糖耐量受损的风险比没有GDM的女性所生的孩子高出8倍。妊娠糖尿病也与较高的儿童期超重和肥胖发生率有关（妊娠糖尿病的患病率为39.3%；比值比1.5；95%*CI* 1.56-2.44）。

五、临床表现与诊断

本书已详细描述妊娠期高血压疾病尤其是子痫前期的相关症状以及诊断标准，在此不再赘述。糖尿病因其病理生理状况，孕晚期常合并子痫前期，对相关器官功能产生影响，且症状可能重叠，初始不易发现。两种疾病的交互作用可导致孕妇病情加剧，对母儿危害极大甚至威胁生命。因此，在临床工作中需早期识别，防微杜渐。

大部分GDM常无明显临床表现，如伴有以下情况须警惕糖尿病的发生。

（一）临床表现

1．多饮、多食、多尿症状。

2．感染。

3．羊水过多或羊水过少。

4．胎儿生长大于孕龄或巨大胎儿。

5．胎儿生长受限或者胎儿畸形。

6．流产、早产或胎死宫内等。

7．1型糖尿病患者可能发生糖尿病酮症酸中毒。

8．如合并子痫前期，可出现收缩压≥140mmHg和/或舒张压≥90mmHg，伴有蛋白尿或者心、肺、肝、肾等重要器官，或血液系统、消化系统、神经系统的异常改变，胎盘-胎儿受累等。

（二）糖尿病诊断标准

1．孕前糖尿病（PGDM）诊断　符合以下2项中任意一项者可确诊

（1）妊娠前已确诊糖尿病。

（2）妊娠前未进行血糖检查，达到以下任何一项标准应诊断为PGDM。

1）空腹血糖≥7.0mmol/L。

2）75g口服葡萄糖耐量试验（oral glucose tolerance test，OGTT）：服糖后2小时血糖≥11.1mmol/L。孕早期不常规推荐此检查。

3）伴有典型的高血糖或高血糖危象症状，同时随机血糖≥11.1mmol/L。

4）糖化血红蛋白≥6.5%，但不推荐妊娠期常规进行糖尿病筛查。

2．妊娠糖尿病（GDM）诊断

（1）推荐医疗机构对所有尚未诊断为PGDM或GDM的孕妇，在妊娠24～28周及28周以后首次就诊时行75g OGTT，即空腹及服糖后1小时、2小时的血糖值分别低于5.1mmol/L、10.0mmol/L、8.5mmol/L。任何一点血糖值达到或超过上述标准即诊断为GDM。

（2）孕妇具有高危因素或医疗资源匮乏地区，建议24～28周首先检查空腹血糖，如≥5.1mmol/L，可直接诊断为GDM，不必行75g OGTT。

（3）GDM高危因素：孕妇因素：年龄≥35岁、妊娠前超重或肥胖、糖耐量异常史、多囊卵巢综合征；家族史：糖尿病家族史；妊娠分娩史：不明原因的死胎、死产、流产史、巨大儿分娩史、胎儿畸形和羊水过多史、GDM史；本次妊娠因素：妊娠期发现胎儿大于孕周、羊水过多；反复外阴阴道假丝酵母菌病者。

3．妊娠合并糖尿病分期（White法）

A级：妊娠期诊断的糖尿病

A1级：经控制饮食，空腹血糖<5.3mmol/L、餐后2小时血糖<6.7mmol/L；

A2级：经控制饮食，空腹血糖≥5.3mmol/L、餐后2小时血糖≥6.7mmol/L。

B级：显性糖尿病，20岁以后发病，病程<10年。

C级：发病年龄10～19岁，或病程达10～19年。

D级：10岁以前发病，或病程≥20年，或合并单纯性视网膜病。

F级：糖尿病肾病。

R级：眼底有增生性视网膜病变或玻璃体积血。

H级：冠状动脉粥样硬化性心脏病。

T级：有肾移植史。

六、处理

在孕前咨询或早孕时，应注意排查各种风险

因素，询问孕妇表现或隐匿的基础疾病，详细了解孕妇的生活方式及环境，对于高风险者须进行生活方式及饮食指导、监测血压和尿蛋白等，必要时可早期进行相关疾病筛查。美国预防工作组的系统评价在2013年得出结论，GDM治疗可显著降低子痫前期、巨大儿和肩难产的风险。对于轻度血糖升高的GDM患者，子痫前期发生率与健康孕妇无显著差异。相比之下，在血糖控制差的患者中子痫前期的发生率升高。因此，在今后的工作中可能需要考虑对于子痫前期合并糖尿病孕妇制定相应的行业规范或者专家意见，进行系统化、科学化的综合管理以期达到降低母儿围产期并发症的目的，毕竟一旦确诊子痫前期尤其是重度子痫前期只有终止妊娠才能使母儿病情得到缓解，且目前对于子痫前期缺乏有效的预防策略。

（一）孕前咨询

糖尿病患者首先要明确，有计划的妊娠是降低糖尿病孕妇出生缺陷风险的最重要步骤之一。未经治疗的D、F、R级糖尿病一旦妊娠，对母儿风险极大，不宜妊娠。器质性病变较轻，血糖控制良好者可积极治疗。美国糖尿病协会（ADA）建议怀孕时糖化血红蛋白（HbA1c）应低于6.5%，如没有低血糖的情况建议HbA1c应尽量低于6%；如发生低血糖反应则可将HbA1c放宽至7%。如孕妇血糖控制不佳应建议患者避孕，为减少非计划妊娠可考虑使用宫内节育器避孕方式。须注意，糖尿病患者从妊娠开始前直至产后3个月均应在内科医师协助下严格控制血糖。

糖尿病患者在妊娠前应进行至少一次眼底筛查和肾功能评估。糖尿病视网膜病变可在妊娠期间恶化，但一旦血糖控制则迅速改善。虽然妊娠引起的视网膜病变一般情况下是可逆的，但视网膜病变的进展可在妊娠期间威胁视力，尤其是那些已有糖尿病视网膜病变的女性可能会更加恶化。在妊娠期间和产后将根据疾病的程度进行决定眼底检查的次数。因糖尿病肾病在妊娠期间可能出现肾功能恶化的情况，且糖尿病孕妇孕期易并发子痫前期造成肾功能损害，因此妊娠前应评估肾功能状态，且应鉴别其他引起尿蛋白阳性的情况如肾病综合征、系统性红斑狼疮等内科系统疾病。妊娠期间，应定期随访尿蛋白情况，如出现尿蛋白由阴性转为阳性或阳性加重的情况，还应监测肾功能的变化并定期监测血压。

对于同时患有慢性高血压和糖尿病的孕妇，ADA推荐收缩压应控制在120～160mmHg，舒张压应控制在80～105mmHg，以避免影响胎儿生长，但目前该血压指标仍存在争议。患有严重高血压的母亲有更高的流产、早产和低出生体重儿的风险，尤其妊娠28周之前如不严格控制血压可能会导致产妇严重高血压和早产的发生率显著升高。加拿大指南则主张当舒张期血压＞90mmHg时就开始用药，降血压控制于85mmHg之内。在治疗高血压时，怀孕期间应停用可能致畸的药物，如ACEI和ARB类，并使用对妊娠相对安全的替代药物，如拉贝洛尔、硝苯地平等来控制血压。

对于1型糖尿病的女性，在妊娠前应检查促甲状腺激素（TSH）以筛查自身免疫性甲状腺疾病。

（二）筛查时机

对于有子痫前期及GDM高危因素的孕妇，在常规监测血压和尿蛋白的同时，可根据情况提早进行空腹血糖或OGTT筛查。既往子痫前期病史增加再次怀孕的GDM风险，可提早筛查2型糖尿病和GDM。

（三）目标血糖

1．GDM患者　餐前≤5.3mmol/L、餐后2小时＜6.7mmol/L；夜间不低于3.3mmol/L；妊娠期糖化血红蛋白应＜5.5%。

2．PGDM患者　孕早期不宜控制过于严格，以防低血糖发生；餐前、夜间及空腹血糖应控制在3.3～5.6mmol/L，餐后峰值血糖应控制在5.6～7.1mmol/L，糖化血红蛋白应＜6.0%。

经过饮食和运动管理血糖仍不达标，应及时加用胰岛素或者口服降糖药进行控制。

（四）医学营养治疗

即使在非肥胖妇女中，怀孕期间体重增加超过推荐目标也可能造成严重的围产期结局，包括巨大儿、肩难产和新生儿低血糖。因此，怀孕前应向产科医师或营养师咨询，特别建议所有超重或肥胖的妇女向注册营养师咨询，以制定一个包含怀孕前体重的营养计划，并以怀孕前体重至少减轻5%～10%为目标。为了防止神经管缺陷，在怀孕前至少1个月每天应服用≥400μg的叶酸，应该确保每天摄入1 000mg的元素钙和400IU的维生素D，以支持新生儿骨骼发育。

怀孕期间需要密切注意饮食，以确保严格控制血糖，避免体重增加过度。但是，要注意避免碳水化合物摄入不足，否则会导致怀孕期间的饥饿和酮症。为了将糖尿病酮症酸中毒的风险降到最低，建议妇女摄入足够的碳水化合物。每日摄入总能量应根据不同的妊娠前体重和妊娠期体重增长速度而定。许多医院已开设围生期营养门诊，可根据产科医师及营养师建议进行营养调整（表8-4-1）。

（五）运动疗法

适当的运动可改善胰岛素抵抗的情况，建议每餐半小时后可进行中等强度的运动，但应量力而行。

（六）孕期药物治疗

PGDM患者子痫前期发病率较高，须在妊娠早期关注血糖变化情况，严密监测血压和尿蛋白等相关指标，特别是妊娠初期收缩压为124mmHg的女性，可早期预防性使用阿司匹林。建议在妊娠12～28周（理想情况下在16周之前）开始服用低剂量阿司匹林，每天50～150mg，可帮助降低子痫前期的风险。关于最佳剂量存在争议，因为一些荟萃分析发现，服用阿司匹林大于100mg可能效果更好。虽然冠状动脉疾病（CAD）在妊娠期并不常见，但它与高产妇死亡率相关。因此，临床医生应考虑CAD的危险因素（即高龄产妇、慢性肾脏疾病、高血压、吸烟、过早CAD的家族史），并通过心电图和/或运动超声心动图筛查高危母亲。

胰岛素仍然是治疗妊娠糖尿病的基础，因为它不穿过胎盘，具有良好的降糖效果，而且在妊娠期被证明是安全的。一般从小剂量开始，并根据病情、孕期进展及血糖监测情况调整。既往有糖尿病的孕妇通常仍需要通过饮食和运动控制以及胰岛素治疗来控制血糖水平，尤其是2型糖尿病孕妇需要强化胰岛素治疗的教育。国外已有研究人员尝试对需用胰岛素控制血糖的孕妇采用持续皮下注射胰岛素，据观察患者的血糖控制更好，子痫前期、新生儿低血糖发生率更低，新生儿重症监护入院人数也更少，但目前证据尚不足，仍需研究者继续探索。

口服降糖药物不推荐作为一线治疗，因为口服药物通常不能克服2型糖尿病妊娠期的胰岛素抵抗，对1型糖尿病也无效。此外，二甲双胍和磺脲类药物可以通过胎盘，其安全性和有效性目前尚无法证实，故本书暂不予推荐。目前较新的降血糖药物，包括二肽基肽-4抑制剂、胰高血糖素样肽1（GLP-1）受体激动剂和葡萄糖钠-协转运体2抑制剂，同样由于缺乏安全性数据，不建议在妊娠期使用。

（七）孕期加强母儿监护

早孕期间血糖控制较为困难，应注意预防低血糖反应，严密监测血糖情况。糖尿病患者在孕期应适当增加产前检查次数，根据孕期血压、血糖控制情况及时调整策略，加强胎儿监护。每一次产前检查时须注意询问孕妇头晕、头痛、眼花、水肿、食欲等症状以及饮食、运动等生活方式调整情况，注意监测体重增长、血压、血糖及尿蛋白等。若控制较差或并发症严重时须住院治疗甚至及时终止妊娠。

（八）终止妊娠时机

对于并发妊娠期高血压疾病同时合并糖尿病的孕妇，应根据情况适时终止妊娠。在严密监测母儿情况，处理相关并发症的同时参照妊娠期高血压疾病、糖尿病合并妊娠相关处理原则进行个性化处理方式。

仅适用饮食和运动控制的GDM孕妇，无母儿并发症，严密监测待产至预产期，如未临产可入院引产终止妊娠。PGDM和胰岛素控制血糖的GDM孕妇，血糖控制良好且无母儿并发症，可于39周后终止妊娠。血糖控制不佳或出现相关并发症的患者根据病情处理。

糖尿病孕妇合并子痫前期时，经过积极治疗和处理而母儿状况无明显改善或者病情持续进展或者达到一定孕周时，应考虑终止妊娠。终止妊娠的时机需考虑的因素包括孕周、孕妇病情及胎儿情况等多方面。如情况未达到重度子痫前期时可考虑期待至37周以后终止妊娠。如进展至重度子痫前期，应根据母儿情况及当地医院母儿诊治

表8-4-1 基于妊娠前体重指数推荐的孕期每日能量摄入及妊娠期体重增长标准

妊娠前体重指数（kg/m^2）	能量系数［kcal/(kg·d)］	平均能量（kcal/d）	妊娠期体重增长值（kg）	妊娠中晚期每周体重增长值（kg）	
				均数	范围
<18.5	35～40	2 000～2 300	12.5～18.0	0.51	0.44～0.58
18.5～24.9	30～35	1 800～2 100	11.5～16.0	0.42	0.35～0.50
≥25	25～30	1 500～1 800	7.0～11.5	0.28	0.23～0.33

能力决定是否可以行期待治疗，情况允许可转运至有诊治能力的医院继续期待治疗。如病情不稳定，经积极治疗病情仍加重，应终止妊娠。重度子痫前期发生母儿严重并发症者，需要稳定孕妇状况后尽早终止妊娠，不考虑是否完成促胎肺成熟。分娩期间应注意密切观察患者症状，监测血压并继续降压治疗，将血压控制在＜160/110mmHg，注意硫酸镁的使用，监测胎心率的变化；积极预防产后出血。产时、产后注意不可应用任何麦角新碱类药物。

（九）分娩方式

糖尿病不是剖宫产的指征，即使合并子痫前期仍不能成为剖宫产的绝对指征。如决定阴道分娩，须严密监测，制订分娩计划。如有以下情况可考虑剖宫产终止妊娠：糖尿病合并子痫前期（重度），考虑巨大儿、胎盘功能减退、胎位异常、胎儿窘迫等，既往有死胎、死产史患者等。

（十）分娩期注意事项

分娩期应注意休息、镇静，适当饮食，严密监测血糖、血压、尿糖、尿酮体、尿蛋白等情况，及时调整胰岛素用量。在分娩过程中，根据血糖监测情况可静脉注射胰岛素。剖宫产产妇可停止皮下注射，改为静脉滴注胰岛素。产妇在胎盘分娩时以及其后对胰岛素变得异常敏感，胰岛素需求可能会降低到孕前需求的50%，特别是对1型糖尿病患者。分娩期间如监测血压持续升高但未进展至重度子痫前期时，可继续密切观察患者症状及胎儿情况，监测血压及相关体征，并动态监测患者相关辅助指标的情况下继续经阴道试产。如进展至重度子痫前期或出现严重并发症时，则随时终止妊娠，分娩方式则建议选择剖宫产。

大部分GDM产妇分娩后无须使用胰岛素。因此，胰岛素用量需根据产后血糖值、静脉注射胰岛素需求和食物摄入量来决定，一般减少至分娩前的1/3～1/2。产后6～12周再次行OGTT筛查。如患者并发子痫前期还应密切监测血压至产后3个月。重度子痫前期孕妇产后应继续使用硫酸镁至少24～48小时，预防产后子痫，尤其是注意产后迟发型子痫前期及子痫的发生。子痫前期孕妇产后1周内是产褥期血压波动的高峰期，仍应每天监测血压。如产后血压升高≥150/100mmHg应继续给予降压治疗，可继续应用产前使用的降压药物，但禁用ACEI和ARB类降压药物。产后须注意评估和排查孕妇其他系统疾病的存在。

新生儿出生后进行血糖监测，无论情况如何均按照高危儿处理，重点预防新生儿低血糖，还应密切监测新生儿黄疸以及反应等相关情况，注意低钙血症及低镁血症等情况的发生。

母乳喂养的好处包括帮助母体降低体重指标、加强亲子关系、降低后代未来患肥胖症和2型糖尿病的风险。母乳喂养容易导致产妇发生低血糖，所以哺乳期仍需要降低胰岛素的剂量，建议哺乳期可准备零食以避免低血糖反应的发生。一般建议哺乳期的非肥胖母亲每天比孕前多摄入500kcal的热量。

七、预后

子痫前期和远期患糖尿病风险之间的关系很少受到关注。研究表明，初次妊娠如患有子痫前期，再次妊娠发生GDM的风险将增加；在初次妊娠同时出现子痫前期和GDM的孕妇再次妊娠时GDM风险则更高。因此在临床中对有子痫前期病史的孕妇有必要制定更具体的筛查和诊断指南来预防GDM以及围生期管理。对于有子痫前期和GDM病史的女性是否应更早的进行生活方式的干预、健康处方的开具和社区的定期随访有待进一步研究。

有子痫前期病史的女性未来患2型糖尿病的风险为没有子痫前期病史女性的2.4倍。Wu等进行了荟萃分析，入组了21项研究共280多万名女性，其中包括72 500多名有子痫前期病史的女性。在校正了潜在混杂因素分析后表明，子痫前期与未来糖尿病风险的增加呈独立相关性（*RR*＝2.37；95%*CI* 1.89-2.97），可出现在产后1年内（*RR*＝1.97；95%*CI* 1.35-2.87）至产后10年以上（*RR*＝1.95；95%*CI* 1.28-2.97）。在校正了BMI或妊娠糖尿病等混杂风险因素后，子痫前期仍然增加未来患糖尿病的风险。

患有子痫前期的1型糖尿病孕妇在产后6个月视网膜病变恶化更为普遍。Gordin等对患有子痫前期的1型糖尿病孕妇随访16年，发生严重的糖尿病视网膜病变较未患子痫前期的1型糖尿病孕妇更多。不仅如此，子痫前期还考虑为1型糖尿病女性糖尿病肾病发病的危险因素，原因可能与孕期血糖控制不佳有关。因此，对于1型糖尿病合并妊娠的孕妇，孕期应更加重视血糖监测，及时发现并控制并发症，提高预后及产后生活质量。

（黄畅晓　郑秀惠　李　力）

参考文献

1. OSOTI AO，PAGE ST，RICHARDSON BA，et al. Postpartum metabolic syndrome after gestational hypertension and preeclampsia，a prospective cohort study. Pregnancy Hypertens，2019，18：35-41.
2. 王艳，查文慧，陈洋，等. 妊娠期糖尿病与妊娠期高血压疾病病理机制的相关性. 国际生殖健康/计划生育杂志，2020，15（3）：22-25.
3. SANDSAETER HL，HORN J，RICH-EDWARDS JW，et al. Preeclampsia，gestational diabetes and later risk of cardiovascular disease：Women's experiences and motivation for lifestyle changes explored in focus group interviews. BMC Pregnancy Childbirth，2019，19（1）：448.
4. MCLAUGHLIN K，AUDETTE MC，PARKER JD，et al. Mechanisms and Clinical Significance of Endothelial Dysfunction In High-Risk Pregnancies. Canadian Journal of Cardiology，2018，34（4）：371-380.
5. VIEIRA MC，SHAHINA B，SEED PT，et al. Gestational diabetes modifies the association between PlGF in early pregnancy and preeclampsia in women with obesity. Pregnancy Hypertension，2018，13：267-272.
6. MOHAMMADPOUR-GHAREHBAGH A，JAHANTIGH D，ESKANDARI M，et al. The role of TNF-α and TLR4 polymorphisms in the placenta of pregnant women complicated by preeclampsia and in silico analysis. Int J Biol Macromol，2019，134：1205-1215.
7. HOD M，KAPUR A，MCINTYRE HD. FIGO Working Group on Hyperglycemia in Pregnancy；FIGO Pregnancy and Prevention of early NCD Committee. Evidence in support of the International Association of Diabetes in Pregnancy study groups'criteria for diagnosing gestational diabetes mellitus worldwide in 2019. Am J Obstet Gynecol，2019，221（2）：109-116.
8. D'ARCY E，RAYNER J，HODGE A，et al. The Role of Diet in the Prevention of Diabetes among Women with Prior Gestational Diabetes：A Systematic Review of Intervention and Observational Studies. J Acad Nutr Diet，2020，20（1）：69-85.e7.
9. SOLIMAN A，SALAMA H，AL RIFAI H，et al. The effect of different forms of dysglycemia during pregnancy on maternal and fetal outcomes in treated women and comparison with large cohort studies. Acta Biomed，2018，89（S5）：11-21.
10. ACOG Practice Bulletin No. 190 Summary：Gestational Diabetes Mellitus. Obstet Gynecol，2018，131（2）：406-408.
11. JOOHYUN L，YUNG-TAEK O，HOON AK，et al. Preeclampsia：A risk factor for gestational diabetes mellitus in subsequent pregnancy. PLoS ONE，2017，12（5）：50-55.
12. American Diabetes Association. 14. Management of Diabetes in Pregnancy：Standards of Medic al Care in Diabetes-2019. Diabetes Care，2019，42（Suppl 1）：165-172.
13. American College of Obstetricians and Gynecologists' Committee on Practice Bulletins—Obstetrics. ACOG Practice Bulletin No. 203：Chronic Hypertension in Pregnancy. Obstet Gynecol，2019，133（1）：26-50.
14. KOMINIAREK MA，SAADE G，MELE L，et al. Eunice Kennedy Shriver National Institute of Child Health and Human Development（NICHD）Maternal-Fetal Medicine Units（MFMU）Network. Association Between Gestational Weight Gain and Perinatal Outcomes. Obstet Gynecol，2018，132（4）：875-881.
15. ALEXOPOULOS AS，BLAIR R，PETERS AL. Management of Preexisting Diabetes in Pregnancy：A Review. JAMA，2019，321（18）：1811-1819.
16. HANSON M，JACOB CM，HOD M，et al. The FIGO Pregnancy Obesity and Nutrition Initiative（PONI）. Int J Gynaecol Obstet，2019，147（2）：131-133.
17. OPPERMANN MLDR，ALESSI J，HIRAKATA VN，et al. Preeclampsia in women with pregestational diabetes-a cohort study. Hypertens Pregnancy，2020，39（1）：48-55.
18. FEIG DS，CORCOY R，DONOVAN LE，et al. CONCEPTT Collaborative Group. Pumps or Multiple Daily Injections in Pregnancy Involving Type 1 Diabetes：A Prespecified Analysis of the CONCEPTT Randomized Trial. Diabetes Care，2018，41（12）：2471-2479.
19. KAUL P，BOWKER SL，SAVU A，et al. Association between maternal diabetes，being large for gestational age and breast-feeding on being overweight or obese in childhood. Diabetologia，2019，62（2）：249-258.

第五节 心脏病与妊娠期高血压疾病

一、概述

妊娠期高血压疾病（HDP）和妊娠合并心脏病是我国导致孕产妇死亡的前四位死因之一，据统计，年龄在35～54岁患者的死亡率明显较高。研究也发现，当妊娠合并心脏病患者同时伴有PE时，虽然其机制并不相同，但两种疾病同时会增加孕期心脏功能负荷，危及母胎性命，导致孕产妇死亡。

二、HDP与妊娠合并心脏病的相互影响

（一）妊娠合并心脏病对HDP的影响

多项研究发现妊娠合并心脏病对于HDP的发

生存在相关性。Roberta B Ness 等曾对 2 211 名孕妇的家族心脏病史进行队列研究，其中 85 例患者并发 PE，142 例患者出现妊娠期高血压，研究发现当患者的家庭中至少有两名家庭成员曾有心血管病史时，其 PE 的风险增加了 1.9 倍，妊娠期高血压的风险增加了 1.7 倍。Sebastian Udholm 一项 2019 年研究发现妊娠合并房间隔缺损患者的 PE 发病率高于正常对照组（6.7% *vs.* 2.3%，$P<0.05$），不仅如此，在妊娠结局中，妊娠合并房间隔缺损的患者并不会增加胎膜早破、胎盘早剥、羊水过多等风险的发病率，同时，该研究也发现妊娠合并房缺患者的胎儿出生体重低于正常对照组[（3 466.4±585.7）g *vs.*（3 524.3±586.4）g，$P=0.032$]，但是胎儿身长、头围和腹围在两组中并无差异。有学者认为这可能是 PE 和 ASD 的病理生理机制均与血管生成失衡有关。抗血管生成因子又是导致异常的心脏结构发育的关键因素，同时，抗血管生成因子所诱发的母体抗血管生成状态可能会减少滋养细胞侵袭螺旋动脉的能力，导致胎盘缺血缺氧、胎儿缺氧等一系列病理生理过程，进而导致 PE 的发生。因此，妊娠合并心脏病可视为 PE 发生的高危因素之一。

我国学者曾对 147 例妊娠合并先天性心脏病的妊娠结局进行了分析，其中包含房间隔缺损 51 例、室间隔缺损 32 例、动脉导管未必 17 例、法洛四联症 11 例、艾森门格综合征 9 例、主动脉狭窄 4 例、大动脉转位 4 例，以及数例复杂先天性心脏病，结果显示 11 例患者并发 PE，占比 7.5%。研究也发现，当心功能分级越高时，患者并发 PE 的概率就越高，心功能Ⅰ级、Ⅱ级和Ⅲ～Ⅳ级所对应的 PE 发生率分别为 3.3%、4.2% 和 27.3%。然而，目前并无文献报道心脏病手术后妊娠能否降低 PE 的发生。

（二）PE 对母体远期的心脏影响

PE 在孕期可导致冠脉动脉痉挛，诱发心肌缺血，使得心脏收缩功能减退，从而导致心脏衰竭的发生率增加。不仅如此，PE 引发的低蛋白血症，可使心肌水肿，肺水肿，加剧心脏衰竭的发生。研究也发现，PE 胎盘着床部位血管病变特征为泡沫细胞的积聚与淋巴细胞的侵袭，这与“急性动脉粥样硬化”的过程存在相似性，加之炎症性应激和内皮细胞损伤可造成永久性的血管性损伤，因此，2011 年美国心脏协会在指南中将妊娠期高血压疾病作为日后发生心血管疾病的独立危险因素，其风险可增加 2～4 倍，与吸烟的风险性相当。2018 年，美国一项关于妊娠期高血压疾病妇女发生心血管风险预测的研究，共纳入 67 406 例妇女，其中 10% 的妇女曾罹患妊娠期高血压疾病，结果显示既往有妊娠期高血压疾病病史是预测心血管疾病发生的独立风险因素之一。

（三）妊娠合并心脏病并发 PE 对胎儿先天性心脏病的影响

2020 年，Christopher S. Yilgwan 发表最新研究，对 90 组 PE 和对照组的孕妇分娩的新生儿进了心脏超声筛查随访，结果发现出生后 1 周 PE 组的新生儿先天性心脏病的发病率为 30%，远高于非 PE 组（12.1%）；而进一步随访至在出生后 4 周，PE 组的新生儿先天性心脏病的发病率仍高于 20%，而非 PE 组新生儿先天性心脏病的发病率从原来的 12.1% 下降近 9 个百分点（21.1% *vs.* 3.3%，$P<0.05$）。同时，研究认为妊娠期暴露于 PE 状态的胎儿，其罹患先天性心脏病的风险增加大约 8 倍（$OR=7.9$，$P<0.05$）。针对上述结果，其推测该现象发生也与血管生成失衡存在相关性。

《妊娠合并心脏病的诊治专家共识》也指出先天性心脏病患者的后代发生先天性心脏病的风险为 5%～8%，因此，当妊娠合并心脏病患者并发生 PE 时，其后代发生先天性心脏病的概率则更高。

三、妊娠合并心脏病并发 HDP 分类及分级

（一）妊娠合并心脏病的分类

2016 年，中华医学会妇产科学分会制定的《妊娠合并心脏病的诊治专家共识》中将妊娠合并心脏病分为结构异常性心脏病、功能异常性心脏病和妊娠期特有的心脏病等三类。结构异常性心脏病：妊娠合并结构异常性心脏病包括先天性心脏病、瓣膜性心脏病、心肌病、心包病和心脏肿瘤等。功能异常性心脏病：妊娠合并功能异常性心脏病主要包括各种无心血管结构异常的心律失常，包括快速型和缓慢型心律失常。妊娠特有的心脏病：孕前否认心脏病史，因妊娠而特发的性疾病，主要包括妊娠期高血压疾病性的心脏病和围产期心肌病两类。本章节主要讨论既往存在心脏病病史或是孕期辅助检查发现结构或功能性异常心脏病，妊娠特有的心脏病不纳入讨论。

（二）妊娠合并心脏病并发 PE 的分级

《妊娠合并心脏病的诊治专家共识》已明确根据心脏病病情的轻重分为Ⅴ级，每一级均有对应

的分级管理要求。而PE并没有明确的分级管理细则。因此，当两者疾病并存时，并没有良好的衡量标准决定孰轻孰重。上海是最早实行孕产妇风险筛查评估预警与分类管理，即孕产妇五色（绿、黄、橙、红、紫）分级管理的地区。结合上海市关于妊娠合并心脏病及PE的五色风险预警模式，笔者尝试模仿妊娠合并心脏病的V级制定妊娠期高血压及PE相应的V级分级管理模式。这样，当PE遇上心脏病时，可便于各级医疗机构能够有机地统一、有效且简便地进行疾病管理及病情判定（表8-5-1）。

四、妊娠合并心脏病并发PE的症状及体征

妊娠合并心脏病患者并发PE病情较轻时可无症状，多数患者仅在产检时发现血压升高、尿常规提示尿蛋白阳性、体格检查提示心脏杂音或心电图存在异常波形才被诊断为PE或者妊娠合并心脏病。

随着病情变化，妊娠合并心脏病患者病情较重者易出现活动后乏力、心悸、胸闷、呼吸困难、咳嗽、胸痛、咯血、水肿等表现，主要以心脏受累表现为主。与此同时，不同种类的妊娠合并心脏病患者有其不同的临床体征，如发绀型先天性心脏病患者口唇发绀、杵状指/趾；结构异常性心脏病患者可闻及舒张期或收缩期杂音；心律失常者可有各种异常心律（率）；肺动脉压明显升高时右心扩大，肺动脉瓣区搏动增强和心音亢进；心衰时，心率加快，第三心音、两肺呼吸音减弱，可闻及干湿性啰音，肝-颈静脉回流征阳性，肝脏肿大，下肢水肿等。

而PE的首发症状及体征往往多样性。林建华教授团队曾牵头十二五国家科技部支撑计划，就子痫前期的首发症状进行了多中心的回顾性分析，研究发现613例子痫前期患者中，血压升高及尿蛋白为首发症状者均超过1/3，其次为肝脏功能受损（13%）、神经系统症状（6%）、血小板减少（4%）、肾功能损伤（3%）及子痫（0.4%），并无患者以心脏症状为首发表现。而研究也发现仅1例最终出现妊娠期高血压性心脏病。

从两者的症状学来讲，以心脏表现为首发症状者更多地应考虑心源性疾病，但若同时并发PE，患者则可在心脏病症状基础之上出现其他脏器功能损伤。虽然两者症状大不相同，但值得注意的是，妊娠合并心脏病及PE均可引起水肿。心源性水肿主要为右心衰竭的典型表现，水肿首先出现于身体下垂部位，重症者可波及全身，少数患者可有胸腹水或心包积液。而PE源性水肿属肾源性水肿，继发于低蛋白血症，水肿起初表现于眼睑和颜面，后发展为全身水肿，凹陷性明显，常伴有胸水、腹水或心包积液。

五、妊娠合并心脏病并发PE的辅助检查

《妊娠期高血压疾病诊治指南》中指出，当患者诊断为子痫前期时，除了应注意进行血常规、尿常规、肝肾功能、血糖、血脂、凝血功能、胸水及腹水情况之外，还应进行心电图及心脏超声检查以了解心脏功能情况。若患者为妊娠合并心脏病并发PE时，在上述基础之外，需要加查心肌酶学、肌钙蛋白、脑钠肽（BNP、pro BNP或NT-pro BNP）、动脉血气，另外，有条件的单位可将即刻心电图调整为24小时动态心电图。同时，产科超声及胎儿监护的评估也是极其重要的。

在血清学指标中，心肌酶学、肌钙蛋白、BNP及pro BNP目前已经在临床上广泛使用，而NT-pro BNP是较新评估心脏功能的敏感指标，也是诊断心脏衰竭的良好标志物。正常人群NT-pro BNP的参考值为70pg/ml，但是在一项88例孕妇的小样本研究中发现，NT-pro BNP水平值在分娩前为81pg/ml而在分娩后则为165ng/ml。对于妊娠合并心脏病患者，该指标目前也是广泛应用，尤其是其阴性的预测价值，ZAHARA研究发现当NT-pro BNP$<$128pg/ml时，其阴性预测值约为97%。而当NT-pro BNP值超过1 860pg/ml，可独立预测持续性左心室功能不全。

不推荐将NT-pro BNP作为早期筛查并诊断PE的常规项目，但确诊PE后，研究认为其与PE发病孕周存在相关性。Rangeen Rafifik Hamad的一项研究发现，PE患者的NT-pro BNP平均值远高于正常妊娠者[(477 ± 152) *vs.* (46 ± 6)，$P<0.05$]，而且以34周为界，早发型PE的NT-pro BNP平均值也高于晚发型组[$(1\,243\pm583)$ *vs.* (254 ± 57)，$P<0.05$]。但是NT-pro BNP在PE患者的应用存在局限性，其仅可反映心室的压力情况，与妊娠合并心脏病的患者不同，该指标不能在PE中较好地反映心肌受损或者功能障碍情况。

表 8-5-1 妊娠合并心脏病并发 PE 的分级管理

风险分级	妊娠合并心脏病	妊娠期高血压疾病	医院分级管理
Ⅰ级	无合并症的轻度的肺动脉狭窄和二尖瓣脱垂；小的动脉导管未闭（内径≤3mm） 已手术修补的房间隔缺损、室间隔缺损、动脉导管未闭、肺静脉畸形引流 单源、偶发的室上性或室性早搏	（黄色标准） 非重度的妊娠期高血压	二、三级专科医院或者二级综合性医院以上
Ⅱ级	未手术的房间隔缺损、室间隔缺损、动脉导管未闭 法洛四联症修补术后且无残余心脏结构异常 大多数心律失常	（黄色标准） 非重度的子痫前期	
Ⅲ级	瓣膜性心脏病，排除Ⅰ、Ⅳ、Ⅴ级情况；轻度二尖瓣狭窄（$>1.5cm^2$） Marfan 综合征（无主动脉扩张）；二叶式主动脉瓣疾病；主动脉疾病（主动脉直径<45mm）；主动脉缩窄矫治术后 非梗阻性肥厚型心肌病 各种原因的轻度肺高压（<50mmHg） 轻度左心功能障碍或者 LVEF 40%～50%	（橙色标准） 重度妊娠期高血压或重度子痫前期符合如下任一标准： 收缩压≥160mmHg 和 / 或舒张压≥110mmHg、持续性中枢神经系统异常表现、丙氨酸转氨酶或天冬氨酸转氨酶水平升高、肝包膜下血肿或肝破裂表现、尿蛋白定量>2.0g/24h 或少尿或血肌酐水平>106μmol/L、低蛋白血症伴胸腹水或心包积液、血小板计数呈持续性下降并低于 $100\times10^9/L$、微血管内溶血表现、胎儿生长受限、羊水过少、胎死宫内等	三级专科医院或者三级综合性医院
Ⅳ级	机械瓣膜置换术后 中度二尖瓣狭窄（$1.0\sim1.5cm^2$）和主动脉瓣狭窄（跨瓣压差≥50mmHg） 右心室体循环患者或者 Fontan 循环术后 复杂先心和未手术的发绀心脏病（SpO_2 85%～90%） 马方综合征（主动脉直径 40～45mm）；主动脉疾病（主动脉直径 45～50mm） 严重心律失常（房颤，完全性房室传导阻滞，恶性室性早搏，频发的阵发性室性心动过速等） 急性心肌梗死 心脏肿瘤，心脏血栓 各种原因的中度肺高压（50～<80mmHg） 左心功能不全（LVEF<40%）	（红色标准不属于危重病情） 重度子痫前期合并严重脏器功能受损，如妊娠期高血压性心脏病、肺水肿、肾功能不全（肌酐超过正常值上限 1.5 倍或高于 177μmol/L）、血小板计数<$30\times10^9/L$、极重度贫血（Hb≤40g/L）、胎盘早剥等	具有良好相关专科的三级甲等综合性医院或者综合实力强的三级甲等综合性医院
Ⅴ级	严重左室流出道梗阻 重度二尖瓣狭窄（$<1.0cm^2$）或有症状的主动脉瓣狭窄 复杂先心和未手术的发绀心脏病（SpO_2<85%） Marfan 综合征（主动脉直径>45mm）；主动脉疾病（主动脉直径>50mm）；先天性的严重主动脉缩窄 有围产期心肌病史并伴左心功能不全 感染性心内膜炎 任何原因引起的重度肺动脉高压（≥80mmHg） 严重左心功能不全（LVEF<30%）；纽约心功能分级Ⅲ/Ⅳ	（红色标准属于危重病情） 重度 PE 合并脏器功能衰竭或严重危及生命的并发症，如心脏衰竭、肾衰竭、脑出血、子痫、HELLP 综合征、多脏器功能损伤或多脏器功能衰竭等	具有良好相关专科的三级甲等综合性医院或者综合实力强的三级甲等综合性医院

六、妊娠合并心脏病并发PE的孕期管理及特殊用药

妊娠合并心脏病并发PE患者母胎风险的降低需要通过整个孕期产科及心脏科专科医师进行联合的细心管理，围术期麻醉师及新生儿医师的积极配合。建议根据表8-5-1的风险分级模式，将每位妊娠合并心脏病并发PE患者进行病情评估及个性化诊治。

妊娠合并心脏病患者根据心脏病种类遵医嘱进行合理的用药。PE的治疗基本原则为休息，镇静，有指征地降压、利尿和纠正低蛋白血症，预防抽搐，密切监测母儿情况，预防和治疗严重并发症的发生，适时终止妊娠。但是当妊娠合并心脏病并发PE时，应注意以下药物的副作用对心脏的影响。

1. 硝苯地平　硝苯地平为常用的二氢吡啶类钙通道阻滞剂，其副作用为心率加快，若患者存在快速型心律失常且服用硝苯地平存在明显心悸时，应该考虑更换药物或酌情减量。

2. 硝酸甘油　硝酸甘油是作用于氧化亚氮合酶，可同时扩张静脉和动脉，降低心脏前、后负荷，主要用于合并急性心功能衰竭和急性冠状动脉综合征的患者进行治疗。

3. 硫酸镁　硫酸镁是预防及控制子痫抽搐的一线药物。对于妊娠合并心脏病的硫酸镁使用，目前仍有争议，目前并无相关研究。如孕妇同时合并肾功能障碍、心功能受损或心肌病、重症肌无力等疾病，则硫酸镁应慎用或减量使用。尤其是PE合并急性左心衰治疗时以利尿、扩血管、强心为主，硫酸镁不能作为首选药物，待心衰控制后根据病情，硫酸镁补充治疗。

4. 利尿剂　利尿剂不作为PE常规降压的首选药物。但其可抑制水钠重吸收而消除肺水肿、降低肺毛细血管楔压、减轻肺瘀血、降低心脏前负荷改善左室功能。PE合并肺水肿、心脏衰竭时，排除禁忌后可首选利尿剂。但是，反复应用利尿剂时，应防止低血钾发生。

5. 抗凝　肝素是治疗抗凝的常用药物，尤其是在肺栓塞患者中应用广泛。在妊娠合并心脏病患者中，当患者出现红细胞增多症、房颤、人工心脏瓣膜、深静脉血栓或既往有肺栓塞病史时建议使用。但是，也有学者认为发绀型患者不推荐使用肝素，除非有明确的指征，如深静脉血栓或人工瓣膜。

七、妊娠合并心脏病并发肺栓塞的孕期管理及分娩

建议根据表8-5-1的风险分级模式，对妊娠合并心脏病并发PE患者选择合适的分娩时机。但若妊娠合并心脏病并发PE患者出现严重并发症者则提前或及时终止妊娠（表8-5-2）。分娩方式可根据《妊娠期高血压疾病诊治指南（2020）》和《妊娠合并心脏病诊治的专家共识（2016）》进行个体化处理。风险评估为Ⅰ～Ⅱ级，若如无产科剖宫产术指征，原则上考虑阴道试产；但如果不能短时间内阴道分娩，病情有可能加重，可考虑放宽剖宫产术的指征；风险分级≥Ⅲ级或者存在产科指征者，可放宽指征，行剖宫产术终止妊娠。文献报道，当复杂型心脏病出现胎儿宫内窘迫及PE时通常以剖宫产终止妊娠。

八、PE合并复杂心脏病的案例报道

（一）案例一——因产科因素终止妊娠

Alexander R.Opotowsky曾报道一例20岁左心发育不全综合征患者Norwood术后的孕妇，平素氧饱和度为90%～92%，因心彩超提示患者无明显功能受限，患者已耐受长期低氧状态，无不适主诉，因此孕期定期产检，未予以干预。孕33^{+3}周时患者因血压升高伴尿蛋白升高，无其他脏器损伤表现，诊断为PE收治入院。入院期间，血压控制尚可。孕34周患者出现规律宫缩伴宫颈扩张，胎儿B超提示胎儿宫内生长受限，臀位，因此急诊行剖宫产术终止妊娠，娩出一1 360g女婴，1分钟及5分钟Apgar评分均为9分。患者术后平稳出院。

（二）案例二——因病情加重终止妊娠

G.Creatsas报道一例27岁复杂先心病（大动脉转位、三尖瓣闭锁、房间隔缺损和室间隔缺损）Blalock-Hanlon术后妊娠患者，孕期纽约心功能评级（NYHA）Ⅱ级，而患者在被告知风险后坚持继续妊娠。在孕25^{+4}周时，患者出现血压升高至170/90mmHg伴24小时尿蛋白含量超过2g，诊断为重度PE，予以甲基多巴联合硝苯地平对症治疗。孕29^{+2}周，患者血压控制不佳，心功能评级Ⅲ级，B超提示胎儿脐动脉血流缺失，考虑PE病情加重且后续可能对母体心脏负担增加，故决定终止妊娠。全麻联合硬膜外麻醉下娩一活女婴，体重1 100g，1分钟Apgar评分为6分，5分钟Apgar评分为8分。因术后心率加快，予以地高辛强心治疗5天。

表 8-5-2 妊娠合并心脏病并发 PE 的分娩时机

心脏病风险分级	分娩时机	妊娠期高血压疾病风险分级	分娩时机
Ⅰ级 Ⅱ级	风险分级Ⅰ～Ⅱ级且心功能Ⅰ级者可以妊娠至足月	Ⅰ级 Ⅱ级	非重度者可期待至妊娠 37 周终止妊娠
Ⅲ级	风险分级Ⅲ级且心功能Ⅰ级者可以妊娠至 34～35 周终止妊娠，如果有良好的监护条件，可妊娠至 37 周再终止妊娠	Ⅲ级	妊娠不足 26 周的孕妇经治疗病情危重者建议终止妊娠； 妊娠 26 周至不满 28 周的孕妇根据母儿情况及当地医院母儿诊治能力决定是否可以行期待治疗； 妊娠 28 周至 34 周，如病情不稳定，经积极治疗病情仍加重，应终止妊娠； 妊娠＞34 周的孕妇，存在威胁母儿的严重并发症和危及生命者或存在胎儿生长受限并伴有脐血流异常及羊水过少者考虑终止妊娠
Ⅳ级	Ⅳ级但仍然选择继续妊娠者，即使心功能Ⅰ级，也建议在妊娠 32～34 周终止妊娠；部分患者经过临床多学科评估可能需要在孕 32 周前终止妊娠，如果有很好的综合监测实力，可以适当延长孕周	Ⅳ级	对孕妇状况进行整体评估，必要时组织多学科讨论，疾病控制稳定后，适时终止妊娠
Ⅴ级	属妊娠禁忌证，一旦诊断需要尽快终止妊娠，如果患者及家属在充分了解风险后拒绝终止妊娠，需要转诊至综合诊治和抢救实力非常强的医院进行保健，综合母儿情况适时终止妊娠	Ⅴ级	对孕妇状况进行整体评估，需要组织多学科讨论，及时终止妊娠
备注	出现严重并发症者则提前或及时终止妊娠		

（庄 旭）

参考文献

1. CHEN CW, JAFFE IZ, KARUMANCHI SA. Pre-eclampsia and cardiovascular disease. Cardiovasc Res, 2014, 101(4): 579-586.
2. NESS RB, MARKOVIC N, BASS D, et al. Family history of hypertension, heart disease, and stroke among women who develop hypertension in pregnancy. Obstet Gynecol, 2003, 102(6): 1366-1371.
3. UDHOLM S, UDHOLM L, NYBOE C, et al. Pregnancy outcome in women with atrial septal defect: associated with in vitro fertilisation and pre-eclampsia. Open Heart, 2019, 6(2): e001148.
4. LEVINE RJ, MAYNARD SE, QIAN C, et al. Circulating angiogenic factors and the risk of preeclampsia. N Engl J Med, 2004, 350(7): 672-683.
5. SLIWA K, MEBAZAA A. Possible joint pathways of early pre-eclampsia and congenital heart defects via angiogenic imbalance and potential evidence for cardio-placental syndrome. Eur Heart J, 2014, 35(11): 680-682.
6. MURPHY MS, SMITH GN. Pre-eclampsia and Cardiovascular Disease Risk Assessment in Women. Am J Perinatol, 2016, 33(8): 723-731.
7. STUART JJ, TANZ LJ, COOK NR, et al. Hypertensive Disorders of Pregnancy and 10-Year Cardiovascular Risk Prediction. J Am Coll Cardiol, 2018, 72(11): 1252-1263.
8. YILGWAN CS, PAM VC, IGE OO, et al. Profile of congenital heart disease in infants born following exposure to preeclampsia. PLoS One, 2020, 15(3): e0229987.
9. 中华医学会妇产科学分会产科学组. 妊娠合并心脏病的诊治专家共识(2016). 中华妇产科杂志, 2016, 51(6): 401-409.
10. 中华医学会妇产科学分会妊娠期高血压疾病学组. 妊娠期高血压疾病诊治指南(2020). 中华妇产科杂志, 2020, 55(4): 227-238.
11. 李菲菲, 徐先明. 妊娠期高危孕产妇风险管理及分级预警的应用. 中华产科急救电子杂志, 2018, 7(2): 68-71.
12. ZHUANG X, SHI J, DENG DR, et al. Initial-onset symptoms of preeclampsia and their relation to pregnancy outcomes. J Obstet Gynaecol, 2020, 40(7): 947-952.

13. KER JA, SOMA-PILLAY P. NT-proBNP: When is it useful in Obstetric Medic ine? Obstet Med, 2018, 11(1): 3-5.
14. KAMPMAN MAM, BALCI A, VAN VELDHUISEN DJ, et al. N-terminal pro-B-type natriuretic peptide predicts cardiovascular complications in pregnant women with congenital heart disease. Eur Heart J, 2014, 35(11): 708-715.
15. RAFIKHAMAD R, LARSSON A, PERNOW J, et al. Assessment of left ventricular structure and function in preeclampsia by echocardiography and cardiovascular biomarkers. J Hypertens, 2009, 27(11): 2257-2264.
16. UYAR I, KURT S, DEMIRTAS O, et al. The value of uterine artery Doppler and NT-proBNP levels in the second trimester to predict preeclampsia. Arch Gynecol Obstet, 2015, 291(6): 1253-1258.
17. JUNUS K, WIKSTROM AK, LARSSON A, et al. Early second-trimester plasma levels of NT-proBNP in women who subsequently develop early-onset preeclampsia. J Matern Fetal Neonatal Med, 2017, 30(18): 2163-2165.
18. CREATSAS G, VITORATOS N, BAKAS P, et al. Complex congenital heart disease and pre-eclampsia. A case report. Eur J Obstet Gynecol Reprod Biol, 2000, 89(1): 93-96.
19. OPOTOWSKY AR, SHELLENBERGER D, DHARAN V, et al. Successful pregnancies in two women with hypoplastic left heart syndrome. Congenit Heart Dis, 2010, 5(5): 476-481.

第六节 肝脏疾病与妊娠期高血压疾病

一、概述

肝脏是人体物质和能量代谢的最主要器官，妊娠期间随着女性的激素和代谢变化肝脏会发生适应性的生理变化，但在部分患者中可见肝功能紊乱症状。怀孕期间的肝病会增加孕产妇和新生儿并发症，尤其是患有基础肝病的患者。子痫前期孕妇合并其他肝脏疾病可能会对母婴安全产生威胁，甚至是致命性的，子痫患者肝脏受累多见，占死亡原因的15%～20%。重度子痫前期及子痫死亡患者中，70%以上尸检有肝损害的组织学证据。

二、分类

子痫前期合并肝脏疾病为两类，本节主要讲肝脏基础疾病并发子痫前期。肝脏基础性疾病：主要是指妊娠前已经存在的慢性肝病在妊娠期间持续存在或加重，或妊娠期间偶发的肝病。主要包括：急性/慢性病毒性肝炎、肝硬化、门静脉高压、胆道疾病、自身免疫性肝病、肝豆状核变性（Wilson病）、布加综合征（Budd-Chiari syndrome，BCS）等。妊娠期特有肝病：指与妊娠有关的且仅在妊娠期间发生的肝脏损害，主要包括妊娠剧吐（HG）、妊娠期肝内胆汁淤积（ICP）、妊娠期急性脂肪肝（AFLP），以及溶血、肝酶升高、血小板减少（HELLP）综合征。

（一）病毒性肝炎

由肝炎病毒引起的以肝脏病变为主的传染性疾病，致病病毒包括甲、乙、丙、丁及戊型肝炎病毒（hepatitis virus）5种。除乙型肝炎病毒为DNA病毒外，其余均为RNA病毒。近年来，又发现庚型肝炎病毒和输血传播肝炎病毒，但这两种病毒的致病性尚未明确。妊娠合并病毒性肝炎的总体发病率为0.8%～17.8%，我国是乙型肝炎的高发国家，妊娠合并重型肝炎仍然是我国孕产妇死亡的主要原因之一。单纯疱疹病毒（herpes simplex virus，HSV）引起的急性肝炎很罕见临床线索是发热、上呼吸道感染症状或实验室检查显示无黄疸性重度肝炎。疑有HSV肝炎时应进行HSV-PCR检测。

妊娠合并肝炎的诊断依据：①肝炎接触史、消化道症状、黄疸、皮肤瘙痒、肝大、肝区疼痛；②实验室检查：转氨酶升高，白蛋白降低，血胆红素升高，尿胆红素阳性，肝炎病毒标志物阳性。妊娠期妇女病毒性肝炎的临床表现常较严重，特别是妊娠合并黄疸型肝炎者，容易引起产后出血和重症肝炎，重症肝炎病死率可高达70%。

重症肝炎诊断要点：①严重的消化道症状；②血清胆红素≥171μmol/L（10mg/dl）或每日升高17μmol/L（1mg/dl）；③凝血功能障碍，全身出血倾向，凝血酶原时间超过正常的1.5倍，部分患者发生弥散性血管内凝血；④肝脏进行性缩小，严重者可出现肝臭、腹水，肝功能严重受损，胆酶分离，白/球蛋白倒置；⑤肝性脑病；⑥肝肾综合征。

子痫前期合并肝损害多发生于妊娠晚期，多数表现为肝、肾、血液系统、心血管系统等多器官系统损害与功能障碍，自然分娩、剖宫产失血等因素，在原有子痫前期合并肝损害的基础上可进一步加重肝损害。因此，分娩后患者多有一短期肝损害明显加重的过程，主要表现为黄疸、水肿、大量腹水及出血征象。

产科处理：①妊娠早期：在积极治疗情况下，可行人工流产术。②妊娠中晚期：应当保肝治疗而不宜贸然行引产术，以免由于引产而引起不良后果；若为重症肝炎积极治疗后，应尽快终止妊娠。③分娩与产褥期：必须注意防止出血、防治感染、防止病情发展。

乙型肝炎病毒（hepatitis B virus，HBV）母婴传播是我国慢性乙型肝炎的主要原因，预防HBV母婴传播是控制慢性乙肝的关键。诊断HBV感染的主要依据是HBsAg阳性。所有孕妇均需在产前检测HBsAg和其他乙肝血清学指标。目前，我国育龄期妇女HBsAg的总体阳性率为5%～6%。HBsAg阳性孕妇的新生儿是HBV感染的高危人群，务必在出生后12小时内（越快越好）肌内注射乙肝免疫球蛋白（hepatitis B immunoglobulin，HBIG）和乙肝疫苗，即联合免疫预防接种，而HBsAg阴性孕妇的新生儿通常仅需接种乙肝疫苗。

乙肝慢性携带者状况和妊娠结局：孕期孕妇的免疫反应和病毒复制免疫对妊娠的适应和慢性HBV感染的调节可能相互作用。怀孕可能会促进HBV复制，HBV复制增加可能会影响妊娠结局，如孕中期HBV DNA水平与早产GDM、子痫前期、胎膜早破、ICP、剖宫产、产后出血及围产儿病死率高等风险相关。在孕中期，溶血、肝酶升高、低血小板综合征、急性脂肪肝怀孕与肝炎发作有关，被忽视而导致孕产妇死亡。

孕妇的HBsAg血清阳性会影响孕妇的健康和妊娠结局。肝功能检查、HBeAg初步状况评估和HBV-DNA水平，必要时进行肝超声检查，可以发现真正的高危人群，以进行密切监控和适当治疗。

（二）肝硬化和门静脉高压

因受激素水平和物质能量代谢水平变化的影响，肝硬化患者可能会出现排卵障碍导致不孕的临床症状。妊娠结局与肝病严重程度相关，与病因无关。妊娠期肝硬化患者的常见并发症是食管-胃静脉曲张破裂出血，主要发生在妊娠中、晚期，且需要面临肝脏代谢性失偿、肝性脑病和门静脉高压加重的风险等。因此，为了降低妊娠期风险，患者应在计划怀孕前接受专业的产前咨询、针对性的治疗或制订科学合理的妊娠期诊疗计划。

（三）妊娠期胆道疾病

妊娠期由于雌激素、孕激素水平增加，导致胆固醇过饱、胆汁黏稠淤积及胆石形成增加，因此胆石症比较常见，发病率约为3.5%。胆囊炎是位列第二的孕期最常见的外科情况，发病率约为1/1 600～1/1 000。若实验室检查提示可能为胆道疾病，则首先考虑腹部超声诊断，其诊断胆结石的敏感性达95%。胆汁性胰腺炎、有症状的胆总管结石及胆囊炎，若不进行干预可导致胎儿后果不良。孕妇出现胆汁性胰腺炎、有症状的胆总管结石病和/或胆管炎等需要积极进行干预的胆道疾病，是可以进行经内镜逆行胰胆管造影（ERCP）检查的指征。但必须尽可能控制胎儿暴露于X线。应尽量通过限制放射暴露时间、体外胎儿防护，以及调整体位等措施，减少胎儿的放射暴露。对于有症状的胆囊炎，应采用腹腔镜胆囊切除术给予早期外科干预。

（四）妊娠期肝脏肿块

孕期发现的肝脏肿块很少，且多为良性。血管瘤、局灶性结节性增生和肝腺瘤可通过常规超声影像检查发现。巨大血管瘤患者可能无症状，也可能有疼痛或腹部发胀等不适。即使是巨大的病灶，血管瘤的自发破裂也特别罕见，因此对无症状患者进行常规随访和经阴道分娩是安全的。局灶性结节性增生在孕妇的发病率约为3%，多系列病例研究提示常规妊娠的临床结果是好的。

（五）自身免疫性肝病

自身免疫性肝炎（autoimmune hepatitis，AIH）是一种以自身免疫反应为基础的慢性进行性肝脏炎症性疾病，可引起女性患者月经减少及闭经。随着自身免疫性肝炎治疗的进展，接受免疫抑制治疗后病情缓解的女性患者可恢复正常的月经周期，自身免疫性肝炎患者合并妊娠也不再罕见。自身免疫性肝炎患者是可以顺利完成妊娠的，但需警惕妊娠期间的病情恶化风险，需要密切监测病情变化，坚持使用糖皮质激素和免疫抑制剂进行治疗，制订科学合理的监测和治疗方案。自身免疫性肝炎的治疗是基于糖皮质激素和/或免疫抑制疗法。硫唑嘌呤是妊娠期和哺乳期相对安全的免疫抑制药物。虽然硫唑嘌呤在动物试验中有致畸性，但未见对人类致畸的报道。妊娠期应使用最小有效剂量硫唑嘌呤，以减少对胎儿的副作用，其对胎儿潜在的影响有淋巴细胞减少、骨髓抑制、胸腺发育不良，但均不会产生长期影响。

（六）肝豆状核变性

肝豆状核变性（hepatolenticular degeneration，HLD）又称Wilson病（Wilson disease，WD），是一种常染色体隐性遗传的铜代谢障碍性疾病，以铜代谢障碍引起的肝硬化、基底节损害为主的脑变性疾病为特点，发病率为 1/30 000～1/100 000，致病基因携带者约为 1/90。肝豆状核变性也是至今少数几种可治的神经遗传病之一，关键是早发现、早诊断、早治疗。发病原因为铜转运基因 ATP7B 突变。胆道内的铜排泄障碍会引起铜在大脑、肝脏等组织中蓄积产生氧化应激反应而导致相应的临床症状出现。对肝脏的影响，常见临床表现为 ALT/AST 水平升高、ALP 水平降低、高胆红素血症、溶血性贫血等。患 Wilson 病的妊娠期妇女，其血浆铜蓝蛋白水平明显降低、尿铜水平显著升高，如果未及时纠正，可能会加剧临床症状发作。妊娠期治疗应尽可能使用小剂量青霉胺、曲恩汀、锌剂，以降低对胎儿造成伤害的风险。

（七）布加综合征

布加综合征（Budd-Chiari syndrome，BCS）是肝静脉的流出受阻引起的一种罕见的危及生命的疾病。部分患者的妊娠会导致血栓前状态的形成，其中蛋白 S 浓度降低可能是其发生率增加的原因之一。妊娠期间激素水平的改变是病情恶化的风险因素。主要的临床症状有发热、右上腹疼痛、迅速出现大量腹腔积液、黄疸、肝区触痛、少尿等。

（八）肝移植术后

研究显示，肝移植成功后生育能力可迅速恢复，80% 的患者 1 年内月经周期可恢复正常，最早可在肝移植后数月恢复。考虑到肝移植后 1 年可以减少免疫抑制剂的用量，发生急性细胞排斥反应和机会性感染的风险均降低，因此大多数专家提议在肝移植术后至少 1 年，部分专家提议在肝移植术后 2 年，可以考虑怀孕。关键是要与患者就生育能力和妊娠可能性进行及时而适当的讨论，以期与母体－胎儿药物提供者及肝移植中心达成一致的管理计划。关键是要保持移植肝的功能，以保障母体的健康，为健康妊娠和生产健康的婴儿提供最大的机会。

（九）妊娠期特有肝病

1. 妊娠剧吐（hypermesis growidarum，HG） 妊娠剧吐的定义是持续呕吐，体重减轻达孕前的 5% 或更多，脱水，酮症。妊娠剧吐并不常见，孕期发生率仅约 0.3%～2%，发生在妊娠早期，妊娠 20 周后往往消退。妊娠剧吐的危险因素包括葡萄胎、多胎妊娠、滋养层细胞病、先前曾有妊娠剧吐及胎儿发育异常（三倍体胎儿、胎儿水肿）等。妊娠剧吐时肝脏生化实验异常比较多见，50%～60% 住院治疗的妊娠剧吐孕妇均可有血清氨基转移酶升高，呕吐停止后则恢复正常。但黄疸和肝脏合成功能障碍比较少见。虽然妊娠剧吐孕妇的低出生体重儿（low birth weight，LBW）、小于胎龄婴儿、早产及较差的 5 分钟 Apgar 评分发生率升高，但结局通常是良好的。对妊娠剧吐的处理是支持性的，但若出现电解质紊乱和脱水，常需住院治疗。

2. 妊娠期肝内胆汁淤积（intrahepatic cholestasis of pregnancy，ICP） 妊娠期最常见的肝病，发病率为 0.3%～5.6%。通常出现在妊娠中晚期，主要临床特征为皮肤瘙痒、胆汁酸升高［总胆汁酸 ≥10μmol/L（≥40μmol/L 将增加胎儿不良结局风险）］、肝功能异常，部分患者可见胆红素水平升高，黄疸偶发。皮肤瘙痒前出现黄疸需另行评估，症状和肝功能异常会在分娩后 4～6 周恢复。患者持续瘙痒，部位一般始于手掌和足底，身体其他部位也可出现瘙痒，伴胆汁酸水平升高，产后则消退。黄疸的发病率 <25%，通常发生在瘙痒出现之后。若存在黄疸，有必要进一步评估是否由其他原因所致。脂肪吸收不良可导致脂溶性维生素缺乏，需要给予补充。

主要高危因素包括有慢性肝胆基础疾病，如丙型肝炎、非乙醇性肝硬变、胆结石或胆囊炎、非乙醇性胰腺炎，有口服避孕药诱导的肝内胆汁淤积症病史者；有 ICP 家族史者；前次妊娠有 ICP 病史，再次妊娠其 ICP 复发率在 40%～70%；双胎妊娠及人工授精孕妇。

治疗目标为缓解瘙痒症状，降低血胆汁酸水平，改善肝功能；延长孕周，改善妊娠结局。

3. 妊娠期急性脂肪肝（acute fatty liver of pregnancy，AFLP） 妊娠期急性脂肪肝又称妊娠期特发性脂肪肝，是一种少见的妊娠期并发症，对母亲和胎儿有致命的影响。发生率大约在 1/7 000～1/15 000 之间。多见于高龄、初产妇、多胎妊娠、重度子痫前期。发病时间多在妊娠晚期，也有早到妊娠 22 周。主要症状是恶心、呕吐、稀便、腹痛、乏力、烦渴、极度食欲减退，很快出现黄疸并迅速加重，短期内出现多脏器功能衰竭和弥散性血管内凝血及胎儿窘迫、胎儿死亡。

辅助检查：白细胞升高，$>15\times10^9/L$，可达 $30\times10^9/L$；持续严重低血糖，血糖值仅为正常值的 1/3～1/2；弥散性血管内凝血指标异常；血清胆红素升高（直接胆红素为主）；尿胆红素常为阴性，酶胆分离；血尿酸较早即升高。B 超检查显示肝区弥散的高密度区，回声呈雪花状，强弱不均；CT 检查显示肝实质为均匀一致的密度减低；病理检查结果显示肝细胞内脂肪沉积，肝小叶结构存在，无肝细胞坏死。

一经诊断妊娠期急性脂肪肝，应立即终止妊娠，分娩方式多选择剖宫产。综合性抢救措施包括护肝、纠正凝血机能障碍、积极处理肝性脑病和肝肾综合征、纠正低血糖、防治产后出血、子宫切除、防治感染等。

4. HELLP 综合征　溶血、肝酶升高及血小板减少（hemolysis，elevated liver enzymes and low platelets，HELLP）综合征较少见，但约 20% 重度子痫前期 / 子痫并发。约 2/3 发生在妊娠中晚期，约 1/3 在产后第 1 周出现症状。主要危险因素包括高龄妊娠、初次妊娠及多胎妊娠等。母体病死率为 1%～3%。病情进展可以很快，肝脏的后果包括肝脏梗死、包膜下血肿和肝实质内出血等。

HELLP 综合征孕妇右上腹或上腹痛、恶心、呕吐、全身疲乏、头痛、水肿及体质量增加是常见的主诉，也可能无症状。80% 出现高血压和蛋白尿，5% 伴有黄疸。确诊主要依靠实验室检查：①外周血涂片中见破碎、球形红细胞等异形细胞，血清总胆红素≥20.5μmol/L，血清结合珠蛋白＜250mg/L；② ALT≥40U/L 或 AST≥70U/L，LDH 水平升高；③血小板计数＜100×10^9/L。

HELLP 综合征住院并按照重度子痫前期治疗，在此基础上糖皮质激素、输注血小板及考虑立即终止妊娠或完成糖皮质激素促肺成熟后终止妊娠，同时酌情放宽剖宫产指征。

（于　红）

参考文献

1. TRAN TT，AHN J，REAU NS. ACG Clinical Guideline：Liver Disease and Pregnancy. Am J Gastroenterology，2016，111（2）：176-194.
2. The Italian Association for the Study of the Liver（AISF）. AISF position paper on liver disease and pregnancy. Dig Liver Dis，2016，48（2）：120-137.
3. 中华医学会妇产科学分会产科学组，中华医学会围产医学分会. 乙型肝炎肝炎病毒母婴传播预防临床指南. 中华妇产科杂志，2020，55（5）：201-299.
4. BRADY CW. Liver Disease in Pregnancy：What's New. Hepatology Communications，2020，4（2）：145-155.
5. LAO TT. Hepatitis B - chronic carrier status and pregnancy outcomes：An obstetric perspective. Best Practice & Research Clinical Obstetrics and Gynaecology，2020，68：66-77.
6. SHARMA AV，JOHN S. Liver Disease In Pregnancy. StatPearls Publishing LLC，2020.

第七节　肾脏疾病与妊娠期高血压疾病

一、概述

肾脏疾病是妊娠期发生子痫前期的重要器官，且为高度风险因素。因此，在肾脏疾病基础上发生的子痫前期。对于妊娠前就有肾脏疾病的患者，何时妊娠、妊娠前有何准备、孕期如何监测母儿状况、如何判断是肾脏疾病进展或是并发了子痫前期、如何预防子痫前期的发生，以及终止妊娠的时机或分娩方式等，均是产科医师需要特别关注的热点、难点问题，这对改善妊娠结局、保障母儿安全具有重要意义。

（一）妊娠期肾脏的生理性改变

正常妊娠时肾脏略增大，静脉肾盂造影可发现肾脏较非孕期增大约 1cm，这主要归因于肾盂积水、肾脏血管和间质的增加。同时，肾盂、肾盏也有不同程度的扩张，尤以右侧为甚（这与妊娠期子宫右旋压迫输尿管有关），平均扩张约 15mm（5～25mm）。肾脏的这种解剖改变从孕早期开始，一直持续至产后数月。引起肾脏大体改变的原因有孕期激素水平的变化（如孕激素、内皮素和松弛素等）和妊娠子宫机械性压迫引起的血流改变。其次，肾血浆流量（renal plasma flow，RPF）和肾小球滤过率（glomerular filtration rate，GFR）在孕早期均增加，整个孕期维持高水平；与非妊娠期比较，妊娠期肾小球滤过率约增加 50%，肾血浆流量增加约 35%，致代谢产物肌酐、尿素等排泄增多，肌酐和尿素的血清浓度低于非妊娠期；近足月时虽肾血流量有所下降，但仍高于非妊娠妇女。

（二）妊娠期肾脏功能的监测及评估

妊娠期肾脏功能监测及评估指标主要有尿常规、血清肌酐和肾活检。

1. 尿常规　尿常规是最常用的且方便、快捷、无创的监测和评估肾脏功能的指标。由于孕期泌尿系统解剖学的改变，镜下血尿的发生率增高。约 3% 的妊娠期妇女可出现特发性血尿（尿常规红细胞 >+），16% 的妊娠期妇女可有镜下血尿（镜检时每高倍视野红细胞平均 > 3 个)。由于肾小球滤过率 GFR 及肾小球基底膜通透性均增加，孕期尿蛋白排泄量明显增加。24 小时尿蛋白上限为 300mg 作为正常妊娠的界值。孕期尿蛋白 / 肌酐的比值也增加，一般认为该比值在正常妊娠应 <0.3。此外，由于 GFR 的显著增加，妊娠期妇女的葡萄糖排出量也有明显增加，从而增加尿糖阳性的比例。肾脏对葡萄糖重吸收的平均阈值由非孕期的 194mg/dl 下降至 155mg/dl。因此，正常妊娠可以出现糖尿。

2. 血清肌酐　正常妊娠妇女肾小球滤过率增加约 50% 且在孕早期 GFR 即升高，并在整个孕期维持较高水平。孕中期肾小球滤过率低于或高于 120～150/(min•1.73m^2)均提示不良妊娠结局(早产、出生低体重、子痫前期等)。妊娠期血清肌酐正常值为 0.4～0.8mg/dl(35～70μmol/L)。血清肌酐 1.0mg/dl(88μmol/L)虽对于非孕期尚属正常范围，但对于妊娠妇女则反映了肾脏损害。

3. 肾活检　妊娠期进行肾活检的指征很少，但对于血压控制良好且凝血指标正常的女性，经验丰富的术者可安全进行肾活检。当孕早期即出现蛋白尿或者肾病综合征时，则需要肾活检明确诊断，以指导免疫抑制剂等的使用。此外，妊娠 32 周前突然发生原因不明的肾功能恶化亦可进行肾活检。不建议在妊娠 32 周后进行活检；对于此类患者，建议推迟至分娩后再进行活检。子痫前期肾脏病理改变通常表现为弥漫性血管内皮水肿和增生，但子痫前期往往通过临床诊断，极少进行病理活检证实。

(三)子痫前期合并肾脏疾病的种类

妊娠期常见的肾脏疾病有 5 大类，分别是 IgA 肾病、肾病综合征、狼疮性肾炎(多继发于系统性红斑狼疮)、肾结石或糖尿病肾病，以及多囊肾或肾移植等。其中，IgA 肾病最为常见。IgA 肾病是世界范围内最常见的原发性肾小球疾病，也是我国最常见的慢性肾脏病，好发于女性生育年龄。IgA 肾病在我国约占原发性肾小球疾病的 35%～55%，多呈慢性进行性发展，每 10 年有 5%～25% 的患者进入终末期肾病，确诊依赖于肾活检免疫病理检查。肾病综合征最初是指同时具备以下 4 项者，即 24 小时尿蛋白定量≥3.5g、低白蛋白血症、水肿和高血脂。目前，该综合征仅定义为蛋白尿，通常是肾小球损害的结果。妊娠期尤其是妊娠晚期，子痫前期是造成肾病综合征的最常见病因。

近年来，由于肾移植水平的不断提高，移植肾受者服用免疫抑制剂的同时成功妊娠的案例报道越来越多。目前，行肾移植术者多为慢性肾脏疾病终末期患者。虽然肾移植受者妊娠的可行性和安全性得到肾脏科及产科医生的认可，但此类患者仍然是妊娠期并发子痫前期不可忽视的高危人群。

急性肾脏疾病，如肾盂肾炎、肾小球肾炎等则在孕期并不多见。子痫前期患者常合并的肾脏基础疾病是慢性肾脏病(chronic kidney disease，CKD)以及因慢性肾脏疾病终末期而行肾移植术的受者。

(四)慢性肾脏疾病的定义及肾脏功能分期

慢性肾脏疾病是指对健康有影响、且持续 3 个月以上的肾脏功能或结构异常。肾功损伤的指标包括：尿蛋白异常、尿沉渣异常、肾小管疾病导致的电解质异常或其他问题、组织学证实或影像学提示的肾脏结构异常，以及肾移植史或估计肾小球滤过率(eGFR)降低[<60ml/(min•1.73m^2)]。

自从 2012 年以来，肾脏疾病 - 改善全球预后(Kidney Disease：Improving Global Outcomes，KDIGO)组织对慢性肾脏疾病的定义进行了更新，使得其覆盖的范围更广，这提示在孕妇中，存在基础肾脏疾病者比例增加。

临床上，常常根据 eGFR 的不同将肾脏功能分为 5 期。1 期指 eGFR≥90ml/(min•1.73m^2)，意味着肾脏功能正常或增高；2 期指 eGFR 60～89ml/(min•1.73m^2)，意味着肾脏功能轻度下降；3 期又分为 3a 和 3b，3a 期指 eGFR 45～59ml/(min•1.73m^2)，意味着肾脏功能轻 - 中度下降，3b 期指 eGFR 30～44ml/(min•1.73m^2)，意味着肾脏功能中 - 重度下降；4 期指 eGFR 15～29ml/(min•1.73m^2)，意味着肾脏功能重度下降；5 期指 eGFR < 15ml/(min•1.73m^2)，意味着肾脏功能衰竭。

二、肾脏疾病与子痫前期的相互影响

众所周知，胎盘和肾脏均为富含血管、具有过滤血液作用的复杂代谢性器官。胎盘与肾脏具有共同的抗原性，免疫复合物沉积在子宫和胎盘毛细血管时，发生胎盘浅着床；免疫复合物沉积在肾小球毛细血管时，导致肾脏损害，大量的蛋白经肾脏从尿中丢失。研究发现，子痫前期可通过急性肾损伤、小管损伤及足细胞丢失而导致永久性肾脏损害。CKD 可诱发胎盘功能障碍，导致早产、妊娠期高血压疾病(子痫前期)发病风险增加，两者相

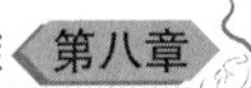

互影响，因此，子痫前期合并肾脏疾病值得关注。

（一）肾脏疾病对子痫前期的影响

一项纳入了23项研究涉及506 340例孕妇的荟萃分析发现，妊娠合并CKD者有更高的子痫前期发病风险（*OR*＝10.36，95%*CI* 6.28-17.09）；进一步分层分析发现，妊娠合并非糖尿病肾病者与妊娠合并糖尿病肾病者相比，子痫前期发病风险明显增加（前者*OR*＝12.46，95%*CI* 5.15-30.14；后者*OR*＝9.11，95%*CI* 5.22-15.90；两者相比，*P*＝0.00）；妊娠合并大量蛋白尿者与妊娠合并微量蛋白尿者相比，子痫前期的发病风险显著增加（前者*OR*＝13.76，95%*CI* 8.02-23.63；后者*OR*＝6.80，95%*CI* 3.87-11.94；两者相比*P*＝0.01）。国内的资料也显示，肾脏疾病不仅可增加子痫前期的发病风险（*OR*＝3.036，95%*CI* 1.017-9.063），也是重度子痫前期患者并发多器官功能障碍综合征等不良预后的高危因素。

（二）子痫前期对肾脏疾病的影响

子痫前期的基础病理改变是全身小血管痉挛，多器官功能受损的机会增加，小动脉痉挛引起肾血管痉挛、肾小球内膜细胞损伤、肾血流量降低等，大量的蛋白经肾脏从尿中丢失，加重肾脏负担，加剧原有肾脏疾病。一项纳入了42 173例孕妇的回顾性研究显示，在有急性肾损伤及慢性肾脏疾病急性发作的343例患者中，65.89%（226/343）为子痫前期患者，急性肾损伤及慢性肾脏疾病急性发作主要发生在子痫前期患者妊娠中晚期及产褥期，并提示子痫前期是其发生的主要原因。一项纳入了81 180例孕妇的队列研究表明，有子痫前期或妊娠期高血压病史者，远期罹患CKD的风险均显著增加（*OR*＝1.93，95%*CI* 1.44-2.57；*OR*＝1.36，95%*CI* 1.13-1.63）。此类患者发生CKD明显早于血压正常者，提示子痫前期对肾脏造成的损害将持续存在，不仅加剧原有肾脏疾病，并将增加无肾脏疾病史者远期罹患肾脏疾病的风险。

（三）合并CKD患者子痫前期的诊断

合并CKD孕妇，尤其同时存在慢性高血压者，妊娠期间子痫前期的准确诊断具有重要价值。据报道，合并CKD者子痫前期的发生率从22%～60%不等。一方面错误的诊断子痫前期可能导致医源性早产，另一方面错误的诊断CKD进展可能导致免疫抑制剂的不恰当使用。

由于CKD患者常常合并高血压及蛋白尿，因此其诊断子痫前期较为困难，一般认为当妊娠期间出现新发器官损伤的症状及体征时则可考虑子痫前期，但尚无统一标准。随着对子痫前期病理机制研究的不断深入，目前认为若妊娠合并CKD患者血液循环中出现sFlt-1及PlGF等代表血管内皮损伤的因子，可能提示子痫前期的发生。妊娠合并CKD患者，低水平PlGF对于提示近期需要终止妊娠的子痫前期有较高的准确性。但目前这些指标临床应用较少，因此仍需加强孕期胎儿生长检测，若合并CKD患者出现胎儿生长受限，提示胎盘功能不良，应考虑子痫前期的诊断。然而，如果患者孕20周前的情况不明，孕期CKD进展，孕期才发现患者合并CKD等情况时，则甄别子痫前期和CKD极为困难。

（四）子痫前期合并CKD的管理

子痫前期合并CKD患者妊娠不良结局发生率较正常妊娠者高，对于血压控制欠佳、肾功能损伤严重的患者，发生肾脏功能衰竭、早产及宫内生长受限的风险明显增加。因此，对于孕前就有肾脏疾病的妊娠妇女，从孕前开始就需多学科的联合管理，减少或避免妊娠期和产褥期子痫前期的发生发展，以期改善妊娠结局。

1. 孕前管理　CKD妇女孕前管理中最重要的是避免非计划妊娠和妊娠时机的选择。

（1）避免非计划妊娠：对于合并CKD的育龄期妇女，应避免非计划妊娠，建议选择合适的避孕措施。由于雌激素可能增加血栓性疾病的发生风险、加重高血压症状，因此对于有高血压的CKD妇女，特别是存在血管病变的妇女，应该避免使用含雌激素的避孕药。建议选择单一孕激素类的避孕措施。此外，由于屏障避孕效果相对欠佳，一般不作为常规推荐的长期避孕措施。

（2）妊娠时机：CKD患者，孕前需要产科医生和肾脏科医生综合评估其肾脏功能，给出能否妊娠的医学建议。具体来说，CKD患者，病情控制后半年及以上可考虑怀孕；CKD 1～2期患者，在产科和肾内科共同严密监护下，可妊娠，且妊娠不会加重此期患者的肾脏疾病进展速度；CKD 3～5期患者，不建议妊娠，妊娠会加重此类患者的肾病进展速度。因此，CKD 3～5期患者，一旦妊娠，应建议尽早终止妊娠。也有研究认为，由于活动性肾脏疾病（特别是肾小球肾炎）与不良妊娠结局相关，因此在孕前需要使用妊娠相对安全的免疫抑制剂控制肾脏疾病，且病情稳定至少3～6个月后才能妊娠。

对于日益增多的因CKD终末期而行肾移植受者术后的生育期妇女，欧洲透析与移植学会发布指南，建议肾移植受者妊娠前应具备以下条件：①移植妊娠间隔时间大于2年且总体健康状况良好，肾移植术后2～5年最佳；②移植肾功能稳定；③近期无排斥反应发生；④至多使用一种药物控制血压且血压正常；⑤无蛋白尿或轻度蛋白尿(24小时尿蛋白<0.5g)；⑥彩超提示移植肾正常，无肾盂扩张；⑦推荐免疫抑制剂剂量：泼尼松<15mg/d，硫唑嘌呤≤2mg/(kg•d)。

美国移植学会认为肾移植术后1年可以妊娠，但是风险较高，因为此时患者发生急性排异反应和感染的可能性较大。有研究报道，肾移植术后肾功能稳定情况下，1～2年允许妊娠，但2年内妊娠移植肾失功的风险增高。笔者统计的12例移植肾受者妊娠距肾移植时间为(38.8±17.4)个月，1例24个月内妊娠，2例在移植后60个月妊娠。12例受者均未发生急慢性排异反应，未发生移植肾功能受损，1例出现移植肾积水、肾盂扩张，终止妊娠后移植肾恢复正常。因此，推荐肾移植2年后再妊娠较为安全。此外，考虑到大多数的免疫抑制剂对胚胎或胎儿的影响，建议在孕前停用对母儿影响较大的免疫抑制剂改成影响较小的免疫抑制剂，并以最小剂量维持。在笔者的研究中，2/3的患者是在孕前6周至半年停用吗替麦考酚酯，换为硫唑嘌呤，移植肾功能稳定。

2．孕期管理　CKD患者的孕期管理非常重要，涉及产检频率、母儿监测指标、疾病监测指标、孕期用药、预防子痫前期的发生、分娩时机、分娩方式等多个问题。

(1)产检频率：对于CKD孕妇，孕期应增加产检频率。一旦确诊妊娠，即应建卡，并根据肾脏疾病的种类、病程、病情、是否用药，以及肾脏功能等指标，纳入五色管理或分级管理。建议28周前每1～2周产检一次，孕28周后每周产检一次，有特殊情况，随时就诊。如果在CKD基础上发生了子痫前期，则应按照子痫前期处理原则进行门诊产检或住院。

(2)母儿监测指标：无论何种类型或分期的CKD患者，均应纳入高危妊娠范畴。每次产检时，除了正常妊娠时所需的检查外，需特别关注血压、体重、尿常规、血肌酐/尿素、血红蛋白等指标的动态变化，警惕子痫前期的发生；并根据情况查24小时尿蛋白定量或尿培养；若合并肾功能不全(血肌酐>180μmol/L)，需检测血清白蛋白、钙及维生素D等。此外，孕28周开始每天数胎动，每周做NST检查，必要时行生物物理评分。对于胎儿，除了常规的孕期检查(如产前筛查、产前诊断、胎儿心脏检查、系统超声检查等)外，需要特别关注宫高、腹围的增长情况，超声提示的胎儿大小、羊水、脐动脉、大脑中动脉、静脉导管及子宫动脉血流等指标的动态变化，以明确有无胎儿生长受限、胎儿宫内缺氧等临床表现。

对于肾移植受者术后妊娠者，除了发生妊娠期高血压疾病(包括子痫前期)的风险增加外，还易出现泌尿道感染、贫血、糖尿病、胎儿生长受限和早产等并发症和合并症，因此，应特别关注与上述疾病相关指标的动态变化，以及移植肾功能情况，需综合评估受者、胎儿和移植肾情况。

(3)疾病监测指标：CKD患者，妊娠期对于疾病的监测指标，最重要的是肾脏功能(如血肌酐、尿素氮、肾小球滤过率等)、尿蛋白或24小时尿蛋白、尿中管型的种类或程度等指标。对于移植肾受者术后妊娠者，除了监测移植肾功能外，还应定期监测所用免疫抑制药物的浓度(如硫唑嘌呤)，并根据血药浓度在肾脏科医生的指导下调整药物用量。此外，由于CKD是发生子痫前期的高度风险因素，因此，CKD患者孕期应严密监测血压，特别关注血压的动态变化，必要时进行24小时血压的监测。

(4)孕期用药：CKD患者的孕期用药，应兼顾母儿双方的安全，以最小的剂量、最少的种类达到最佳的疗效。

1)纠正贫血：CKD患者，孕前就可能存在肾性贫血。妊娠后，在肾性贫血的基础上，发生缺铁性贫血，加重贫血程度。因此，应重视贫血的纠正。选择对肾脏影响较小的药物。

2)控制血压：CKD妊娠患者收缩压≥160mmHg和/或舒张压≥110mmHg，24小时尿蛋白≥300mg时，需降压治疗。孕期合并肾脏疾病，应考虑为器官功能障碍，血压控制标准应更为严格，建议血压目标应维持在130～139/80～89mmHg，力求平稳降压。不同降压药有不同的适应证及不良反应。一般认为拉贝洛尔为降压一线药物，但也有研究提示甲基多巴控制血压能够进一步改善围产期结局，包括降低小于胎龄儿发生率、晚期早产(34～37周)发生率、严重高血压及子痫前期发生率。

3)免疫抑制剂的应用：对于孕前就使用免疫

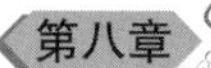

抑制剂的患者，特别是肾移植受者术后的患者，孕期应在肾脏科医师的指导下，继续使用免疫抑制剂；并定期监测血药浓度，及时调整剂量。

4）抗生素的应用：由于CKD患者或移植肾受者长期使用免疫抑制剂，增加了子宫切口和腹壁切口感染、伤口延期愈合的可能，围手术期或围分娩期需使用肾毒性小的抗生素。

（5）预防子痫前期：CKD是妊娠期发生子痫前期的高度风险因素，因此，推荐可以在妊娠早中期（妊娠12～16周）开始每天服用小剂量阿司匹林（50～150mg），依据个体因素决定用药时间，预防性应用可维持到妊娠26～28周。对于低钙摄入人群（<600mg/d），推荐口服钙补充量至少为1g/d。此外，对有发生血栓风险的患者，建议根据血栓评分加用低分子肝素或阿司匹林。对于已经并发子痫前期者，在使用硫酸镁过程中应给予达到有效药物治疗浓度的最低剂量，需严密监测血镁浓度，警惕镁中毒的可能。建议每日记录患者的呼吸次数、尿量，每日检查膝反射是否存在，每日查血镁浓度，并根据血镁浓度精准化调整硫酸镁用量。

（6）终止妊娠时机：合并CKD的子痫前期者，一旦出现严重威胁母儿安全的情况，应及时终止妊娠。2020年中华医学会妇产科学分会颁布的《妊娠期高血压疾病诊治指南》详细列出了与孕周相关的终止妊娠时机，以及与病情相关的终止妊娠指征；并强调进行病情程度的分析和个体化评估的重要性，既不失终止时机又要争取促胎肺成熟的时间，推荐孕妇因素和胎盘-胎儿因素的整体评估是终止妊娠的决定性因素，尤其需要个体化处置。

对于肾移植受者术后妊娠者，如肾功能良好、无急慢性排斥反应、胎儿监护良好、未发生子痫前期者，可尽量延长孕周至足月，期待到39～40周等待其自然临产。若出现肾功能恶化、排异反应等移植肾功能受损或发生子痫前期时，应及时终止妊娠。若出现产科其他并发症，如胎膜早破、妊娠糖尿病、妊娠期肝内胆汁淤积症等，可根据具体情况，适时终止妊娠。

（7）终止妊娠的方式：合并CKD的子痫前期者，本身不是剖宫产指征，但对此类患者由于存在诸多威胁母儿安全的因素，或者初产妇、宫颈条件不成熟、短期内不能经阴道分娩，以及阴道分娩每次宫缩血压升高可能加重病情等情况时，应适当放宽手术指征。

对于肾移植受者术后的分娩方式，国内大多数患者选择剖宫产终止妊娠，无论是否发生子痫前期。国外学者更多认为阴道分娩未必损害移植肾功能，只有出现产科并发症才建议剖宫产。通常，移植肾解剖位置多在两侧髂窝，阴道分娩过程中不会阻挡产道和胎先露下降，也不会影响移植肾功能，肾移植本身并不是阴道分娩的禁忌证，若无产科剖宫产指征，母亲和胎儿状况良好，推荐经阴道分娩。移植肾血管一般与髂血管吻合，输尿管与膀胱吻合，剖宫产手术切口的牵拉可对移植肾不利，建议选择下腹纵行切口以减少对移植肾脏和输尿管的牵拉。

3. 产后管理

（1）血压管理：合并CKD的子痫前期患者，产后应按照子痫前期的治疗原则，继续监测、控制血压，选用拉贝洛尔、硝苯地平等口服降压药，必要时可根据血压程度换用静脉降压药。对于产后血压持续升高要注意评估和排查其他系统疾病的存在。

（2）预防子痫抽搐：合并CKD的子痫前期患者，产后仍需继续用硫酸镁解痉24～48小时。需特别注意产后迟发型子痫前期及子痫（发生在产后48小时后的子痫前期及子痫）的发生。四川大学华西二院总结了2009年1月至2017年12月的资料显示，27.2%的子痫为产后子痫。根据肾功、每分钟呼吸次数、每小时或每天尿量、膝反射是否存在，以及血镁浓度调整硫酸镁用量，需特别注意当出现肾脏功能不良时，可能发生镁离子的蓄积中毒。

（3）预防静脉血栓：合并CKD的子痫前期患者，是发生静脉血栓，甚至肺栓塞的高危因素，特别是当合并双胎妊娠、肥胖或急诊手术等情况时。建议根据血栓评分，有针对性地预防血栓。

（4）预防重要脏器或系统严重并发症：合并CKD（或者是肾移植受者术后）的子痫前期者，产后应高度重视重要脏器或系统的严重并发症的发生发展。当出现头痛、恶心、呕吐、视野缺损或视物模糊等情况时，应做头部CT或MRI检查，以明确有无脑部严重并发症（如PRES）。建议产后复查肝肾功能、血液指标、24小时尿蛋白等，警惕发生HELLP综合征等严重并发症。

（5）喂养方式：合并CKD（未使用免疫抑制剂者）的子痫前期患者，是否母乳喂养取决于患者病情的轻重缓急。此外，对于CKD使用免疫抑制剂者，特别是肾移植受者长期使用免疫抑制剂者，其喂养方式存在争议。美国儿童学会推荐纯母乳喂养6个月，尤其是早产儿、低体重儿。国内报道，乳汁中可检测到免疫抑制剂，存在婴幼儿免疫抑制剂持续暴露致畸的风险，故不建议移植受者哺乳。但也有研究报道，免疫抑制剂通过乳汁分泌的量很小，孕期免疫抑制剂对子宫的影响强于产后其对乳汁的影响。有数据显示，受者服用常规剂量的泼尼松、硫唑嘌呤、环孢素和他克莫司期间，母乳喂养是安全的，子代随访中未发现明显异常。而受者服用吗替麦考酚酯类药物、西罗莫司、依维莫司和贝拉西普期间，目前尚缺乏足够的临床证据其安全性，建议人工喂养。

（6）出院时机及指征：子痫前期患者产后1周内是血压波动的高峰期，因此，对于合并CKD的子痫前期患者，产后除了注意出血量外，需特别关注血压、肾脏等重要脏器功能，待血压稳定、脏器功能稳定后方可出院。如果病情恶化，则需相关科室协助诊治。

（7）避孕：产后哺乳期最好选择工具避孕。哺乳期后避孕，同孕前管理部分的避免非计划妊娠。

总之，子痫前期合并肾脏疾病，对母体、胎儿和肾脏疾病本身均有较高风险。孕期和围分娩期并发症、合并症多，需在产科、肾脏科和新生儿科医师全面详细评估和共同严密监护下，选择恰当的时机妊娠，孕期应纳入高危妊娠管理，及时调整针对肾脏疾病的用药方案（包括免疫抑制剂），严密监测各项指标，制订个体化的治疗方案，适时终止妊娠，可有效改善其妊娠结局。

（周 容）

参考文献

1. BELZILE M，POULIOT A，CUMYN A，et al. Renal physiology and fluid and electrolyte disorders in pregnancy. Best practice & research Clinical obstetrics & gynaecology，2019，57：1-14.
2. WILES K，LIGHTSTONE L. Glomerular Disease in Women. Kidney Int Rep，2018，3（2）：258-270.
3. CHEUNG CK，BARRATT J. Pregnancy in IgA Nephropathy：An Effect on Renal Outcome? American journal of nephrology，2019，49（3）：212-213.
4. PENFOLD RS，PRENDECKI M，MCADOO S，et al. Primary IgA nephropathy：current challenges and future prospects. International journal of nephrology and renovascular disease，2018，11：137-148.
5. GOLOCAN-ALQUIZA IFG，CABANAYAN-CASASOLA CB，FAUSTINO KM，et al. Patient and Graft Outcomes Among Filipino Post-kidney Transplant Pregnancies. Transplantation proceedings，2019，51（8）：2718-2723.
6. DĘBSKA-ŚLIZIEŃ A，GAŁGOWSKA J，BUŁŁO-PIONTECKA B，et al. Pregnancy After Kidney Transplantation with Maternal and Pediatric Outcomes：A Single-Center Experience. Transplantation proceedings. 2020，52（8）：2430-2435.
7. CHITTKA D，HUTCHINSON JA. Pregnancy after renal transplantation. Transplantation，2017，101（4）：675-678.
8. KDIGO 2018 Clinical Practice Guideline for the Prevention，Diagnosis，Evaluation，and Treatment of Hepatitis C in Chronic Kidney Disease. Kidney international supplements，2018，8（3）：91-165.
9. PICCOLI GB，ALRUKHAIMI M，LIU ZH，et al. What we do and do not know about women and kidney diseases；Questions unanswered and answers unquestioned：Reflection on World Kidney Day and International Woman's Day. Saudi J Kidney DisTranspl，2018，29（2）：261-275.
10. HUANG C，CHEN S. Acute kidney injury during pregnancy and puerperium：a retrospective study in a single center. BMC Nephrol，2017，18（1）：146.
11. AYANSINA D，BLACK C，HALL SJ，et al. Long-term effects of gestational hypertension and pre-eclampsia on kidney function：Record linkage study. Pregnancy Hypertens，2016，6（4）：344-349.
12. BURGNER A，HLADUNEWICH MA. Contraception and CKD. Clinical journal of the American Society of Nephrology：CJASN，2020，15（4）：563-565.
13. HUI D，HLADUNEWICH MA. Chronic Kidney Disease and Pregnancy. Obstetrics and gynecology，2019，133（6）：1182-1194.
14. VAN BUREN MC，SCHELLEKENS A，GROENHOF TKJ，et al. Long-term Graft Survival and Graft Function Following Pregnancy in Kidney Transplant Recipients：A Systematic Review and Meta-analysis. Transplantation，2020，104（8）：1675-1685.
15. 王琪琳，周容. 肾移植受者术后妊娠结局分析. 实用妇产科杂志，2020，36（9）：690-694.
16. 曹雯，喻红彪，周容. 产前子痫及产后子痫临床特征分析. 实用妇产科杂志，2020，36（5）：373-379.
17. Queensland Clinical Guideline Supplement. VTE prophylaxis in pregnancy and the puerperium. Queensland Health，2020.
18. ROSENBAUM DL，GILLEN MM，MARKEY CH. Feeling let down：An investigation of breastfeeding expectations appreciation of body functionality self-compassion and depression symptoms. Appetite，2020，6（1）：1-26.
19. RENTSCH KM. Drug Exposure in Newborns：Effect of

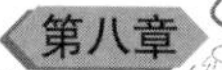

Selected Drugs Prescribed to Mothers During Pregnancy and Lactation. Therapeutic drug monitoring，2020，42（2）：255-263.

20. YOSHIKAWA Y，UCHIDA J，AKAZAWA C，et al. Outcomes of and perspectives on pregnancy counseling among kidney transplant recipients. Transplantation Reports，2019，4（1）：1-5.

第八节 脑部疾病与妊娠期高血压疾病

一、概述

子痫前期是在妊娠期高血压的基础上，伴发肾脏、肝脏、神经系统、血液系统及胎盘 - 胎儿等全身单发或多发性靶器官损害的表现。特别是中枢神经系统异常的表现往往意味着疾病已经进展到了严重阶段，并且可能随时发生子痫、脑血管意外等致死性问题。这些表现包括视网膜动脉痉挛引发的视觉障碍；血压严重升高或大幅波动，脑血管舒缩及脑血管高灌注引起的局部灌注不足和血管性水肿诱发的头痛、头晕、恶心；子痫抽搐等。

值得关注的是，当子痫前期患者出现系列中枢神经系统症状时，如果用子痫前期 - 子痫的发病特征、疾病进展规律无法诠释患者的临床表现，或应用常规治疗措施（包括降压、解痉、终止妊娠）等效果不理想，就一定要想到可能伴发于子痫前期的原发性脑部疾病，并且针对该类疾病积极行以影像学为主的辅助检查协助诊断，尽量做到早发现、早治疗，改善母儿结局，减少严重并发症和后遗症的产生。

二、癫痫

癫痫发作时会有一过性的意识障碍、晕厥等表现，但是缺乏相应的阳性体征。以突发的惊厥和全身肌肉痉挛为主要表现的癫痫，从部分发病特征上与子痫的发病表现极为相似，多数患者通过惊厥发病史的询问就可以清楚地进行排除。但是仍然有部分癫痫患者在孕中晚期首次发作，这就会给鉴别诊断及治疗、判断终止妊娠时机等带来极大的困扰。若是不能及时诊断、处理，可能会对母体造成永久性功能损害，严重者危及生命。

癫痫在普通人群中的发病率约为 1%，因此癫痫也是妊娠最常见的神经系统合并症。尽管多数癫痫患者妊娠都不会有其他病理问题，但是和正常人群相比，各种妊娠合并症的风险仍会有所升高，包括子痫前期、产后出血、胎儿生长受限、死胎，甚至孕产妇死亡。同时也会增加围产儿先天畸形和神经系统不良结局的发生。患有癫痫的孕妇，其母儿合并症和不良结局的发生主要与抗癫痫药物（antiepileptic drugs）引起的代谢紊乱有关，但遗憾的是，除儿童期发病成年后减轻的癫痫患者外，大部分癫痫妇女需要在育龄期和整个妊娠期服用 AEDs，因此对该类患者在孕前和孕期谨慎选择 AEDs 的类型、调整合理的剂量，至关重要。

有妊娠期癫痫大发作的妇女在孕期和产后死亡风险增加超过 10 倍。控制不力的癫痫本身也会导致胎儿宫内缺氧，增加产妇伤害和死亡风险。妊娠期和分娩期的强直阵挛性发作可导致胎盘灌注骤然减少，胎儿出现缺氧和酸中毒，出现心动过缓、心动过速等缺氧表现，严重者可导致胎儿脑室出血，甚至死亡。而孕期的反复局限发作（小发作）和胎儿生长受限、早产也存在相关性。有妊娠期痫性发作的孕妇，在孕期和产后死亡风险增加 10 倍以上，死因包括痫性发作导致的各种意外，如外伤、窒息、溺水等，以及原因不明的癫痫猝死（sudden unexpected death in epilepsy，SUDEP）。

一项针对美国 2007—2011 年住院分娩孕妇的大样本研究报告显示，癫痫患者的剖宫产、产前出血、产后出血、早产、胎儿宫内生长受限、妊娠期高血压、子痫前期发病风险都较正常人群增高。其中最显著的是产后出血、胎儿生长受限、子痫前期，*OR* 值分别为 1.76、1.68、1.59。AEDs 可以增加母体及胎儿的氧化代谢导致损伤；通过前列腺素 H 合酶生物活化产生的大量自由基中间体；抑制叶酸代谢循环。这些代谢机制的改变对胎儿生长、先天畸形、血管内皮损伤和炎症激活都存在一定程度的影响，而导致发病率升高。

癫痫的诊断需要至少 2 次非诱发性的痫性发作，或者 1 次发作同时伴有脑部磁共振、脑电图等典型的辅助诊断依据，或者有明确的癫痫家族病史。其中局灶性癫痫是成年患者中最常见的类型，大多数原因不明，可能继发于肿瘤、脑血管畸形、脑外伤、脑部感染或自身免疫性疾病。而相对于遗传性全面性癫痫，局灶性癫痫的表现有时缺乏特征性，诊断相对困难，需要全面仔细观察、详尽的病史回顾，以及诊断性的药物治疗方可确诊。总之，有癫痫病史，且接受 AEDs 治疗的孕妇，孕期相对发生子痫前期等合并症的风险升高，需要产科医生在产检中尽早发现子痫前期不典型的蛛丝马迹，例如隐匿性水肿、体重增加过快、尿蛋白可疑阳性等情况，从而予以针对性的诊断和治疗。对有其他高危因素者，尽早启动子痫前期的预防措施，小剂量阿司匹林、钙剂和大剂量（4mg/d）叶酸补充等。

最为困扰的是在妊娠期和产褥期新发的癫痫强直性挛性发作。当没有癫痫病史的孕妇在妊娠中晚阶段及产褥期时出现痫性发作，首先要考虑“子痫前期 - 子痫”的问题。从疾病对母儿的“致命性”出发，子痫要较癫痫大发作更为严重，因此当孕晚期发生痫性发作，而此时缺乏癫痫的可靠证据（病史、家族史、MRI、EEG），推荐急救人员先按照子痫进行诊断并处理。子痫的惊厥发作治疗首选硫酸镁，而不是苯妥英钠、短效苯二氮草等抗癫痫药物。子痫的治疗原则是病情稳定后尽快终止妊娠（多数为剖宫产）。

子痫的患者多数继发于妊娠期高血压和子痫前期，少部分患者可以没有这些前驱疾病，而直接由临床表现“正常”的孕妇启动发作。这种情况更容易和癫痫发作混淆，除惊厥、痉挛的紧急处理外，子痫的患者往往在痫性发作后出现高血压，以及继发于肌肉纤维降解产生蛋白尿（肌红蛋白尿）。随着疾病发作的进程，癫痫和子痫前期的鉴别会愈加清晰，但是第一时间的治疗，特别是按照子痫给予的硫酸镁急救治疗至关重要。毕竟子痫导致的孕产妇死亡、胎盘早剥、胎儿宫内窘迫，危害远远超过癫痫发作的影响。

对于妊娠期首次癫痫性发作，在积极救治的同时，确实存在鉴别诊断困难的病例，建议病情平稳后行 EEG 和颅脑 MRI 检查，以指导患者后期的随访治疗。子痫发作的患者脑电图异常发生率可达 75%，但是在产后 6 个月均能恢复正常，包括子痫前期 - 子痫可能并发的可逆性后部白质脑病综合征（reversible posterior leukoencephalopathy syndrome，RPLS）颅脑 MRI 检查也可恢复正常，而不会有癫痫患者的特征性改变。

三、脑血管疾病

脑血管疾病是子痫前期少见的并发症，发病率约为 0.58%，但却是子痫前期导致孕产妇死亡的首要因素，死亡率约为 15%～20%。子痫前期合并的脑血管疾病包括出血性疾病，脑出血、蛛网膜下腔出血；缺血性疾病，脑血管血栓栓形成、脑梗死。子痫前期由于多数合并有高血压表现，因此以出血性疾病为主，但是由于血管内皮损伤和血液浓缩状态，也可以形成血栓导致缺血性病变。

（一）发病机制

妊娠期女性会发生一系列的生理变化，包括生理性的心搏出量增加、血液稀释和血容量的增加。但是子痫前期患者却有一系列的病理生理性改变，包括：①全身小动脉痉挛、血管内皮损伤、毛细血管通透性增加，导致血浆外渗，血液浓缩、血容量降低、组织水肿；②血管损耗发生于外膜欠发达的颅内血管时，血管容易发生纤维素性坏死、透明样变等病理反应，形成管壁局部缺陷，动脉血管瘤；③脑血流量增加，脑血管灌注压升高。同时神经内分泌的调节变化导致脑组织毛细血管增多并扩张，正常情况下脑血管对血流量有一定的调节能力，当脑血流量过多时，脑血管收缩使血流量减少，脑灌注不足时，脑血管舒张使血流量增多。但是子痫前期患者，脑血管失去自动调节能力下降，当血压升高时大脑中动脉与其呈直角的分支 - 豆纹动脉易导致血管破裂而出血，脑出血约 70%～80% 发生于基底节区。加之高血压可使血管内皮受损；血管内皮损伤，激活外源和内源性凝血系统，血栓形成，导致脑血栓和脑血管梗死。

（二）诊断

子痫前期合并脑血管意外的病死率较高，是我国妊娠期高血压疾病孕产妇死亡的首要因素，围产儿死亡率高达 24%，因此对孕产妇早期诊断和预防十分重要。

对于患有妊娠期高血压和子痫前期的孕妇必须加强孕期保健，注意血压、血常规、肝功和尿蛋白的变化，以及重视患者神经系统的症状主诉。脑血管意外常发生在重度妊娠期高血压和重度子痫前期，而其临床表现却又与子痫又有相似之处，因此要注意与子痫的鉴别。两种均可有头痛、头晕、呕吐、视觉障碍、意识障碍和惊厥抽搐的表现。子痫患者以突发间歇抽搐为主，为自限性，颅脑 MRI 和 CT 检查可表现为脑缺血及水肿或无阳性发现。而脑出血和脑梗死患者神经系统症状非自限性，短时间内不能自行缓解，并可伴随有肢体瘫痪、大小便失禁、瞳孔不对称，病理反射阳性。

因此子痫前期患者出现子痫或其他中枢神经系统症状时要及时应用解痉、镇静、降压药物治疗，控制子痫发作。当常规治疗短时间内不能显效，或者患者伴发有持续性昏迷、明显的肢体运动

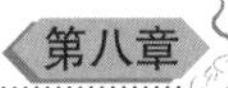

障碍、瞳孔异常等情况，则要考虑到脑血管疾病的可能。需要请有经验的神经内科、神经外科专科医生会诊，并及时予以影像学检查，进行排除性诊断，MRI 检查可显示多层面，对颅内解剖及病理变化的检查效果优于 CT 检查。

（三）治疗

子痫前期合并脑血管意外时解痉镇静治疗和子痫的治疗类似。结合孕周、胎儿情况综合考虑终止妊娠的方式，积极终止妊娠。注意终止妊娠过程中控制血压，预防再次脑出血。

脑出血的治疗必须由神经外科医师会诊后决定手术方式和时机，如果威胁到孕妇生命，则要在分娩前行手术治疗。脑梗死患者则需要在终止妊娠后行溶栓、镇静等治疗。

四、子痫前期脑病再次妊娠

子痫前期患者由于血压的波动和血液高凝状态，从血流动力学角度来看，容易发生脑出血和脑梗死，虽然发病率不高，但是在我国子痫前期导致孕产妇死亡的直接原因中占首位，可达 15%～20%，其余存活者可能合并远期运动功能障碍。但是该类患者仍然有部分会面临再次妊娠的问题，在备孕阶段和妊娠期间如何做好保健，预防子痫前期和严重并发症的发生就显得尤为重要。

初次妊娠患有子痫前期的妇女，再次妊娠发生子痫前期的风险为 14.7%；两次子痫前期患者再次子痫前期的风险为 31.9%。和普通人群比较，既往于妊娠 34 周前、34～36 周和 36 周后发生子痫前期的女性，此次妊娠在相同孕周的子痫前期复发风险分别增加 25.2 倍、19.7 倍和 10.3 倍。而前次妊娠子痫前期发生脑出血管意外（脑出血、脑梗），属于有确切靶器官损害的重度子痫前期，再次妊娠发生复发的风险可达到 50%。子痫前期复发带来的不良反应不及初次患病严重，复发性子痫前期母体平均升高血压与初次患病相比略低、尿蛋白少、新生儿出生体重较重等。在孕龄、母亲血清生化水平、胎盘早剥和早产等方面差异无差别。但是，由于再次妊娠年龄增大，与糖尿病等产科其他并发症容易同步发生，使其病情复杂并且多样化，因此做好预防，尽量减少、减轻和延缓本次妊娠子痫前期的发病尤为重要。

孕前管理

既往脑血管意外患者再次妊娠之前要做好一般情况评估和神经内科专科评估两方面的工作。通过孕前健康管理，可以筛查出肾脏、心脏、内分泌内科合并症，管理孕前体重，发现自身免疫性疾病等，以及烟酒史等高危因素，予以相应的治疗和干预，降低妊娠后子痫前期发病的风险。同时，由神经专科医生对感觉、运动异常，神经系统功能障碍，以及颅内病变进行整体评估，参与产科医生的孕前健康管理。结合年龄、生育史、家族史等，指导患者选择最佳的妊娠时机，以及孕期饮食、运动、生活节奏的调节。

1. 子痫前期预测　目前对子痫前期的预测手段主要有病史、子宫血管多普勒、血清炎症因子（CRP 等）生化指标（sFlt/PlGF）等，用于指导子痫前期的预防和监测。但是，对于既往有子痫前期脑血管意外的患者，仅从病史一项指标就可以列为本次妊娠子痫前期发病的高危人群，可以直接在孕早期开始予以干预。

2. 预防　预防子痫前期复发包括药物预防、体重管理和生活习惯的改变。患有子痫前期病史的孕妇由于是高危人群，故应早期预防，改变生活方式，以降低子痫前期的发生率。

（1）阿司匹林：循证医学证据表明，孕龄达到 12 孕周时，预防性应用小剂量阿司匹林，可有效地预防子痫前期的复发。但是阿司匹林预防启动时间如果超过孕 16 周，“螺旋动脉重铸”已经趋近完成，效果会有明显的折扣。各国的指南均认为，既往子痫前期病史的妇女再次妊娠时应给予小剂量阿司匹林预防子痫前期复发，但给药剂量和给药周期还存在争议。2019 年美国妇产科医师协会（ACOG）指南推荐，对既往有子痫前期史、慢性高血压、糖尿病、慢性肾病、多胎妊娠、自身免疫性疾病史等任一高危因素，或者有 2 项或以上中风险因素，如初产妇、年龄≥35 岁、肥胖、体重指数 > $30kg/m^2$、有子痫前期家族史等，应于妊娠 12～28 周（最好在妊娠 16 周之前）开始接受低剂量（81mg/d）阿司匹林，并持续至分娩前 1 周。而 2019 年 NICE 指南则推荐，前次妊娠期高血压疾病的妇女自妊娠 12 周起服用阿司匹林 75～150mg/d，直至分娩。我国的指南尚未明确阿司匹林预防子痫前期再发的用药时间和剂量。因此，我国孕妇最适宜的阿司匹林给药剂量和时机还需进一步探究。但是按照一般的孕妇体格状况，75mg/d 应当是大多数人的最低有效剂量。停药时机根据病情和孕周综合判定，考虑到出血风险，最好在分娩前 1 周停药。

（2）钙剂：研究显示，子痫前期孕妇血钙含量明显低于正常孕妇，钙物质的补充不足倾向于复发子痫前期。并且随着妊娠的进展，孕妇体内钙含量越来越低，因此补钙对于每位孕妇而言都是有必要的。对于钙摄入较低的人群，每天补充1～1.5g钙剂可降低子痫前期的发生（约50%）。但是对正常营养状态人群的多中心随机对照试验结果显示，与安慰剂相比，从妊娠前开始直到妊娠20周，每天补充钙剂并未显示出子痫前期复发风险的降低。

（3）低分子肝素：低分子量肝素并不能降低子痫前期的复发风险。对既往有子痫前期、胎儿生长受限等胎盘相关的妊娠并发症妇女的随机对照试验表明，低分子量肝素的预防性使用未能减少妊娠晚期并发症的数量。但是对于既往有脑梗死病史的孕妇，本次妊娠从降低血栓相关疾病的风险角度，建议使用低分子肝素治疗，同时，监测肝功、凝血功能，根据凝血指标包括D-二聚体的水平变化调整用药方案。

3. 孕期注意事项　既往有脑梗死、脑出血的孕妇，本次妊娠一旦诊断为子痫前期，孕期监测频率要按照重度子痫前期进行。由于脑血管破裂者往往会存在脑动脉解剖结构的异常和血管舒缩功能障碍，本次妊娠更容易在血压波动并不十分严重的情况下再次出现脑出血。要特别关注孕期血压的检测和控制，建议定期予以24小时动态血压，了解患者血压变化规律。目标血压按照并发器官功能损伤水平标准，收缩压应控制在130～139mmHg，舒张压80～89mmHg，如果需要降压治疗，尽量选择拉贝洛尔、硝苯地平控释片等效力平稳持久的药物稳定控制血压，避免血压明显波动。因前次妊娠脑血管意外而有身体运动障碍的孕妇，则要注意日常看护、避免跌倒等意外，同时协助患者适宜运动，避免长期卧床，以控制体重，并且预防血栓相关疾病发生。

（周　玮）

参考文献

1. VIALE L，ALLOTEY J，CHEONG-SEE F，et al. Epilepsy in pregnancy and reproductive outcomes：a systematic review and meta-analysis. Lancet，2015，386（10006）：1845-1852.
2. RAZAZ N，TOMSON T，WIKSTRÖM AK，et al. Association Between Pregnancy and Perinatal Outcomes Among Women With Epilepsy. JAMA Neurol，2017，74（8）：983-991.
3. MACDONALD SC，BATEMAN BT，MCELRATH TF，et al. Mortality and Morbidity During Delivery Hospitalization Among Pregnant Women With Epilepsy in the United States. JAMA Neurol，2015，72（9）：981-988.
4. KAPOOR D，WALLACE S. Trends in maternal deaths from epilepsy in the United Kingdom：a 30-year retrospective review. Obstet Med，2014，7（4）：160-164.
5. WALKER DI，PERRY-WALKER K，FINNELL RH，et al. Metabolome-wide association study of anti-epileptic drug treatment during pregnancy. Toxicol Appl Pharmacol，2019，363：122-130.
6. TOMSON T，BATTINO D，BROMLEY R，et al. Management of epilepsy in pregnancy：a report from the International League Against Epilepsy Task Force on Women and Pregnancy. Epileptic Disord，2019，21（6）：497-517.
7. EDEY S，MORAN N，NASHEF L. SUDEP and epilepsy-related mortality in pregnancy. Epilepsia，2014，55（7）：72-74.
8. ACOG Practice Bulletin No.202：Gestational hypertension and preeclampsia. Obstet Gynecol，2019，133（1）：1-25.
9. 应豪，段涛. 子痫前期与子痫患者的脑血管问题. 中华产科急救电子杂志，2013，2（03）：186-188.
10. EDLOW JA，CAPLAN LR，O'BRIEN K，et al. Diagnosis of acute neurological emergencies in pregnant and post-partum women. Lancet Neurol，2013，12（2）：175-185.
11. BOYD HA，TAHIR H，WOHLFAHRT J，et al. Associations of personal and family preeclampsia history with the risk of early-，intermediate- and late-onset preeclampsia. Am J Epidemiol，2013，178（11）：1611-1619.
12. 阮焱，范玲. 重度子痫前期产后管理、远期预后及再发风险评估. 中国实用妇科与产科杂志，2011，27（12）：35-38.
13. BERNARDES TP，MOL BW，RAVELLI ACJ，et al. Recurrence risk of preeclampsia in a linked population-based cohort：effects of first pregnancy maximum diastolic blood pressure and gestation-al age. Pregnancy Hypertens，2019，15：32-36.
14. BRUNELLI VB，PREFUMO F. Quality of first trimester risk prediction models for pre-eclampsia：a systematic review. BJOG，2015，122（7）：904-914.
15. LEFEVRE ML，U.S. PREVENTIVE SERVICES TASK FORCE. Low-dose aspirin use for the prevention of morbidity and mortality from preeclampsia：U.S. Preventive Services Task Force recommendation statement. Ann Intern Med，2014，161（11）：819-826.
16. ROBERGE S，NICOLAIDES K，DEMERS S，et al. The

role of aspirin dose on the prevention of preeclampsia and fetal growth restriction：systematic review and meta-analysis. Am J Obstet Gynecol，2017，216（2）：110-120.

17. Guideline N. Hypertension in pregnancy diagnosis and management. NICE Guideline，2019.
18. HOFMEYR GJ，BETRÁN AP，SINGATA-MADLIKI M，et al. Prepregnancy and early pregnancy calcium supplementation among women at high risk of pre-eclampsia：a multicentre，double-blind，randomised，placebo-controlled trial. Lancet，2019，393（10169）：330-339.
19. 胡蓉，李笑天. 妊娠期高血压疾病降压的再认知及管理与子痫前期防范. 中国实用妇科与产科杂志，2018，34（05）：484-488.
20. 杨孜，张为远. 妊娠期高血压疾病诊治指南解读（2020）. 中华妇产科杂志，2020，55（06）：425-432.

第三篇

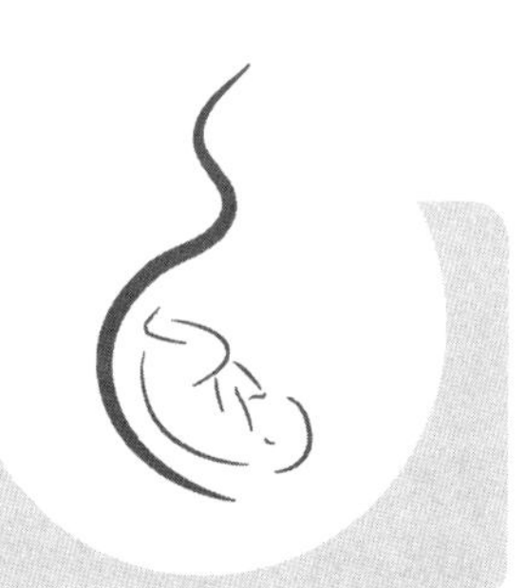

典型病例分析

第九章 子痫前期并发胎盘早剥

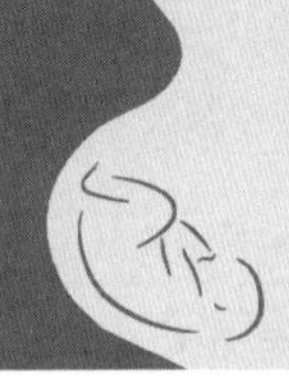

第一节 病例介绍

一、现病史

患者杨××，女，20岁，农民，以"停经29^{+3}周，发现血压高1天，腹痛1小时"为主诉，于2012年11月6日19时52分由外院转入。

既往月经规律，周期28天，经期4～6天，末次月经为2012年4月10日，预产期为2013年1月17日，停经50余天出现恶心、呕吐等"早孕反应"，持续1个月后自行缓解，孕早期无感冒、发热，无阴道流血、流水，无毒物、药物接触史，无宠物接触史。孕4个月感胎动，腹渐隆。孕期未按期产检，未行NT、唐氏筛查、糖耐量试验、胎儿系统超声等检查，未监测血压。25天前无诱因出现双下肢水肿，休息后无法缓解，未予重视。今日就诊于外院，测血压192/128mmHg，查尿蛋白(+++)，伴视物模糊，偶有头晕，无头痛、心慌、气短等不适，自觉胎动正常，无阵发性下腹痛及阴道流血、流水等不适，门诊给予硝苯地平10mg舌下含服，25%硫酸镁10g+5%葡萄糖500ml静脉滴注，处理后转上级医院治疗。1小时前转运途中突然出现剧烈腹痛，呈持续性，伴阴道流血，色鲜红，量多于月经量，伴头晕、全身乏力，推入我院急诊科。自妊娠以来，食欲不佳、精神可，大小便正常，体重增加10kg。

既往史：否认肝炎、结核等传染病史；否认高血压、糖尿病等慢性病史；否认外伤、手术及输血史；否认食物、药物接触史；预防接种史不详。

月经史：13岁，4～6/28天，末次月经2012年4月10日，量中等，无痛经及腰骶部不适。

婚育史：19岁结婚，配偶体健，孕1产0。

家族史：父母体健，否认家族高血压、糖尿病及肿瘤等遗传病史。

二、体格检查

体温37.0℃，脉搏124次/min，呼吸22次/min，血压126/88mmHg，身高150cm，体重51kg。

发育正常，营养差，推入病房，神志清，被动体位，查体合作。颜面水肿，全身皮肤黏膜无黄染，球结膜轻度水肿，巩膜无黄染。浅表淋巴结无肿大，头颅五官无畸形，双侧瞳孔等大等圆，对光反射灵敏，口唇无发绀。颈软，气管居中，甲状腺不大，胸廓对称无畸形，肋间隙无增宽，双肺呼吸动度佳，双肺呼吸音粗，未闻及干、湿啰音；心界不大，心率124次/min，律齐，有力，各瓣膜听诊区未闻及病理性杂音。腹膨隆，宫底压痛阳性，无反跳痛及肌紧张。肝脾肋下未及肿大，肝肾区无叩击痛，移动性浊音阳性，肠鸣音弱，脊柱四肢无畸形，活动自如，双下肢无静脉曲张，双下肢凹陷性水肿(++)，生理反射存在，病理反射未引出。

三、专科检查

宫高26cm；腹围98cm；胎方位LOA；胎心率160～170次/min；先露：头，浮，胎膜：未破，羊水性质：不详，可见鲜血自阴道流血。

骨盆外测量：髂嵴间径28cm，髂棘间径26cm，坐骨结节间径10cm，骶耻外径19cm。正常女性骨盆。

四、辅助检查

B超报告(2012-11-6本院)：双顶径7.2cm，股骨长5.2cm，腹围24.4cm，羊水最大深度5.6cm。

胎盘位于子宫前壁，靠近宫底，胎盘与子宫壁之间见边缘粗糙、形态不规则的液性暗区，其内可见散在斑点状回声及不均质低回声，部分见条带状回声。胎盘异常增厚，胎盘后血肿与胎盘界限不清。羊水内可见散在漂浮的小光点。胎盘早剥待排，S/D＝3.84。

孕妇腹水形成，左髂窝液平 4.1cm，右髂窝液平 4.1cm，右上腹液平 2.2cm，左上腹液平 2.2cm。

五、入院诊断

1. 胎盘早剥。
2. 妊娠期高血压疾病（重度子痫前期）。
3. 孕 1 产 0 孕 29^{+5} 周 LOA 单活胎。
4. 失血性休克。
5. 心律失常，窦性心动过速。

第二节 诊疗过程

【2012-11-06 19:52】

1. 向家属详细告知病情及诊疗方案，书面告病危通知。

2. 按胎盘早剥、子痫前期、失血性休克常规护理，动态监测生命体征、出入量、宫高、腹围变化。

3. 完善血常规、尿常规、肝肾功能、电解质、凝血、传染性指标、24 小时尿蛋白定量等检验，床旁心动超声、胎儿超声、肝胆胰脾超声、双下肢静脉超声等检查，请眼科查看眼底。

4. 立即建立静脉通路，留置尿管，给予扩容、促胎肺成熟、纠正低蛋白血症、营养支持治疗，继续镇静、解痉治疗。

5. 因“胎盘早剥、子痫前期重度、失血性休克”，反复向患者及其家属告知病情及预后，请新生儿科向患者家属告知新生儿预后，患者及其家属要求剖宫产，故积极术前准备，充分备血，请麻醉科评估麻醉风险、新生儿科协助术中新生儿复苏、重症医学科协助术后监护。

【2012-11-06 20:13】

检查结果回报：

超声心动图：心内结构未见明显异常。

心电图：窦性心动过速。

床旁超声：肝胆胰脾、双肾未见异常；大量腹水；四肢血管超声未见异常。

眼底：动静脉 1∶2，黄斑区可见团絮样渗出。

【2012-11-06 21:20】

于 20:29 在急诊全麻下行子宫下段剖宫产＋子宫捆绑术。麻醉满意后取仰卧位，听胎心率 105 次 /min，常规消毒铺巾，取下腹左旁正中纵切口，长约 10cm，依次切开皮肤、皮下脂肪及腹直肌前鞘，钝性分离腹直肌，打开腹膜，洗手探查：见清亮腹水形成，吸出腹水约 900ml，子宫下段长约 3cm，2 把弯钳提起膀胱子宫反折腹膜，钳间剪开，下推膀胱，于子宫下段横形切开子宫壁全层，钝性分离约 10cm，见血性羊水，约 500ml。于 20:32 以 LOA 位娩一女活婴，断脐后交新生儿科处理，Apgar 评分：3-6-8 分，体重 1 450g，胎盘位于子宫前壁，胎盘、胎膜完整自然娩出，胎盘母体面可见 1/2 凝血块压迹，卡前列素氨丁三醇注射液 250μg 宫体注射预防产后出血，探查宫腔无残留，常规缝合下段全层，4 号丝线缝合子宫浆膜层，见子宫表面广泛紫蓝色改变，子宫收缩差，再次卡前列素氨丁三醇注射液 250μg 宫体注射，热盐水按摩子宫，同时行 B-lynch 子宫压缩缝合术，子宫收缩好转，探查双侧附件未见明显异常，留置腹腔引流管，清点器械，逐层关腹。术中出血 800ml，输液 1 550ml，尿量 200ml。

【2012-11-06 21:35】

术后转入中心 ICU。

术前检查结果回报：尿常规：蛋白（+++）。血常规：Hb 86g/L，RBC 2.6×10^{12}/L，PLT 160×10^{9}/L，WBC 11.3×10^{9}/L。凝血：FIB 3.8g/L，D- 二聚体 2.87mg/L，余无异常。肝肾功、传染指标：基本正常。

再次书面告知病危，给予心电监护、镇静、解痉、降压、预防产后出血、预防感染、纠正低蛋白血症、纠正贫血、预防血栓形成、营养支持等治疗，严密观察自觉症状、生命体征、子宫复旧及阴道出血情况。

【2012-11-10 09:00】

术后第 4 天，无头痛、头晕、视物模糊、心慌、气短等不适。口服降压药，血压波动于 140～150/90～100mmHg，体温波动于 36.3～37.0℃，脉搏 82～94 次 /min，呼吸 18～20 次 /min，全身皮肤黏膜无黄染、无出血点，心肺查体无异常，宫底脐下 3 指，恶露不多，腹部无压痛、反跳痛，腹部切口愈合良好，移动性浊音阴性，双下肢无水肿。

转回产科普通病房继续治疗。

【2012-11-13 09:10】

术后第 7 天，自诉无不适。血压波动于 130～140/80～90mmHg，体温波动于 36.3～37.0℃，脉搏 82～94 次 /min，呼吸 18～20 次 /min，全身无水肿、黄染，皮肤黏膜无出血点，心肺查体无异常，宫底脐耻之间，恶露不多，腹部无压痛、反跳痛，腹部切口愈合良好，移动性浊音阴性，双下肢无水肿。复查尿常规：蛋白（+）；血常规、凝血、肝肾功：基本正常；眼底动静脉 2∶3，无渗出、出血等改变。好转出院。

【出院诊断】

1. 胎盘早剥。

2. 妊娠期高血压疾病（重度子痫前期）。

3. 孕 1 产 0 孕 29^{+5} 周 LOA 剖宫产分娩，单活婴；早产；早产儿；极低体重儿。

4. 失血性休克。

5. 心律失常，窦性心动过速。

第三节　经验与教训

一、经验

1. 胎盘早剥一经诊断，应及时手术，处理及时，避免病情进一步发展。

2. 术中有效止血，预防产后出血，对于挽救孕妇生命、保留子宫起到了重要作用。

3 术后转入重症监护病房，对于控制并发症的发生起到了一定的作用。

二、教训

（一）降压药物的选择与监测

重度子痫前期患者，收缩压≥160mmHg 和 / 或舒张压≥110mmHg 必须降压治疗。对于未并发脏器功能损害者，目标血压应控制在 130～155/80～105mmHg；并发脏器功能损害者，目标血压控制在 130～139/80～89mmHg，不低于 130/80mmHg，以保障胎盘血流灌注。

重度子痫前期患者，底蜕膜螺旋小动脉痉挛或硬化，可引起远端毛细血管变性坏死，甚至破裂出血，血液在底蜕膜与胎盘之间形成血肿，胎盘与子宫壁剥离。快速降压，发生胎盘早剥风险极高。因此，降压过程应个体化，力求下降平稳，不可波动过大，力求维持较稳定的目标血压。在严重高血压或发生器官损害如急性左心室功能衰竭时，需紧急降压到目标血压范围，降压幅度亦不能太大，以平均动脉压的 10%～25% 为宜，24～48 小时达到稳定。

硝苯地平为钙通道阻滞剂，可解除外周血管痉挛，使全身血管扩张，血压下降。硝苯地平口服吸收良好，10 分钟生效，1～2 小时达最大效应，作用维持 6～7 小时，舌下含服较口服迅速，故一般不主张舌下含服。用药后注意监测血压，警惕严重低血压。且因其与硫酸镁有协同作用，不建议联合使用。

妊娠期、分娩期及产后任何时期出现重度高血压和急性重度高血压需要给予降压药物治疗：若为未使用过降压药物者，可以首选口服，每 10 分钟监测血压，血压仍 > 160/110mmHg 重复给药，2～3 次后效果不显立即改用静脉给药。降压达标后，1 小时内每 10 分钟测量 1 次；以后每 15 分钟测量 1 次，维持 1 小时；再每 30 分钟测量 1 次，维持 1 小时；接着每 1 小时测量 1 次，维持 4 小时。有条件的机构应予以持续心电监护监测血压，依据病情注意个体化处理。

（二）危重患者转运

合并妊娠期高血压疾病患者，应进行不同级别医疗机构分级管理。因救治能力有限需转诊的医疗机构，应在积极治疗的同时联系上级医疗机构，在保证转运安全的情况下转诊，应有医务人员护送，同时应有监测设备、硫酸镁和降压药物治疗的应急处置，做好病情资料的交接。如未与转诊医疗机构联系妥当，或孕妇生命体征不稳定，或估计短期内病情变化，应就地积极抢救，同时积极组织专家会诊。

（付　晶　袁　峰）

第十章 妊娠期高血压疾病并发脑血管意外

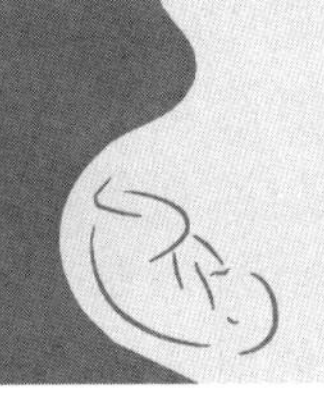

第一节 病例介绍

一、现病史

患者李××，女，32岁，因“孕36^{+3}周，发现胎盘位置异常1^{+}月，血压升高1周”于2018年9月13日08:46入院。

患者末次月经：2018-1-1，核对孕早期B超无误，预产期：2018-10-8。孕期无头痛、头晕、胸闷等不适。患者孕31^{+2}周，因少量阴道流血初次至我院产科就诊建卡。B超提示胎盘位于子宫左侧壁，胎盘下缘覆盖宫颈内口。1周前产检发现血压增高140/95mmHg，尿蛋白阴性，余产检未见明显异常，给予口服拉贝洛尔片50mg，每天3次（表10-1-1）。今考虑“妊娠期高血压、完全性前置胎盘”，提前收入院计划分娩。

既往史：既往体健，否认肝炎、结核等传染病史；否认高血压、糖尿病等慢性病史；否认外伤、手术及输血史；否认食物、药物接触史；预防接种史不详。

月经史：13岁，5/30天，LMP：2018-1-1。

婚育史：孕3产0，人工流产1次，自然流产1次。

家族史：父母体健，否认家族高血压、糖尿病等慢性病史，否认肿瘤及家族遗传病史。

二、体格检查

体温36.8℃，脉搏64次/min，呼吸20次/min，血压135/85mmHg。

神志清，发育正常，营养良好，步入病房，查体合作。颜面无水肿，全身皮肤黏膜无黄染，巩膜无黄染。浅表淋巴结无肿大，头颅五官无畸形，双侧瞳孔等大等圆，对光反射灵敏，口唇无发绀。颈软，气管居中，甲状腺不大，胸廓对称无畸形，肋间隙无增宽，双肺呼吸动度佳，双肺呼吸音清，未闻及干、湿啰音；心界不大，心率64次/min，律齐，有力，各瓣膜听诊区未闻及病理性杂音。腹膨隆，无压痛、反跳痛及肌紧张。肝脾肋下未及肿大，肝肾区无叩击痛，肠鸣音正常。脊柱四肢无畸形，活动自如，双下肢无静脉曲张，双下肢凹陷性水肿（+），生理反射存在，病理反射未引出。

三、专科检查

腹围99cm，宫高33cm，胎方位LOA，估计胎儿体重2 700g，胎心率142次/min，骨盆外测量无异常。

四、辅助检查

B超检查（2018-9-6）：双顶径9.0cm，股骨长6.2cm，腹围31cm，羊水最大深度5.6cm。胎盘位于子宫左侧壁，覆盖宫颈内口，胎儿脐动脉S/D 2.81。

表10-1-1 各孕周产前检查结果

产前检查	孕32^{+4}周	孕33^{+4}周	孕34^{+4}周	孕35^{+4}周	孕36^{+3}周
收缩压（mmHg）	122	119	110	140	140
舒张压（mmHg）	72	69	71	95	89
体重（kg）	60	60	60	60.5	61.5
尿蛋白	阴性	阴性	阴性	阴性	阴性

五、入院诊断

1．孕3产0孕36^{+3}周LOA单活胎。
2．完全性前置胎盘。
3．妊娠期高血压疾病。

第二节 诊疗过程

【2018-9-17 08:00】

入院后完善术前检查、谈话、备血，监测血压每8小时一次，继续口服拉贝洛尔片50mg，每8小时一次。麻醉科及ICU会诊后于2018-09-17因“完全性前置胎盘，孕37周”在连续硬膜外+腰麻下行子宫下段剖宫产术，术前深静脉置管、备自体回输血。麻醉后因血压下降于09:03给予麻黄素9mg，09:18术中以LOA位助娩一活男婴，2 745g，Apgar评分10分-10分-10分。胎儿娩出后催产素20U宫体注射，另外催产素20U加入补液中促进子宫收缩。胎盘位于后壁及左侧壁，经宫颈内口向上包绕至子宫前壁。宫体部分胎盘自行剥离，位于子宫下段的胎盘与宫壁粘连，粘连略紧密，人工剥离协助其娩出。胎盘娩出后子宫收缩差，尤以下段明显，下段胎盘剥离面收缩差，有活动性出血。按摩子宫的同时，09:23给予卡前列素氨丁三醇注射液250μg宫体注射。并在剥离面出血处“8”字缝合止血。给予纱布压迫剥离面，快速缝合子宫切缘，关闭宫腔前取出宫腔内压迫的纱布，子宫下段剥离面仍有缓慢渗血，子宫收缩仍较差，09:45给予第二针卡前列素氨丁三醇注射液子宫下段注射，同时放置宫腔球囊压迫止血。术中出血共计1 000ml，自体回输血250ml，申请红细胞悬液1U+血浆200ml术后输。术中血压波动于120～160/80～95mmHg。10:20手术结束，血压140/90mmHg，尿量300ml。术后治疗情况（10:40～12:00）：10:40入病房，血压155/90mmHg，手动复测140/90mmHg；11:00血压143/88mmHg；11:30血压143/88mmHg。

【2018-09-17 12:00】

患者无明显诱因出现牙关紧咬、口吐白沫、四肢抽搐、意识丧失，无发绀。呼叫护士、医生，抽搐时心电监护监测血压152/81mmHg，心率105次/min，血氧饱和度90%。

【2018-09-17 12:01】

医生抢救同时呼叫上级医生，产科主任即刻到场，考虑子痫可能，脑出血不除外，给予压舌板防舌咬伤，鼻导管吸氧，硫酸镁冲击剂量后微泵持续解痉治疗，安定10mg静脉推注镇定，甘露醇250ml快速静脉滴注，同时完善实验室检查血常规、尿常规、凝血功能、肝肾功能、电解质、心肌酶谱、肌钙蛋白、肌红蛋白、血气分析等，通知CT室有产妇抽搐发生，随时需做头颅CT检查，启动院内危重孕产妇抢救流程，上报医务处。产妇抽搐持续2分钟缓解，缓解后自觉略有头痛，对答切题，视物清晰，查四肢肌力正常，伸舌无歪斜，病理反射未引出，血压117/67mmHg，心率98次/min，呼吸26次/min，体温36.8℃，血氧饱和度98%。

【2018-09-17 12:15】

患者安定微泵中，睡眠状态，生命体征平稳。严密监测血压等生命体征。神经内科、神经外科及ICU会诊同意目前处理，待头颅CT检查后酌情处理。

【2018-09-17 13:10】

患者神志清，对答切题，诉宫体处阵发性腹痛较剧。查生命体征平稳，血压134/70mmHg。拉贝洛尔100mg加入生理盐水250ml，2滴起静脉滴注维持血压平稳；哌替啶50mg肌内注射镇痛，咪达唑仑镇静。检验报告提示：尿蛋白（+）；尿微量白蛋白/尿肌酐189mg/g；3P（−）；D-二聚体>40mg/L，凝血酶原时间11.8秒，部分凝血活酶时间37.5秒，凝血酶时间16.4秒，纤维蛋白原2.1g/L，INR 1.03，纤维蛋白原降解产物>80mg/L，抗凝血酶Ⅲ 81.3%；肝肾功能正常；血常规：白细胞19.68×10^9/L，中性粒细胞18.6×10^9/L，红细胞3.94×10^{12}/L，血红蛋白124g/L，血小板163×10^9/L，CRP<1mg/L；BNP 134pg/ml；血气分析：pH 7.21，PO_2 107mmHg，BE −12.6mmol/L；心肌酶谱：LDH 667U/l，CK 156U/l，CK-BB 190U/L；床旁B超：球囊上方与子宫肌层间见稍高回声，积血可能。

【2018-09-17 13:35】

患者神志清，对答切题，诉宫体处疼痛略缓解。查生命体征平稳，血压121/70mmHg，血氧饱和度99%。

【2018-09-17 14:30】

患者神志清，对答切题，生命体征平稳，血压123/85mmHg。

【2018-09-17 15:20】

患者神志清，对答切题，生命体征平稳，血压118/66mmHg，血氧饱和度99%。相关检查提示左

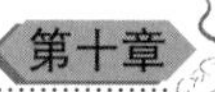

额叶脑出血，少量蛛网膜下腔出血，两肺下叶炎症，两侧少量胸腔积液。转ICU治疗。启动市危重孕产妇抢救流程，报上级部门，并第二次紧急院内大会诊。

1. 神经外科　考虑陈旧性脑出血，原因尚不明，完善MRA+MRV，必要时DSA，随访头颅CT（术后4～6小时）及凝血功能。严格控制血压低于140/90mmHg。预防癫痫治疗，必要时甘露醇脱水。

2. 神经内科　考虑脑出血，可能患者有基础疾病，根据出血部位判断可能会影响患者的认知功能，建议行头颅MRI、MRA、MRV、SWI、DWI检查，必要时DSA介入处理。

3. ICU　考虑脑出血，病情危重，MRA/MRV检查后转入ICU。

4. 产科　根据患者术中有血压波动及头颅CT检查结果，考虑脑出血引起抽搐，排除子痫。目前患者病情虽然稳定，但不排除出血增多，建议转ICU严密监护治疗。同意会诊科室意见。

【2018-09-17　16:20】

术后6小时，患者生命体征平稳，医生陪同下行头颅MRA/MRV检查，结果未见明显异常。检查结束后直接送至ICU。

【2018-09-17　17:20】

ICU内患者再次全身抽搐伴意识丧失、牙关紧闭，并有颜面部及四肢发绀。抽搐时血氧饱和度最低到42%，手法解除舌根后坠，充分吸痰清除口咽部分泌物，面罩给氧。抽搐持续20～30秒缓解，血氧饱和度90%以上，生命体征平稳，神志转清，精神萎靡。继续给予米达唑仑镇静联合丙戊酸钠控制癫痫样发作。

【2018-09-17　18:10】

第三次出现全身抽搐，伴意识丧失、牙关紧闭，颜面部及四肢发绀。抽搐时血氧饱和度降至70%～80%，心率下降至70次/min。给予气管插管、机械通气，余治疗同前。抽搐持续20秒缓解，患者神志清，生命体征平稳。

【2018-09-17　18:42】

第三次相关科室紧急会诊，统一诊断脑出血继发癫痫，处理意见同前。

ICU治疗：

1. 静脉滴注哌拉西林钠抗感染、丙戊酸钠抗癫痫、咪达唑仑镇静、止血敏及止血芳酸止血，面罩吸氧，补液支持治疗。

2. 实验室检查凝血功能、血常规、心肌酶谱、血气、肝肾功能、电解质等。

【2018-09-17　21:00】

患者神志清，生命体征平稳。自己强行拔除气管插管。复查头颅CT：左额叶脑出血，少量蛛网膜下腔出血，范围较6小时前略增多。

【2018-09-18】

术后第1天，患者神志清楚，对答切题，无不适主诉。生命体征平稳，血压维持在110～137/70～85mmHg。两肺呼吸音略粗。产科检查宫底脐下一横指，收缩好，球囊引流袋中引流液无增加，产褥垫干净无血，产时、产后共计出血1 045ml。

1. ICU处理　同前，实验室检查、头颅MR+DWI+SWI，建议择日DSA。

2. 产科处理　球囊放置24小时后，于10:00开始每半小时抽出球囊内水100ml，同时缩宫素促进子宫收缩，11:30拔出球囊，子宫收缩好，宫底脐下两横指，按压宫底无明显流血。嘱注意阴道流血。24小时尿蛋白定量215mg。

【2018-09-19】

术后第2天，患者神志清楚，对答切题，无不适主诉。生命体征平稳，血压维持在110～140/70～95mmHg。两肺呼吸音略粗。产科检查宫底脐下三横指，收缩好，恶露量少，暗红，产褥垫干净。

1. ICU处理　患者病情稳定，实验室检查，改口服丙戊酸钠抗癫痫，口服马来酸左旋氨氯地平片稳定血压，睡前口服安定。

2. 产科处理　无特殊。与患者家属沟通后家属同意DSA，拟次日检查。

【2018-09-20】

术后第3天，局麻下行脑血管造影，见右颈内后交通起始处动脉圆锥，左颈内$C_{6、7}$段动脉瘤呈囊状。

【2018-09-23】

术后第6天，患者神志清，对答切题，无不适主诉。生命体征平稳，血压平稳。两肺呼吸音清。子宫收缩好，恶露量少，暗红。头颅CT：左额叶脑出血（38mm×21mm，连续9个层面），少量蛛网膜下腔出血，大部分吸收。

【2018-09-25】

术后第8天。头颅CT：左额叶脑出血（36×20mm，连续9个层面）较前略吸收。

【2018-09-29】

术后第12天。肺CT：平扫未见明显异常。

【2018-09-30】

术后第13天，组织第四次集体会诊：

1. 解除危重状态。

2. 继续口服丙戊酸钠、缬沙坦，监测血压，神经内科随访。

3. 建议1周后复查CT，可酌情考虑出院。

4. 产后42天复查，考虑需要神经外科干预治疗。

【2018-10-08】

术后第21天。头颅CT：左额叶脑出血（23mm×22mm，连续6个层面，周围见水肿带），较前有所吸收。患者一般情况好（表10-2-1），出院。电话随访患者病情。

【出院诊断】

1. 孕3产1孕37周手术产。
2. 完全性前置胎盘。
3. 产后出血。
4. 胎盘粘连。
5. 妊娠期高血压疾病（子痫前期重度）。
6. 脑出血（左额叶、少量蛛网膜下腔）继发癫痫。
7. 左颈内 $C_{6、7}$ 段动脉瘤。
8. 肺部感染。

表10-2-1 实验室检查结果

实验室检查	2018/09/13 18:05:55	2018/09/15 08:26:09	2018/09/17 12:21:05	2018/09/17 18:04:37	2018/09/18	2018/09/20	2018/09/21	2018/09/27	2018/09/29	2018/10/4
血红蛋白 g/L	131		124	137	115	117	120	156	166	147
血小板 10^9/L	198		163	178	75	208	199	370	396	250
白细胞 10^9/L	9.75		19.68	25.4	20.46	8.98	7.96	8.82	8.77	6.52
中性粒细胞百分比	72.6%		94.4%	94.3%	84.7%	76.50%	78.50%	72%	62.7%	61.2%
CRP mg/L				3	8	30	22	5		
红细胞 10^{12}/L	4.11		3.94	4.26	3.63	3.8	3.8	5.01	5.29	4.69
B型钠尿肽 pg/ml			134	222	482			34.2		
部分凝血活酶时间			37.5	31.5	34	31.3	31.8	39.9	40.6	41.5
D-二聚体 mg/L			>40	>40	5.9	3.56	3.57	2.46	1.85	0.94
凝血酶原时间			11.8	10.9	11.1	10.8	10.9	11.1	11.4	10.7
凝血酶时间			16.4	16.7	15.5	16.2	16.5	16.2	16.7	17.2
纤维蛋白原 g/L			2.1	2.1	1.9	3.1	2.9	4	3.7	2.3
纤维蛋白原降解产物 降解产物				>80mg/L						
抗凝血酶Ⅲ				81.30%						
降钙素原 ng/ml					0.21↑		0.181↑	<0.02		
LDH U/L			667	926	1 090					468
CK			156	129	200					35
CK-BB			190	54	41					4

第三节 经验与教训

一、经验

1. 剖宫产术后患者突然出现抽搐，能及时监测生命体征、维持气道通畅、镇静、降颅压及完善实验室检查，并能考虑到子痫外的脑血管疾病的可能性，在控制血压的基础上，及时完善脑 CT 检查，为明确诊断及正确救治提供了依据。

2. 能按需按序及时启动院内及市危重孕产妇抢救流程，利用全院乃至全市的医疗资源，共同抢救产妇，为最终成功救治提供了保障。

3. 相关科室，包括神经内科、神经外科、ICU、放射科及检验科，能在上级部门的协调下迅速组织形成抢救团队，科主任及时到场会诊，组织抢救，有效安排后续治疗，并最终成功抢救患者。

4. 做到早发现、早识别，团队合作优良。

二、教训

1. 妊娠期高血压疾病患者的血压控制力求平稳　妊娠期高血压疾病降压治疗的目的是预防心脑血管意外和胎盘早剥等严重母儿并发症。收缩压≥160mmHg 和 / 或舒张压≥110mmHg 的高血压孕妇应紧急进行降压治疗；收缩压≥140mmHg 和 / 或舒张压≥90mmHg 的高血压孕妇建议降压治疗。降压应注意个体化情况，降压过程力求平稳，控制血压不可波动过大，力求维持较稳定的目标血压。包括术前、术中和术后的血压均要力求平稳，不可大幅度上升及下降。

2. 注意患者的一般状况　环境、休息、疼痛等对血压存在较大影响，要关注患者的主诉症状，如睡眠、疼痛、心情等。必要时进行药物干预。

3. 诊疗过程的闭环式沟通　在诊疗过程中任何用药都需要进行闭环式沟通，产科医生在手术台上不仅要关注产科领域的情况和用药，还要与麻醉师闭环式沟通，了解其用药，避免药物相互作用产生的不良反应。

（张丽文　古　航）

第十一章 子痫前期并发凝血异常

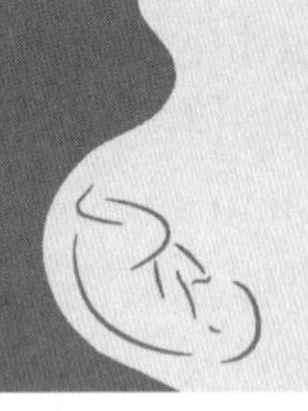

第一节 病 例 介 绍

一、现病史

患者邓××，女，31岁，以“停经37^{+3}周，血压升高2天，上腹痛伴恶心、呕吐1天”为主诉，于2018年9月16日12:43由外院转入。

患者既往月经规律，周期28～30天，经期5天。末次月经：2017-12-28，预产期：2018-10-05。停经30^{+}天自测尿HCG阳性，无明显早孕反应。孕早期无感冒、发热，无阴道流血、流水，无毒物、药物接触史，无宠物接触史。停经4月余感胎动。孕期于外院产检，TORCH、传染性指标、甲状腺功能、中孕期唐筛、NF、系统及四维未见明显异常，未行NT、糖耐量试验、胎儿心脏超声等检查，孕期血压大致正常。2天前外院产检测血压139/89mmHg，尿蛋白（-），嘱继续观察。1天前无明显诱因感上腹疼痛不适，伴恶心、呕吐及头痛，呕吐物为胃内容物，无头晕、视物模糊、心慌、气短等不适，就诊于当地医院，测血压202/108mmHg，尿蛋白（++++），肝功：AST 533U/L，乳酸脱氢酶LDH 1 252U/L，BNP 2 181pg/ml，D-二聚体45.3mg/L，纤维蛋白原1.74g/L。于当地医院给予解痉、口服硝苯地平片降压、改善胎盘循环及抗感染等对症支持治疗，并建议转上级医院进一步就诊，遂来我院。来院后感上腹部不适及恶心、呕吐较前有所缓解，自觉胎动减少约1/3，无腹痛及阴道流血、流液，急诊以“1.HELLP综合征？2.妊娠期高血压疾病子痫前期（重度）；3.孕2产1孕37^{+3}周孕LOA待产”收入院。自停经以来，食纳、夜休可，二便无异常，体重增加约15.5kg。

既往史：否认肝炎、结核等传染病史；否认高血压、糖尿病等慢性病史；否认外伤、手术及输血史；否认食物、药物接触史；预防接种史不详。

月经史：14岁，5/28～30天，LMP：2017-12-28，量中等，无痛经及腰骶部不适。

婚育史：21岁结婚，配偶体健，孕2产1，2012年足月顺产一女活婴，体重2 850g，孕期血压正常，产程顺利。

家族史：父亲体健，母亲患高血压1年余，否认家族性遗传病史。

二、体格检查

体温36.6℃，脉搏89次/min，呼吸21次/min，血压137/113mmHg，身高161cm，体重78kg。

发育正常，营养差，推入病房，神志清，被动体位，查体合作。颜面水肿，全身皮肤黏膜无黄染，球结膜轻度水肿，巩膜轻度黄染，睑结膜无苍白。浅表淋巴结无肿大，头颅五官无畸形，双侧瞳孔等大等圆，对光反射灵敏，口唇无发绀。颈软，气管居中，甲状腺不大，胸廓对称无畸形，肋间隙无增宽，双肺呼吸动度佳，双肺呼吸音粗，未闻及干、湿啰音；心界不大，心前区无隆起，心尖冲动位于左侧第5肋间锁骨中线内0.5cm处，无心包摩擦感。心率89次/min，律齐，各瓣膜听诊区未闻及病理性杂音。腹膨隆，无压痛、反跳痛，右上腹腹肌稍紧张。肝脾肋下未及肿大，肝肾区无叩击痛，移动性浊音阴性，肠鸣音未见异常，脊柱呈生理弯曲，四肢无畸形，活动自如，双下肢无静脉曲张，双下肢凹陷性水肿，四肢肌力、肌张力无异常，生理反射存在，病理反射未引出。

三、专科检查

宫高：29cm；腹围：96cm；胎方位：LOA；胎心：145次/min；先露：头，浮；胎膜：未破；阴道检查：未查。

骨盆外测量：髂前上棘间径：25cm，髂嵴间径：27cm，坐骨结节间径：9cm，骨耻外径：20cm。正常女性骨盆。

四、辅助检查

B 超（2018-09-16 本院）：双顶径：8.4cm，股骨长：6.7cm，腹围：30.3cm，羊水指数：11.2cm，最大深度：3.8cm，胎盘Ⅰ～Ⅱ级，脐绕颈两周，S/D：1.93，相当于 34 周，提示胎儿生长受限。孕妇右下腹可见约 3.4cm 液平。

五、入院诊断

1. HELLP 综合征？
2. 妊娠期高血压疾病子痫前期（重度）。
3. 孕 2 产 1 孕 37^{+3} 周孕 LOA 待产。
4. 胎儿生长受限。
5. 脐带异常（绕颈两周）。

第二节　诊疗过程

【2018-09-16　12:43】

1. 向家属详细告知病情及诊疗方案，书面告病危通知。

2. 按 HELLP 综合征、子痫前期（重度）常规护理，禁饮食，动态监测生命体征及上腹疼痛、恶心、呕吐等变化。

3. 完善血常规、尿常规、肝肾功能、电解质、凝血、传染性指标、尿蛋白定量、溶血全套等检验，胎心监护、心电图、胎儿超声、肝胆胰脾超声等检查，请眼科查看眼底。

4. 立即建立静脉通路，吸氧，改善胎盘血供治疗，根据血压酌情给予降压、镇静治疗。

5. 联系检验科、心电图室、超声监护室，询问各项检查结果。

【2018-09-16　15:10】

1. 检验结果回报

血常规：WBC 14.46×10^9/L，RBC 4.61×10^{12}/L，PLT 72×10^9/L，Hb 137g/L，NEUT% 91.3%。

肝功：ALT 287U/L，AST 498U/L，ALP 210U/L，LDH 1 527U/L，TBIL 32.3μmol/L，DBIL 0.0μmol/L，IDBIL 34.7μmol/L，TP 59.8g/L，GLO 24.3g/L，ALB 35.5g/L。

凝血：PT 13.50 秒，APTT 35.70 秒，FIB 3.03g/L，D-D 20.63mg/L，FDP 64.43mg/L。

ProBNP：681.80pg/ml。

尿常规：尿蛋白（+++），隐血（+++）。

肾功、电解质、感染指标：基本正常。

2. 检查结果回报

心电图：窦性心律，大致正常心电图。

肝胆胰脾超声：胆囊壁水肿。

眼底：未见明显异常。

【2018-09-16　15:30】

结合病史、查体及辅助检查结果，妊娠期高血压疾病子痫前期（重度）、HELLP 综合征诊断明确。反复向患者及其家属告知病情及预后。

现已 37^{+3} 周，妊娠已足月，继续待产危及母儿安全，建议急诊剖宫产手术终止妊娠，故积极术前准备，充分备红细胞及血浆、血小板，请麻醉科评估麻醉风险、新生儿科协助术中新生儿复苏。

于 16:10 在急诊全麻下行子宫下段剖宫产术。取仰卧位，听胎心率 137 次 /min，常规消毒铺巾，麻醉满意后取耻骨联合上 2 横指处长约 10cm 横弧形切口，依次切开皮肤、皮下组织及腹直肌前鞘，钝性分离腹直肌，剪开腹膜洗手探查：见清亮腹水约 100ml，子宫下段长约 6cm，2 把弯钳提起膀胱子宫反折腹膜，钳间剪开，分离并下推膀胱，于子宫下段横形切开子宫全层，钝性分离长约 10cm，破膜，见羊水清亮，吸出羊水约 300ml，于 16:31 以 LOA 位娩出一女活婴，断脐后交台下处理，Apgar 评分：10 分 -10 分 -10 分，新生儿外观无畸形，脐带扭转，绕颈 2 周，体重 2 220g。胎儿娩出后缩宫素 20U 子宫体部注射，给予卡贝缩宫素 100μg 静脉注射，胎盘位于子宫前壁，胎盘胎膜完整自然娩出，干纱布擦拭宫腔无异常后，常规缝合下段全层及浆膜层。子宫收缩良好，探查子宫双侧附件外观未见异常。查术野无活动性出血，清点纱布器械无误，逐层关腹，各层组织渗血明显，予以缝扎止血。术后宫底平脐，质硬，清除阴道积血约 50ml。术中出血约 300ml，术中输液 1 000ml，尿量 100ml。

【2018-09-16　17:20】

术后安全返回病房，给予心电监护，镇静、解痉、降压、促宫缩预防产后出血、预防感染、保肝、营养支持治疗，严密观察自觉症状、生命体征、子宫复旧及阴道出血情况。

【2018-09-16　18:50】

术后 1 小时余，阴道出血偏多，间断按摩子宫可见小股鲜血自阴道流出。查体：脉搏 105 次 /min，呼吸 21 次 /min，血压 135/84mmHg。腹软，左上腹压痛阳性、无反跳痛。腹部伤口渗血，无红肿、硬结。宫底脐上一指，收缩欠佳，消毒后清出阴道积血约 200ml。

急查血常规、凝血、肝肾功、电解质，卡前列素氨丁三醇注射液 250μg 宫体注射，卡前列甲酯栓 1mg 肛门给药。腹部伤口换药，并加压包扎。

【2018-09-16 19:54】

检查结果回报：

血常规：WBC 17.66×10^9/L，RBC 3.07×10^{12}/L，PLT 46×10^9/L，Hb 92g/L，NEUT% 91.7%。

肝功：ALT 163U/L，AST 251U/L，ALP 134U/L，TBIL 28.5μmol/L，DBIL 1.5μmol/L，IDBIL 27.0μmol/L，TP 41.3g/L，GLO 21.2g/L，ALB 20.1g/L。

凝血：PT 15.90 秒，APTT 35.70 秒，FIB 1.89g/L，D-D 29.37mg/L，FDP 96.88mg/L。

电解质：钠 126mmol/L，钾 4.72mmol/L，钙 1.76mmol/L。

肾功：未见异常。

配输红细胞 4U＋血浆 400ml＋血小板 10U＋冷沉淀 2U，纤维蛋白原 2g，维持水电解质平衡。

严密观察自觉症状、生命体征、子宫复旧及阴道出血情况。

【2018-09-16 22:04】

血常规：WBC 20.63×10^9/L，RBC 2.19×10^{12}/L，PLT 39×10^9/L，Hb 65g/L，NEUT% 93.3%。

凝血：PT 15.00 秒，APTT 35.30 秒，FIB 2.48g/L，D-D 10.30mg/L，FDP 45.22mg/L。

【2018-09-17】

术后第 1 天，无头痛、头晕、视物模糊、心慌、气短等不适。静脉降压，血压波动于 126～154/79～98mmHg，体温波动于 36.3～36.9℃，脉搏 86 次 /min，呼吸 20 次 /min，全身皮肤黏膜无黄染、无出血点，心肺查体无异常，宫底脐下 1 指，阴道出血不多，腹部无压痛、反跳痛，腹部切口敷料干燥，无渗血、渗液，腹部伤口左侧压痛阳性，似可触及一 3cm×2cm 大小包块。移动性浊音阴性，双下肢水肿（+）。

07:30 的检查回报

血常规：WBC 20.63×10^9/L，RBC 2.45×10^{12}/L，PLT 39×10^9/L，Hb 74g/L，NEUT% 90.0%。

肝功：ALT 110U/L，AST 115U/L，ALP 76U/L，TBIL 19.5μmol/L，DBIL 5.1μmol/L，IDBIL 14.4μmol/L，TP 43.4g/L，GLO 18.2g/L，ALB 25.2g/L。

凝血：PT 14.00 秒，APTT 34.40 秒，FIB 2.62g/L，D-D 15.70mg/L，FDP 34.50mg/L。

电解质：钠 133mmol/L，钾 4.45mmol/L，钙 1.81mmol/L。

尿蛋白定量：1.51g/24h。

肾功：未见异常。

患者 HELLP 综合征诊断明确，现肝功损害、血小板减少及凝血异常，再次向患者及家属告病危，强调在住院期间治疗效果不佳引起肝功进一步异常，如发生肝昏迷、肝性脑病等可能，威胁生命；血小板降低及凝血功能异常导致产后出血、全身各个脏器自发性出血、弥散性血管内凝血、MODS 可能，威胁生命。

继续给予降压、保肝、配输血小板、促宫缩、维持水电解质平衡、伤口理疗等治疗。

记出入量，严密监测血压及其他各项生命体征变化。

嘱家属继续按摩子宫，注意阴道出血及子宫复旧情况。

【2018-09-20】

术后第 4 天，无头痛、头晕、视物模糊、心慌、气短等不适。口服降压药，血压波动于 120～143/75～92mmHg，体温波动于 36.1～37.0℃，脉搏 81 次 /min，呼吸 18 次 /min，全身皮肤黏膜无黄染、无出血点，心肺查体无异常，宫底脐下 3 指，恶露不多，腹部无压痛、反跳痛，腹部切口愈合良好，移动性浊音阴性，双下肢无水肿。

检查回报

血常规：WBC 16.50×10^9/L，RBC 2.62×10^{12}/L，PLT 151×10^9/L，Hb 81g/L，NEUT% 88.7%。

肝功：ALT 58U/L，AST 26U/L，ALP 75U/L，TBIL 13.7μmol/L，DBIL 3.4μmol/L，IDBIL 10.3μmol/L，TP 55.3g/L，GLO 22.5g/L，ALB 32.8g/L。

凝血：PT 13.00 秒，APTT 33.90 秒，FIB 4.47g/L，D-D 26.4mg/L，FDP 55.9mg/L。

尿蛋白定量：3.14g/24h。

肾功、电解质：未见异常。

停静脉降压，改口服。继续抗感染、促宫缩、纠正贫血、抗凝等治疗。

【2018-09-22】

术后第 6 天，自诉无不适。血压波动于 125～140/71～93mmHg，体温 36.5℃，脉搏 84 次 /min，呼吸 19 次 /min，全身无水肿、黄染，皮肤黏膜无出血点，心肺查体无异常，宫底脐下 4 指，恶露不多，腹部无压痛、反跳痛，腹部切口愈合良好，移动性浊音阴性，双下肢无水肿。复查 24 小时尿蛋白定量 1.97g；血常规：Hb 90g/L；凝血、肝肾功：基本正常。好转出院。

【出院诊断】

1. HELLP 综合征。
2. 妊娠期高血压疾病子痫前期（重度）。
3. 孕 2 产 1 孕 37^{+3} 周 LOA 剖宫产单活婴。
4. 胎儿生长受限。
5. 脐带异常（绕颈两周）。

第三节　经验与教训

一、经验

1. HELLP 综合征是子痫前期的严重并发症，可以发生在无血压升高或血压升高不明显，或者没有蛋白尿的情况下，也可以发生在子痫前期临床症状出现之前。以溶血、肝酶升高及血小板减少为特点，常危及母儿生命。

2. HELLP 综合征进展快，诊断一旦成立，应立即进行综合干预治疗。孕龄≥34 周或胎肺已成熟、胎儿窘迫、先兆肝破裂及病情恶化者，应立即终止妊娠。

3. 由于 HELLP 综合征进展性的疾病特点，孕妇的血小板多呈进行性下降，应输注血小板并给予大剂量激素刺激血小板生成。HELLP 综合征患者剖宫产应避免硬膜外麻醉，多采用全身麻醉。

二、教训

1. 孕期血压的监测与评估　子痫前期 - 子痫存在多因素发病，使临床表现呈现多样性和复杂性，个体的首发症状表现不一。需注意单项血压升高或单项蛋白尿、胎儿生长受限及血小板下降，都可能是子痫前期的首发症状，也有部分孕妇发病时并无高血压或蛋白尿。子痫发作前期，有以头痛或视力障碍为首发表现者，也有仅表现为上腹部疼痛者，有反射亢进表现者，有头痛或视力障碍与上腹部疼痛都存在者。也有部分孕妇仅存在实验室检查指标异常，如血小板计数 $<100\times10^9$/L、转氨酶水平异常（如 ALT≥70U/L、血肌酐水平 >106μmol/L）、低蛋白血症等。注意临床表现存在渐进性或迅速发展性，甚至可在 2～3 天内迅速恶化。

子痫前期的预警信息包括病理性水肿、体重过度增加、血压处于正常高限（也称为高血压前期：收缩压 131～139mmHg 和 / 或舒张压 81～89mmHg）、血压波动（相对性血压升高）、胎儿生长受限趋势、血小板计数呈下降趋势及无原因的低蛋白血症等。对于出现的各种预警信息，需要仔细排查各种原因，予以矫正。要密切监测血压变化，增加产前检查的次数，注意孕妇的自觉症状，必要时住院观察。

妊娠期出现高血压时，应注意进行以下常规检查和必要时的复查：血常规；尿常规；肝功能、血脂；肾功能；凝血功能；心电图；产科超声检查。

2. 术中、术后严密止血并加强促宫缩　妊娠期高血压疾病的病情复杂、变化快，分娩和产后的生理变化及各种不良刺激等均可导致病情加重。术中有效、严密止血，术中、术后加强促宫缩治疗，对于预防产后出血、弥散性血管内凝血具有重要的作用。对产前、产时和产后的病情进行密切监测和评估十分重要，目的在于了解病情轻重和进展情况，及时合理干预，早防早治，避免不良妊娠结局的发生。

（李雪兰　董　欣）

第十二章　子痫前期并发肝衰竭

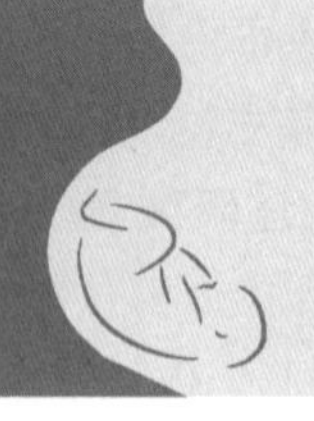

第一节　病例介绍

一、现病史

患者闫××，女，28岁，外院转诊，主因“宫内孕36^{+6}周，多饮多尿20天，头痛、视力下降2天，发现肝功异常1天”，于2009-7-8 10:20由急救车送入急诊。

平素月经4～5/40天，量中，痛经(-)。LMP：2008-10-23，EDC：2009-7-30。2008年11月13日自测排卵试纸提示排卵。停经32天尿HCG(+)。停经6周有早孕反应。停经17周开始感胎动。自诉在外院规律产前检查：OGTT诊断为GDM，予以饮食控制血糖不满意。唐氏筛查风险低危，TCT(-)。尿蛋白(-)。未行阴拭子、GBS检查。20天前不明原因出现多饮多尿，日饮水6 000ml左右，尿量与饮水量相当。2天前出现轻度头痛、视力下降，就诊于当地医院，BP 160/100mmHg，查ALT 116U/L，血Cr 207μmol/L，Na^+ 160.2mmol/L，外院NST示无反应型，无阴道出血及流液。我院急诊查NST(-)，血常规：WBC 17.5×10^9/L，NEUT% 76.5%，HGB 126g/L，PLT 113×10^9/L；肝肾功：ALT 190U/L，TBil 38.3μmol/L(↑)，Dbil 21.5μmol/L(↑)，Cr 230μmol/L，BUN 8.24mmol/L；凝血PT 16.4秒，Fgb 0.49g/L，APTT 35.2秒；动脉血气pH 7.31，BE −9.8mmol/L，Lac 2.7mmol/L。腹部超声：肝回声稍粗，右肾轻度积水。产科超声：BPD 9.1，AC 32.2，AFI 1.0，EFw 2 809～3 109g。家属要求积极抢救新生儿，遂来我院急诊。

既往史：1998年行阑尾切除术，否认冠心病、糖尿病、结核、肝炎病史。否认外伤、输血史，否认食物、药物过敏史。

个人史：生于原籍，无外地久居史。否认疫区、疫水接触史，否认特殊化学品及放射性物质接触史。无吸烟、饮酒等不良嗜好。

月经史：初潮16岁，月经周期4～5/40天，末次月经：2009-7-19。

婚育史：适龄婚育，孕2产0，既往人工流产1次，配偶体健。

家族史：否认家族中有类似疾病史，否认家族性精神病、肿瘤病、遗传性疾病病史。

二、体格检查

体温37.2℃，脉搏118次/min，呼吸18次/min，血压160/88mmHg。

发育正常，营养良好，正常面容，意识清晰，对答及时准确。全身皮肤黏膜无黄染，无出血点，无触痛。浅表淋巴结未触及肿大。头颅无畸形，眼睑无水肿，巩膜无黄染，双侧瞳孔等大等圆，对光反射灵敏。耳郭无畸形，双耳听力粗测可。鼻无异常分泌物，各副鼻窦区无压痛。唇红润，咽无充血，双侧扁桃体无明显肿大，颈静脉无充盈。颈软，气管居中，甲状腺不大。颈部未闻及血管杂音。胸廓无畸形，胸骨无压痛。双侧乳房对称，未及肿块。双肺呼吸活动度对称一致，触觉语颤无差异，双肺叩诊呈清音。双肺呼吸音清未闻及干、湿啰音。心前区无隆起，未触及震颤，心界不大。心率118次/min，律齐，各瓣膜听诊区未闻及病理性杂音。腹膨隆，无压痛、反跳痛及肌紧张。肝、脾肋下未触及，肝肾区无叩击痛，全腹未触及异常包块，移动性浊音(-)，肠鸣音正常。脊柱四肢无畸形，活动度好，双下肢无水肿。生理反射存在，病理反射未引出。

三、专科情况

腹膨隆，宫高28cm，胎心监护基线120次/min，可描及不规律宫缩，阴道检查：宫颈未消未开，居后，质硬，S-3。

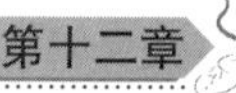

四、辅助检查

全血细胞分析（2009-7-8）：WBC 17.5×10^9/L，NEUT% 76.5%，HGB 126g/L，PLT 113×10^9/L。

凝血（2009-7-8）：PT 16.4 秒，Fbg 0.49g/L，APTT 35.2 秒。

生化（2009-7-8）：ALT 190U/L，Alb 30g/L，TBil 38.3μmol/L（↑），Dbil 21.5μmol/L（↑），Cr 230μmol/L，BUN 8.24mmol/L，K^+ 3.9mmol/L，Na^+ 141mmol/L，Glu 9.7mmol/L。

血气（2009-7-8）：pH 7.31，BE −9.8mmol/L，CLac 2.7mmol/L。

尿常规（2009-7-8）：尿蛋白 0.3g/L。

腹部超声：肝回声稍粗，右肾轻度积水。

产科超声：胎儿 BPD 9.1，AC 32.2，AFI 1.0，Fw 2 809～3 109g。

五、入院诊断

1. 孕 2 产 0 宫内孕 36^{+6} 周 LOA 待产。
2. 妊娠期高血压疾病。
3. 重度子痫前期。
4. HELLP 综合征？
5. 急性肝衰竭。
6. 急性肾衰竭。
7. 妊娠急性脂肪肝？
8. 中枢性尿崩症。
9. 妊娠糖尿病。
10. 羊水过少。

第二节 诊疗过程

【2009-07-08 15:10】

1. 开放静脉通路，下病重通知，给予持续心电监护，配悬浮红细胞（8U）和血浆（800ml）。

2. 完善化验检查，包括血常规、凝血、感染四项、血型、血气分析、肝肾功能，查心电图、产科和腹部超声。

3. 按重度子痫前期、肝功能衰竭给予特级护理，动态监测生命体征、出入量。

4. 化验、检查结果回报（见前）。

5. 向医务处汇报病情，组织妇产科、内科、儿科、麻醉科、ICU 及急诊科行多学科会诊。

（1）内科：存在严重低纤维蛋白原血症，考虑与妊娠急性脂肪肝相关，警惕弥散性血管内凝血早期，积极补充新鲜血浆 400ml 及纤维蛋白原 2～3g，将 FIB 提高至 1.5g/L。

（2）内分泌科：不除外尿崩症，围手术期注意水电解质平衡，每小时监测血糖，血糖应控制低于 10mmol/L。监测血钠，防止高钠血症。有条件情况下，可行鞍区 MRI 平扫，术后查垂体前叶功能。

（3）麻醉科：剖宫产建议全麻，并向家属交代麻醉风险。

（4）ICU 科：同意术后转入重症监护病房。

（5）产科：产妇子痫前期诊断明确，肝酶、胆红素升高，凝血功能障碍，不能除外 HELLP 综合征，目前病情有加重趋势，应立即终止妊娠，术前给予硫酸镁预防子痫。产妇肝功能衰竭、肾功能不全、凝血功能障碍，术中应注意出血、失血性休克，务必确切止血，仔细探查，必要时切除子宫。向家属及产妇交代病情，术中、术后病情有进一步加重的可能，术后转入 ICU，产妇有可能出现肝性脑病、昏迷、脑死亡等情况，交代手术风险，完善谈话签字。

6. 向产妇及家属交代病情，告知产妇属极高危妊娠，重度子痫前期合并尿崩症，并发多器官衰竭，凝血功能障碍，产妇随时有生命危险，胎儿有胎死宫内的可能，需要即刻行剖宫产，术后产妇需持续重症监护，新生儿转入 NICU。产妇及家属表示理解病情危急，签字要求手术。

7. 完善术前准备，输血浆 800ml、纤维蛋白原 4g。19:40 复查凝血：Fbg 1.6g/L。平车推入手术室。

【2009-07-08 19:55】

于 08:10 在全麻下行急诊剖宫产术。患者取平卧位，听胎心率 150 次 /min，取耻骨上两横指横切口，长约 13cm，逐层切开皮肤及皮下，打开腹直肌前鞘少许，钝锐性分离前鞘及腹直肌。进入腹腔，打开膀胱腹膜反折，下推膀胱。纱垫保护膀胱，耻骨上拉钩固定，于子宫下段正中横行切透子宫肌层，见羊膜囊，向两侧钝性分离子宫肌层，破水，羊水量少，Ⅲ度粪染，08:17 以 LOA 位顺娩一活男婴，Apgar 评分 10 分 -10 分，转儿科 NICU。催产素 10U 子宫肌层内注射。三角钳钳夹子宫切口之肌层，顺利娩出胎盘胎膜，子宫收缩欠佳，卡前列素氨丁三醇注射液 250μg 子宫肌层注射加强子宫收缩。1-0 薇乔线连续锁边缝合子宫切口，2-0 薇乔线关闭膀胱腹膜反折，子宫收缩可。查无出血，探查子宫双附件未见明显异常。逐层关腹，无菌纱布覆盖。术毕按压子宫，清理阴道积血，量约50ml，腹带加压包扎。术中出血200ml，止血确切。术后转入ICU病房。

【2009-7-9 06:00】

术后顺利转运至ICU病房。

术后4小时阴道出血1 300ml，伴有凝血功能恶化和血小板降低：PT 17.4s，APTT 45s，D-Dimer 885μg/L，Hb 82g/L，PLT 59 × 10^9/L。给予输注新鲜血浆、红细胞及凝血酶原后凝血指标好转，阴道出血减少。术后患者血压持续140～160/78～92mmHg，给予硝普钠、硫酸镁降压解痉，血压渐降至正常。患者尿量增多，尿比重1.010，血钠高，考虑尿崩诊断较明确，予以垂体后叶素泵入控制尿量并降钠处理。

【2009-7-10 09:00】

术后第2天，化验回报：ALT 71U/L，TBil 35.0μmol/L，DBil 16.2μmol/L，Cr 206μmol/L，BUN 10.13mmol/L，Glu 5.8mmol/L；WBC 18.35 × 10^9/L，NEUT% 74.2%，HGB 79g/L，PLT 38 × 10^9/L；PT 11.6s，APTT 33.6s，D-Dimer 607μg/L。

血压164/90mmHg，血氧分压98%～100%，继续给予输血（红细胞3U + 血小板1U）、血浆400ml，以及降压、保肝、利胆治疗。注意监测生命体征及出入量、电解质。完善垂体MRI检查，内分泌科考虑存在尿崩症，调整口服醋酸去氨加压素片的剂量治疗尿崩症。

【2009-7-17 08:00】

术后第3天转回普通产科病房，各项指标恢复良好，ALT 43U/L，TBil 23.7μmol/L，DBil 6.0μmol/L，Cr 94μmol/L，BUN 3.12mmol/L，Glu 4.5mmol/L；WBC 8.25 × 10^9/L，NEUT% 47.8%，HGB 129g/L，PLT 134 × 10^9/L。于术后第9天携婴出院。

【出院诊断】

1. 妊娠期高血压疾病重度子痫前期。
2. 急性肝衰竭。
3. 急性肾衰竭。
4. 妊娠急性脂肪肝。
5. HELLP综合征。
6. 中枢性尿崩症。
7. 妊娠糖尿病。
8. 羊水过少。
9. 孕2产0宫内孕36^{+6}周LOA剖宫产单活婴。

第三节 经验与教训

一、经验

1. 产妇子痫前期以肝肾功能损害为主，继发凝血功能障碍和低纤维蛋白原血症，来院急诊后，在医务处的组织下第一时间进行了多学科会诊，明确诊断，制订诊疗计划，在控制血压、预防子痫、补充血浆改善凝血障碍后，及时行剖宫取子术。患者病情复杂，涉及多学科科室，院方对孕产妇高度重视，组织有力，处置及时，避免了病情的进一步发展，体现了对危重疑难孕产妇救治的多学科合作原则。

2. 该患者病情危重而复杂，除了重度血压升高外，还出现了肝、肾功能异常和凝血障碍，及时终止妊娠的决策正确。终止妊娠后，患者病情明显好转，预后良好。

3. 面对凝血障碍的产妇，术前纠正凝血功能为手术创造了条件，术中确切止血，不留隐患，对保留产妇重要脏器功能、促进产后恢复发挥了重要作用。

4. 术后转入重症监护病房，密切监测生命体征和各项生化、凝血指标的变化，并请多学科会诊，及时处置，对于防止严重并发症发生、促进产妇康复起到了重要的作用。

二、教训

1. 子痫前期合并肝衰竭的病例较为罕见，临床需与妊娠急性脂肪肝、妊娠合并病毒性肝炎、妊娠肝内胆汁淤积症等疾病相鉴别。妊娠急性脂肪肝常见于妊娠晚期，临床表现为恶心、呕吐、肝酶和胆红素升高、高血氨和肝性脑病、急性肾衰竭、凝血酶原异常、低血糖等，本例产妇无高血氨、肝性脑病等临床表现，凝血异常以APTT延长为主，PT可以纠正，血糖正常，均不支持妊娠急性脂肪肝的诊断。

HELLP综合征指以有微血管病性血涂片表现的溶血、肝酶升高和血小板计数降低为特征的综合征，临床表现有中上或右上腹痛，少数伴有恶心、呕吐等，肝酶升高，直接胆红素升高，血小板降低。本例产妇肝酶升高、溶血发生在产前，血小板降低发生在产后，可以诊断产后HELLP综合征。因此产后仍需关注因血小板减少导致的自发出血。

住院观察时间应适当延长，在各项指标均好转后才能考虑出院。

2．子痫前期的病情进展迅速，抢救孕产妇需要争分夺秒，本例产妇因为内科要求需FIB>1.5g/L方可手术，在术前输注血浆800ml及纤维蛋白原4g，并复查凝血达标后，方才进入手术室，期间长达5小时，这个时间是否太长，是不是都要纠正凝血功能后才能手术？

我们认为在孕妇病情尚平稳且胎心监护良好的情况下，先纠正凝血以保证手术安全是应该的。如果病情不稳定或出现胎儿宫内窘迫的表现时，应将母儿的生命安全放在第一位，可以在纠正凝血的同时急诊行剖宫产终止妊娠。

（刘俊涛）

第十三章 子痫前期并发多器官功能障碍综合征

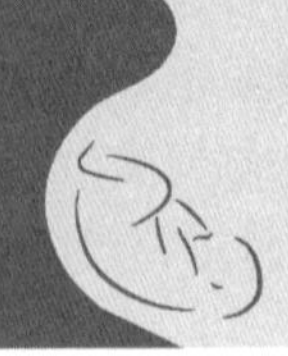

第一节 病例介绍

一、现病史

患者李××，女，32岁，因“停经33^{+4}周，头痛半个月，发现血压升高10天，视物模糊4天”于2018年10月1日14:12收住院。

平素月经规律，末次月经：2018-02-07，推算预产期：2018-11-14。孕期未规律产检，未行胎儿NT、唐氏筛查、胎儿系统B超、OGTT等检查。患者孕32周左右开始自觉头痛不适，到当地医院产检，当时测血压150/94mmHg，复测血压139/91mmHg，拒绝治疗并自行离院。4天前出现视物模糊，无视野缺失、畏光，有间断性头痛，今日到当地人民医院眼科就诊，眼底照相检查报告：右眼：渗出性视网膜脱离；左眼：视网膜脱离（渗出性？孔源性？）。当地产科门诊测血压164/121mmHg，查尿蛋白（+++），当地人民医院产科考虑患者病情严重，将患者急诊转上级医院就诊。我院以“重度子痫前期、双侧视网膜剥离、孕6产2孕33^{+4}周单活胎剖宫产”收住院。患者孕前体重70kg，孕前BMI 30.7kg/m^2。

既往史：否认高血压、糖尿病、心脏病、肾炎等慢性病史，否认结核、肝炎等传染病史，否认输血史，否认药物、食物过敏史，预防接种史不详。

个人史：原籍出生长大，否认疫情接触史，否认吸烟、酗酒、吸毒等不良嗜好。否认性病及冶游史。

月经史：初潮14岁，平素月经5天/28～30天，月经量中等，无痛经。

婚育史：已婚，配偶体健，孕6产2，药物流产1次，人工流产2次，2014年3月顺产1次，2016年9月剖宫产1次，育有2女均身体健康。

家族史：父母体健。否认家族遗传病、精神病、传染病史。

二、体格检查

体温36.5℃，脉搏113次/min，呼吸20次/min，血压180/119mmHg，体重79.0kg。

发育正常，营养中等，神志清楚，查体合作。全身皮肤黏膜色泽正常，未见皮下出血点及瘀斑，全身浅表淋巴结无肿大。双侧瞳孔等圆等大，对光反射正常。扁桃体无肿大，咽无充血。颈无抵抗，气管居中，肝颈静脉回流征阴性，甲状腺未触及肿大。胸廓正常，乳房正常对称。双肺呼吸音稍粗糙，未闻及干、湿啰音，心率113次/min，心律齐整，心音正常，未闻及杂音。无异常血管征。腹部膨隆，腹部无压痛、反跳痛，肝、脾肋下未触及，肠鸣音正常，未闻及腹部血管杂音。脊柱、四肢无畸形，腹壁及双下肢水肿，肌张力正常，生理反射存在，病理反射未引出。

三、专科情况

宫高29cm，腹围101cm，宫体无明显压痛，胎方位LOA，胎心率132次/min，头先露，未衔接，阴道检查：宫颈Bishop评分2分，宫颈质中，居中，宫颈消退30%，宫口未开，先露−4，胎膜未破。

四、辅助检查

眼底检查（2018-10-1，外院）：右眼：渗出性视网膜脱离；左眼：视网膜脱离（渗出性？孔源性？）。

尿常规（2018-10-1，外院）：蛋白（+++）。

五、入院诊断

1. 重度子痫前期。
2. 双侧视网膜脱离。
3. 瘢痕子宫。
4. 孕6产2孕33^{+4}周单活胎。

第二节 诊疗过程

【2018-10-01】

入院后给予子痫前期产前常规护理，24 小时动态血压监测，监测生命体征，记录 24 小时出入量，辅助检查排除各重要脏器功能异常：

实验室检查：血常规、血型、配血系列、尿常规、粪便常规、凝血功能、血气分析。

心肺检查：行床边胸片及床边心脏超声检查，查心肌酶、pro-BNP、心电图。

腹腔重要脏器检查：完善肝、胆、胰、脾、肾超声及腹部超声检查，排除腹腔积液，急查肝肾功、离子系列、24 小时尿蛋白定量。

行自身免疫抗体检查排除系统性红斑狼疮等自身免疫性疾病。

严密监测胎动，行胎心监护；择期复查胎儿及附属物、脐血流、大脑中动脉超声进一步了解胎儿宫内情况。

会诊：请眼科会诊明确眼底病变情况；胎儿医学科会诊排除其他胎儿疾病；新生儿科会诊评估新生儿生后情况并提前准备抢救预案。

主要治疗：入院后立即给予尼卡地平静脉泵入降压；硫酸镁 5g 负荷量、硫酸镁 15g 维持量（1～2g/h）解除血管痉挛；地塞米松 5mg 肌内注射，每 12 小时一次促胎肺成熟。注意监测血压、血糖变化。

入院当日辅助检查异常结果

胸部卧位片：1. 考虑肺泡性肺水肿 2. 左下肺不张？左下肺炎？

肝肾功能：乳酸脱氢酶 678.7IU/L，谷草转氨酶 45.5IU/L，白蛋白 22.1g/l，总蛋白 41.8g/l。尿素氮 8.19mmol/l，肌酐 141.7μmol/l。

血常规：血红蛋白 101g/l，血小板计数 76×10^9/l。

NT-proBNP+ 降钙素原：NT-proBNP 6 635pg/ml，降钙素原 0.74ng/ml。

胎儿超声：宫内妊娠，头位单活胎，双顶径 76mm，头围 258mm，腹围 251mm，股骨长 49mm。胎盘位于子宫前壁，偶可见舒张期血流频谱消失，羊水指数 56mm。胎盘局部增厚，最厚处 62mm。提示：①胎儿生长受限；②胎儿脐血流异常；③胎盘早剥？

患者尼卡地平泵入降压，入院 3 小时血压仍未控制，波动于 161～180/104～119mmHg，患者出现气短不能平卧，考虑患者病情危重，经科室讨论，修正诊断为：1. 子痫前期并发多器官功能障碍综合征；2. 心脏功能不全；3. 肺水肿；4. 重度子痫前期；5. 胎儿窘迫；6. 双侧视网膜脱离；7. 胎儿生长受限；8. 胎盘早剥？ 9. 瘢痕子宫；10. 孕 6 产 2 孕 33^{+4} 周单活胎。患者目前考虑胎盘早剥可能大，脐血流异常，胎儿窘迫诊断成立，有紧急终止妊娠指征。

手术经过：术中见腹腔内淡黄色腹水 600ml，宫腔内陈旧性积血块约 100ml，羊水淡红色，量约 300ml，胎盘剥离面积约 1/4，以头位分娩 1 男婴，体重 1 260g，新生儿 1 分钟、5 分钟、10 分钟 Apgar 评分为 5 分、8 分及 10 分，术中出血 400ml，手术顺利，但患者术中心率最高达 160 次 /min。术后考虑患者病情危重，多器官功能障碍综合征诊断成立，且患者头痛较重，不排除脑出血可能，心功能不全，生命体征不稳定，转 ICU 治疗。

术后诊断：1. 急性左心衰？ 2. 胎盘早剥；3. 胎儿窘迫；4. 多器官功能障碍综合征（MODS）；5. 重度子痫前期；6. 肺水肿；7. 双侧视网膜脱离；8. 胎儿生长受限；9. 瘢痕子宫；10. 孕 6 产 3 孕 33^{+4} 周单活婴剖宫产。

【2017-10-01　22:38】

入 ICU 后行左股静脉穿刺置管术 + 右桡动脉穿刺置管术，入室后生命体征基本平稳，神志清，氧合指数 250，视物模糊，间断诉腹部伤口疼痛。给予间断补充白蛋白提高胶体渗透压、呋塞米泵入脱水利尿、液体管理及硫酸镁解痉、尼卡地平降压、头孢曲松他唑巴坦加强抗感染、加强营养等治疗。经以上处置，患者氧合指数达 300，予以脱离呼吸机、拔除气管插管；但患者持续头痛，择日行颅脑 CT 检查进一步明确病情。

【2017-10-02　08:45】

患者视物模糊，间断诉腹部伤口疼痛，持续鼻导管吸氧（2L/min），心电监护示：心率 125 次 /min，血压 140/80mmHg，呼吸 22 次 /min，外周血氧饱和度 95%，电脑血糖监测波动于 9.6～13.3mmol/l，CVP 监测 5～6cmH_2O，GCS 评分 15 分，双侧瞳孔等圆等大，直径约 2.5mm，对光反射灵敏，双肺听诊呼吸音稍粗，未闻及干、湿啰音，心律齐，各瓣膜未闻及明显杂音，腹部稍膨隆，宫底位于脐下两横指，腹部敷料干洁，伤口对合好，少量血性渗出，双下肢明显凹陷性水肿。辅助检查（2017-10-02）：凝血常规 /D- 二聚体：凝血酶原时间 9.0s，凝血酶原活度 211%，部分凝血活酶时间27.3s，抗凝血酶Ⅲ 65%，D-二聚体576ng/ml；血常规：白细胞16.69×10^9/L，中性粒细胞总数14.03×10^9/L，血红蛋白92.00g/L，血小板97.00×10^9/L；急诊肝功组合+急诊生化：尿素9.65mmol/L，肌酐147μmol/L，尿酸718.0μmol/L，总蛋白51.76g/L，白蛋白30.0g/L。行床边心脏超声：左房、左室增大，中度主动脉瓣反流，轻度二尖瓣反流，轻度三尖瓣反流，左室舒张功能减退。LVEF：58%。估测肺动脉压30mmHg。颅脑CT：双侧大脑半球对称，双侧枕叶及顶叶散在多个小斑片状低密度影，边界欠清，考虑可逆性后部白质脑病可能。临床处理：结合胸片考虑患者存在肺水肿，需持续脱水、利尿、负液体治疗，雾化吸入辅助祛痰。需继续补充白蛋白提高胶体渗透压，并给予呋塞米泵入利尿，同时补钾预防低钾血症。继续解痉降压、降脂、抗感染、加强营养等支持治疗。子痫前期血栓发生率高，故给予低分子肝素预防血栓。

【2017-10-03 07:45】

患者视物模糊，持续面罩吸氧2L/min，心电监护：心率103次/min，血压135/70mmHg，呼吸20次/min，外周血氧饱和度97%，CVP监测8～11cmH_2O，2017-10-02入量：1 972ml，尿量：5 780ml。GCS评分15分，复查胸片可见肺水肿情况较前有所好转，尿量多，静脉补钾、补钙，动态复查血气分析及生化，维持电解质平衡。尼卡地平控制血压波动在120～140/65～80mmHg，继续降压、抗感染、加强营养等支持治疗。

【2017-10-03 09:22】

持续面罩吸氧2L/min，心电监护：心率95次/min，血压135/75mmHg，呼吸15次/min，外周血氧饱和度96%，GCS评分15分，2017-10-03降钙素原+NT-proBNP：降钙素原1.03ng/ml，NT-proBNP 1 466pg/ml；2017-10-03急诊肝功组合+急诊生化：肌酐135μmol/L，总蛋白57.79g/L，白蛋白39.0g/L。患者肌酐水平升高，提示存在肾功能损伤，注意避免使用肾毒性药物，监测肌酐水平的变化。

【2018-10-04 15:04】

2018-10-04 NT-proBNP+降钙素原：NT-proBNP 743.5pg/ml；听诊左肺呼吸音极低，考虑存在肺不张；行肺部CT及肺动脉造影检查，CT结果显示：左侧肺不张，不排除小的肺梗死可能。综合病史及相关实验室检查，怀疑有肺栓塞可能，不排除血栓、痰栓、肿瘤，进一步完善相关检查以明确诊断。嘱患者高卧位，促排痰，并行纤维支气管镜吸痰术，于左主支气管开口处吸出较多黄白色痰液，余未见异常。

【2018-10-05 09:30】

急诊肝功组合+急诊生化：丙氨酸氨基转氨酶54.4U/L，尿素10.26mmol/L，肌酐106μmol/L，尿酸458.5μmol/L，NT-proBNP 979.0pg/ml。2018-10-04肺动脉CTA：肺动脉CTA：双侧肺动脉主干及分支未见栓塞征象；左肺不张，其内强化减低区，未除外部分缺血梗死可能；右肺下叶炎症；左侧胸腔少量积液，心包少量积液；脾稍大。术后胎盘病理：肉眼所见：胎盘母面见陈旧性血块压迹，大小约4cm×2.5cm，胎盘切面见一灰白梗死灶，面积约1.5cm×0.5cm。镜下所见：成熟前胎盘组织。①绒毛发育成熟过度，合体细胞结节增多，绒毛周围纤维素样物沉积增多，局灶绒毛间隙狭窄，局灶绒毛梗死，局灶母面底板纤维素样坏死；部分绒毛间质纤维化，部分终末绒毛发育不良，局灶绒毛水肿，部分绒毛干血管增厚伴管腔狭窄。②蜕膜血管病：血管重塑缺失。③炎症：中性粒细胞浸润蜕膜层及母面底板，伴微脓肿形成。结合临床病史及镜下特点，符合妊娠期高血压胎盘病理改变。昨日患者行纤维支气管镜吸痰术后，氧合状况较前好转，考虑其左肺不张主要是由痰栓所引起，今日继续观察呼吸、氧合情况，予以扩支气管、促排痰治疗。

【2018-10-06 11:18】

患者神志清，自述视物模糊较前明显好转，但视小字时仍有轻度的模糊，无头痛、头晕，间有咳嗽、咳痰，痰为白色黏痰，双下肢无明显水肿。2017-10-06血常规组合：白细胞10.66×10^9/L，中性粒细胞总数8.00×10^9/L，血红蛋白100.00g/L，血小板208.00×10^9/L，降钙素原0.173（ng/ml），NT-proBNP 618.3pg/ml；2018-10-06急诊肝功组合+急诊生化：尿素6.77mmol/L，肌酐79μmol/L。患者生命体征平稳，予以转产科治疗，注意复查胸片，了解肺叶复张情况。

【2018-10-07 09:19】

患者未诉不适，腹部切口愈合好，予以伤口拆线，拔除股静脉置管，复查胸片，了解肺叶复张情况。

【2018-10-08 10:15】

患者复查胸片未见异常。目前患者生命体征平稳，改二级护理，明日可带口服降压药出院。

【出院诊断】

1. 急性左心衰。
2. 多器官功能障碍综合征。
3. 胎儿窘迫。
4. 重度子痫前期。
5. 胎盘早剥。
6. 肺水肿。
7. 双侧视网膜脱离。
8. 胎儿生长受限。
9. 瘢痕子宫。
10. 孕6产3孕33^{+4}周单活婴剖宫产。

第三节 经验与教训

妊娠期高血压疾病为妊娠期特有疾病，发生率为2%～8%，基本病理生理改变是血管内皮损伤、全身小血管的痉挛；可以导致孕产妇脑、心血管、肺、肝、肾、胎儿-胎盘单位等多个脏器和系统损伤，从而发生多脏器功能障碍综合征（multiple organ dysfunction syndrome，MODS），严重时可导致孕产妇死亡。

当正常功能的器官在遭受创伤、休克、感染、大手术，以及急性药物或毒物中毒等致病因素损伤24小时后，同时或序贯出现2个或2个以上的器官功能障碍或衰竭，不能维持内环境稳定时，即可诊断为MODS。

一、经验

1. 当子痫前期患者合并MODS时，应尽快终止妊娠。子痫前期患者伴有生命体征不稳定或脑、心、肺、肝等重要脏器损伤或凝血功能障碍时，是疾病加重的表现，应尽快组建包括ICU、心内、血液、神经内、消化等多学科组成的救治团队管理患者，本例患者在术后因可疑的严重神经系统异常和急性左心衰，收入ICU治疗，获得满意的妊娠结局。

子痫前期是妊娠诱发的特有疾病，尚无特效药物可完全治愈子痫前期；依据病情，终止妊娠才是最有效的治疗方法。对不伴有MODS的子痫前期患者，采用药物治疗的目的是控制病情，减少严重并发症的发生，在保证母婴安全的基础上可适当延长孕周。该患者合并MODS时，终止妊娠才是阻断疾病恶化的有效措施。

2. 患者因子痫前期导致双眼视网膜脱离，有报道子痫前期患者视网膜脱离的发病率约为1%，子痫患者视网膜脱离发生率高达10%。子痫前期导致的视网膜脱离较多见为渗出性脱离，很少见到孔源性视网膜脱离。导致脱离的原因可能与重度子痫前期发病时释放的自由基、抗血管生成因子如可溶性酪氨酸激酶1等细胞因子影响Ca^{2+}的运输，导致脉络膜血管自主调节功能紊乱和通透性改变，以及子痫前期导致的血管内皮功能障碍和血管痉挛导致脉络膜毛细血管闭塞，进而引起脉络膜血管的纤维素样坏死等有关。子痫前期引起的视网膜脱离具有明显的可逆性，一旦妊娠终止，血管痉挛解除，脱离的视网膜常在分娩后几周自发再附着，且大部分视力恢复，无后遗症，一般不需要手术等其他治疗。

3. 患者入院时以“头痛”为主诉，子痫前期患者合并头疼原因较多，病史、症状、体征、辅助检查是诊断与鉴别诊断的重要步骤，结合该患者磁共振检查结果，考虑其合并可逆性后部白质脑病（posterior reversible encephalopathy syndrome，PRES）。子痫前期是PRES常见诱因，以神经系统异常为主要症状，如头痛、恶心、呕吐、视野缺损、癫痫发作、意识障碍等，影像学表现为大脑后部为主的皮质、皮质下血管源性水肿。磁共振检查是诊断PRES的金标准，不论病情严重程度如何，出现神经系统症状的子痫前期患者都建议行MRI或MRA检查。因为在诊断了子痫前期或者子痫并发PRES的患者中，高达60%的患者出现了头痛和视力改变，高达50%的患者出现单纯的头痛症状。需要重视的是，子痫前期或者子痫合并PRES的患者颅内出血发生率高达12.5%～25%，且更容易累及基底节区。

二、教训

1. 不规范产检、肥胖是本例患者发生子痫前期的高危因素。整个孕期未规范产检，虽然原因较多，与患者本人的健康观念欠缺有关，也与产检医生和社区医生未能向患者充分宣教产检的重要性有关；患者肥胖，多个国家的指南均提示肥胖/超重是子痫前期的独立危险因素。应在孕前检查及初次产检时就向患者讲明肥胖患者妊娠后可能的并发症，如GDM、妊娠期高血压疾病等，建议患者孕前控制体重，孕期也需进行全程体重管理。

2. 患者入院前10天即发现血压高，门诊产检未完善诊断与鉴别诊断，是病情进一步恶化的重要因素。国际妊娠期高血压研究联盟建议对所有新发生高血压的孕妇进行实验室检查，以尽快判断产妇器官功能。妊娠期高血压疾病虽是妊娠期特有疾病，但起病后往往进展迅速，超过50%的妊娠期高血压病例最终会出现蛋白尿或其他终末器官功能障碍，无严重特征子痫前期患者可在诊断后1～3周内发展为有严重特征的子痫前期。而该患者在门诊产检过程中已经发现疾病加重迹象，临床症状与体征已经提示该患者存在血管通透性增加、低蛋白血症导致肺水肿、心肌损伤、循环高阻、肝肾功能损伤等一系列重要脏器功能障碍，已经导致了胎儿-胎盘单位的损伤；但门诊未能对上述问题及时处置，是患者病情加重的重要原因。

3. 患者结局改善与及时终止妊娠及根据病情对症处置有关。胎盘早剥及急性心衰与患者早期处置不当有一定关系；初入院的紧张不安和入院后频繁的辅助检查可加重患者的紧张、焦虑，可导致患者血压控制不理想。所以，入院后应给予患者充分镇静，选择适当的降压药物，如初始降压效果不佳，应果断更换降压药，力求平稳降压，患者未并发器官功能损伤，酌情将收缩压控制在130～155mmHg，舒张压控制在80～105mmHg；如并发器官功能损伤，则收缩压应控制在130～139mmHg，舒张压应控制在80～89mmHg。

（陈敦金）

参考文献

1. 中华医学会妇产科学分会妊娠期高血压疾病学组．妊娠期高血压疾病诊治指南（2020）．中华妇产科杂志，2020，55（4）：227-238.
2. The American College of Obstetricians and Gynecologists' Committee. ACOG practice bulletin No.202: Gestational Hypertension and Preeclampsia. Obstet Gynecol，2019，133（1）：1-25.
3. 陈敦金，张春芳．早发型重度子痫前期合并多脏器功能障碍综合征的诊治．中国实用妇科与产科杂志，2009，25（04）：255-257.
4. 赵鹏飞，付小萌，王超，等．多器官功能障碍综合征诊断标准及评分系统现状．临床和实验医学杂志，2013，12（8）：630-636.
5. 北京市科委重大项目“MODS中西医结合诊治/降低病死率研究”课题组．多器官功能障碍综合征诊断标准、病情严重度评分及预后评估系统和中西医结合证型诊断．中国危重病急救医学，2008，20（1）：1-3.
6. 中国中西医结合学会急救医学专业委员会．重修“95庐山会议”多器官功能障碍综合征病情分期诊断及严重程度评分标准（2015）．中华危重病急救医学，2016，（2）：99-101.
7. BOWYER L，ROBINSON HL，BARRETT H，et al. SOMANZ guidelines for the investigation and management sepsis in pregnancy. Australian and New Zealand Journal of Obstetrics and Gynaecology，2017，57（5）：540-551.
8. 夏显，漆洪波．澳大利亚与新西兰产科医学会《妊娠期和产后脓毒症指南（2017）》解读．中国实用妇科与产科杂志，2018，34（08）：887-891.
9. DESIDERI LF，BARRA F，FERRERO S. Retinal Detachment in Women with Eclampsia and Pre-Eclampsia. The Journal of Obstetrics and Gynecology of India，2018，68（4）：328-329.
10. AsHISH M，ALOK S，ELESH J，et al. Considerations in management of rhegmatogenous retinal detachment in one eyed pregnant females：A report of two cases. Annals of Medic al and Health Sciences Research，2015，5（6）：480-482.
11. AUGER N，FRASER WD，PARADIS G，et al. Preeclampsia and long-term risk of maternal retinal disorders. Obstetrics & Gynecology，2017，129（1）：42-49.
12. LEE CS，CHOI E Y，LEE M，et al. Serous retinal detachment in preeclampsia and malignant hypertension. Eye，2019，33（11）：1707-1714.
13. FISCHER M，SCHMUTZHARD E. Posterior reversible encephalopathy syndrome. Journal of Neurology，2017，264（8）：1608-1616.
14. FANG XB，CHEN DJ，HE F，et al. Predictors of oedema type in reversible posterior leukoencephalopathy syndrome with preeclampsia or eclampsia. Pregnancy hypertension，2018，11:71-76.
15. MAYAMA M，UNO K，TANO S，et al. Incidence of posterior reversible encephalopathy syndrome in eclamptic and patients with preeclampsia with neurologic symptoms. American Journal of Obstetrics and Gynecology，2016，215（2）：239. e1-239. e5.
16. FANG X，LIANG Y，CHEN D，et al. A study on clinic oradiological characteristics and pregnancy outcomes of reversible posterior leukoencephalopathy syndrome in preeclampsia or eclampsia. Hypertension Research，2017，40（12）：982-987.
17. 阳柏凤，文延斌，刘运海，等．妊娠相关可逆性后部脑病综合征36例临床分析．中风与神经疾病杂志，2018，35（02）：145-148.
18. BROWN MA，MAGEE LA，KENNY LC，et al. Hypertensive disorders of pregnancy：ISSHP classification，diagnosis，and management recommendations for international practice. Hypertension，2018，72（1）：24-43.

19. MAGEE LA，PELS A，HELEWA M，et al. Canadian Hypertensive Disorders of Pregnancy Working Group：Diagnosis，evaluation，and management of the hypertensive disorders of pregnancy：Executive summary. J Obstet Gynaecol Can，2014，36（5）：416-441.

20. BROWN MA，MAGEE LA，KENNY LC，et al. Hypertensive disorders of pregnancy：ISSHP classification，diagnosis，and management recommendations for international practice. Hypertension，2018，72（1）：24-43.

第十四章 重度子痫前期并发心力衰竭

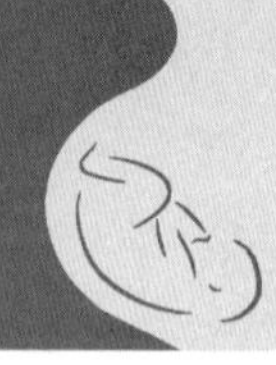

第一节 病例介绍

一、现病史

患者解××，女，23岁，因"停经37周，血压升高伴咳嗽4周，胸闷2周，加重1天"于2017年8月15日10:24由外院转至我院。

患者平素月经规律，LMP：2016-11-29，EDC：2017-09-06。停经45天自测尿HCG（+），B超检查确定早孕，符合孕周。停经后无明显早孕反应，孕早期无恶心、发热、服药，无猫、狗及射线或有害物质接触史。孕18周自感胎动至今。未正规产前检查，自诉孕早期、中期在多家医院检查，血压均正常，自诉中期唐筛和超声畸形筛查未见异常，未行OGTT检查。停经28^{+6}周于外院建卡，共产检2次，建卡时血压134/70mmHg，尿蛋白阴性，空腹血糖5.6mmol/L，心电图：窦性心律，正常心电图。4周前患者无明显诱因出现咳嗽，无痰，自行服用红糖水治疗咳嗽后出现腹泻。7月19日至外院就诊，查血压160/85mmHg，住院给予降压、止泻治疗6天出院（具体治疗方案及用药情况不详）。出院后患者咳嗽加重，偶有咳淡黄色痰，未予以重视。今凌晨因"胸闷2周、不能平卧"再次于外院急诊就诊，测血压160/85mmHg，心率120次/min，心脏超声：左房增大，左心功能减退，心包积液少量，EF：44%，血BNP：2 930pg/ml，血糖5.8mmol/L，急予以硝苯地平、酚妥拉明、呋塞米、富马酸比索洛尔等进行降压、利尿等对症治疗（具体药物及剂量不详），因病情严重，考虑"G_1P_0，孕37周，重度子痫前期，高血压性心脏病，心力衰竭，心功能Ⅲ～Ⅳ级"遂转入我院。患者自妊娠以来食欲、精神可，大小便正常，体重随孕周增长，孕期增加25kg。

既往史：患者否认手术史，否认药物过敏史，否认外伤史，否认既往病史。

月经史：13岁，5/28天，LMP：2016-11-29，经期规律，经量中等，无痛经。

婚育史：孕1产0，已婚未育，配偶体健。

家族史：否认家族遗传病史。

二、体格检查

体温36.1℃，脉搏120次/min，呼吸33次/min，血压144/78mmHg，SpO_2 92%，身高165cm，体重115kg。发育正常，营养良好，推入病房，神志清，不能平卧，端坐呼吸，查体合作。正常面容，全身皮肤黏膜无黄染，球结膜轻度水肿，巩膜无黄染。浅表淋巴结无肿大，头颅五官无畸形，双侧瞳孔等大等圆，对光反射灵敏，口唇无发绀。颈软，气管居中，甲状腺不大，胸廓对称无畸形，肋间隙无增宽，双肺呼吸动度佳，双肺呼吸音粗，两肺底部闻及细湿啰音；心界不大，心率120次/min，律齐，有力，左第2肋间闻及Ⅱ级收缩期杂音。腹膨隆，腹软无压痛、无反跳痛及肌紧张。肝脾肋下未及肿大，肝肾区无叩击痛，移动性浊音阴性，脊柱四肢无畸形，活动自如，双下肢无静脉曲张，水肿（++++），生理反射存在，病理反射未引出。

三、专科检查

宫高38cm，腹围120cm，无宫缩，胎膜未破，胎心率146次/min。

四、辅助检查

心脏超声：左房增大，左心功能减退，心包积液少量，EF 44%，FS 20%。

心电图：心率122次/min，窦性心动过速。

血BNP：2 930pg/ml；尿蛋白（+++）。

五、入院诊断

1. 孕1产0孕37周LOA单活胎。
2. 重度子痫前期。
3. 高血压性心脏病，心力衰竭，心功能Ⅳ级。
4. 妊娠糖尿病。
5. 肥胖。

第二节 诊疗过程

【2017-08-15　11:32】

1. 向家属详细告知病情及诊疗方案。

2. 保持安静环境，避声、光及噪声刺激，预防子痫发作、舌咬伤。

3. 急查血常规、尿常规、动脉血气、肝肾功能、心肌酶谱、凝血、血糖、血脂、24小时尿蛋白定量、眼底检查、消化系统和泌尿系统B超、心电图（必要时心超）、传染性指标。

4. 积极降压治疗（维持血压在140/90mmHg）；利尿：呋塞米20mg静脉推注；强心：地高辛1/2片口服；适当镇静（安定）；纠酸和补钾。

5. 加强母胎监护，注意孕妇自觉症状及血压变化，记24小时出入量，定期复查血生化，了解病情变化。胎心监护和胎儿超声。

6. 联系心内科、麻醉科会诊。

7. 给予强心、利尿、降压后拟行急诊剖宫产终止妊娠，反复向患者及其家属告知病情及预后，患者及其家属要求剖宫产，故积极术前准备，充分备血，请麻醉科评估麻醉风险、新生儿科协助术中新生儿复苏、重症医学科协助术后监护。

【2017-08-15　14:32】

血常规：WBC 9.99×10^9/L，N% 84.6%，Hb 122g/L，PLT 100×10^9/L。

尿常规：尿蛋白200mg/dl。

动脉血气：pH 7.301；氧分压65mmHg；二氧化碳分压36.3mmHg；AB −7.8mmol/L；SB −7.8mmol/L。

肝肾功能：无明显异常，ALB 32.2g/L；血白蛋白23g/L，总蛋白45g/L。

BNP：1 684pg/ml。

TNI：0.06。

眼底检查：眼底动静脉2∶3，无渗出、出血等改变。

心电图：窦性心动过速；中度电轴右偏。

【2017-08-15　15:02】

于15:02在急诊全麻下行子宫下段剖宫产术。术前听胎心率145次/min，术中娩一男活婴，体重3 240g，Apgar评分10分钟10分，胎盘正常，脐带正常，术中出血200ml，腹水800ml，探查子宫及双附件，外观未见明显异常，术毕血压129/71mmHg，导尿，尿色呈浓茶色。术前血压160/90mmHg，心率100次/min，氧饱和度92%，术中应用呋塞米40mg+硝酸甘油1mg对症支持，术中CVP 5cmH_2O，血压100～130/70～90mHg，心率100次/min，氧饱和度100%；术后尿色呈浓茶色，CVP 12cmH_2O，血压129/71mmHg，心率97次/min，氧饱和度100%。术后转入ICU。

【2017-08-15　17:40】

再次书面告知患者病危，给予心电监护，积极降压，预防感染，控制补液量及滴速，积极利尿、扩血管、镇静、解痉，预防产后出血，预防血栓形成，白蛋白支持治疗，严密观察自觉症状、生命体征、子宫复旧及阴道出血情况。

【2017-08-19　09:00】

术后第4天，患者无头痛、头晕、视物模糊、心慌、气短等不适。口服降压药，血压波动于120～140/70～90mmHg，体温36℃，脉搏88次/min，呼吸22次/min，SpO_2 97%，宫底脐下3指，恶露不多，腹部无压痛、反跳痛，腹部切口愈合良好，移动性浊音阴性，双下肢无水肿。转回产科病房继续治疗。

【2017-08-22　09:10】

术后第7天，自诉无不适。血压波动于120～140/70～90mmHg，体温波动于36.3～37.0℃，脉搏78～90次/min，呼吸18～20次/min，全身无水肿、黄染，皮肤黏膜无出血点，心肺查体无异常，宫底脐耻之间，恶露不多，腹部无压痛、反跳痛，腹部切口愈合良好，双下肢无水肿。复查尿常规：蛋白（+）；血常规、凝血、肝肾功：基本正常；眼底动静脉2∶3，无渗出、出血等改变。好转出院。

【诊断】

1. 孕1产0孕37周LOA剖宫产单活婴。
2. 重度子痫前期。
3. 高血压性心脏病，心力衰竭，心功能Ⅳ级。
4. 妊娠糖尿病。
5. 肥胖。

第三节 经验与教训

一、经验

1. 重度子痫前期，应积极降压治疗，降低心脏后负荷，保证冠脉供血，预防高血压心脏病的发生；纠正低蛋白血症和贫血等导致心衰的高危因素，预防心衰发生。

2. 急性心衰早期时患者一般会有相应症状，如咳嗽、气促等。早期发现，加强重视，将病情控制在轻症阶段，及时终止妊娠，可减轻心脏负荷，有效改善妊娠结局。

3. 术前积极利尿、降压和强心等干预，有助于缓解心脏前、后负荷，提高手术安全性。术后继续控制补液速度和补液量，利尿，镇静，降压，预防感染，促进心功能恢复。

4. 在妊娠高血压性心脏病伴发急性左心衰的治疗中应慎用硫酸镁，因为镁离子为钙通道阻滞剂，在一定程度上能抑制心肌收缩，中毒量可致传导阻滞，心脏收缩功能减退，甚至心搏骤停。这类重度子痫患者应首选利尿、强心、扩血管治疗。

5. 妊娠期高血压疾病并发左心衰为妊娠期特有疾病，随孕周增大，病情会逐步加重，药物治疗只能暂时缓解病情，并不能解决根本问题，无论孕周大小，及时终止妊娠是治疗妊娠期高血压疾病并发左心衰最重要的方式，一般以剖宫产终止妊娠为佳。

6. 术后转入重症监护病房，对于减少并发症的发生、促进病情迅速恢复起到了一定的作用。

二、教训

1. 孕产妇应规范产前检查　规范产前检查可以尽早发现妊娠期高血压等临床异常表现，及时降压等治疗能避免疾病继续发展至重要脏器功能损害。

2. 临床对于心衰的早期识别　急性心衰临床早期识别的症状包括：

（1）休息时呼吸大于 20 次 /min，心率大于 110 次 /min。

（2）轻微活动便会出现气促、胸闷与心悸等症状。

（3）夜间端坐呼吸。

（4）超声心动图提示射血分数下降，左室壁增厚，心脏舒张功能受损，左房增大。

（5）体重快速增加，但水肿未见增加。

（6）肺底少量湿啰音，且咳嗽后未见消失。孕晚期患者出现胸闷、气促、不能平卧等主诉时，产科医生常误认为是生理性改变而漏诊心脏病，因此应注意生理性症状与病理性症状的鉴别。

3. 妊娠期高血压性心衰的高危因素　妊娠期高血压性心衰的发生与下列因素有关：①未正规行产前检查；②合并多胎妊娠；③合并肺部感染；④合并低蛋白血症、贫血。对于这些高危人群加强监管，积极防治易患因素，对于心衰的预防有极大作用。

4. 危重患者转运　妊娠期高血压疾病患者，应根据疾病分类进行不同级别医疗机构的分级管理。重度子痫前期合并多脏器功能损害，如果救治能力有限应转诊至上级医疗机构进一步治疗。规范安全转运同样重要，应在积极治疗的同时联系上级医疗机构，在保证转运安全的情况下转诊，应安排医务人员护送，同时应有硫酸镁和降压药物治疗的监测与应急处置，做好病情资料的交接。如未与转诊医疗机构联系妥当，或孕妇生命体征不稳定，或估计短期内病情变化，应就地积极抢救，同时积极组织专家会诊。

（林建华　吕　鑫）

第十五章 重度子痫前期并发心力衰竭

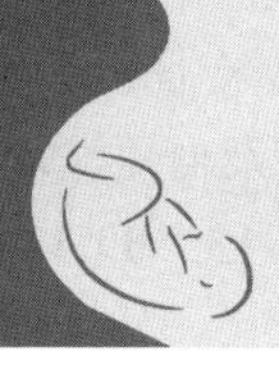

第一节 病例介绍

一、现病史

患者肖×，女，37岁，停经29^{+6}周，孕3产0，因“血压升高2周，胸闷咳嗽3天”于2016年6月12日16:04由外院转至我院。

患者平素月经规律，量中等，LMP：2015-11-6，EDC：2016-08-13。本次自然受孕，停经50天测尿HCG（+），无明显早孕反应，孕早期无恶心、发热、服药，无猫、狗、射线及有害物质接触史，停经18周感胎动。患者孕期未正规产检，未检测血压，自诉唐氏筛查、超声畸形筛查均正常，糖筛无异常（报告未见）。患者近2个月活动劳累时略感胸闷，休息后好转，未予重视。2016-05-27孕24^{+4}周时于外院产前检查，测血压164/102mmHg，尿蛋白（++++），遂入院治疗，查24小时尿蛋白8.04g，白蛋白24.8g/L，血红蛋白72g/L，PLT 86×10^9/L，产科B超提示胎儿偏小2周，给予每日硫酸镁20g解痉，拉贝洛尔口服降压，静脉氨基酸和10%葡萄糖液营养治疗，纠正贫血，每天白蛋白10g纠正低蛋白血症，输血400ml纠正贫血等相关治疗。3天前患者出现胸闷，伴刺激性干咳，无痰，活动后气促明显，不能平卧。氧饱和度下降至91%～93%，胸片提示肺淤血，双侧胸腔积液，心肌酶谱：正常，BNP 943pg/ml。患者半卧位吸氧后好转，继续同前治疗。患者1天前再次出现胸闷，活动后气喘伴咳嗽，复查BNP 1 282pg/ml，心脏彩超：左室收缩功能减退，LVEF 46%；轻度肺动脉高压（39mmHg），少量心包积液。现为进一步明确诊断及治疗，转至我院，患者自发病以来，精神尚可，胃纳可，大小便如常，睡眠差，不能平卧，饮食未见异常，体重随孕周增长，孕期增长8kg。

既往史：平素健康状况一般，否认高血压、糖尿病等慢性病史。否认手术史，否认药物过敏史，否认外伤史。否认既往病史。

月经史：14岁，4/30天，LMP：2015-11-6，量中等，无痛经及腰骶部不适。

婚育史：配偶体健，孕3产0，人工流产2次。

家族史：母亲有高血压疾病史。

二、体格检查

体温37℃，脉搏110次/min，呼吸23次/min，血压160/98mmHg，SpO_2 94%。发育正常，营养良好，推入病房，神志清，不能平卧，端坐呼吸，查体合作。正常面容，全身皮肤黏膜无黄染，球结膜轻度水肿，巩膜无黄染。浅表淋巴结无肿大，头颅五官无畸形，双侧瞳孔等大等圆，对光反射灵敏，口唇无发绀。颈软，气管居中，甲状腺不大，胸廓对称无畸形，肋间隙无增宽，双肺呼吸音粗，肺底部可闻及细湿啰音；心率110次/min，律齐，有力，各瓣膜听诊区未闻及明显病理性杂音。腹膨隆，腹软无压痛、反跳痛及肌紧张。肝脾肋下未及肿大，肝肾区无叩击痛，移动性浊音阴性，脊柱四肢无畸形，活动自如，双下肢无静脉曲张，水肿（++++），生理反射存在，病理反射未引出。

三、专科检查

宫高26cm，腹围100cm，无宫缩，胎膜未破，胎心率150次/min。NST：有反应。

四、辅助检查

心脏彩超（2016-06-10）：左房左室内径增大，左室壁增厚，左室收缩功能减退，LVEF 46%；轻度肺动脉高压（39mmHg），肺动脉增宽，轻中度三尖瓣反流；轻中度二尖瓣反流；少量心包积液；房间隔中段菲薄。

产科B超(2016-06-12):单胎头位,双顶径5.4cm,头围20.5cm,腹围18.8cm,股骨长4.2cm,羊水最大深度4.2cm。胎盘位于左侧壁,胎盘成熟度:I+,胎盘下缘距宫颈内口>4.0cm。

五、入院诊断

1. 孕3产0孕29^{+6}周单活胎。

2. 重度子痫前期。

3. 妊娠期高血压性心脏病,轻度肺动脉高压,心力衰竭,心功能Ⅳ级。

4. 低蛋白血症。

5. 胸腔积液;心包积液。

6. 胎儿宫内生长受限。

7. 高龄初产。

第二节 诊疗过程

【2016-06-12 16:48】

1. 向患者及家属详细告知病情及诊疗方案。

2. 保持安静环境,避声、光及噪声刺激,预防子痫发作、舌咬伤。

3. 急查血常规、尿常规、动脉血气、肝肾功能、心肌酶谱、肌钙蛋白、BNP、凝血、血糖、血脂、24小时尿蛋白定量,以及眼底检查、消化系统和泌尿系统B超、心电图,预约24小时动态心电图,复查心超、胎儿超声、脐血流阻力、胎心监护等。

4. 吸氧,积极降压治疗(维持血压在140~130/90~80mmHg),适当镇静(安定),适当扩容及利尿(白蛋白+呋塞米),低分子肝素抗凝,纠正贫血,抗生素预防感染,地塞米松促胎肺成熟。

5. 加强母胎监护,注意孕妇自觉症状及血压变化,记24小时出入量,定期复查血生化和血凝指标,了解病情变化。

【2016-06-12 18:32】

血常规:WBC 12.39×10^9/L,N% 88.6%,Hb 95g/L,PLT 82×10^9/L,HCT 30%。

尿常规:尿蛋白200mg/dl。

动脉血气:pH 7.396;氧分压62mmHg。

肝肾功能:ALB 25.0g/L,肝酶正常,肾功能正常。

BNP:984pg/ml。

TNI:0.01。

眼底检查:眼底动静脉2∶3,无渗出、出血等改变。

心电图:窦性心动过速。

胸腹超声:胸腔积液,左10mm,右30mm,腹腔积液30mm。

给予呋塞米10mg静脉推注,余治疗同前,注意患者出入量及血压波动情况。

【2016-06-13 09:32】

患者半卧位,胸闷、心悸好转,无头晕、头痛、腹痛、腹胀等不适主诉。查体:体温36.8℃,脉搏86次/min,呼吸20次/min,血压143/86mHg,SpO_2 97%。心脏听诊律齐,未闻及杂音,右肺呼吸音略偏低,较前有所好转,左肺呼吸音粗,未闻及干、湿啰音。腹膨,下腹无压痛、反跳痛,肝、脾肋下未触及,双肾区无叩痛。双下肢水肿(+++)。膝反射正常。继续予以拉贝洛尔、硝苯地平降压,安定镇静,抗感染,CoA营养心肌,螺内酯利尿,补液控制速度为80ml/h。

【2016-06-17 08:08】

患者今日孕30^{+4}周,查体:体温36.8℃,脉搏86次/min,呼吸20次/min,血压143/86mmHg。患者胸闷、气促症状较前有明显好转,不吸氧状态下氧饱和度可达到97%,已能15°左、右卧位,能短时间平卧。近期无发热,血常规提示WBC明显下降,今日予以抗生素降级,HCT 0.292仍为血液稀释状态,继续予以利尿。24小时尿蛋白7g,白蛋白27.1g,较前有所好转,BNP400。余治疗同前。告知患者及家属孕30周,重度子痫前期伴低蛋白血症和心功能下降,继续妊娠疾病会加重,建议终止妊娠,患者及家属表示理解,但坚决要求继续妊娠。

【2016-06-20 09:30】

患者今日孕31周,产科B超:单胎头位,双顶径6.8cm,头围23.5cm,腹围21.6cm,股骨长5.2cm,羊水指数114mm。脐动脉血流:S/D:4.92。继续给予降压、镇静、利尿、营养心肌等治疗,加强母胎监护。

【2016-06-22 20:08】

即刻胎心监护出现频繁减速,胎心率最低70次/min左右,恢复慢。告知患者及家属:胎儿缺氧、胎儿宫内窘迫可能,随时胎死宫内可能,新生儿呼吸窘迫、新生儿窒息死亡可能。若急诊剖宫产,早产儿存活率低,新生儿并发症多,易出现新生儿呼吸窘迫综合征、新生儿硬肿症、感染、核黄疸、内脏出血、脑发育不良等近期及远期并发症。患者及家属表示:了解胎儿随时死亡风险,要求急

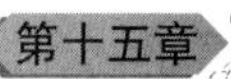

诊剖宫产积极抢救胎儿。给予手术准备，联系新生儿ICU转院。

【2016-06-22　20:48】

在急诊全麻下行子宫下段剖宫产术。术前听胎心率132次/min，术中娩一女活婴，体重1 120g，Apgar评分：7分-10分，胎盘正常，脐带正常，术中出血300ml，探查子宫及双附件，外观未见明显异常，术毕血压120/74mmHg。术后给予抗生素预防感染、降压、解痉、镇静及促进子宫收缩治疗，转入产科监护室。

【2016-06-27　09:16】

术后第5天，患者无不适主诉。血压波动于110～130/70～90mmHg，体温波动于36～37.0℃，脉搏70～90次/min，呼吸18～20次/min，全身无水肿、黄染，皮肤黏膜无出血点，心肺查体无异常，宫底脐耻之间，恶露不多，腹部无压痛、反跳痛，腹部切口愈合良好，双下肢无水肿。复查尿常规：蛋白（++）；血常规、凝血、肝肾功：基本正常；复查心超无异常，故予以出院。

【出院诊断】

1. 孕3产1孕31^{+2}周剖宫产单活婴。
2. 重度子痫前期。
3. 妊娠期高血压性心脏病，轻度肺动脉高压，心力衰竭，心功能Ⅳ级。
4. 低蛋白血症。
5. 胸腔积液；心包积液。
6. 胎儿宫内生长受限。
7. 高龄初产。

第三节　经验与教训

一、经验

1. 抗心衰治疗原则　对于妊娠期高血压疾病性心脏病患者，纠正心力衰竭是必须采取的措施：降血压可选用血管扩张剂，使心脏负荷减轻。扩血管药在扩张全身血管时，应注意避免减少子宫-胎盘血流量，对胎儿造成不良反应。硝酸甘油在本例的血管扩张治疗中为首选药物。患者严重低蛋白血症，HCT偏低，可以直接利尿，也可以补充白蛋白后利尿。

2. 终止妊娠时机和方式　妊娠期高血压疾病并发左心衰竭为妊娠期所特有，随着孕周的增加，病情会逐步加重，药物治疗只能使病情暂时好转。理论上该病例抗心衰治疗后应及时终止妊娠。但本例孕周小，抗心衰治疗有效，心功能好转，则在严密监测下延长孕周10天。终止妊娠方式可选择剖宫产，可以减轻血流动力学的变化，更为安全。

3. 合理补充胶体成分　重度子痫前期合并大量蛋白尿和低蛋白血症，会降低血胶体渗透压，可以出现肺水肿，胸腹腔渗液，需要补充胶体，如血浆或白蛋白；严重贫血患者可以输血治疗。但大量胶体进入体内的同时，要注意避免心脏前负荷增加，同时应加强利尿。

二、教训

1. 妊娠期高血压性心衰的预防　妊娠期高血压性心衰的发生与下列因素有关：①未正规行产前检查；②合并多胎妊娠；③合并肺部感染；④合并低蛋白血症、贫血。在纠正这些高危因素的同时要预防心衰的发生。本例患者在第一家单位治疗子痫前期时过多补液，输注白蛋白和红细胞，没有及时利尿，患者容量负荷过重，诱发了心衰。

2. 临床医生要重视心衰的早期表现　急性心衰临床早期识别的症状包括：

（1）休息时呼吸超过20次/min，心率超过110次/min。

（2）轻微活动便会出现气促、胸闷与心悸等症状。

（3）夜间端坐呼吸。

（4）超声心动图提示射血分数下降，左室壁增厚，心脏舒张功能受损，左房增大。

（5）体重快速增加，但水肿未见增加。

（6）肺底少量湿啰音，且咳嗽后未见消失。

患者住院治疗1周后出现胸闷、气促、不能平卧，没有及时评估心脏功能，继续治疗，直至心衰表现明显。

（林建华　吕　鑫）

第十六章 妊娠期高血压疾病并发低蛋白血症

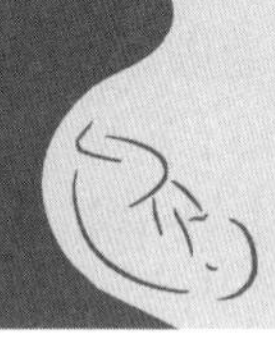

第一节 病例介绍

一、现病史

患者陈××，女，29岁，因“停经34^{+1}周，发现水肿1^{+}月，血压升高1天”于2019年8月16日19:42由外院转入。

既往月经周期规律，周期30天，经期4～5天，LMP为2018年12月20日，EDC为2019年9月27日。停经早期无明显恶心、呕吐等“早孕反应”。孕早期无感冒、发热，无阴道流血、流水，无毒物、药物接触史，无宠物接触史。孕4^{+}月时自觉胎动，腹渐膨隆。孕期外院定期产检。孕早期B超提示胎儿大小符合相应孕周。孕中期唐氏筛查提示胎儿开放性脊柱裂高风险。2^{+}月前产检B超提示胎儿发育偏小低于孕周第十百分位，随后B超监测胎儿偏小逐渐加重，未特殊处理。1^{+}月前出现双下肢水肿，逐渐加重至会阴水肿。半月前产检尿常规提示尿蛋白(+)，自诉偶有咳嗽症状，1周前出现双下肢间断疼痛，外院给予补充钙剂治疗。今日因会阴水肿就诊外院妇科，测血压152/100mmHg，遂转来我院急诊科，测血压161/116mmHg，复测血压170/110mmHg，给予口服硝苯地平片10mg，后收入产科ICU。目前无头痛、心慌、气短等不适，自觉胎动正常，无阵发性下腹痛及阴道流血、流水等不适。自妊娠以来，食纳、精神可，大小便正常，体重增加17.6kg。

既往史：否认肝炎、结核等传染病史；否认高血压、糖尿病等慢性病史；否认外伤、手术及输血史；否认食物、药物接触史；预防接种史不详。

月经史：14岁，4～5/30天，末次月经：2018-12-20，量中等，无痛经及腰骶部不适。

婚育史：27岁结婚，配偶体健，孕1产0。

家族史：父母体健，否认家族高血压、糖尿病及肿瘤等遗传病史。

二、体格检查

体温36.8℃，脉搏90次/min，呼吸20次/min，血压153/91mmHg，身高160cm，体重73.6kg。

发育正常，营养差，推入病房，神志清，查体合作。颜面水肿，全身皮肤黏膜无黄染，球结膜轻度水肿，巩膜无黄染。浅表淋巴结无肿大，头颅五官无畸形，双侧瞳孔等大等圆，对光反射灵敏，口唇无发绀。颈软，气管居中，甲状腺不大，胸廓对称无畸形，肋间隙无增宽，双肺呼吸动度佳，双肺呼吸音粗，未闻及干、湿啰音；心界不大，心率90次/min，律齐，有力，各瓣膜听诊区未闻及病理性杂音。腹膨隆，宫底压痛阳性，无反跳痛及肌紧张。肝、脾肋下未触及肿大，肝肾区无叩击痛，移动性浊音阳性，肠鸣音弱，脊柱四肢无畸形，活动自如，双下肢无静脉曲张，双下肢凹陷性水肿(+++)，生理反射存在，病理反射未引出。

三、专科检查

宫高30cm；腹围100cm；胎方位LOA；胎心140～150次/min，先露：头，浮，胎膜：未破，羊水性质：不详。

骨盆外测量：髂嵴间径28cm，髂棘间径26cm，坐骨结节间径10cm，骶耻外径19cm。正常女性骨盆。

四、辅助检查

B超(2019-8-16本院)：宫内妊娠，单活胎，双顶径7.92cm，股骨长5.82cm，胎儿估计体重(1 372±200)g；羊水指数16.9cm，胎盘成熟度Ⅰ级。

五、入院诊断

1. 重度子痫前期。

2. 胎儿生长受限。

3. 慢性HBV携带。

4. 孕1产0孕34^{+1}周LOA单活胎。

第二节 诊疗过程

【2018-08-16 19:42】

1. 向家属详细告知病情及诊疗方案，书面告病重通知。

2. 按重度子痫前期常规护理，特级护理；动态监测生命体征、出入量、宫高、腹围变化。

3. 完善血常规、尿常规、肝肾功能、电解质、凝血、心肌酶、传染性指标、尿蛋白定量等检验，以及心动超声、胎儿超声、肝胆胰脾超声、双下肢静脉超声等检查，请眼科查看眼底。

4. 给予促胎肺成熟、解痉、降压治疗；动态监测病情变化。

【2019-08-16 21:42】

1. 检查结果回报

血常规：未见明显异常。

尿常规：蛋白+++。

凝血功能：PT 8.9s，APTT 9.9s，FIB-C 3.06/l，HS-DIMER 1 299ng/mg，AT-Ⅲ 50%。

生化：ALB 16.8g/L，TBA 36.8μmol/L，CR 113mol/L，UR 478μmol/L，LDH 358U/L，CK-MB 54U/L，HBDH 257U/l。

胎心监护：基线变异良好。

2. 进一步处理 明晨复查血液检查，进一步完善相关检查，动态监测病情变化，必要时终止妊娠；给予呋塞米20mg缓慢泵入减轻水肿症状。

补充诊断：妊娠合并低蛋白血症。

【2019-08-17 11:00】

患者晨起诉轻微头晕，无头痛，双下肢触痛，无下腹痛，无阴道流液，无皮肤瘙痒等，自觉胎动正常。查体：体温36.6℃，脉搏79次/min，血压129/100mmHg，SpO_2 99%，皮肤巩膜无黄染，心、肺听诊未见明显异常，右上腹无压痛不适；宫高30cm，腹围100cm，胎位：LOA，胎心率140次/min，先露头，未及宫缩。胎膜未破。水肿（+++），双下肢水肿，双侧对称，无皮肤发红，轻触痛。

1. 检查结果回报

血常规：WBC 8.20×10^9/L，NEUT% 90.2，HGB 118g/L，HCT 35.4%，PLT 175×10^9/L。

凝血功能：AT-Ⅲ 51%。

生化：ALB 14.1g/L，ALT 17U/L，AST 37U/L，TBA 9.6μmol/L，CR 120μmol/L，UA 440μmol/L，LDH 291U/L，CK-MB 48U/L。

心脏彩超：心内结构及血流未见明显异常，左室收缩、舒张功能正常。

肝、胆、脾、胰彩超：肝肾、脾肾间隙积液，胆、胰未见明显异常。

胎监：不满意。

2. 进一步处理 **补充诊断**：肾功能不全。因“重度子痫前期、胎儿生长受限”，并发肾功能不全、胎儿监护不良，彩超提示明显腹水，向患者及其家属告知病情及预后，请新生儿科向患者家属告知新生儿预后，患者及其家属要求剖宫产，积极术前准备，备血，请新生儿科协助术中新生儿复苏、重症医学科协助术后监护。尽快剖宫产终止妊娠。

【2019-08-17 14:15】

于13:30在急诊硬膜外麻醉下行子宫下段剖宫产。麻醉满意后取仰卧位，听胎心率145次/min，常规消毒铺巾，取下腹部横行切口，长约10cm，依次切开皮肤、皮下脂肪及腹直肌前鞘，钝性分离腹直肌，打开腹膜，洗手探查：见清亮腹水形成，吸出腹水约200ml，于子宫下段横形切开子宫壁全层，钝性分离约10cm，见清亮羊水，约600ml，于13:33以LOA位娩一女活婴，断脐后交新生儿科处理，Apgar评分1分钟、5分钟、10分钟均为10分，体重1 340g，胎盘位于子宫前壁，胎盘、胎膜完整自然娩出，脐带扭转30圈。探查宫腔无残留，常规缝合下段肌层及浆膜层。子宫收缩好。探查双侧附件未及明显异常，清点器械，逐层关腹。术中出血200ml，输液1 600ml，尿量100ml。

术后返回MICU。

给予心电监护，以及解痉、降压、预防产后出血、预防感染、纠正低蛋白血症、利尿、预防血栓形成、营养支持治疗，严密观察自觉症状、生命体征、子宫复旧及阴道出血情况。

【2019-08-18 09:00】

术后第1天，腹部伤口轻微疼痛，无发热，无头痛、头晕、视物模糊、心慌、气短等不适。口服降压药，血压波动于110～145/75～95mmHg，体温波动于36.8℃，脉搏82次/min，呼吸20次/min，全身皮肤黏膜无黄染、无出血点，心、肺查体无异常，宫底脐下 1 指，恶露不多，腹部无压痛、反跳痛，腹部切口愈合良好，移动性浊音阴性，双下肢水肿。24 小时入量 2 004ml，出量 5 130ml。术后复查血常规：WBC 15.43 × 10^9/L，HGB 107g/L，PLT 179 × 10^9/L；血生化：ALB 18g/L，CR 122μmol/L，UR 515μmol/L，LDH 344U/L。下肢静脉血管彩超检查未见异常。继续补充白蛋白纠正低蛋白血症，监测血压，动态监测病情变化。

【2019-08-22　09:30】

术后第 5 天，自诉无不适。血压波动于 129～133/81～95mmHg，体温波动于 36.3～36.7℃，脉搏 78～86 次 /min，呼吸 18～20 次 /min，全身无水肿、黄染，皮肤黏膜无出血点，心、肺查体无异常，宫底脐耻之间，恶露不多，腹部无压痛、反跳痛，腹部切口愈合良好，移动性浊音阴性，双下肢无水肿。复查尿常规：蛋白（+）；血常规、凝血、肝肾功：Alb 21.6g/L，CR 113μmol/L，其余基本正常。好转出院。

【出院诊断】

1. 重度子痫前期。
2. 低蛋白血症。
3. 肾功能不全。
4. 胎儿生长受限。
5. 慢性 HBV 携带。
6. 脐带扭转。
7. 孕 1 产 0 孕 34^{+2} 周 LOA 单活婴剖宫产；早产；早产儿。

第三节　经验与教训

一、经验

1. 重度子痫前期是妊娠期高血压疾病病情恶化的表现之一，可导致机体多功能脏器的损害，常导致心衰肺水肿、肝肾功能损害、脑血管意外、子痫、HELLP 综合征、胎盘早剥等，从而增加母儿病死率。子痫前期的基本病理变化即全身小血管痉挛，易导致低蛋白血症的发生。肾血管痉挛所致肾组织缺血缺氧、内皮损伤、通透性增加，从而增加肾小管中血浆蛋白的漏出，形成蛋白尿。肝血管痉挛导致的肝组织缺血、缺氧，肝脏功能损害导致蛋白合成功能下降。以上脏器受损可致低蛋白血症。而妊娠期多种营养缺乏、低蛋白血症又可促进妊娠期高血压疾病子痫前期的发生。因此子痫前期与低蛋白血症可互相促进，加速疾病的进展。当母体蛋白大量丢失、合成减少，胎盘蛋白质等应用物质减少，胎儿摄取的蛋白质等营养物质将受到影响，从而导致胎儿生长受限。本例患者在确诊为重度子痫前期之前的一两个月内先后出现了胎儿生长受限、进行性加重的水肿表现，为疾病的发生发展的不同阶段。重度子痫前期一经诊断，应及时终止妊娠，可以有效避免病情进一步发展。

2. 重度子痫前期患者剖宫产手术中及术后有效地控制液体输注量，同时注意利尿平衡，对于预防孕妇心衰、肺水肿可以起到重要作用。对于已经出现重度子痫前期并发低蛋白血症的患者，应严格掌握适应证，在严密监护病情变化下给予纠正。但值得注意的是，纠正低蛋白血症与预防心衰之前往往存在一定的矛盾，需合理使用以达到两者的平衡。对于严重的低蛋白血症伴腹水、胸水或心包积液者，在补充白蛋白或血浆的同时，应注意配合应用利尿剂及动态监测病情变化。本例手术前、后均重点关注了补液量的问题。且在补充白蛋白的同时，使用利尿剂，有效预防了心衰、肺水肿的发生，减少了重度子痫前期相关并发症的发生。有利于患者尽早恢复。

3. 将患者收治于产科重症监护病房，对于预防其严重并发症的发生，以及病情迅速恢复有重要作用。多学科共同治疗、良好的护理技巧，以及安静的环境均是保证重度子痫前期患者早期康复的关键。

二、教训

1. 本例患者在发现血压升高确诊为重度子痫前期之前的两个多月，已经出现胎儿生长受限的表现。但门诊并未予以重视，没有做高血压病相关的监测和检查。如果能够及早进行相关检查，可能会更早发现问题，及时做出有效干预。同时加强孕妇的健康教育，指导合理饮食，可改善母胎结局。

2. 本例患者在发现血压高之前的 1 个多月开始，出现了进行性加重的水肿。半个月前发现有尿蛋白，同时偶有咳嗽。但门诊医生仍然没有引起重视，没有进行蛋白尿、水肿相关的检查和监测。如果此时进行动态血压监测、尿蛋白定量或尿蛋白肌酐比，以及免疫相关检测、彩超等检查，或可早发现、早诊断、早治疗，从而达到最佳的治疗效果。

（李智泉　孙　颖）

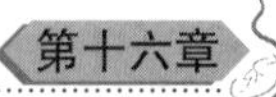

参考文献

1. 中华医学会妇产科学分会妊娠期高血压疾病学组. 妊娠期高血压疾病诊治指南(2020). 中华妇产科杂志, 2020, 55(4): 227-238.
2. The American College of Obstetricians and Gynecologists' Committee, ACOG practice bulletin No.202: Gestational Hypertension and Preeclampsia. Obstet Gynecol, 2019, 133(1): 1-25.
3. AUGER N, FRASER WD, PARADIS G, et al. Preeclampsia and long-term risk of maternal retinal disorders. Obstetrics & Gynecology, 2017, 129(1): 42-49.
4. BROWN MA, MAGEE LA, KENNY LC, et al. Hypertensive disorders of pregnancy: ISSHP classification, diagnosis, and management recommendations for international practice. Hypertension, 2018, 72(1): 24-43.
5. AZIZ MM, KULKARNI A, SHAH L, et al. Physiologic proteinuria in labor and postpartum: The results of the postpartum proteinuria trial(PoPPy). Pregnancy Hypertens, 2018, 13:22-24.
6. MORGAN JL, NELSON DB, ROBERTS SW, et al. Association of Baseline Proteinuria and Adverse Outcomes in Pregnant Women With Treated Chronic Hypertension. Obstet Gynecol, 2016, 128(2): 270-276.
7. BABA Y, YAMADA T, OBATA-YASUOKA M, et al. Urinary protein-to-creatinine ratio in pregnant women after dipstick testing: prospective observational study. BMC Pregnancy Childbirth, 2015, 15:331.
8. BABA Y, FURUTA I, ZHAI T, et al. Effect of urine creatinine level during pregnancy on dipstick test. J Obstet Gynaecol Res, 2017, 43(6): 967-973.
9. HENDERSON JT, THOMPSON JH, BURDA BU, et al. Preeclampsia Screening: Evidence Report and Systematic Review for the US Preventive Services Task Force. JAMA, 2017, 317(16): 1668-1683.
10. NEITHARDT AB, DOOLEY SL, BORENSZTAJN J. Prediction of 24-hour protein excretion in pregnancy with a single voided urine protein-to-creatinine ratio. Am J Obstet Gynecol, 2002, 186(5): 883-886.
11. EKIZ A, KAYA B, POLAT I, et al. The outcome of pregnancy with new onset proteinuria without hypertension: retrospective observational study. J Matern Fetal Neonatal Med, 2016, 29(11): 1765-1769.
12. YAMADA T, OBATA-YASUOKA M, HAMADA H, et al. Isolated gestational proteinuria preceding the diagnosis of preeclampsia - an observational study. Acta Obstet Gynecol Scand, 2016, 95(9): 1048-5104.
13. SARNO L, MARUOTTIGM, SACCONE G, et al. Pregnancy outcome in proteinuria-onset and hypertension-onset preeclampsia. Hypertens Pregnancy, 2015, 34(3): 284-290.
14. REZK M, ABO-ELNASR M, AL HALABY A, et al. Maternal and fetal outcome in women with gestational hypertension in comparison to gestational proteinuria: A 3-year observational study. Hypertens Pregnancy, 2016, 35(2): 181-188.
15. DONG X, GOU W, LI C, et al. Proteinuria in preeclampsia: Not essential to diagnosis but related to disease severity and fetal outcomes. Pregnancy Hypertens, 2017, 8: 60-64.
16. KIM MJ, KIM YN, JUNG EJ, et al. Is massive proteinuria associated with maternal and fetal morbidities in preeclampsia? Obstet Gynecol Sci, 2017, (3): 260-265.

第十七章 子痫前期重度合并肾功能不全

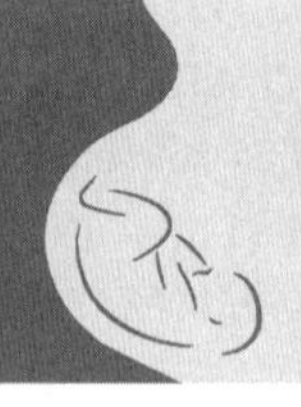

第一节 病例介绍

一、现病史

患者黄××，女，31岁，因“停经24^{+4}周，双下肢水肿14天，视物不清3天”于2019年9月3日19:00由外院转入。

既往月经周期规律，周期30天，经期7天，LMP为2019年3月15日，EDC为2019年12月22日，停经37余天，尿妊娠试验(+)，40天出现恶心、呕吐等“早孕反应”，3个月后自行缓解，孕早期无感冒、发热，无阴道流血、流水，无毒物、药物接触史，无宠物接触史。孕4个月时自觉胎动，腹渐膨隆。孕期未规律产检，NT检查未见异常，胎儿大小符合孕周，唐氏筛查低风险，未行糖耐量试验，超声提示胎儿小于目前孕周。14天前无诱因出现腹胀及双下肢水肿，休息后无法缓解，未予重视。3天前患者出现视物模糊，未诊治。今日自觉视物模糊加重就诊于外院，测血压210/140mmHg，查尿蛋白(+++)，偶有头晕，无头痛、心慌、气短等不适，自觉胎动正常，无阵发性下腹痛及阴道流血、流水等不适，外院给予硝苯地平10mg口服，25%硫酸镁10g+5%葡萄糖500ml静脉滴注，急诊转入我院。自妊娠以来，食纳、精神可，大小便正常，体重增加15kg。

既往史：否认肝炎、结核等传染病史；否认高血压、糖尿病等慢性病史；否认外伤、手术及输血史；否认食物、药物接触史；预防接种史不详。

月经史：13岁，7/30天，LMP：2019-3-15，量中等，无痛经。

婚育史：29岁结婚，配偶体健，孕1产0。

家族史：父母体健，否认家族高血压、糖尿病及肿瘤等遗传病史。

二、体格检查

体温36.3℃，脉搏94次/min，呼吸20次/min，血压159/96mmHg，身高165cm，体重90kg。

发育正常，推入病房，神志清，查体合作。颜面水肿，全身皮肤黏膜无黄染，球结膜中度水肿，巩膜无黄染。浅表淋巴结无肿大，头颅五官无畸形，双侧瞳孔等大等圆，对光反射灵敏，口唇无发绀。颈软，气管居中，甲状腺不大，胸廓对称无畸形，肋间隙无增宽，双肺呼吸动度佳，双肺呼吸音粗，未闻及干、湿啰音；心界不大，心率94次/min，律齐，有力，各瓣膜听诊区未闻及病理性杂音。腹膨隆，腹壁凹陷性水肿，无压痛，无反跳痛及肌紧张。肝、脾肋下未及肿大，肝肾区无叩击痛，移动性浊音阳性，肠鸣音弱，脊柱四肢无畸形，活动自如，双下肢无静脉曲张，双下肢凹陷性水肿，生理反射存在，病理反射未引出。

三、专科检查

宫高20cm；腹围120cm；胎方位LOA；胎心率120次/min，胎膜未破。骨盆外测量：髂嵴间径29cm，髂棘间径27cm，坐骨结节间径11cm，骶耻外径19cm。正常女性骨盆。

四、辅助检查

胎儿超声(2019-9-3，本院)：双顶径约5.2cm，头围约18.8cm，腹围约14.3cm，股骨长约3.2cm。胎心率约118～121次/min。脐动脉S/D：6.2。大脑中动脉：PI：4.19，RI：0.91。胎儿颅骨呈类圆形环状回声。脊柱受胎儿体位影响显示不清。检查过程中胎儿膀胱显示不清。胎盘附着在子宫前壁，厚约1.9cm，成熟度0级。胎盘下缘距宫颈内口约4.9cm。母体有效宫颈长度约3.4cm，宫颈内口未见明显开放。羊水深度约4.9cm。提示：1. 中期妊娠，单胎；2. 胎儿超声测量值小于相应孕周；3. 胎儿脐动脉S/D值增高、胎儿脐动脉舒张期血流显示微弱；4. 胎儿心率偶见慢；5. 检查过程中胎儿膀胱显示不清，注意复查。

双肾输尿管膀胱彩超（2019-09-03，本院）：双肾位置正常，左肾大小约10.7cm×4.8cm，右肾大小约10.5cm×4.9cm，肾实质回声普遍增强，皮髓质界限模糊，集合系统未见分离。双肾区未见明显占位性病变。双侧输尿管未见扩张。膀胱充盈良好，未见明显占位性病变。提示：双肾弥漫性损伤改变。

肝胆胰脾彩超（2019-09-03，本院）：肝脏大小属正常范围，肝缘锐利，肝实质回声均匀，肝区未见明显占位性病变。门静脉主干直径约1.0cm。CDFI：肝脏及门静脉血流信号未见明显异常。肝内外胆管未见扩张。胆囊大小约6.5cm×2.4cm，胆囊壁增厚，厚约0.4cm，呈水肿样改变。脾肋间厚约2.9cm。肝前可见积液，深约0.7cm。脾周可见积液，深约2.9cm。提示：腹腔积液。

尿常规：尿蛋白（+++）；肝功能：总蛋白52.8g/L，白蛋白25.1g/L，丙氨酸氨基转移酶29U/L，门冬氨酸氨基转移酶23U/L，肌酐419μmol/L，尿素19.39mmol/L，血钾3.9mmol/L。血常规：Hb 140g/L，RBC 3.9×10^{12}/L，PLT 102×10^{9}/L，WBC 15.3×10^{9}/L。

五、入院诊断

1. 重度子痫前期。
2. 低蛋白血症。
3. 肾功能不全。
4. 胎儿生长受限。
5. 双眼视网膜脱离？
6. 慢性胎儿窘迫。
7. 孕24^{+5}周引产。

第二节 诊疗过程

【2019-09-03 19:00】

1. 向患者及家属详细告知病情和诊疗方案。

2. 继续给予硫酸镁解痉治疗。给予监测血压、脉搏、血氧，佩尔地平泵入控制血压。记24小时出入液量，日6次听胎心，计胎动。补充白蛋白。

3. 完善血常规、尿常规、肝肾功能、电解质、凝血、传染性指标、尿蛋白定量等检验，以及床旁心动超声、双眼超声、双下肢静脉超声等检查，请眼科查看眼底。

4. 完善眼科、肾内科、心内科等相关会诊检查。

【2019-09-04 11:00】

检查结果回报：心动超声：心内结构未见明显异常。双眼超声及眼底检查：双眼视网膜脱离。四肢血管超声：未见异常。

肾内科会诊：考虑存在肾功能不全，继续妊娠可能加重肾脏负担，血肌酐进行性上升，严重者可能需要肾脏替代治疗。结合孕妇及胎儿情况，建议终止妊娠。

眼科会诊：考虑存在双眼视网膜脱离，建议尽快终止妊娠。

再次向患者及家属交代病情，患者子痫前期重度、肾功能不全、视网膜脱离、胎儿生长受限，继续妊娠母体病情有进行性加重风险。告知患者及家属病情后，患者及家属要求放弃胎儿，要求引产。

【2019-09-04 14:00】

考虑患者存在肾功能不全，内诊检查宫颈评分2分，综合考虑给予水囊引产软化宫颈，待宫口开大后行穿颅碎胎术。遂于分娩室行超声下水囊引产术，过程顺利，返回病房继续待产。继续监测血压、脉搏、血氧，根据血压情况调整佩尔地平用量。

【2019-09-05 11:20】

今晨5：30开始出现规律宫缩，现水囊自行脱落，内诊检查宫口开大2cm，可触及羊膜囊，先露儿足。水囊脱落后给予缩宫素2.5U+NS 500ml静脉滴注，送入分娩室继续待产，继续监测血压、脉搏、血氧情况，继续佩尔地平泵入调整血压。11:32患者出现胎膜早破。11:35臀位引产一死婴，胎盘位于子宫前壁，胎盘胎膜完整自然娩出，给予缩宫素10U宫颈注射促进宫缩。探查软产道未见异常，子宫收缩良好。

昨日至今24小时尿量350ml，复查肌酐478μmol/L，再次请肾内科会诊，考虑尿少、肾功能不全，建议血滤治疗。分娩后转入ICU病房。

【2019-09-05 13:20】

转入中心ICU。

再次复查检查结果回报：尿常规：蛋白（+++）。血气：酸碱度7.28，二氧化碳分压29mmHg，氧分压101mmHg，实际碳酸氢盐13.6mmol/L，肌酐498μmol/L，尿素17.5mmol/L，钾离子4.9mmol/L。血常规：Hb 101g/L，RBC 3.2×10^{12}/L，PLT 103×10^{9}/L，WBC 21.3×10^{9}/L。凝血：FIB 4.5g/L，D-二聚体

3 808μg/L，肝功无异常。

患者引产后，血肌酐进行性升高，酸中毒，尿少，血钾上升，再次向患者家属交代病情，建议连续肾脏替代疗法，同时给予监护、解痉、降压、预防产后出血、预防感染、纠正低蛋白血症、预防血栓形成、营养支持治疗，严密观察自觉症状、生命体征、子宫复旧及阴道出血情况。请眼科再次会诊，给予对症治疗。

【2019-09-10　09:10】

引产后第5天，无发热，无头痛、头晕、视物模糊、心慌、气短等不适，视物不清较前好转。将静脉降压药改为口服降压药，血压控制在140/90mmHg左右，全身皮肤黏膜无黄染、无出血点，心、肺查体无异常，子宫收缩良好，恶露少于月经量，腹部无压痛、反跳痛，移动性浊音阴性，双下肢水肿较前好转。

经5天肾脏替代疗法治疗后，肾功能较前下降，尿量较前明显增多，复查血气：酸碱度及血钾正常，给予暂停肾脏替代疗法治疗，继续观察尿量及肾功能变化。

【2019-09-12　09:30】

引产后第7天，停止肾脏替代疗法治疗后复查肾功能，肌酐128μmol/L，尿量2 300ml，生命体征平稳，转回产科普通病房继续治疗。

复查尿常规：蛋白(++)；血常规、凝血、肝功：基本正常。

肾内科再次会诊，建议口服海昆肾喜胶囊对症治疗。每周复查肾功能，患者转回当地医院继续治疗。

第三节　经验与教训

一、经验

1. 该患者总蛋白52.8g/L，白蛋白25.1g/L，尿蛋白(+++)，双下肢水肿明显。给予及时补充白蛋白，同时解痉扩血管的治疗。

2. 子痫前期重度合并肾功能不全者建议规律产检，及时发现问题，及时处理，避免病情进一步发展。

3. 定期监测肾功能、全面检查及评估能够及时判断患者状态，决定分娩时机。

4. 术后转入重症监护病房，对于减少并发症的发生、促进病情迅速恢复起到了一定的作用。

二、教训

重度子痫前期病理学表现为全身微血管出现痉挛，患者机体出现以水肿、高血压及蛋白尿为临床表现的多器官功能障碍。肾脏是妊娠期高血压疾病最易累及的器官，因全身小血管痉挛，各系统各脏器灌流减少，肾血流量及肾小球滤过率下降，引起少尿或无尿，含氯代谢产物排出障碍，使得肌酐和尿素浓度升高，加重肾功能损害。少数情况下会出现肾功能的严重损害，有时甚至发生肾小管及肾皮质的坏死。

因此，孕期应加强产检，及时发现子痫前期，严格控制血压，减少全身小血管痉挛的发生，控制疾病的进展。做到早期发现、早期干预，在疾病加重前早期识别和处理是提高子痫前期孕产妇的安全性、降低死亡率的基本要素。

对于子痫前期重度的严重并发症需要完善检查，充分评估病情。完善眼底、肾功能、泌尿系统彩超、超声心动等相关检查，以积极寻找高血压疾病的潜在病因，并采取相应的治疗措施。

分娩时机选择需要根据检查结果，结合患者孕周及身体状态进行综合考虑，并与患者及家属充分告知病情，制订个体化方案。

（刘婧一　刘彩霞）

第十八章 子痫前期重度

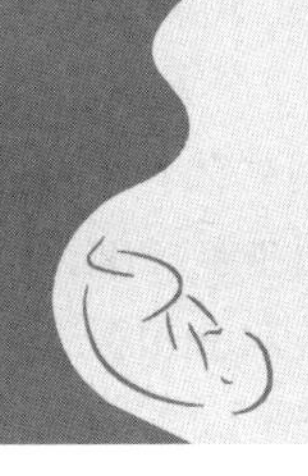

第一节 病例介绍

一、现病史

患者郑××，女，26岁，因"停经9月余，发现血压升高1个月"于2018年10月11日12:21由外院转入我院。

患者平素月经规律，末次月经：2018-01-24，预产期：2018-11-01。停经40余天自测尿HCG（+），同期于外地县医院行B超示：宫内早孕（约6^+周）。孕早期无明显恶心、呕吐等早孕反应，孕5个月自觉胎动，活跃至今，孕期无阴道流血、流液及保胎史。孕期定期外院产检，唐氏筛查、NT、排畸彩超、甲功、OGTT、GBS等化验未见明显异常。患者1个月前发现血压偏高，140/92mmHg，尿蛋白（+），当地医院建议自行检测血压，未服用药物。9月19日外院查B超示羊水指数71mm。于家中测血压逐渐增高，昨日产检测血压160/105mmHg，尿蛋白（+++），当地医院建议转诊上级医院诊治。今日就诊于我院，建议住院，以"孕1产0孕37^{+1}周，头位，妊娠期高血压疾病-子痫前期重度"收入院。患者近半个月自觉头痛，夜间明显，近3天头痛较前加重，无视物模糊，无恶心、呕吐，下肢水肿（++），睡眠饮食尚可，二便正常。孕期体重增加16.5kg。

既往史：否认肝炎、结核等传染病史；否认高血压、糖尿病等慢性病史；否认外伤、手术及输血史；否认食物及药物过敏史。

个人史：否认吸烟及饮酒史，无有害物质接触史，无特殊理化毒物接触史，无吸毒史。

月经史：平素月经规律，16岁，5天/28～30天，末次月经：2018-01-24，量中，无痛经。

婚育史：24岁结婚，配偶体健，孕1产0。

家族史：父母体健，否认家族高血压、糖尿病及肿瘤等遗传病史。

二、体格检查

体温36.8℃，脉搏88次/min，呼吸22次/min，血压168/107mmHg，身高161cm，体重62kg。

发育正常，营养中等，步入病房，神志清，自动体位，查体合作。全身皮肤黏膜无黄染，结膜正常，全身浅表淋巴结无肿大，头颅五官无异常，双侧瞳孔等大等圆，对光反射灵敏，颈软，气管居中，甲状腺不大，胸廓对称无畸形，心、肺听诊未闻及异常，双肺呼吸音清，未闻及干、湿性啰音，心率88次/min，心音有力，律齐，各瓣膜区未闻及病理性杂音。妊娠腹型，无反跳痛及肌紧张。肝、脾未及肿大，移动性浊音（-），肠鸣音活跃，脊柱生理弯曲，四肢活动自如，双下肢无静脉曲张，双下肢水肿（++），生理反射存在，病理反射未引出。

三、专科情况

宫高32cm；腹围102cm；胎方位LOA。胎心率146次/min，胎动良，宫缩无。骨盆外测量：26-29-20-9cm。消毒内诊：宫口未开，颈管消失30%，居后，质硬。

四、辅助检查

B超（2018-09-19，外院）：单胎，头位，AFI：71mm。

B超（2018-10-11，我院）：双顶径85mm，股骨长67mm，头围302mm，腹围300mm，羊水指数43mm。胎盘位于子宫前壁，Ⅱ级，S/D：2.86，估计胎儿体重2408g。

入院胎心监护：基线140次/min，变异可，无宫缩。

五、入院诊断

1. 妊娠期高血压疾病 - 子痫前期重度。
2. 孕 1 产 0 孕 37^{+1} 周头位。
3. 羊水过少。
4. 胎儿生长受限?

第二节 诊疗过程

【2018-10-11 12:52】

1. 向患者及家属详细告知病情风险和诊疗方案。

2. 按子痫前期重度护理，动态监测生命体征、出入量、胎心监护。

3. 完善血常规、尿常规、肝肾功能、蛋白、电解质、凝血、感染四项、尿蛋白定量、甲功、脑钠肽等检验，以及心电图、超声心动图、双下肢静脉彩超、肝胆胰脾彩超等检查，请眼科会诊查看眼底。

4. 给予硫酸镁 5g 静脉滴注冲击，10g 静脉滴注维持，口服拉贝洛尔 100mg，8 小时一次。

【2018-10-11 18:05】

超声心动图：左室偏大，少量心包积液。

心电图：窦性心律。

腹部超声：肝胆胰脾、双肾未见异常，少量腹水；

四肢血管超声：未见异常。

眼底：动静脉 2∶1，黄斑区少量渗出。

血常规（2018-10-11）：WBC 10.98×10^9/L，中性粒比率 80.4%，HGB 112g/L，PLT：116×10^9/L。

尿常规（2018-10-11）：尿蛋白（+++）。

总蛋白 59.0g/L，白蛋白 28.3g/L；D- 二聚体 1.14μg/ml，FDP 2.94μg/ml。

脑钠肽前体 71.4pg/ml（<300）。

胎监：基线 125 次 /min，变异平直，偶有小宫缩，给予吸氧后复查胎监。

余化验无明显异常。

【2018-10-11 19:20】

胎监：胎心基线 120 次 /min，可见频发晚期减速，最低 85 次 /min，持续 30 秒，偶有小宫缩。

因“胎儿窘迫，子痫前期重度，孕 1 产 0 孕 37^{+1} 周，头位，胎儿生长受限”，向患者及其家属告知病情，患者及其家属要求剖宫产，积极术前准备，给予备血，请新生儿科协助术中新生儿复苏。

于硬膜外麻醉下行子宫下段剖宫产，进腹见腹水色清，吸出腹水约 500ml，羊水Ⅰ度，量约 100ml，胎儿枕右后位，娩出一女性活婴，断脐交台下新生儿科医生，新生儿体重 2 250g，Apgar 评分 1 分钟、5 分钟分别为 7 分及 8 分，完整娩出前壁胎盘胎膜，子宫收缩好，探查子宫双附件未见明显异常，常规关腹。术中出血约 200ml，尿色清亮，尿量 400ml，术毕血压 125/74mmHg。

【术后诊断】

1. 胎儿窘迫。
2. 妊娠期高血压疾病（子痫前期重度）。
3. 孕 1 产 1 孕 37^{+1} 周剖宫产单活婴。
4. 头位 - 枕右后。
5. 羊水过少。
6. 胎儿生长受限。

【2018-10-11 21:46】

术后给予监测血压、抗炎、缩宫对症治疗。新生儿转入新生儿科。

【2018-10-13 8:00】

术后第 3 天，一般情况好，诉已排气，无头痛、头晕，无视物模糊，无心慌、气短等不适，尿管已取，自解小便顺利。查：体温 36.8℃，脉搏 92 次 /min，呼吸 22 次 /min，血压 142/86mmHg，心、肺未闻及明显异常，腹平软，无压痛、反跳痛，移动性浊音（-），子宫收缩好，宫底脐下 3 指，腹部切口愈合好，无红肿渗出，阴道出血少，双下肢无水肿。总蛋白 48g/L，白蛋白 23g/L；给予纠正低蛋白治疗。

【2018-10-15 8:00】

术后第 6 天，精神饮食佳，无明显不适，二便正常。血压波动于 124～140/78～95mmHg，全身无水肿黄染，皮肤黏膜无出血点，心、肺查体无异常，宫底脐耻之间，腹部无压痛、反跳痛，腹部切口Ⅱ/ 甲愈合，移动性浊音阴性，双下肢无水肿。复查尿蛋白（+）；血常规、凝血、肝肾功基本正常。好转出院。

第三节 经验与教训

一、经验

1. 胎儿生长受限的原因　子痫前期的病理特征是全身广泛的血管痉挛，以广泛的内皮功能失调、血管痉挛、炎症免疫过度激活、氧化应激增加、高脂血症及凝血系统的激活为特征，伴随胎盘滋养细胞凋亡增加，血管管壁增厚，纤维素样坏死和急性动脉粥样硬化发生率增加。造成管腔狭窄，周围阻力增大，内皮细胞受损，通透性增加，体液和蛋白质渗漏。全身各器官组织因缺血和缺氧而受到损害，造成全身多器官包括胎儿胎盘单位灌注不足、凝血障碍等。

正常妊娠过程中胎盘细胞滋养层干细胞沿螺旋小动脉逆行浸润，逐渐替代血管内皮细胞，以致血管腔扩大，血流量明显增加，这种浸润到孕8～12周达子宫肌层内1/3深度，为血管重铸。妊娠期高血压疾病时发生滋养细胞侵袭及血管重铸障碍，造成胎盘浅着床，侵入仅达子宫蜕膜层，部分血管可不发生血管重铸，造成胎盘缺血缺氧。加之胎盘血管动脉粥样硬化，使胎盘功能下降，临床表现为胎儿生长受限、胎盘过小、羊水减少，容易发生胎儿窘迫、胎盘早剥、胎死宫内等。

2. 终止妊娠时机

（1）一旦诊断胎儿生长受限，需针对原发疾病进行治疗和处理。子痫前期孕妇，应积极给予解痉、降压，未足月给予促胎肺成熟治疗。终止妊娠的时机必须综合考虑孕周、病因、类型、严重程度、监测指标和当地新生儿重症监护的技术水平等决定。

（2）重度子痫前期：妊娠＞34周，孕妇虽病情稳定，但存在胎儿生长受限及伴有羊水过少者或脐血流异常者，应考虑终止妊娠。

（3）胎儿生长受限：本身并不是剖宫产的绝对指征。但存在胎儿窘迫者，应根据病情及时剖宫产终止妊娠。

3. 产后治疗　重度子痫前期孕妇产后应继续使用硫酸镁至少24～48小时，预防产后子痫；注意产后迟发型子痫前期及子痫（发生在产后48小时后的子痫前期及子痫）的发生。子痫前期孕妇产后1周内是产褥期血压波动的高峰期，高血压、蛋白尿等症状仍可能反复出现，甚至加重，此期仍应每天监测血压。如产后血压升高≥150/100mmHg应继续给予降压治疗。注意监测及记录产后出血量。孕妇重要器官功能稳定后方可出院。

二、教训

1. 子痫前期重度入院后应及时给予解痉、降压治疗。

2. 胎儿生长受限合并羊水过少，出现胎儿窘迫后，应及时手术。

3. 外院产检，1个月前发现血压增高，未给予加强产检和进一步检查和规范治疗。

4. B超检查未及时发现胎儿生长受限。

（其木格　孟文彬）

第十九章 子痫

第一节 病例介绍

一、现病史

患者曹××，女，27岁，因“停经29^{+5}周，昏迷半小时”于2019年7月19日15时30分由120救护车护送入院。

孕妇既往月经规则，周期28天，经期4～6天，末次月经2018年12月22日，预产期2019年9月29日。患者孕9^{+}周在外院建册定期产检：孕早期NT结果正常，孕期查血常规、肝肾功能、唐氏综合征筛查及外周血无创DNA筛查、胎儿Ⅲ级彩超、OGTT（4.8-6.19-5.36mmol/L）均未见异常，产检本上显示孕期产检血压波动在89～129/51～66mmHg，心率波动在94～122次/min。患者双下肢水肿2个月，近2周加重，6月16日及7月8日测尿蛋白(+)。患者昨日在家中一过性眼花，平躺后轻度咳嗽，未就诊。今日14:30觉头昏、视物模糊、手抖，15:05突发抽搐、口吐血沫、左膝盖皮肤轻度擦伤，社区医院上门就诊，给予静脉推注地西泮10mg。15:30由120接至我院急诊科：患者呼之不应，立即给予吸痰、面罩给氧、心电监护、留置尿管（淡黄色尿液、量约10ml），测随机血糖8.9mmol/L，行床边心电图、床边B超等检查，给予快速静脉滴注硫酸镁解痉、硝酸甘油（生理盐水37ml+硝酸甘油15mg泵入）降压、地塞米松10mg静脉推注，以“抽搐昏迷查因：子痫？”在急诊科抢救，同时行头部CT检查。

既往史：平素体健，否认高血压、糖尿病、冠心病等慢性病史，否认肝炎、结核等传染病史，否认手术史、外伤史、输血史，否认药物及食物过敏史，预防接种史不详。

月经史：15岁，4～6/30天，2018-12-22，月经周期规律，平素无痛经，经量适中，无血块，分泌物无异味。

婚育史：已婚，孕2产0，自然流产1次，配偶体健，家庭关系和睦。

家族史：母系家族有高血压病史。

二、体格检查

体温36.5℃，脉搏115次/min，呼吸20次/min，血压187/117mmHg，身高161cm，体重不详。发育正常，营养中等，急性病容，昏迷，查体不配合。全身皮肤黏膜无黄染、皮疹、皮下出血、皮下结节、瘢痕，毛发分布正常，无肝掌、蜘蛛痣。全身浅表淋巴结未触及。头颅大小正常，无畸形、压痛、包块，眼睑无水肿，结膜无苍白，巩膜无黄染，眼球运动未见异常，双侧瞳孔等大等圆，左瞳孔直径2.0mm，右瞳孔直径2.0mm，对光反射灵敏，鼻腔及外耳道无异常分泌物，乳突区无压痛，两侧副鼻窦区无压痛，听力粗测正常。口唇红润，舌咬伤、少量出血，齿龈未见异常，咽未见明显异常，扁桃体无肿大。颈部无抵抗感，气管居中，颈动脉搏动未见异常，颈静脉无怒张，肝颈静脉回流征阴性，甲状腺未触及肿大，无压痛、震颤、血管杂音。胸廓未见异常，胸骨无压痛，乳房正常对称。双侧呼吸运动未见异常，呼吸节律正常，肋间隙未见异常，语颤未见异常。双肺叩诊清音。呼吸规整，双肺呼吸音清晰，双侧肺未闻及干、湿啰音，无胸膜摩擦音。心前区无隆起、凹陷，心尖冲动位于第5肋间左侧锁骨中线内侧0.5cm，心尖冲动正常，搏动范围约2.0cm×2.0cm，未触及震颤，未触及心包摩擦感。心脏相对浊音界正常，心率115次/min，律齐，各瓣膜听诊区未闻及病理性杂音，未闻及心包摩擦音。周围血管征阴性。腹膨隆，未见胃肠型蠕动波，未见腹壁静脉曲张。腹部膨隆，无液波震颤，无振水音，无压痛、反跳痛。肝、脾肋下未触及，Murphy 征阴性，肾区无叩痛，移动性浊音阴性。肠鸣音正常，约 4 次 /min，未闻及血管杂音。外生殖器、肛门、直肠未查。脊柱正常生理弯曲，棘突无压痛及叩痛，活动度自由活动。四肢无畸形，四肢关节无压痛，四肢关节活动未见明显异常，无杵状指 / 趾，无双下肢静脉曲张，双下肢有水肿（+）。

三、专科检查

腹部膨隆，宫高 26cm，腹围 92cm，扪及明显宫缩、有间歇、中等强度，胎位 LOA，胎心率 120 次 /min。阴道检查：外阴正常、阴道少许血液、宫颈管未消、宫口未开，S−3cm，胎膜未破。骨盆外测量未做。

四、辅助检查

急诊床边 B 超（2019-07-19 15:40）：双顶径 76mm，头围 257mm，腹围 258mm，股骨长 55mm，胎儿体重 1 400g±204g。羊水最深径 55mm，胎边 B 超：盘厚度 29mm。胎心率 125 次 /min，心律齐。胎位：头位。胎儿头部：颅骨呈椭圆形强回声环，脑中线居中，侧脑室无明显扩张。胎儿腹部：横切面呈椭圆形，肝、胃、膀胱可见。胎儿四肢：显示一侧股骨并测量其长度。胎盘：附着于后壁，胎盘Ⅰ级。胎儿颈部皮肤未见压迹。肝、胆、脾、胰未见明显异常。右肾轻度积水，左肾、膀胱未见明显异常。

五、入院诊断

1. 抽搐昏迷查因：子痫？

2. 脑血管意外？

3. 妊娠期静脉血栓性脑梗死？

4. 胎盘早剥？

5. 孕 2 产 0 宫内妊娠 29^{+5} 周 LOA 单活胎先兆早产。

第二节　诊疗过程

【2019-7-19　15:30】

1. 120 救护车接患者至急诊科，立即给予吸痰、面罩给氧、心电监护、留置尿管，测随机血糖 8.9mmol/L，建立静脉通路，快速静脉滴注硫酸镁解痉、硝酸甘油（生理盐水 37ml＋硝酸甘油 15mg 泵入）降压、地塞米松 10mg 静脉推注。

2. 向家属详细告知病情风险及抢救方案。

3. 完善血常规、尿常规、肝肾功能、凝血功能、心肌酶、B 型利钠肽前体等检测，行床边心电图、床边 B 超、急诊脑 CT 等检查。

4. 超声检查结果

（1）产科 B 超：胎盘附着于后壁，胎盘Ⅰ级。宫内妊娠，单活胎，头位，胎盘Ⅰ级。胎儿测值大小相当于 29 周 2 天。

（2）腹部 B 超：肝、胆、脾、胰未见明显异常。

（3）泌尿系统 B 超：右肾轻度积水，左肾、膀胱未见明显异常。

【2019-07-19　15:50】

急诊脑 CT：双侧额顶颞枕叶均可见多发脑回状低密度区，以左侧显著，边界欠清，双侧侧脑室受压稍变窄，脑沟变浅；余脑实质内未见异常密度影。中线结构未见明显移位。颅骨未见异常。结果：双侧额顶颞枕叶多发低密度灶，多考虑静脉血栓性脑梗死可能性大；脑水肿；请结合临床，建议必要时进一步 CTV 或 MRV 检查。

胸部 CT：双侧胸腔中量积液，双肺下叶膨胀不全，双肺下叶少许渗出。

【2019-7-19　15:59】

1. 在急诊科抢救中，向家属详细告知病情及诊疗方案，书面告病危通知。

2. 按子痫、脑血管意外、胎盘早剥护理，动态监测生命体征、出入量、宫高、腹围变化。

3. 因考虑“子痫？脑血管意外？胎盘早剥？”交代病情后，送手术室行剖宫产终止妊娠。积极术前准备，充分备血，请麻醉科评估麻醉风险、新生儿科协助术中新生儿复苏、重症医学科协助抢救。

【2019-07-19　17:10】

于 2020-07-19 16:25 至 17:10 时在急诊全麻下行子宫下段剖宫产。麻醉成功后，取仰卧位，碘伏消毒全腹部皮肤及会阴部皮肤，铺盖无菌洞巾，术前清点手术器械及纱布预备手术。取耻骨联合上下腹部纵切口，长约 9cm，依次切开皮肤、皮下组织，横向剪开腹直肌前鞘，打开腹膜，见腹腔内淡黄色液体 400ml，抽取 5ml 送检，探查后行子宫下段横切口，先切开浆膜层，再向两侧撕开子宫肌层，钝性刺破胎膜，羊水淡红色，量约 800ml，娩出一活婴，脐带绕颈 1 周，阿氏评分 3 分 -5 分 -8 分，断脐后交新生儿科抢救。子宫壁肌内注射缩宫素 20U，胎盘自娩，检查见胎盘后暗红色积血块 50ml，检查胎盘胎膜完整。干纱布擦拭子宫内壁附着的胎膜，检查子宫内壁光滑平整，无胎盘胎膜等附着物。子宫收缩欠佳，给予卡前列素氨丁三醇宫体注射，子宫收缩好。0号可吸收线缝合子宫肌层、子宫浆膜层，检查创面无活动性出血，清理腹腔积血，检查双侧附件无异常。清点手术器械纱布无误，逐层关闭腹腔、腹直肌前鞘、皮下组织、皮肤，术毕。术中麻醉效果良好，失血量约250ml，术中使用缩宫素40U，尿量约100ml，补液1 250ml，术后产妇转中心ICU进一步抢救，新生儿转NICU进一步抢救。

【2019-07-19 18:00】

术后转入中心ICU。

术前检验结果回报：尿常规：蛋白(++++)。血常规：WBC 20.18×10^9/L，RBC 4.88×10^{12}/L，HGB 158g/L，PLT 87×10^9/L。肝肾功能：尿素6.90mmol/L，肌酐103.20μmol/L，尿酸562.60μmol/L。凝血功能：D-二聚体2.92μg/ml。LDH 1 905U/L，Pro-BNP 6 110pg/ml。

书面告知病情危重，密切监测生命体征、神志、瞳孔变化，调控血压、血糖、维持内环境稳定，继续呼吸机辅助通气。请神经内科会诊，完善颅脑CTV检查。给予抗感染、缩宫素、硫酸镁等治疗，营养支持及维持内环境稳定治疗；复查血常规、感染指标、肝肾功能、电解质、心功能、凝血功能、血气分析等。

【2019-07-19 21:45】

术后神经内科会诊意见：目前考虑急性脑静脉窦血栓形成可能性大。建议急查颅脑CTV，同时加强脱水降颅内压，静脉使用丙戊酸钠控制癫痫，维持内环境稳定，必要时抗凝治疗。

【2019-07-20 14:22】

术后第1天，患者气管插管接呼吸机辅助呼吸，持续硝普钠静脉泵入控制血压，持续丙戊酸钠静脉泵入抗抽搐，患者无抽搐，有自发睁眼及肢体运动，呼吸平顺，无发热，留置胃管及尿管固定通畅，大便未排，阴道口有恶露排出，昨日入科至今液体出入量+341.8ml，液体入量2 409.8ml，液体出量2 095ml，其中尿量1 740ml。查体：体温36.8℃，脉搏89次/min，呼吸23次/min(呼吸机辅助)，血压148/86mmHg(硝普钠控制)，SpO_2 99%。持续镇静镇痛状态，双瞳孔等大等圆，直径约2mm，对光反射灵敏；双肺呼吸音粗，未闻及明显干、湿啰音。心率89次/min，律齐，未闻及病理性杂音。宫底脐下一指半，腹肌稍紧张，腹部敷料清洁，可见少量渗血及渗液，肠鸣音减弱；双下肢重度水肿。

复查CRP 20.0mg/L；血常规：WBC 23.34×10^9/L，PLT 54×10^9/L，HGB 124g/L；降钙素原0.739ng/ml；Pro-BNP 6 860pg/ml；肾功能：肌酐78.50μmol/L，尿酸577.50μmol/L。

继续给予缩宫素促进子宫收缩，硫酸镁解痉，腹部手术切口换药，密切观察产后恶露及宫底高度情况；患者血小板低，胆红素偏高，不除外HEELP综合征可能，给予地塞米松，稳定细胞膜，减少血小板消耗；继续抗感染治疗，定期复查血常规及肝功能变化情况；给予呋塞米静脉应用，减轻水肿；继续加强营养支持、维持内环境稳定及对症支持治疗。

【2019-07-20 16:10】

患者神志清楚，可遵嘱动作，握手有力，自主排痰能力尚可，循环稳定，呼吸平顺，脱机前复查血气分析尚可，生命体征平稳，经充分吸痰胀肺后，顺利拔除气管插管。

【2019-07-21 16:10】

术后第2天，患者神志清，精神状态一般，未诉头痛、头晕，对答切题，可遵嘱动作。继续丙戊酸钠抗抽搐、硫酸镁解痉、硝普钠控制血压、阿莫西林克拉维酸钾抗感染治疗，以及控制液体入量、防止心衰、加强营养支持、纠正电解质紊乱及对症支持等治疗。遵神经内科会诊意见，继续脱水降颅压、低分子肝素抗凝等治疗，密切观察患者神志、瞳孔变化情况。患者血小板有升高趋势，产科医师建议地塞米松拟用够3天后停用。

检查结果回报：双下肢动静脉彩超：无异常；胸部正位片：双肺渗出，提示左肺下叶实变，双侧胸腔少量积液。

【2019-07-23 14:30】

术后第4天，患者神志清醒，精神状态可，鼻导管吸氧，呼吸平顺，留置胃管、尿管固定通畅。24小时液体平衡−1 717.7ml，总入量3 127.3ml，总出量4 845ml，尿量4 845ml，未解大便。查体：体温36.6℃，呼吸13次/min，脉搏80次/min，血压140/83mmHg(硝普钠控制)，SpO_2 97%，双瞳孔等大等圆。

检验结果回报：血常规：CRP 18.0mg/L，WBC 16.88×10^9/L，HGB 120g/L，PLT 80×10^9/L；PCT 0.210ng/ml；肝功能：ALT 49.00U/L，AST 65.00U/L，Alb 24.90g/L，TBil 18.90μmol/L；肾功能：Cr 57.50μmol/L，K^+ 4.60mmol/L，Na^+ 132.30mmol/L，Ca^{2+} 2.03mmol/L；Pro-BNP 3 010pg/ml。

检查结果回报：胸片(与2019-07-20片对比)：双肺渗出、双侧胸腔少量积液稍减少，提示左肺下叶实变。头颅 CT（与 2019-07-19 片对比）：双侧额顶颞枕叶低密度灶范围较前缩小好转，脑水肿较前明显减轻。

今日转回普通产科病房。

【2019-07-24　09:30】

术后第 5 天，一般情况好，偶有干咳、无痰，昨日夜间静脉滴注硝普钠 0.5ml/h。查体：体温 36.6℃，脉搏 98 次 /min，血压 130/82mmHg，心、肺未闻及异常；腹平软、无压痛及反跳痛，手术切口干洁、无肿；恶露浆液性、量少、无臭味。现血压、肾功能、血小板、脑水肿及梗死灶均明显改善，因仍有 WBC > 15×10^9/L，继续抗感染治疗，甘露醇降颅内压可调整为 12 小时一次，停用硝普钠，口服硝苯地平控释片、呋塞米降压利尿，继续预防血栓治疗。

【2019-07-26　09:00】

术后第 7 天，一般情况好，诉无头痛。查体：体温 36.9℃，脉搏 75 次 /min，血压 122/75mmHg，水肿明显减轻。昨日入量 2 210ml，出量 2 700ml。查左肾静脉及体位试验 + 肾脏检查，无明显异常。复查血常规，无明显异常。根据患者情况逐渐停用甘露醇降颅内压治疗、呋塞米利尿治疗。

【2019-07-29　08:30】

术后第 10 天，患者一般情况好，无头昏、头痛、眼花、胸闷、心悸等不适。查体：体温 36.8℃，脉搏 78 次 /min，呼吸 20 次 /min，血压 110/69mmHg，神志清，心、肺未闻及异常，腹软、无压痛，腹部手术切口Ⅱ/ 甲愈合，双下肢水肿（-），恶露少、浆液性、无臭味。血常规：WBC 8.15×10^9/L，HGB 106g/L，PLT 178×10^9/L；24 小时：ALT 24.00U/L，AST 19.00U/L，DBil 2.40μmol/L。患者血压、血常规、肝功能、BNP 基本正常，今日予以出院。

【最后诊断】

1. 子痫。

2. 妊娠期静脉血栓性脑梗死。

3. 胎盘早剥。

4. 孕 2 产 0 宫内妊娠 29^{+5} 周 LOA 单活剖宫产分娩；早产；早产儿；极低体重儿；脐带缠绕。

第三节　经验与教训

一、经验

（一）关于子痫救治方面

1. 子痫患者保持气道通畅，可取半左侧卧位，以防误吸或舌后坠阻塞呼吸道。维持呼吸、循环功能稳定。子痫患者纠正缺氧和酸中毒，可予以面罩和气囊吸氧，根据动脉血气 pH、二氧化碳分压、碳酸氢根浓度等，给予适量 4% 碳酸氢钠纠正酸中毒。密切观察生命体征、留置导尿管监测尿量等。避免声、光等刺激。预防坠地外伤、唇舌咬伤。

2. 硫酸镁是治疗子痫及预防复发的首选药物。当患者存在硫酸镁应用禁忌或硫酸镁治疗无效时，可考虑应用地西泮、苯妥英钠或冬眠合剂控制抽搐。子痫患者产后需继续应用硫酸镁 24～48 小时。

3. 可给予子痫患者 20% 甘露醇 250ml 快速静脉滴注，降低颅压。

4. 脑血管意外是子痫患者死亡的最常见原因。当收缩压持续≥160mmHg 和 / 或舒张压≥110mmHg 时，要积极降压以预防脑血管并发症。该患者使用硝酸甘油降压，效果良好。

5. 密切观察病情变化，尽早发现心力衰竭、脑出血、肺水肿、HELLP 综合征、肾衰竭、弥散性血管内凝血等并发症，并积极处理。

6. 子痫一经诊断，抽搐控制后，应考虑立即终止妊娠，及时处理，避免病情进一步发展。该患者经积极处理及时终止妊娠。该患者血液高凝状态、肺水肿、腹水、胸腔积液、低蛋白血症、血小板低、心肌酶高及肾功能异常，终止妊娠后各异常指标均有好转，患者转向清醒，均符合子痫疾病引起的变化。

7. 术后转入重症监护病房，对于并发症的管理、病情迅速恢复起到了重要的作用。

8. 对于子痫的患者，除解痉、降压外，还需重点关注其血小板、肝功能情况，预防 HELLP 综合征的发生。该患者考虑 HELLP 综合征，应用糖皮质激素后明显改善了各生理参数，产后连续应用。

（二）关于鉴别诊断

子痫抽搐昏迷应与癫痫、中毒、脑出血、低血糖、外伤等相鉴别，该患者既往体健、否认癫痫病史，各项检查结果可排除上述疾病。昏迷原因考虑子痫可能性大。

（三）关于孕产妇脑血管疾病方面

1. 孕产妇合并脑血管疾病较少见，产前、产后均可发生，以妊娠晚期和产褥期居多。孕产妇合并脑血管疾病的类型包括颅内静脉系统血栓形成、出血性卒中、缺血性卒中等，以静脉窦血栓形成多见。临床表现依据病变程度不同而异，有肢体麻木等感觉异常、肢体瘫痪、癫痫发作、意识障碍等。妊娠期高血压和感染是孕产妇发生脑血管疾病的独立危险因素。因此，对于子痫患者，如有条件，应尽量早期行CT检查，对诊断和指导进一步处理有重要意义。

2. 妊娠期静脉血栓性脑梗死于产后应积极治疗，该患者妊娠期静脉血栓性脑梗死、脑水肿、子痫，产后继续用硝普钠、硝苯地平降压，硫酸镁解痉，甘露醇降颅内压，呋塞米利尿治疗，双侧额顶颞枕叶低密度灶范围较前缩小好转，脑水肿较前明显减轻。出院后门诊继续治疗追踪随访。

二、教训

1. 加强孕期保健，进一步深入了解高危因素，给予预防措施。

2. 患者于近2个月双下肢水肿，近2周加重，两次尿常规检查示尿蛋白(+)，孕期检查发现双下肢水肿、尿蛋白等，应进一步了解有无相关临床早期症状，进一步检查24小时尿蛋白定量及其他相关检查，动态监测血压变化，增加产检频次，做好相关的预防宣传教育工作。

(王晨虹　黄楚冰)

第二十章 重度子痫前期合并胎儿生长受限

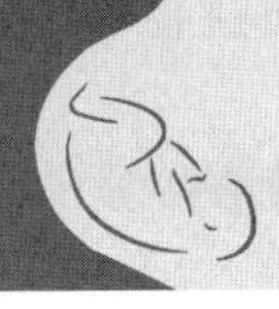

第一节 病例介绍

一、现病史

患者李××，女，35岁，因“停经32周，发现血压升高1天”于2019年7月12日09:31入院。

孕妇于孕前检查诊断为甲状腺功能减退，给予优甲乐每天1.5片口服，孕后调整优甲乐用量至每天2.5片，口服至今。平素月经规则，孕妇于2018-12-16在外院植入冻胚两枚，1个月后彩超提示宫内单活胎。孕6周时因先兆流产，给予低分子肝素每天2支皮下注射，孕12周时调整药量至每天1支口服，至15周后停药。孕6周始给予硫酸羟氯喹2片，每天2次口服至今，6周始因LA(+)，予以阿司匹林每天100mg口服至今。孕早期有恶心、呕吐等反应，无阴道流血史，无毒物、放射线接触史，孕4^{+}个月自觉胎动至今。孕期建册，定期产检，孕早期行唐氏筛查示低风险，行无创产前筛查检测低风险，地中海贫血筛查无异常；OGTT无异常；孕中期彩超无异常，孕期检查无异常。今日孕32周门诊产检，血压160/103mmHg，尿蛋白(++++)，入院后复测血压150/95mmHg，2周前出现双下肢水肿。孕妇无头晕、头痛、眼花、视物模糊、皮肤瘙痒等不适，故以“子痫前期”收入院。现孕32周，无头晕、头痛及视物模糊，无腹痛，自觉胎动如常。

既往史：平素体健否认高血压、冠心病、糖尿病、肝炎、结核病等病史。否认伤寒、痢疾等传染病病史。有手术史，2015年行宫腔镜检查术，2016年因“引产失败”行剖宫产术。无输血史，无过敏史。预防接种史不详。

月经史：平素月经规则，12岁，4天/30天，末次月经：2018-11-30，经量中等，色鲜红，无血块，无痛经，白带正常。

婚育史：孕2产1，2016年足月剖宫产1次，现有1女体健，配偶体健。

家族史：父母健在，兄妹体健。否认家族性遗传性疾病史及类似病史。

二、体格检查

体温：36.5℃，脉搏，88次/min，呼吸20次/min，血压150/95mmHg，体重70kg，身高158cm。神志清楚，发育正常，营养中等，正常面容，自主体位，步行入院，查体合作，对答切题。言语清晰，呼吸平稳，未闻及异常气味。皮肤黏膜色泽正常，未见皮疹、黄染、出血点，未见肝掌、蜘蛛痣。皮肤温、湿度正常，弹性正常。耳前、耳后、乳突区、枕骨下区、颈后三角、颈前三角、锁骨上窝、腋窝、滑车上、腹股沟、腘窝的浅表淋巴结未触及肿大。头颅大小正常，无畸形，无肿块，无压痛。眼睑无下垂、水肿；结膜正常；双眼球无突出，运动无异常；双侧巩膜无黄染；双侧瞳孔等圆等大，直径3mm，对光反射灵敏。耳郭无畸形，外耳道未见异常分泌物；乳突无压痛；听力粗测正常。鼻外观无畸形，无异常分泌物，鼻旁窦无压痛。口唇红润，咽无充血，双侧扁桃体无肿大。颈软，无抵抗；颈动脉搏动正常，颈静脉未见怒张，肝颈静脉回流征阴性，气管正中，甲状腺未见肿大，无震颤，无血管杂音。胸廓双侧对称，无畸形；胸壁无压痛，无局部隆起；乳房两侧对称，无红肿、压痛；肋间隙无明显增宽及变窄。呼吸运动正常，两侧对称。两侧语颤等强，无增强或减弱，未触及胸膜摩擦感，未触及皮下捻发感；两肺叩诊清音。两肺呼吸音清，双肺未闻及干、湿啰音，无胸膜摩擦音及捻发音，语音传导双侧均等，未见增强或减弱。心前区无隆起，心尖冲动位于第5肋间左锁骨中线内1.0cm，搏动范围直径为2.5cm，心尖冲动规则；未触及震颤，未触及心包摩擦感；心界无扩大；心率88次/min，律齐；各瓣膜区未闻及病理性杂音及心包摩擦音。周围血管征：无异常血管征。腹部视诊外形膨隆，有腹部横瘢痕，长约12cm，未见胃型、肠型及异常蠕动波。腹壁静脉无曲张，触诊腹肌软，无压痛、反跳痛。未扪及包块。肝肋下及剑突下未触及。Murphy征阴性。脾未触及。各输尿管压痛点无压痛。叩诊肝浊音界存在，肝上界位于右锁骨中线第5肋间，移动性浊音阴性，肝区无叩击痛，肾区无叩击痛，肠鸣音3～5次/min。脊柱无畸形，正常生理弯曲存在，棘突无压痛及叩击痛；无杵状趾，四肢关节无红肿、活动无受限；双下肢无水肿；下肢静脉无曲张。四肢肌力、肌张力正常，膝腱反射、跟腱反射对称存在，巴氏征等病理征未引出。

三、专科检查

下腹部陈旧性横行手术瘢痕，产检：宫高28cm，腹围85cm，胎位LOA，胎心率140次/min，先露头。宫缩：无。阴道检查：宫口未查，胎膜未破。

四、辅助检查

彩超提示（2019-07-12）：宫内单活胎，头位，胎儿约1 357g，羊水指数11cm。血型：O型，RH（+）；乙肝（++），HIV阴性，梅毒阴性，唐氏筛查低风险，地中海贫血筛查未见异常，OGTT正常。

五、入院诊断

1. 重度子痫前期。
2. 胎儿生长受限。
3. 妊娠合并甲状腺功能减退。
4. 体外受精胚胎移植术妊娠。
5. 妊娠合并瘢痕子宫。
6. 孕2产1孕32周LOA单活胎。

第二节 诊疗过程

【2019-7-12　10:00】

1. 入院复查，血压150/95mmHg。

2. 向孕妇及家属详细交代病情，告知妊娠期高血压疾病孕产妇可发生子痫、脑水肿、脑出血、急性肾衰竭、HELLP综合征、凝血功能障碍、胎盘早剥、视网膜剥离、产后出血及产后血液循环衰竭等并发症，严重者可导致孕妇死亡。由于子宫血管可引起胎盘供血不足，胎盘功能减退，导致胎儿窘迫、胎儿宫内发育迟缓、死胎、死产或新生儿死亡。

3. 完善血常规、尿常规、凝血、肝肾功能、24小时尿蛋白及B超检查。

4. 注意监测胎心、胎动，给氧，监测血压等生命体征情况。

5. 给予硫酸镁解痉、拉贝洛尔降压、地塞米松促胎肺成熟治疗。

【2019-7-13　09:00】

孕妇现孕32^{+1}周，无产兆，自觉胎动正常。查体：血压145/89mmHg，余生命体征正常。下腹部陈旧性横行手术瘢痕，产检：宫高28cm，腹围85cm，胎位LOA，胎心率137次/min，先露头。宫缩：无。阴道检查：宫口未查，胎膜未破。胎心监测提示变异可。

检查检验结果：彩超提示（2019-07-12）：宫内单活胎，头位，胎儿约1 357g，羊水指数11cm。肝功能：TBA 11.2μmol/L。肾功能未见异常，血常规、凝血功能及免疫功能等大致正常。入院后查肝胆胰脾彩超及胸部彩超、心功能彩超等正常。

目前不排除妊娠肝内胆汁淤积症可能，复查胆汁酸，继续给予硫酸镁解痉、拉贝洛尔口服降压治疗处理，密切监测血压。

【2019-7-14　09:39】

孕妇现孕32^{+2}周，无头晕、眼花、视物模糊等不适，昨日血压波动143～149/85～91mmHg，今早血压146/88mmHg。

检查检验结果：TBA 5.4μmol/L；24小时尿蛋白定量1 458mg；尿常规（急）：蛋白质（+++）。

目前血压控制欠佳，改用拉贝洛尔150mg，每天三次，口服降压治疗。

【2019-7-15　09:00】

孕妇现孕32^{+3}周，无头晕、眼花、视物模糊等不适，今日血压145/88mmHg。

检验结果：LA抗体未见明显异常。

目前不排除HELLP综合征、弥散性血管内凝血可能，复查网积红细胞计数。孕妇胎儿彩超提示胎儿发育较正常孕周落后，既往使用过低分子肝素治疗，今日继续低分子肝素治疗。孕妇无明显支持妊娠合并系统性红斑狼疮诊断的症状，今日停用阿司匹林及硫酸羟氯喹，母儿监护，继续监测血压。

【2019-7-16　09:00】

孕妇现孕32^{+4}周，无头晕、眼花、视物模糊等不适，无产兆，自觉胎动正常。查体：血压

154/99mmHg，余生命体征正常，双下肢水肿（++）。

今早胎监反应型，查网织红细胞3.67%。

继续低分子肝素治疗，拉贝洛尔降压治疗，母儿监护，监测血压。

【2019-7-17　09:00】

孕妇现孕32^{+5}周，昨晚血压波动在150～165/95～110mmHg，夜班给予硝苯地平及拉贝洛尔口服降压治疗，降压效果不佳。自觉双眼视物模糊，无头痛、头晕，自觉胎动正常。查体：今早血压155/104mmHg，双下肢水肿（++）。今早胎监有反应。

孕妇近两天血压波动大，已出现自觉症状，降压治疗效果不佳，考虑重度子痫前期，改用尼卡地平静脉泵注降压治疗，心电监护，呋塞米静脉泵注，继续低分子肝素治疗。

【2019-7-18　09:00】

孕妇现孕32^{+6}周，自觉双眼视物模糊症状较昨日好转，无头痛、头晕，胎动正常。今早血压139/91mmHg，双下肢水肿（++），胎监有反应，24小时入量1 340ml，出量2 200ml。

目前有视物模糊症状，已给予对症降压、解痉治疗，考虑孕妇病情，转入ICU进一步监护及治疗。

【2019-7-19　11:48】

转入ICU，现孕33周，无产兆，自觉双眼视物模糊症状较昨日好转，无头痛、头晕，胎动正常。昨日血压波动137～147/84～99mmHg，今早血压135/98mmHg，双下肢水肿（++），胎监有反应型，转入ICU后总入量950ml，出量1 355ml。

检验结果：肝肾功能：总蛋白41.8g/L，白蛋白21g/L；心肌酶谱：LDH 265U/L；凝血功能：AT-Ⅲ 57%；尿常规：蛋白质（++++）；血常规：RBC 3.36×10^{12}/L，HGB 117g/L，HCT 33.74%，PLT 111×10^{9}/L。

孕妇乳酸脱氢酶较前升高，血小板、血细胞比容较前降低，告知患者及家属现病情持续加重，继续妊娠风险大，患者及其家属表示知情了解，要求继续观察，今日复查B超、予以白蛋白支持治疗。

【2019-7-20　09:00】

现孕33^{+1}周，目前无产兆，自觉双眼视物模糊症状较前好转，无头痛、头晕，无腹痛，无阴道流血、流液，胎动正常。昨日血压波动137～147/84～99mmHg，今早血压135/98mmHg，双下肢水肿（++），今早胎监有反应。

检查检验结果：B超：宫内妊娠，单活胎，头位，胎盘Ⅰ级。胎儿大小相当于30^{+2}周，S/D：3.1。血常规：WBC 6.53×10^{9}/L，NEUT% 66.5%，HGB 138g/L，HCT 41.1%，PLT 125×10^{9}/L。凝血功能：HS-DIMER 1 404ng/ml，AT-Ⅲ 63%。肝肾功：TP 50.3g/L，ALB 25.7g/L，ALP 99U/L。心肌酶：LDH 333U/L。

再次告知患者及家属继续妊娠过程不排除子痫、脑水肿、脑出血、妊高征心脏病、急性肾衰竭、HELLP综合征、凝血功能障碍、胎盘早剥、视网膜剥离、产后出血及产后血液循环衰竭等并发症可能，患者及其家属表示知情了解，要求继续观察。

【2019-7-22　09:46】

现孕33^{+3}周，目前无产兆，未诉视物模糊，无头痛、头晕，无腹痛，无阴道流血、流液，胎动正常。体温36.8℃，脉搏125次/min，呼吸20次/min，血压148/100mmHg，昨日血压波动125～156/84～107mmHg。

孕妇心率快，予以美托洛尔47.5mg口服降心率，考虑为尼卡地平副作用，今日继续待产，交代风险，密切观察病情。

【2019-7-22　22:30】

现孕33^{+3}周，今日白天胎监反应欠佳，晚上复查胎监提示胎基线变异可，有1次小减速，最低至110次/min，持续约半分钟。

孕妇为重度子痫前期、胎儿生长受限，现孕33^{+3}周，不排除胎儿窘迫可能，继续待产有发生胎儿窘迫、胎死宫内等可能，需考虑终止妊娠，向孕妇交代情况，孕妇要求暂不手术，要求观察，继续监测血压，明日复查胎监。

【2019-7-23　09:00】

现孕33^{+4}周，昨晚胎心监护有1次小减速，今日复查胎心监护，有3次小减速，最低达110次/min，血压152/100mmHg，自觉胎动次数正常。

再次沟通病情后，孕妇及家属表示理解，要求手术，拟今日行子宫下段剖宫产术。

【2019-7-23　11:48】

于2020-07-23行子宫下段剖宫产术+经腹盆腹腔粘连松解术，术中腹腔腹水800ml，吸出腹水后，前壁网膜与子宫前壁少许粘连，给予分离粘连，子宫前壁下段静脉曲张明显，子宫下段偏宫体部取横切口，逐层进宫腔下仍有部分胎盘组织，经LOA位娩出一女活婴，Apgar评分1分钟6分、5分钟10分，体重1 310g，羊水清，量约600ml，胎盘胎膜自娩完整，脐带长50cm，绕颈1周，子宫切口无裂伤，常规缝合子宫切口。清理腹腔，见子宫及双附件无异常，切口无渗血，清点器械无误，关腹。术中麻醉满意，生命体征平稳，手术顺利，出血 200ml，尿量 100ml，清。安返病房。术后特级护理，计 24 小时出入量及计 24 小时尿蛋白，抗炎、促子宫收缩治疗，继续降压治疗。

【2019-7-24　09:44】

术后第 1 天，产妇精神好，诉腹部伤轻微疼痛，无发热，肛门尚未排气，留置尿管通畅，尿色清。查体：体温 36.8℃，脉搏 78 次 /min，呼吸 20 次 /min，血压 134/95mmHg，心肺听诊未闻及明显异常，双乳不胀，泌乳畅，乳量少，腹部伤口敷料干洁、无渗血，无红肿，全腹软，轻压痛，无反跳痛，宫底平脐、质硬、恶露少、无臭。昨日血压波动 119～136/86～96mmHg。静脉滴注尼卡地平状态下血压控制可，24 小时入量 1 900ml，出量 2 510ml。

今日停用尼卡地平，改拉贝洛尔口服降压治疗。

【2019-7-25　09:15】

术后第 2 天，产妇一般情况好，无发热，未诉腹胀，自解小便，无排尿不适，已有肛门排气。查体：体温 37℃，脉搏 80 次 /min，呼吸 20 次 /min，血压 150/101mmHg，心肺听诊未闻及明显异常，双乳不胀，乳量少，通畅，腹部伤口敷料干洁、无红肿、硬结及渗液，全腹软，轻压痛，无反跳痛，宫底脐下一指、质硬、恶露少、无臭。产后 24 小时出血量 260ml，昨日血压波动 120～139/85～96mmHg。24 小时入量 1 200ml，出量 3 400ml。

检查检验结果：血常规：WBC 13.19×10^9/L，RBC 3.92×10^{12}/L。肝功能：ALT 45U/L，AST 43U/L。总蛋白 48.8g/L，白蛋白 22g/L。心肌酶：LDH 362U/L，HBDH 267U/L。尿常规：蛋白质（+）。24 小时蛋白定量：6 677mg。

特级护理改一级护理，继续口服拉贝洛尔降压治疗，补充蛋白类。

【2019-7-27　09:15】

术后第 4 天，产妇一般情况好，无发热，未诉不适，阴道流血少，大便已解，小便无异常。查体：体温 36.4℃，脉搏 84 次 /min，呼吸 20 次 /min，血压 149/92mmHg，心肺听诊未闻及明显异常，双乳不胀，乳量中，通畅，宫底脐下二指，质硬，腹部切口敷料干洁，无红肿、硬结及渗液，全腹软，无压痛及反跳痛。

检查结果：尿常规：蛋白质（+++）；肝肾功能：总蛋白 48.7g/L，白蛋白 22.4g/L，LT 40U/L，天门冬氨酸氨 AST 33U/L。

【2019-7-28　09:00】

术后第 5 天，产妇一般情况好，无发热，未诉不适，大小便如常。查体：生命体征平稳，血压 133/89mmHg，心肺听诊未见异常，双乳不胀，泌乳畅，乳量中，全腹软，无压痛及反跳痛，腹部切口拆线，甲级愈合，宫底脐下三指、质硬，恶露少、无臭。昨日血压平稳。

检查结果：B 超提示产后子宫声像改变，宫腔内积液暗区宽约 0.64cm。

今日出院，交代出院注意事项，嘱注意休息，出院后自行监测血压，每天 4 次，继续口服拉贝洛尔降压治疗，产后 3 个月内科随诊，产后 6 周携婴门诊复查，如有不适，请随诊。

【出院诊断】

1. 重度子痫前期。
2. 胎儿生长受限。
3. 妊娠合并甲状腺功能减退。
4. 体外受精胚胎移植术妊娠。
5. 妊娠合并瘢痕子宫。
6. 孕 2 产 1 孕 32 周 LOA 剖宫产单活婴；早产；早产儿；极低体重儿。

第三节　经验与教训

一、经验

1. 对于重度子痫前期的患者，除监测血压、控制血压外，还需要密切关注患者有无头痛、眼花、胸闷、腹部疼痛、胎动、阴道流血等其他不适，注意大脑、心脏、肝、肾等重要脏器有无受损，同时应关注血液系统，警惕 HELLP 综合征的发生。重度子痫前期进展快，该患者入院后因血压波动大，短时间内出现双眼视物模糊、心肌酶异常，因处理及时，避免病情进一步加重。

2. 硫酸镁是重度子痫前期预防子痫发作的关键药物。用药指征：①控制子痫抽搐及防止再抽搐；②预防重度子痫前期发展成为子痫；③重度子痫前期患者临产前用药，预防产时子痫或产后子痫。用药原则：①预防和治疗子痫的硫酸镁用药方案相同；②分娩前未使用硫酸镁者，分娩过程中可使用硫酸镁，并持续至产后至少 24～48 小时；③注意保持硫酸镁血药浓度的稳定性。用药方案：静脉用药：负荷剂量硫酸镁 4～6g，溶于 25% 葡萄糖 20ml 静脉推注（15～20 分钟），或者溶于 5% 葡

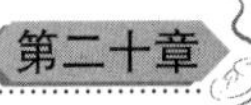

萄糖 100ml 快速静脉滴注（15～20 分钟），继而硫酸镁 1～2g/h 静脉滴注维持。用药过程中需密切监测孕妇的膝腱反射、呼吸、尿量，同时准备 10% 葡萄糖酸钙。

3．降压首选口服降压药物，若效果不理想可静脉用药。为防止血液浓缩、有效循环血量减少和高凝倾向，一般不建议使用利尿剂降压。禁止使用血管紧张素转换酶抑制剂和血管紧张素Ⅱ受体拮抗剂。常用的降压药物有拉贝洛尔、硝苯地平、尼莫地平、尼卡地平、酚妥拉明、甲基多巴、硝酸甘油、硝普钠等。

4．及时转入重症监护病房，对于减少并发症的发生、促进病情迅速恢复起到了重要的作用。

二、教训

对于重度子痫前期患者，收缩压≥160mmHg 和/或舒张压≥110mmHg 的严重高血压必须降压治疗。降压的目标：未并发脏器功能损伤者，收缩压应控制在 130～155mmHg，舒张压应控制在 80～105mmHg；并发脏器功能损伤者，则收缩压应控制在 130～139mmHg，舒张压应控制在 80～89mmHg。降压过程力求下降平稳，不可波动过大。该患者入院后使用首先拉贝洛尔，血压控制欠佳，波动较大，出现眼花等自觉症状，降压治疗效果不能达标，后续降压药调整为尼卡地平及美托洛尔，血压相对稳定，因此，对于此类患者，应该根据血压的变化情况及时调整用药方案，不可一成不变。

重度子痫前期发生于妊娠 34 周之前，建议住院治疗，解痉、降压治疗并给予糖皮质激素促胎肺成熟，严密监测母儿情况，充分评估病情以明确有无严重的脏器损害，从而决定是否终止妊娠。当出现以下情况时建议终止妊娠：①出现持续不适症状或严重高血压；②子痫、肺水肿、HELLP 综合征；③发生严重肾功能不全或凝血功能障碍；④胎盘早剥；⑤孕周太小无法存活的胎儿；⑥胎儿窘迫。该患者后期胎监多次提示胎儿宫内窘迫可能，反复与患者沟通，最终同意终止妊娠，新生儿诊断轻度窒息，可能与终止时机延迟有关。因此，对待此类患者，应灵活把握终止妊娠时机，同时要充分做好医患沟通，使母婴安全得到最好的保障。

（王晨虹　孙　颖）

第二十一章 重度子痫前期并发视网膜脱离

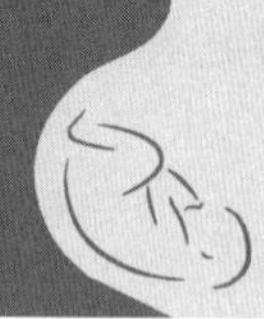

第一节 病例介绍

一、现病史

患者李××，女，26岁，因“停经28^{+5}周，发现血压升高2^{+}天”于2019年3月29日15:20由外院转入。

患者平素月经规律，孕3产0，末次月经为2018年9月9日。停经30^{+}天查血HCG阳性提示妊娠，停经40^{+}天外院彩超检查提示宫内妊娠。无恶心、呕吐等早孕反应。早孕期间阴道有少许咖啡色分泌物，休息后好转，无阴道流液，无毒物、药物、射线接触史。早期彩超检查提示胎儿NT测值正常。孕11^{+2}周于当地医院建卡，定期产检。孕5^{+}个月至今感胎动。孕中期唐氏筛查提示低风险，胎儿心脏彩超检查提示瓣膜显示不清，建议复查。孕期甲状腺功能、肝肾功、OGTT、地中海贫血基因筛查未见明显异常，四维彩超检查提示胎儿结构未见明显异常，胎盘下缘距宫颈内口2.4cm，脐带从胎盘下方边缘插入。2天前患者于当地医院常规产检，查尿常规示尿蛋白(+++)，测血压$160^{+}/90^{+}$mmHg，无头晕、眼花，无胸闷、气紧、双下肢水肿等不适，于当地医院住院治疗，给予硫酸镁解痉，地塞米松促胎肺成熟(共4次)，口服硝苯地平控释片、拉贝洛尔降压等治疗(具体剂量不详)，血压波动于138～180/79～120mmHg，尿蛋白(++)～(+++)。1天前患者出现左眼视野缺损，右眼视野正常，请我科远程会诊后，为进一步诊治转入我院。

孕期精神食欲佳，大小便正常，体重增加约12kg。

既往史：否认肝炎、结核等传染病史；否认高血压、糖尿病等慢性病史；否认外伤、手术及输血史；否认食物、药物及其他过敏史；预防接种史不详。

月经史：13岁，5～6/30天，末次月经：2018-09-09，量中等，无痛经等不适。

婚育史：已婚，配偶体健，孕3产0，既往因“非计划妊娠”共人流2次，手术顺利，术后恢复可。

家族史：父母体健，否认家族遗传倾向疾病史。

二、体格检查

体温36.7℃，脉搏84次/min，呼吸19次/min，血压164/103mmHg，身高158cm，体重66kg。

发育正常，营养良好，推入病房，神志清，被动体位，查体合作。全身皮肤黏膜无水肿、无黄染。浅表淋巴结无肿大，头颅五官无畸形，双侧瞳孔等大等圆，对光反射灵敏，口唇无发绀。颈软，气管居中，甲状腺不大，胸廓对称无畸形，肋间隙无增宽，双肺呼吸动度佳，双肺呼吸音清，未闻及干、湿啰音；心界不大，心率84次/min，律齐，各瓣膜听诊区未闻及病理性杂音。腹膨隆，无压痛、反跳痛及肌紧张。肝脾肋下未及肿大，肝肾区无叩击痛，移动性浊音阴性，肠鸣音正常，脊柱四肢无畸形，活动自如，双下肢无静脉曲张、无水肿，生理反射存在，病理反射未引出。

三、专科检查

宫高20cm；腹围102cm；胎方位ROA；胎心率151次/min，无宫缩，阴查：未查。

四、辅助检查

产科床旁彩超：双顶径6.73cm，股骨长4.48cm，羊水最大深度5.9cm，脐动脉血流频谱呈单峰，胎儿脐带绕颈1周。

阴道彩超：胎盘下缘距宫颈内口4.1cm，脐带插入处位于胎盘左下缘，远离宫颈内口。

心脏彩超：左室收缩功能测值正常。

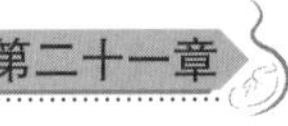

胸腹部彩超：右侧胸腔未见明显液性暗区，左侧胸腔肋膈角处查见宽约 1.4cm 的液性暗区；腹腔内未见明显积液。

肝胆胰脾彩超：胆囊壁稍增厚（建议复查），胆囊颈部稍强回声（胆固醇沉积？）。

泌尿系彩超：右肾集合部分离 0.7cm，其内未见确切占位。

五、入院诊断

1. 重度子痫前期。
2. 脐动脉血流频谱异常。
3. 球拍状胎盘。
4. 脐带绕颈 1 周。
5. 孕 3 产 0 孕 28^{+5} 周宫内孕头位单活胎待产。

第二节 诊疗过程

【2019-03-29 15:20】

入院当天，孕周 28^{+5} 周。

1. 向家属详细告知病情及诊疗方案，书面告病重通知。

2. 按重度子痫前期常规护理，动态监测生命体征、出入量、宫高、腹围变化。

3. 完善血常规、尿常规、凝血、肝肾功、电解质、甲功、铁蛋白、抗体筛查、血液流变学、24 小时尿蛋白、心电图等检查，动态监测胎儿脐血流频谱及静脉导管频谱，请眼科会诊。

4. 继续硫酸镁解痉，口服拉贝洛尔 200mg，每天两次降压，密切监测血压动态变化及胎心、胎动。

【2019-03-30 08:01】

入院第 1 天，孕周 28^{+6} 周。

入院后血压控制欠佳（波动于 173～133/104～76mmHg），加用硝苯地平 30mg，每天 1 次降压，继续拉贝洛尔 200mg，每天 3 次降压，维持目标血压 139～130/89～80mmHg，继续硫酸镁解痉，监测血镁浓度。

【2019-03-30 08:02】

眼科会诊：追问病史：患者左眼中央视野固定遮挡感 1^+ 天，开始大小如瞳孔的圆圈状，后视物泛黄，今日视物黑色遮挡感。专科查体：双眼前节（-），眼底可见视网膜动脉痉挛，暂未见动静脉交叉压迹，视盘边界清楚，右眼黄斑区中心凹反射可，左眼黄斑中心凹反射消失。考虑诊断：双眼高血压性视网膜病变（Ⅰ期），左眼黄斑水肿。继续控制血压，暂无特殊处理。补充诊断：双眼高血压性视网膜病变（Ⅰ期）。

【2019-03-30 10:05】

3 月 29 日（入院当天）检查结果：

1. 血常规、凝血功能、肝肾功、甲功、铁蛋白、抗体筛查未见明显异常。

2. 血液流变学提示凝血功能异常（高凝状态）。

3. 血镁 1.79nmol/L。

4. 尿常规尿蛋白（+++），24 小时尿蛋白 5.55g/24h。

5. 产科彩超结果：胎儿腹围 22.91cm（偏小 2^+ 周），EFW =（980±143）g。

6. 脐动脉血流频谱呈单峰，胎儿静脉导管频谱未见明显异常。

加用低分子肝素 4 000U，每天一次皮下注射，改善胎盘循环，先后静脉滴注 10% 葡萄糖 500ml + 维生素 C 3g，每天一次，9AA 氨基酸 250ml，每天一次，补充营养。补充诊断：胎儿生长受限伴脐血流频谱异常。

【2019-03-31 11:04】

入院第 2 天，孕周 29 周。口服降压药，血压波动于 139～164/65～102mmHg，自觉左眼视物黑色遮挡感较前明显，右眼出现视物黑色遮挡感，无头晕、头痛、眼花，无胸闷、气紧等不适。自数胎动正常，监测胎心好。治疗同前，复查血常规、凝血、尿常规、生化及 24 小时尿蛋白，再次请眼科会诊。

【2019-04-01 10:12】

入院第 3 天，孕周 29^{+1} 周。颜面部稍水肿，自觉双眼视物黑色遮挡感较前无加重，无头晕、头痛、眼花，无胸闷、气紧等不适。血压波动于 122～153/79～93mmHg，自数胎动正常，监测胎心好。3 月 31 日（入院第 2 天）复查结果：血常规、凝血功能、生化未见异常，血镁 2.18nmol/L，尿常规尿蛋白（++），24 小时尿蛋白 6.49g/24h。脐动脉血流频谱呈单峰，胎儿静脉导管频谱未见明显异常。联系眼科会诊，完善会诊后拟提起全科讨论，余治疗同前。

【2019-04-02 08:02】

入院第 4 天，孕周 29^{+2} 周。眼科会诊记录：患者诉右眼出现中央视野遮挡感 1^+ 天。查体：双眼视力 50cm 内能数指，眼压 OU Tn，双眼外眼（-），前节（-），眼底可见视网膜动脉痉挛，双眼黄斑水肿，安抚患者，继续控制血压等治疗，暂无特殊处理。

【2019-04-02 09:39】

全科讨论意见：患者系重度子痫前期，现孕周小，仅 29^{+2} 周，已有眼底、肾脏、胸腔积液、胎儿-胎盘单元受累，脐动脉持续单峰，考虑有多个靶器官损害，治疗前景不佳。患者近期有明确的中心视野视物发黑感，且短时间内病情仍持续进展，眼科已两次会诊，会诊意见均诊断为双眼高血压性视网膜病变（Ⅰ期），建议再次请眼科高年资医生评估患者有无眼底出血、视网膜脱落等严重眼底病变。严密监护其他靶器官功能、胎动及脐血流，如有靶器官严重损害，建议适时终止妊娠。

【2019-04-02 11:27】

患者颜面部稍水肿，自觉双眼视物黑色遮挡感较前无加重，无头晕、头痛、眼花，无胸闷、气短等不适。血压波动于 136～156/85～101mmHg，仅一次血压 171/112mmHg，自数胎动正常，监测胎心好。彩超结果：双顶径 7.12cm，头围 25.89cm，股骨长 4.63cm，腹围 22.90cm，肱骨长 4.28cm，EFW（983±144）g，脐动脉血流频谱呈单峰（多次多段测量），游离段偶有舒张期倒置，胎儿静脉导管频谱未见明显异常。脐血流频谱异常较前加重，告知患者随时有胎死宫内的可能，胎儿偏小 3 周，继续改善胎盘循环、补充营养治疗。

【2019-04-02 16:45】

患者 15:20 测血压 170/100mmHg，复测为 172/92mmHg，感头部轻微胀痛，无头晕、头痛、眼花，无胸闷、气短等不适，已给予硝苯地平 10mg 降压治疗。已再次请眼科会诊：患者 SLO 及 OCT 均提示黄斑区水肿，神经视网膜脱离（渗出性），渗出性视网膜脱离多为妊娠期激素影响视网膜血管内皮导致的高渗透性所致，暂无特殊处理。修正诊断：神经视网膜脱离（渗出性）。

【2019-04-03 10:51】

入院第 5 天，孕周 29^{+3} 周。患者颜面部稍水肿，自觉双眼视物黑色遮挡感较前无加重，无头晕、头痛、眼花，无胸闷、气短等不适。血压波动于 137～172/92～104mmHg，最高达 176/107mmHg。今日复查彩超、血常规、凝血、尿常规、生化及 24 小时尿蛋白，余治疗同前。

【2019-04-03 14:20】

今日复查血常规、凝血功能未见异常，肝功提示 ALT 64U/L，AST 47U/L，尿常规尿蛋白（+++）。彩超仍提示脐血流偶有倒置，胎监 NST 反应性。

患者及家属要求今日出院，回当地医院继续治疗，向其强调目前病情严重，需继续住院治疗，需要严密观察病情变化，适时终止妊娠，延误病情可能造成患者出现不可逆的器官损伤、胎儿死亡等，但患者家属仍坚决要求出院，签署自动离院说明后离院。

出院医嘱：

1．立即至当地医院就诊。

2．继续口服拉贝洛尔 200mg，每天 2 次，硝苯地平 30mg，每天 1 次，两联降压，硫酸镁解痉。监测血压变化，必要时请心内科调整降压药使用。

3．继续低分子肝素 4 000U，每天 1 次 皮下注射改善胎盘循环，并予 9AA 氨基酸 250ml，每天 1 次静脉滴注，促胎儿生长治疗。

4．定期监测血常规、肝肾功、电解质、凝血功能、胎儿生长情况、胎动胎监、胸腹水、尿常规及 24 小时尿蛋白；每日监测脐血流变化，严密监测眼底变化及患者视力情况，谨防高血压眼底严重病变，如有严重靶器官受损，建议适时终止妊娠。

【2019-04-04 17:58】

孕周 29^{+4} 周。患者自动出院后仅 1 天，因 8^{+} 小时前患者右眼再次出现视物模糊，进行性加重，于我院急诊科就诊，再次收治入院。入院测血压最高 197/122mmHg。

1．向家属详细告知病情及诊疗方案，书面告病危通知。

2．按重度子痫前期常规护理，动态监测生命体征、出入量、宫高、腹围变化。

3．完善血常规、尿常规、生化、凝血、24 小时尿蛋白检验，监测胎心、胎动，急请眼科会诊。

4．继续硫酸镁解痉，乌拉地尔降压，持续心电监护，密切监测血压动态变化。

5．因患者“重度子痫前期，神经视网膜脱离（渗出性）”，目前靶器官损害进行性加重，建议急诊剖宫产终止妊娠（因患者为初产妇，宫颈条件不成熟，Bishop 评分仅 4 份，短期内无法经阴道分娩；且阴道分娩过程中可能加重病情）。反复向患者及其家属告知病情及预后，患者及家属同意目前治疗，表示放弃抢救新生儿，若新生儿存活，要求自行抱回。

【2019-04-04 22:55】

于 21:40 在腰硬联合下行子宫下段横切口剖宫产术。于 21:47 娩出一男活婴，断脐后交台下处理，Apgar 评分：5-5-5 分，体重 1 450g。胎儿娩出后缩宫素 10U 宫壁注射、卡贝缩宫素 100μg 静脉

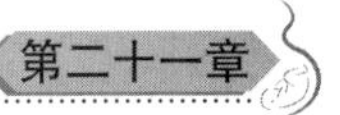

滴注，子宫收缩好。术中出血 400ml，输液 700ml，尿量 200ml。术后转入 ICU。术后处理：

1. 酌情镇静、镇痛，避免声、光、疼痛等刺激诱发子痫。

2. 抗生素预防感染；缩宫素促进宫缩；硫酸镁解痉；口服拉贝洛尔 200mg 每天 3 次，硝苯地平 30mg 每天 1 次，并使用硝酸甘油静脉泵注降压，目标血压 140/90mmHg。

【2019-04-05　10:42】

术后第 1 天。眼科会诊：患者自述视物变暗，专科查体：床旁视力 VCU CF/1m，双眼角膜透明，瞳孔圆，直径 3mm，光敏，晶体明，眼底视盘色淡红，界清，C/D = 0.3，眼底未见出血、渗出，黄斑区中心凹反光消失，目前考虑双眼中心浆液性视网膜病变，建议患者出院后眼科完善 OCT、FFA 造影检测。修正诊断：神经视网膜脱离（浆液性视网膜病变）。

【2019-04-06　09:00】

术后第 2 天，患者神志清楚，精神尚佳，双眼视物模糊但较前稍好转，无头痛、头晕、胸闷、心慌、气紧等不适。口服拉贝洛尔 200mg，每天 3 次，硝苯地平 30mg，每天 1 次，血压波动于 111～159/70～100mmHg，体温波动于 36.5～37.7℃，脉搏 68～86 次 /min，呼吸 19～20 次 /min，腹部切口敷料清洁干燥，无渗出、渗液，子宫脐下 2 指，质硬，阴道流血少，双下肢轻度水肿。复查血常规、肝肾功、凝血功能基本正常。

转回产科病房继续治疗。

【2019-04-08 09:30】

术后第 4 天，血压波动于 130～140/80～90mmHg，体温波动于 36.5～36.6℃，脉搏 67～86 次 /min，呼吸 19～20 次 /min；患者自诉视物模糊，一般情况可，双乳不涨，腹部切口愈合好，子宫收缩好，血性恶露少。复查尿蛋白（++），24 小时尿蛋白 2.57g；胸腹腔彩超：左侧胸腔积液 1.2cm，右侧胸腔积液 1.1cm，腹腔未见积液。好转出院，嘱出院后行 OCT、FFA 造影检查，眼科门诊就诊；监测血压及 24 小时尿蛋白。

第三节　经验与教训

一、经验

1. 妊娠达 28 周而不足 34 周的重度子痫前期患者并发眼底病变，若病情稳定，可以考虑期待治疗，并建议转至具备早产儿救治能力的医疗机构；若眼底病变无明显好转或进一步加重，需警惕是病情进展的表现，经积极治疗病情仍不稳定，应积极终止妊娠。适时终止妊娠是防止视网膜脱离的关键。

2. 重度子痫前期患者视网膜脱离，阴道分娩时患者屏气用力可使视网膜脱离加重，可放宽剖宫产指征，分娩方式以剖宫产为宜。

3. 妊娠终止后视网膜小动脉痉挛逐渐缓解，水肿消退，渗出吸收，脱离的视网膜也可复位，一般恢复期为 2 周；但仍有部分患者遗留严重的不可逆视功能损害。因此，患者出院后仍需要定期复查。

二、教训

1. 妊娠期高血压疾病与视网膜脱离　视网膜脱离是反映妊娠期高血压疾病严重程度的重要指标。在高血压病理状态下脉络膜血管痉挛，色素上皮及基底膜损伤，脉络膜渗液增加，集聚于视网膜神经上皮层下，形成渗出性视网膜脱离。妊娠期高血压疾病患者除应动态观察血压、尿蛋白等指标的变化外，还应通过眼底检查动态监测眼底变化，若视网膜脱离提示病情严重，经积极治疗 24～48 小时后病情无好转，甚至加重者，应及时终止妊娠。

2. 加强医患沟通，注重依从性教育　加强医患的沟通交流，告知疾病的病因、治疗方法及转归，既能让患者充分认识到疾病的危害性，引起足够的重视，又能减轻其不良的心理状态，促进疾病的诊治。本病例中患者坚决要求回当地医院治疗的诉求及出院后未及时于当地医院就医的行为，在一定程度上反映了患者对疾病严重程度认识的缺乏及其依从性观念的薄弱，最终造成了病情短时间的急剧恶化。医护人员面对患者的诉求，应先判断当地医院的救治能力，若具备救治能力，需确保与当地医疗机构联系妥当，做好病情资料的交接，保障患者的安全转运，从而避免不良事件的发生。

（周　容　张燕萍）

第二十二章 子痫前期合并多器官功能衰竭

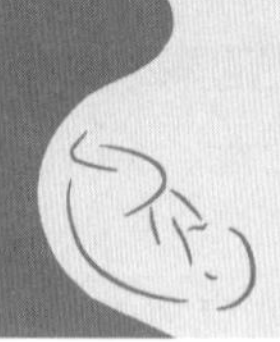

第一节 病例介绍

一、现病史

患者王××，女，24岁，因“剖宫产术后2天，少尿1天”于2020年5月27日10:59由外院转入。

平素月经周期规律，末次月经：2019年10月15日，预产期：2020年7月22日，停经35天在乡镇卫生院测尿HCG阳性，停经7周在县医院行B超检查确定宫内孕，孕1月余出现恶心、呕吐等早孕反应，未行特殊处理，孕3个月消失，孕早期否认腹痛、阴道流血及保胎史，否认发热、放射线及毒物接触史，孕期未行NT超声、唐氏筛查、无创DNA、胎儿系统超声筛查、OGTT等。孕中期否认头晕、眼花、心慌、胸闷、双下肢水肿等不适。孕30周出现双下肢水肿，未就诊。孕31^{+4}周出现头晕、头痛，就诊于当地县医院，测血压178/105mmHg，尿蛋白(+++)，建议入院治疗，入院后予以硫酸镁、酚妥拉明、硝苯地平、地塞米松等治疗后患者症状好转，入院2天后晨起患者出现头痛、恶心、呕吐伴上腹部不适，测血压180/124mmHg，查血常规：血红蛋白89g/L，血小板82×10^9/L；谷丙转氨酶124U/L，谷草转氨酶146U/L，考虑HELLP综合征，建议转入当地地区医院。转入地区医院后立即行剖宫产手术，术中见胎盘2/3面积剥离，子宫胎盘卒中，术中出血2 000ml，因产后出血、失血性休克、弥散性血管内凝血转入ICU进一步监护治疗，术后24小时内出血量3 400ml，总入量5 000ml（包括悬浮红细胞10U、血浆730ml、纤维蛋白原10g、冷沉淀10U），尿量150ml，查血常规：白细胞19×10^9/L，中性粒细胞百分比90%，红细胞2.54×10^{12}/L，血红蛋白64g/L，血小板39×10^9/L；凝血功能：凝血酶原时间11s，纤维蛋白原1.6g/L，部分凝血酶时间29s，D-二聚体5.02ng/ml；肝功能：谷丙转氨酶265.24U/L，谷草转氨酶441.92U/L，总胆红素288.69μmol/L，结合胆红素216.26μmol/L，非结合胆红素37.43μmol/L，总蛋白32g/L，白蛋白19g/L；肾功能：尿素15.83mmol/L，肌酐238.86μmol/L，尿酸477μmol/L。因患者病情危重，建议转入上级医院进一步治疗，故急诊以“剖宫产术后、产后出血、胎盘早剥、失血性休克、弥散性血管内凝血、HELLP综合征、急性肾衰竭、肝功能不全、产褥感染？”转入上级医院ICU，孕期体重增加20kg，发病以来精神差，大便未解，留置尿管，茶色尿，尿少。

既往史：平素健康状况良好，否认高血压、糖尿病、脑血管疾病史；否认肝炎、结核、伤寒等传染病史；否认外伤史；否认食物、药物过敏史；预防接种史不详。2018年行剖宫产手术一次，2天前在当地地区医院行剖宫产手术，术中及术后输注悬浮红细胞10U、血浆730ml、冷沉淀10U。

个人史：出生于当地，久居乡村，小学文化程度，无业，无疫区、疫情接触史，否认牧区、矿山、高氟区、低碘区居住史，否认化学物质、放射性物质、有毒物质接触史，无吸毒史，否认吸烟、饮酒史，无冶游史。

月经史：15岁，4～5天/28～30天，末次月经：2019年10月15日，月经周期规律，月经量中等，无痛经。

婚育史：19岁结婚，配偶体健，孕2产2。2018年6月因“孕32周，子痫前期”在当地医院行剖宫产术娩一活男婴，出生体重2 100g，出生后死亡。2020年5月25日在当地医院因“孕31^{+6}周，子痫前期重度”剖宫产娩一活女婴，出生体重1 500g，女婴在当地医院新生儿科治疗。

家族史：父母体健，否认家族中遗传病史，家族中无类似患者，兄弟姐妹4人。

二、体格检查

体温 38℃，脉搏 102 次 /min，呼吸 24 次 /min，血压 160/98mmHg，体重 98kg，身高 162cm，BMI 37.3kg/m^2。

发育正常，营养良好，平车推入，嗜睡，被动体位，查体欠合作。全身水肿，皮肤黏膜轻度黄染，球结膜水肿，巩膜黄染。浅表淋巴结无肿大，头颅无畸形，双侧瞳孔等大等圆，对光反射灵敏，口唇无发绀。颈软，颈静脉搏动正常，无怒张，气管居中，甲状腺不大，胸廓对称无畸形，肋间隙无增宽，双肺呼吸动度佳，双肺呼吸音稍粗，未闻及干、湿啰音；心界不大，心率 102 次 /min，律齐，各瓣膜听诊区未闻及病理性杂音。腹部略膨隆，腹软，正中可见一长约 10cm 纵行切口，表面无渗血及渗液，无反跳痛及肌紧张。肝脾肋下未及肿大，肝肾区无叩痛，移动性浊音阴性，肠鸣音弱，脊柱四肢无畸形，活动自如，双下肢无静脉曲张，双下肢水肿，生理反射存在，病理反射（-）。

三、专科检查

外阴：已婚未产型，外观未见异常；阴道：少量血性恶露，无异味；宫底：脐下一指，质硬，子宫收缩良好。

四、辅助检查

床旁腹部 B 超（2020-5-27）：肝脏弥漫性改变，符合轻度脂肪肝表现；双肾弥漫性病变，请结合肾功；胆道系统、脾脏、胰腺未见明显异常；双侧输尿管未见扩张；膀胱未充盈，膀胱腔内置导尿管；盆腔积液，左侧较深处约 2.6cm，右侧较深处约 2.1cm。

床旁心脏 B 超（2020-5-27）：主动脉瓣关闭不全（轻度），轻度肺动脉压升高（45mmHg）。

床旁妇科 B 超（2020-5-27）：子宫前倾，明显增大，约 13.8cm×6.9cm×8.3cm，前壁下段肌层回声不均，双侧卵巢大小正常，子宫直肠窝内无回声区深约 3.4cm。

五、入院诊断

1. 产褥期。
2. 剖宫产术后。
3. HELLP 综合征。
4. 胎盘早剥。
5. 产后出血。
6. 失血性休克。
7. 弥散性血管内凝血。
8. 急性肾衰竭。
9. 肝功能不全。
10. 产褥感染？

第二节 诊疗过程

【2020-05-23　12:00】 当地县医院（二甲级综合医院）

1. 因“停经 31^{+4} 周，头晕、头痛 2 小时”就诊于当地县医院门诊，测血压 178/105mmHg，尿蛋白（+++），建议入院治疗。

2. 入院后完善血常规、尿常规、肝肾功能、电解质、凝血、免疫、24 小时尿蛋白定量等检验；24 小时动态血压、心脏超声、产科超声、肝胆胰脾超声、眼底等检查。

3. 持续心电监护，建立静脉通道，给予 5% 葡萄糖 250ml+25% 硫酸镁 20ml 快速静点，5% 葡萄糖 500ml+25% 硫酸镁 40ml 静点维持，5% 葡萄糖 250ml+ 酚妥拉明 10mg 静点，拉贝洛尔 50mg，每小时一次口服，硝苯地平 30mg，每 12 小时一次口服，地塞米松 5mg，每 12 小时一次肌内注射等对症治疗。

4. 专科查体：全身水肿，腹部膨隆，宫高 28cm，腹围 112cm，先露头，胎方位 LOA，胎心率 138 次 /min，估计胎儿体重 1 700g；宫缩：无；阴道检查：宫颈容受 25%，位置中，质硬，宫口未开，先露高度：浮，胎膜未破，坐骨棘间径 >10cm，骶骨弧度中弧型，尾骨尖不翘，骶尾关节活动度好。

5. 辅助检查

（1）NST 有反应型。

（2）产科 B 超：胎儿胎位：头位，胎心率：144 次 /min，胎动：有，呼吸运动：有；双顶径：7.6cm，头围：27.2cm，腹围 25.8cm，股骨长 5.8cm，胎盘位于子宫后壁，下缘距宫颈内口大于 2cm，成熟度Ⅱ级，羊水指数 10.6cm。心脏超声：未见明显异常。

（3）腹部超声：轻度脂肪肝，胆道系统、脾脏、胰腺未见明显异常，双肾脏、膀胱、输尿管未见明显异常。

（4）眼底检查：A∶V=1∶3，视网膜水肿渗出。

6. 患者经解痉、降压治疗后血压波动在 140/100mmHg 左右，自觉头痛、头晕症状好转，密切观察病情变化。

【2020-05-24 10:00】 当地县医院

1. 入院后持续给予5%葡萄糖250ml+酚妥拉明10mg静点（20滴/分），监测血压波动在140～156/96～108mmHg，无不适主诉，自数胎动24小时大于30次。

2. 继续给予5%葡萄糖500ml+25%硫酸镁40ml静点维持，5%葡萄糖250ml+酚妥拉明10mg静点，拉贝洛尔50mg，每8小时一次口服，硝苯地平30mg，每12小时一次口服，地塞米松5mg，每12小时一次肌内注射，对症治疗。

3. 24小时尿蛋白定量6.5g。

【2020-05-25 8:00】 当地县医院

1. 出现头痛、恶心、呕吐伴上腹部不适，血压180/124mmHg。

2. 专科查体：全身水肿，腹部膨隆，未触及宫缩，胎心率145次/min，右上腹压痛明显。

3. 立即给予硫酸镁静点，调整酚妥拉明滴速，急查血常规、凝血功能、肝肾功能。

4. 检验结果回报：血常规：血红蛋白89g/L，血小板82×10^9/L；肝功：谷丙转氨酶124U/L，谷草转氨酶146U/L；肾功：尿酸456μmol/L。考虑HELLP综合征，建议转上级医院继续治疗。

5. 联系医务部后由120转往上级医院。

【2020-05-25 12:00】 当地地区医院（三甲级综合医院）

1. 入院查体：体温36.5℃，脉搏118次/min，呼吸27次/min，血压164/102mmHg，强直性宫缩，胎心率115次/min。

2. 急诊完善血常规、尿常规、肝肾功能、电解质、凝血等检查。

3. 考虑胎盘早剥、HELLP综合征，拟行急诊全麻剖宫产术，留置尿管，茶色尿。详细向患者及其家属告知病情及预后，联系新生儿科、输血科、麻醉科、重症医学科协助术中及术后抢救治疗。

4. 于12:30入手术室，心电监护示心率134次/min，呼吸30次/min，血压108/68mmHg，血氧饱和度96%，考虑失血性休克，于12:38在急诊全麻下行子宫下段剖宫产。进腹后吸出清亮腹水约800ml，打开子宫见血性羊水，于12:43以LOA位娩一女活婴，Apgar评分：4-6-9分，体重1 500g，胎盘2/3面积剥离，宫腔积血400ml，两侧宫角处可见蓝紫色结节，考虑子宫胎盘卒中，胎盘娩出，子宫收缩差，宫腔活动性出血，给予卡贝缩宫素1ml静点，卡前列氨丁三醇250μg宫体注射，热盐水按摩子宫，行子宫B-Lynch缝合后，子宫收缩尚可，留置腹腔引流管，清点器械，逐层关腹。术中出血共2 000ml，输悬浮红细胞2U，血浆230ml，纤维蛋白原2g，输液1 500ml，尿量50ml。

5. 14:25手术结束转入ICU。术前检查结果回报：血常规：白细胞17.3×10^9/L，中性粒细胞百分比86.9%，红细胞2.89×10^{12}/L，血红蛋白80g/L，血小板78×10^9/L；凝血功能：凝血酶原时间11.2s，纤维蛋白原3.4g/L，部分凝血酶时间31.2s，D-二聚体3.62ng/mL；肝功能：谷丙转氨酶132U/L，谷草转氨酶157U/L，总胆红素9.04μmol/L，结合胆红素0.6μmol/L，非结合胆红素3.05μmol/，白蛋白27g/L；肾功能：尿素6.3mmol/L，肌酐124.77μmol/L，尿酸478μmol/L。报病危，心电监护，给予镇静、硫酸镁解痉、硝普钠降压、头孢呋辛钠预防感染等对症治疗，观察子宫收缩及阴道流血情况。

6. 术后2小时内，阴道仍有间断出血，少量血块及不凝血共约1 000ml，期间输注悬浮红细胞4U、血浆300ml、纤维蛋白原4g，卡贝缩宫素1ml静点，卡前列氨丁三醇250μg肌内注射，并按摩子宫后阴道流血减少，复查血常规、凝血及肝肾功能。

7. 复查检验结果，血常规：白细胞18.5×10^9/L，中性粒细胞百分比85.7%，红细胞2.23×10^{12}/L，血红蛋白69g/L，血小板59×10^9/L；凝血功能：凝血酶原时间12.6s，纤维蛋白原1.8g/L，部分凝血酶时间33.2s，D-二聚体4.12ng/ml；肝功能：谷丙转氨酶168U/L，谷草转氨酶203U/L，总胆红素9.54μmol/L，结合胆红素0.8μmol/L，非结合胆红素3.67μmol/，白蛋白26g/L；肾功能：尿素6.9mmol/L，肌酐129.65μmol/L，尿酸465μmol/L。考虑弥散性血管内凝血，继续联系悬浮红细胞2U、血浆200ml、纤维蛋白原2g、冷沉淀10U输注，术后8小时尿量共约80ml，入量3 630ml，给予呋塞米20mg静脉推注。

【2020-05-26 10:00】 当地地区医院（三甲级综合医院）

1. 术后第1天，停用镇静药物，持续硝普钠泵入降压，血压波动在150～160/100～110mmHg，心率（106～114）次/min，呼吸（23～30次）/min，患者嗜睡，全身水肿，皮肤及巩膜轻度黄染，静脉穿刺部位皮肤青紫，腹部切口敷料少量渗血，宫底脐下一指，阴道少量血性恶露，腹腔引流管通畅，血性引流液，共约200ml，尿管通畅，茶色尿，共约150ml。

2. 继续预防感染、补液等对症治疗，再次予以呋塞米 20mg 肌内注射，复查血常规、凝血功能及肝肾功能。

3．复查检验结果，血常规：白细胞 $19 \times 10^9/L$，中性粒细胞百分比 90%，红细胞 $2.54 \times 10^{12}/L$，血红蛋白 64g/L，血小板 $39 \times 10^9/L$；凝血功能：凝血酶原时间 11s，纤维蛋白原 1.6g/L，部分凝血酶时间 29s，D- 二聚体 5.02ng/ml；肝功能：谷丙转氨酶 265.24U/L，谷草转氨酶 441.92U/L，总胆红素 288.69μmol/L，结合胆红素 216.26μmol/L，非结合胆红素 37.43μmol/L，总蛋白 32g/L，白蛋白 19g/L；肾功能：尿素 15.83mmol/L，肌酐 238.86μmol/L，尿酸 477μmol/L。

4．患者病情危重，术后少尿，考虑肝功能不全、急性肾衰竭，建议转入上级医院治疗。

5．联系医务部及当地卫生行政部门，120 转院。

【2020-05-21 10:59】 上级医院（三甲级综合医院）

1．由 120 直接转入上级医院重症监护病房。

2．入院查体同病历。

3．急查血常规、尿常规、生化、凝血、炎症因子等检验，急查床旁心超、妇科超声、肝胆胰脾超声等检查。

4．检验结果，血常规：白细胞 $20.54 \times 10^9/L$，中性粒细胞百分比 90.2%，红细胞 $2.37 \times 10^{12}/L$，血红蛋白 59g/L，血小板 $29 \times 10^9/L$；凝血功能：凝血酶原时间 13.2s，纤维蛋白原 1.9g/L，部分凝血酶时间 31.2s，D- 二聚体 2 206.3ng/ml；肝功能：谷丙转氨酶 278.53U/L，谷草转氨酶 444.15U/L，总胆红素 302.48μmol/L，结合胆红素 225.71μmol/L，非结合胆红素 38.03μmol/L，白蛋白 20g/L；肾功能：尿素 15.83mmol/L，肌酐 334.50μmol/L，尿酸 459.2μmol/L；降钙素原：4.52ng/ml。

5．给予哌拉西林舒巴坦钠抗感染，输注悬浮红细胞、血浆、血小板、肾上腺皮质激素等对症治疗，肝病科、肾病科、血液科等多学科会诊后建议给予连续性血液净化治疗（连续性肾脏替代治疗）。

6．17:00 开始连续性血液净化治疗。

【2020-05-22 至 2020-5-27】

1．每日行连续性肾脏替代治疗治疗。

2．每日监测血常规、肝肾功能、凝血功能、炎症指标。

3．间断输注悬浮红细胞 8U、血浆 890ml、血小板 1 个治疗量。

【2020-05-29 09:00】

1．停用 CRRT 治疗 2 天，24 小时尿量平均 1 500ml。

2．复查血常规、凝血、生化结果正常（表 22-2-1），妇科超声、腹部超声检查未见明显异常。

表 22-2-1 检验结果

指标	5-22	5-23	5-24	5-25	5-26	5-27	5-29
白细胞（$10^9/L$）	19.8	17.9	17.3	17.01	16.58	13.26	10.59
中性粒细胞（N%）	90.9	89.8	85.3	85.0	83.3	81.2	80.9
红细胞（$10^{12}/L$）	2.13	2.67	2.72	2.83	2.96	3.10	3.56
血红蛋白（g/L）	65	72	85	86	87	94	96
血小板计数（$10^9/L$）	55	61	67	79	97	129	262
凝血酶原时间（s）	9.3	9.4	9.6	10.2	10.8	11.0	10.6
部分凝血酶原时间（s）	25.4	24.9	26.6	26.1	27.5	29.9	30.9
纤维蛋白原（g/L）	2.85	3.20	3.37	3.63	3.72	4.13	4.38
谷丙转氨酶（U/L）	265.24	240.68	119.73	107.09	89.6	42.31	22.34
谷草转氨酶（U/L）	381.71	234.85	134.65	112.43	64.97	48.73	25.19
总胆红素（μmol/L）	278.69	217.5	176.58	90.0	58.3	23.3	20.1
结合胆红素（μmol/L）	154.13	135.79	100.62	87.37	11.4	5.52	1.36
非结合胆红素（μmol/L）	34.07	26.16	25.79	24.2	19.75	15.43	12.78
白蛋白（g/L）	25.49	26.42	28.42	30.53	33.82	34.32	35.68
尿素（mmol/L）	15.83	13.77	11.61	10.05	8.96	7.77	5.89
肌酐（μmol/L）	238.86	177.34	152.49	139.68	108.73	89.43	77.86
尿酸（μmol/L）	392.10	326.02	321.40	301.06	199.48	183.09	170.51
降钙素原（ng/ml）	3.89	3.01	2.87	1.86	1.40	0.78	0.46

3. 转回产科普通病房。

【2020-5-31】

口服硝苯地平降压，血压平稳，腹部切口愈合良好，子宫收缩好，阴道少量浆液性恶露，好转出院。

【出院诊断】

1. 产褥期、剖宫产术后、产后大出血、胎盘早剥。
2. 失血性休克、弥散性血管内凝血。
3. HELLP 综合征。
4. 急性肾衰竭。
5. 肝功能不全。

第三节 经验与教训

一、经验

1. 妊娠期高血压疾病的治疗目的是预防子痫前期及子痫的发生，降低母儿围产期并发症的发生率和死亡率，及时终止妊娠是治疗妊娠期高血压疾病的重要手段。

2. HELLP 综合征是妊娠期高血压疾病的严重并发症，典型症状为全身不适、右上腹疼痛、体重骤增、脉压增大，实验室检查以溶血、转氨酶升高及血小板计数降低为特点，一经诊断后应及时终止妊娠，避免病情进一步发展。

3. HELLP 综合征易出现多脏器严重并发症，当出现脏器损害时，需要全面评估孕产妇和病因鉴别，给予合理治疗及多学科共同管理。

二、教训

1. 妊娠期高血压疾病的早预警、早发现、早干预、早处理　妊娠期高血压疾病病情复杂、变化快，分娩和产后的生理变化均可导致病情加重，对于产前、产时及产后的病情进行密切监测和评估十分重要，目的在于了解病情轻重和进展情况，及时合理干预，早防早治，避免不良妊娠结局发生。

围产保健人员应加强公众教育，提高孕产妇对妊娠期高血压疾病的认识，在妊娠前及妊娠各个时期产科检查时都应注意对孕妇进行高危因素的筛查、预测和预防。注意孕妇头痛、眼花、胸闷、上腹部不适或疼痛及其他消化系统症状、下肢水肿、体重过度增加、胎儿生长受限趋势、无原因的低蛋白血症等预警信息。推荐对于存在子痫前期复发风险的孕妇，在妊娠 12～16 周开始给予口服 100～150mg 的阿司匹林。

2. 妊娠期高血压疾病的分级管理及危重患者转诊　妊娠期高血压疾病应进行不同级别医疗机构分级管理。各级医疗机构需制订重度子痫前期和子痫孕妇的抢救预案，建立急救绿色通道，完善危重孕产妇救治体系。重度子痫前期和子痫孕产妇建议在三级医疗机构救治。接受转诊的医疗机构应有多学科联合救治能力，需设有抢救绿色通道，重症抢救人员、设备和物品配备合理、齐全。转出的医疗机构应在积极治疗的同时联系上级医疗机构，在保证转运安全的情况下转诊，同时应有硫酸镁和降压药物的处置，必须做好病情资料的交接。如未与转诊医疗机构联系妥当，或孕妇生命体征不稳定，或估计短期内病情变化，应就地积极抢救，同时积极组织专家会诊。

3. 产后出血的处理　产后出血目前仍是导致我国孕产妇死亡的首要原因。关键在于早期诊断和正确处理。当发生出血时应针对出血原因进行积极处理，一旦确诊为凝血功能障碍，尤其是弥散性血管内凝血，应迅速补充相应的凝血因子；成分输血及产科大量输血是治疗严重产后出血的重要手段；在抢救产后大出血时，需麻醉科、ICU、血液科等多学科合作。

4. 严重高血压紧急降压的用药　剂量、方法每个产科工作人员务必要熟练掌握，准确应用。严密观察病情变化，防止血压反弹造成胎盘早剥及 DIC 的不良结局。

（朱启英）

中英文索引

S

T

W

X

Y

Z

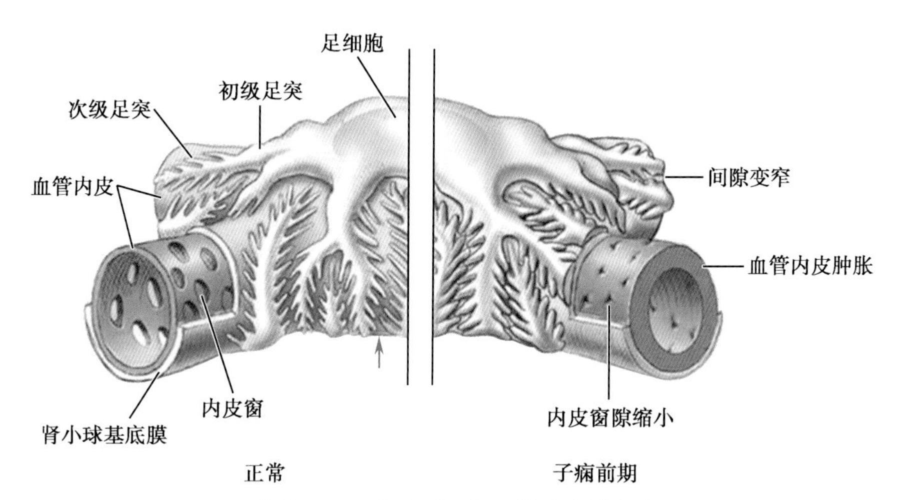

彩图 3-4-1　肾小球毛细血管内皮增生症

左侧正常肾小球的毛细血管有较宽的内皮窗，足细胞发出的次级足突间距较大（箭头所示）；右侧为子痫前期引起的肾小球改变，内皮细胞肿胀，窗孔变窄，次级足突紧邻

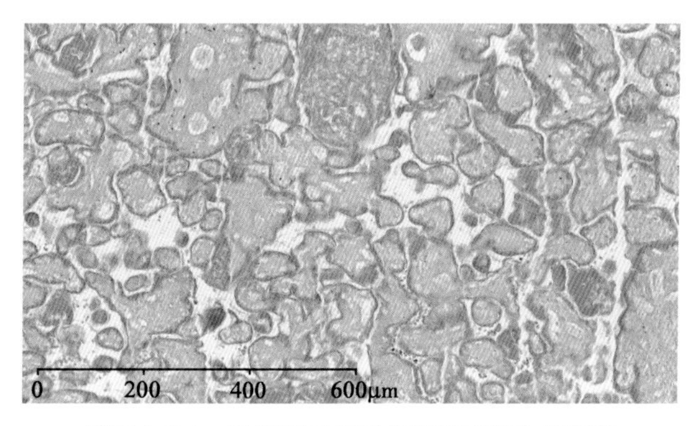

彩图 3-5-1　典型绒毛梗死伴纤维素样物质沉积

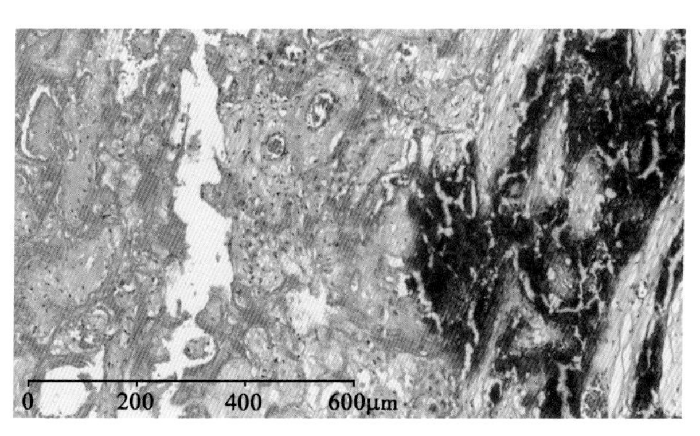

彩图 3-5-2　胎盘梗死伴钙化

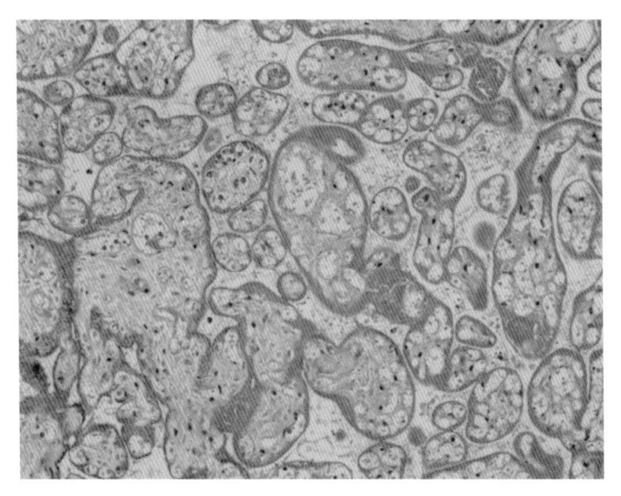

彩图 3-5-3　孕 28 周早发性子痫前期胎盘早剥

胎盘病理可见部分绒毛梗死，绒毛间隙增宽，绒毛间可见纤维素样沉积

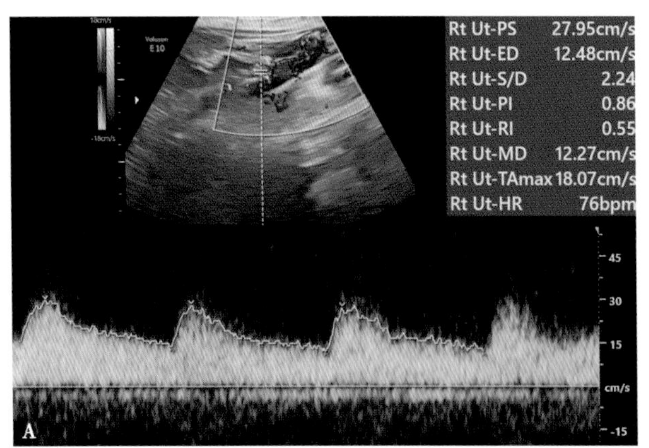

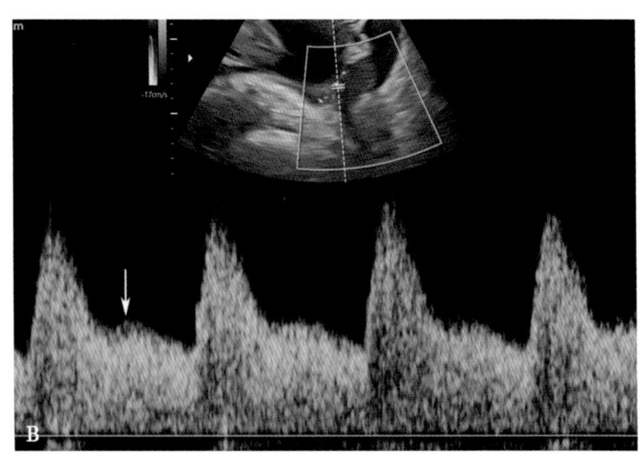

彩图 5-4-1　子宫动脉彩色多普勒

A．子宫动脉血流频谱；B．子宫动脉舒张期切迹（箭头所示）

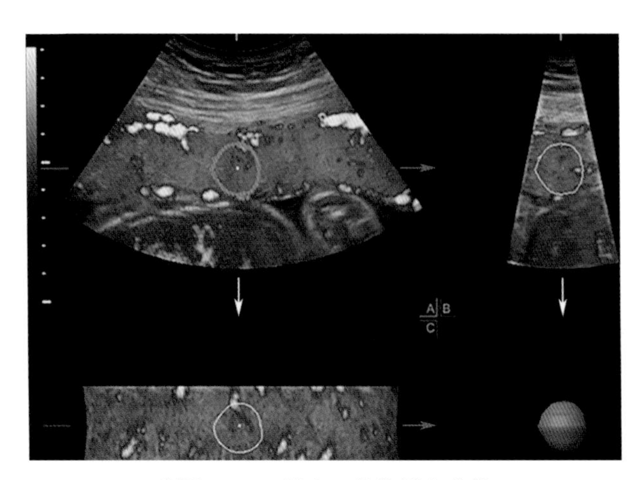

彩图 5-4-2　胎盘三维能量多普勒

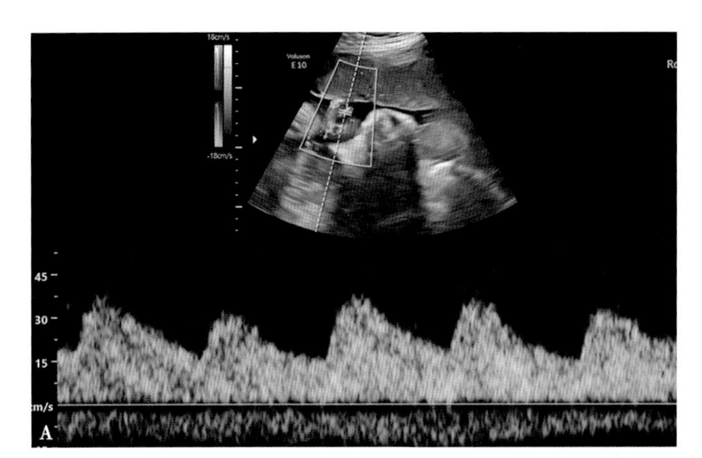

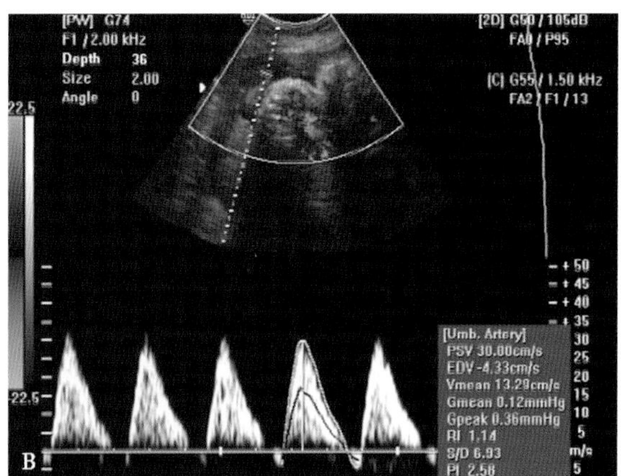

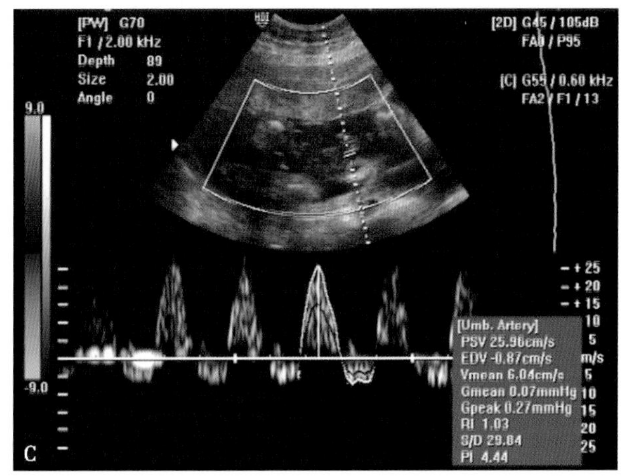

彩图 5-4-3　脐动脉在妊娠期高血压疾病监测中的作用

A. 正常；B. 舒张期血流信号缺如；C. 舒张期血流信号反向（箭头所示）

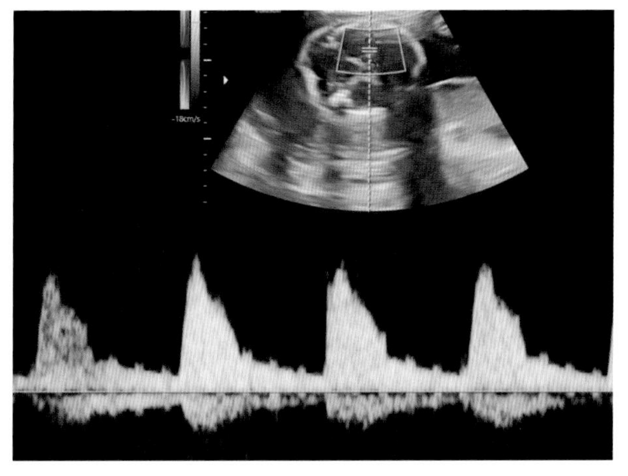

彩图 5-4-4　胎儿大脑中动脉血流频谱

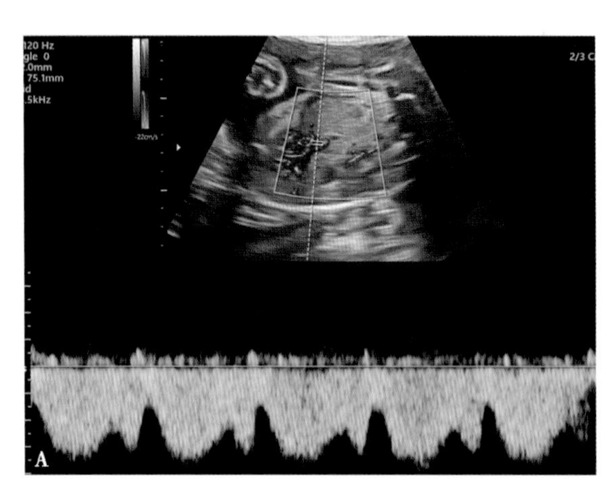

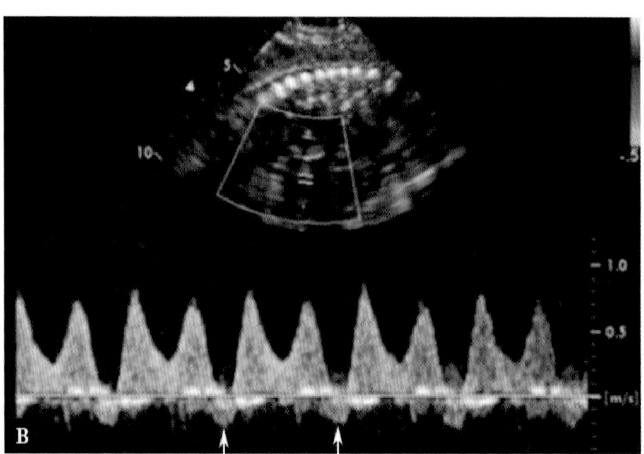

彩图 5-4-5　静脉导管在妊娠期高血压疾病胎儿监测中的作用

A. 静脉导管血流频谱；B. 静脉导管 A 波反向（箭头所示）

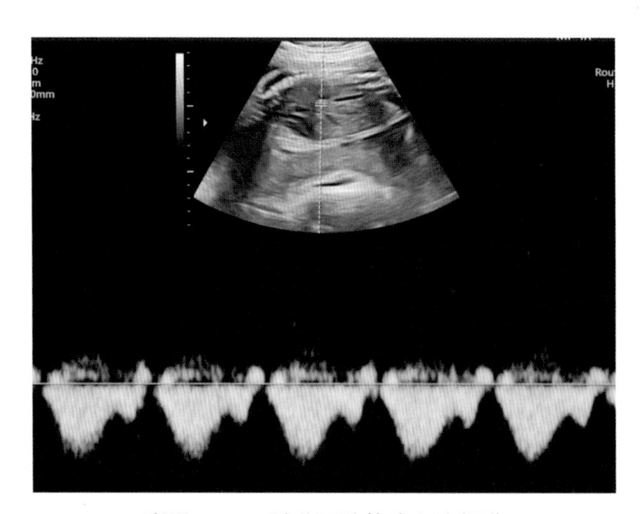

彩图 5-4-6　胎儿下腔静脉血流频谱